福建高山本草

汤万团 主编

世界图书出版公司

上海·西安·北京·广州

图书在版编目（CIP）数据

福建高山本草/汤万团主编. —上海：上海世界
图书出版公司，2016.8
ISBN 978-7-5192-1497-5

Ⅰ.①福… Ⅱ.①汤… Ⅲ.①本草—介绍—福建省
Ⅳ.①R281.457

中国版本图书馆CIP数据核字（2016）第142713号

责任编辑：魏丽沪　芮晴舟
责任校对：石佳达
装帧设计：徐　炜
策划人员：冯文兵　章　怡

福建高山本草

汤万团　主编

上海世界图书出版公司出版发行
上海市广中路88号9-10楼
邮政编码　200083
上海新艺印刷有限公司印刷
如发现印装质量问题，请与印刷厂联系
（质检科电话：021-56683130）
各地新华书店经销

开本：890×1240　1/32　印张：29.75　字数：700 000
2016年8月第1版　2016年8月第1次印刷
ISBN 978-7-5192-1497-5/R·384
定价：160.00元
http://www.wpcsh.com

编写人员

（排名不分先后）

主　　编：汤万团

副 主 编：汤　圭　汤双慈
　　　　　汤　晓　叶洛冰

图文制作：陈晓红　汤沐东
　　　　　汤　晓

标本采集：陈万周　李顺琦
　　　　　汤万团　汤万涛

标本摄影：陈万周　李顺琦
　　　　　汤万团

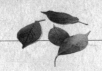

《福建高山本草》由汤万团主任医师历时三年多，耗费很多努力和艰辛收载福建省高山植物草药 908 种，本书内容丰富，包含了中草药的常用名、别名、拉丁学名、科属与特征、成分、炮制、性味与功能应用、用量与用法、用方、注意以及异名索引等项目，附实物彩色图片 1 456 张。汤医师曾介绍："野外拍摄草药达 4 000 多种，经历跋山涉水，迎风雨，晒烈日，爬峻岭，忍饥渴，被虫咬等许多不良条件下的艰辛工作，所拍摄的中草药都作认真的核实，采用 1 427 张。"在炮制方面，有他本人做法和传统炮制方法。载单验方 491 多条，有他自己的经验，也有民间单验方。对福建省高山本草分布情况进行分析，且收集福建省部分习惯用名或异名。

福建省地处东南沿海，山水交融，气候温和，雨量充沛，药物资源取之不尽，高山地区中草药资源尤为丰富，认识它，发掘它，为人民健康事业服务，是每一位医务工作者的职责。

汤万团主任医师是我周宁老乡，虽然早年有过认识，但不甚了解，曾听说他医术精湛。记得 2011 年我在周宁检查工作，他要求省里给予支持立项治疗肝病的科研项目时，了解到他对中草药有比较深入的研究，我希望他为本地区中草药多做了解和收集。时过三年的今天，他给我一本《福建高山本草》草稿，我看后认为品种较多，虽然不是全面涵盖福建省高山地区中草药物种和分布情况，但对民间中医识别、使用当地中草药颇具参考应用价值，

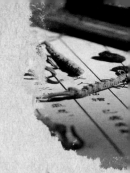

对福建省本草开发利用提供了许多重要线索。

今《福建高山本草》即将付梓，特书此序，以表达我对汤万团主任医师不辞辛苦，孜孜不倦，奉献人类健康事业精神的敬重，并希望有更多的医务工作者参与发掘民间青草药、单验方的活动，为丰富祖国医学宝库做出更大贡献。

阮诗玮

乙未年孟夏既望于闽都

前　言

　　《福建高山本草》的撰写历经 3 年，简要收载分布于福建省高山地区的本草 908 种，附实物彩色图片 1456 张，单验方 491 条。

　　本草是大自然馈赠给我们的宝贵财富。几千年来，我们祖先利用它们与疾病作斗争，并总结出许许多多行之有效的单方、验方。在中医理论的指导下，组成各种方剂，为华夏炎黄子孙的健康事业做出巨大的贡献。

　　福建省地处我国东南沿海，海岸线长达 3051 千米，居全国第三(此数据根据福建地方志文献)。同时,福建省是一个多山的省份，丘陵山地的海拔大多在 250～1000 米之间。不但有山有海，而且气候温和，雨量充沛。独特的地质、地理环境，造就了福建省丰富的农林水资源，植物种类繁多，总数达 5000 多种，主要有常绿阔叶林、常绿针叶林、山地常绿矮林、竹林、荒草山植被、海岸植被等，而其中为人们所认识、利用的本草多达 1500 多种。

　　近年来，在本草资源和本草利用等方面出现了一些不容乐观的现象，首先是祖国医学深受西方医学的冲击，致使人们长期以来忽视了本草利用的重要性，能够正确认识本草、使用本草的人越来越少。其次是本草资源本身随着自然环境的趋于恶化，日益减少，乃至部分濒临灭绝。再加上从历史上看，由于中国地域辽阔，方言复杂多变，因此很多草药在不同的地区有不同的叫法，有的同种不同名，有的异种却同名，使用较为混乱，不利于本草知识的传播普及以及开发利用。当前，随着抗生素的滥用、耐药菌株的产生，传统中医以及本草简便验廉的效用逐渐被人们重新认识和重视。因此，有必要对本草资源及其运用方法作一重新的梳理和说明。

　　笔者从医 56 年，对祖国医学有着深厚的感情，对上述现状不免忧心。在福建省医疗卫生界领导、同行、师友的鼓励之下，决心

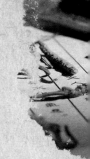

不揣愚陋，拜民间青草药郎中、药农以及当地群众为师，参考明代著名医学家李时珍《本草纲目》、清代医学家赵学敏《本草纲目拾遗》以及当代编著的《中药大辞典》《中国医药学大典》《中国植物志》《中华人民共和国药典》《福建中草药》等书籍，结合自己的行医经历，将福建省东部地区特有的高山本草作简略的概括。

笔者通过跋山涉水，标本取拍，对部分高山地区的本草资源状况有了粗浅的认识。在本书中提到的"各地均有分布"、"少量分布"、"奇缺"等词语，就代表本草分布贮存情况，虽然未必全面，但有一定的参考价值。它提示我们，天然本草资源的现状亟须我们高度重视，野生的地道药材正在逐年减少、匮乏，甚至绝灭。其原因如下：①气候变暖，空气、水源污染；②山地开发；③农药、除草剂的喷杀；④药贩等无休止地连根挖掘草药。如任其发展下去，药源将面临极度匮乏的危险，无论是对祖国文化遗产之一的中医药还是人民群众的生命健康都将产生深远的不利影响。我们炎黄子孙有责任采取有效措施，切实对我国的本草物种加以保护，促其新生和发展，永久为人民的健康事业做贡献。

据初步统计，福建省在民间比较常用草药大约有1000多种，而集子只记载900多种，主要以闽东为主，对于散长在全省其他地区，如闽南、闽西北，只采集一部分外，因为受许多因素的制约，无法全面去采拍标本。所收录本草种类，85%来源于高山市县，15%来于低海拔地区。

本书限于水平、时间、人力、财力等诸多因素，存在诸多不足之处，敬请同道们批评指正。

汤万团

2015年3月18日

说　明

　　《福建高山本草》收载福建省高山中草药共 908 种，不包括动物和矿石物。其内容主要分为：常用名、别名、拉丁学名、科属与特征、成分、炮制、性味与功能、应用、用量与用法、用方、注意以及异名索引等项目。分别说明如下：

　　1. 本草药名　均按笔画，拼音为顺序编写。基本采用《中华人民共和国药典》和《中药大辞典》为主。少部分用当地习惯用名。

　　2. 别名　即又名或异名。每一种草药除正名外。"别名"有部分，是参考有关历代书本中的药物名称和福建省各地与闽东地区的部分常用名。因为有的中草药别名多，如：白英别名 "白毛藤"，福安称 "金线绿毛龟"；宁德、霞浦、福安称 "胡毛藤"、"土防风"；福鼎称 "羊崽耳"；周宁称 "白毛藤"、"胡毛藤"；罗源称 "龙毛龟"；霞浦、福鼎又称 "生毛梢"；闽南一带称 "葫芦藤"；漳州称 "蛤蟆藤"；龙海称 "老君司"、"四时阳春"；松溪、政和称 "毛燕仔"、"红麦禾"。各地所称的别名，有的均不同，就不作一一罗列。

　　3. 拉丁学名　是参考《中华人民共和国药典》和《中药大辞典》等资料。

　　4. 科属与特征　科属是参考《中华人民共和国药典》和《中药大辞典》所定的科属。书中还有 40 多种，没有注明何科属，因为是民间用药名，无法找到参考资料。等待官方科研机构确定。特征：简单描述草药的形态，如茎干、叶状、花色、果实和根茎等，拍有真实标本，直观上比较清楚。

　　5. 成分　是参考药典和一些资料的主要成分，简单摘抄部分仅作了解。

　　6. 炮制　据草药的特性，结合笔者多年从事中草药加工炮制方法编写的。所以有的方法与有些书写到的方法不同。

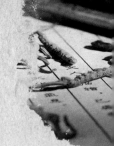

7．性味与功能　药物的性味，本书中所标的味，有部分与药典或其他参考书中写的有些差异。这是否与地理、环境、气候、海拔、土质等有关，笔者无法考证。只限于笔者口尝体验之味道而写的。

8．应用　是这种草药的适应证。参考历代医家治何病症，并增加民间治疗有效的病症。

9．用量与用法　所标的用量，是以干品量。书中的用量，相对比《中药学》的用量大。这是笔者临床用药量偏大有关。每位医者都有其用药量的经验。应按临床因人、因时、因地而异，不能千篇一律照搬。本书的用量仅作参考。用量：按"克"为单位。用法：煎服即内服。外用，有外敷、涂和搓擦等。只标外用，切莫内服。"有毒"的有注。

10．用方　在某种草药有写出 1~3 条方药。这部分是笔者临床用过有效或民间经验的单验方。每条方药只有 1~3 味。超过 4 味以上为复方，没有引用，仅作参考。

11．注　对某一种草药毒性或特别的应用，在"注"中作个提醒。

12．标本图像　是真实取拍实物标本。由于种种原因有少部分比较模糊。

本书目录及异名索引中一级标题采用笔画排序，二级标题采用拼音排序。

目　录

目录

福建高山本草

目录

福建高山本草

福建高山本草

目录

福建高山本草

目录

一 串 红

别　　　名	象牙红、爆仗红。
拉 丁 学 名	*Salvia splendens* Ker-Gawler.
科属与特征	为唇形科一串红的全草，亚灌木草本，茎直立，四棱形。叶互生三角状卵圆形，叶边缘有锯齿。叶面绿色，底面淡绿色。顶生总状轮伞形花序。花红色，二唇形。花钟形，花冠红色。结小坚果椭圆形，种子黑褐色光滑。
炮　　　制	将全草用清水洗净，切段片晒干。
性味与功能	味甘性平。清热，凉血，消肿。
应　　　用	痈疽，疖肿，疔疮。
用量与用法	外用，取全草适量，捣烂敷患处。

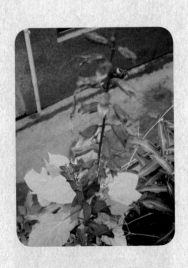
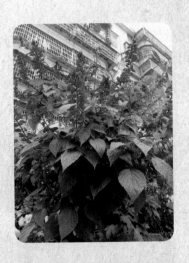

一点红

别　　　名	叶下红、红叶草、红苦稻、兔草、奶草。
拉丁学名	*Emilia sonchifolia* (L.) DC.
科属与特征	为菊科一点红的全草。多年生草本。茎直立，分枝少。单叶互生，叶抱茎，叶琴状有分裂，边缘波状裂缺或纯齿。叶面绿色，叶底面紫红色。头状花序，有长柄，花紫色，花冠毛白色，全株有白乳汁。生于山坡、田埂、园野。各地均有分布。
成　　　分	含微量氢氰酸、生物碱、酚类。
炮　　　制	将全草用清水洗净，切段片晒干。
性味与功能	味苦微辛，性平。清凉解毒，活血，消肿。
应　　　用	乳痈，尿淋，赤眼，喘咳，咽喉肿痛，痢疾，疔疮，痈疽。
用量与用法	10～30克，水煎服。外用适量敷患处。
用　　　方	皮肤红肿痛，用一点红、蒲公英各等分，加盐少许捣烂敷患处。

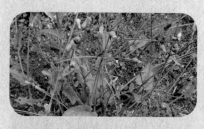

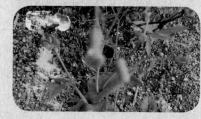

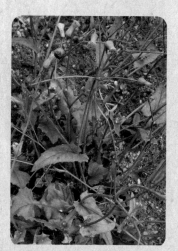

一见喜

别　　　名　苦草、苦胆草、穿心莲、榄核莲。

拉丁学名　*Andrographis paniculata* (Burm. f.) Nees.

科属与特征　为爵床科植物穿心莲的地上部分，一年生草本。茎直立，多分枝。茎四方形，有节，呈藤状膨大。叶对生，纸质，矩圆形至长椭圆形，深绿色，边缘有锯齿。腋生或顶生圆椭花序，花小，红白色近唇形。结蒴果长椭圆形稍扁，表面中央有一条沟。部分地方有栽培。

成　　　分　主要含穿心莲甲素、穿心莲乙素、穿心莲丙素、甾醇皂苷、糖类、榄核莲 A、榄核莲 B、榄核莲 C 等。

炮　　　制　将全草用清水洗净，切段片晒干。

性味与功能　味苦性寒。清热解毒，消肿止痛。

应　　　用　外感发热，咽喉炎，咳喘，高血压，吐血，痢疾，痈疽节肿，毒蛇咬伤。

用量与用法　全草 15 ～ 30 克，水煎服。外用适量捣烂敷患处。

用　　　方　1. 牙痛口臭，用全草 20 克水煎服。

　　　　　　2. 痢疾、大便里急后重、小便红赤，用全草 30 克水煎服。

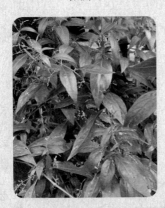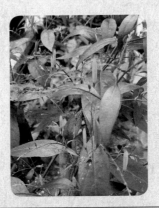

一粒珠

别　　名　大叶青、千金锤、三叶青、千斤坠、三叶崖爬藤、金线吊蛤蟆、金线吊葫芦。

拉丁学名　*Tetrastigma hemsleyanum* Diels et Gilg.

科属与特征　为葡萄科三叶崖爬藤的根块。攀缘藤茎或缠绕茎，有节，每节处有须藤卷状。叶互生于节间，每节1～2叶，纸质，叶中脉明显，叶绿色。藤茎为圆柱状，干时变扁有纵腺，黑褐色，断面浅黄色。花白色，结果红色。根茎为块根，不规则球茎，外表灰棕褐色，有须根痕，断面乳白色。各地均有少量分布。

炮　　制　将原药拣净杂质，用清水洗净，取出盖麻布待闷透，切片晒干，或捣碎或磨汁用。

性味与功能　味微甘，性凉。清热解毒，舒筋活血。

应　　用　小儿高热，惊风，黄疸，咳喘，赤眼，跌打损伤，扭伤，疮疡肿毒，蛇咬伤。

用　　方　1.胃脘疼痛，经久不愈，用一粒珠块茎30克入猪肚内煮服。

　　2.跌打伤肿痛，用一粒珠，磨酒擦患处。

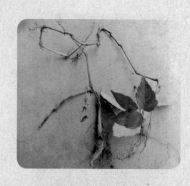
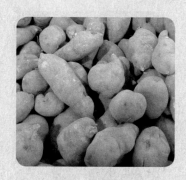

一条根

科属与特征　为一条根的根部，是多年生的草质藤本。茎细较软，有棱线，茎基部小于上部，从褐色到尾淡绿色。茎节稍膨处长叶，节与节相距较长，与叶柄长约相等。叶心脏形，叶基部为圆弧状缺，质薄。叶面深绿色，底面淡绿色。根一条，略见稀细毛根，主根横走有节，相距离与茎节略等，每根节处向土上又长一条茎和叶。根褐色，断面有心，微白色。生于山野、山坡处。各地均有少量分布。

炮　　制　将原药用清水洗净，切段片晒干。

性味与功能　味微苦，性平。清暑，理脾。

应　　用　痧暑，腹痛，呕吐，泻痢。

用量与用法　10～20克，水煎服。

用　　方　中暑头重腹痛或吐泻，用一条根20克水煎服。

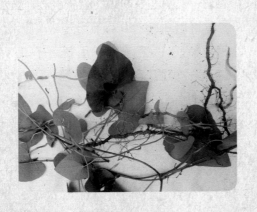

一枝黄花

别　　名 黄花仔、一枝香、黄花儿、溪边黄、千金黄、红胶苦菜。

拉丁学名 *Solidago deourrens* Lour.

科属与特征 菊科一枝黄花的全草，多年生草本。茎直立，叶互生，矩圆形。叶面绿色，叶底灰绿色，光滑无毛。花黄色，花序椭圆形，由腋生聚集而成。结瘦果近圆柱形。生于园地、田野。各地均有分布。

成　　分 全草含有鞣质、酚性、皂苷、黄酮等。

性味与功能 苦微辛，凉。疏风解表，清热解毒。

应　　用 外感咳嗽，鼻塞头痛，全身酸痛，咽喉肿痛，黄疸，跌打损伤，皮肤瘙痒，肿毒。

用法与用量 全草 10 ～ 20 克，煎服。不可久用。外用鲜草适量煎汤洗，或捣烂外敷患处。

用　　方 1. 感冒：头痛恶寒发热，全身不适，鼻塞，取黄花仔全草鲜用 30 ～ 60 克煎汤分 2 次服用。

　　2. 气管炎：咳嗽喘有痰，用黄花仔 30 克，金钱吊葫芦 20 克煎服。

　　3. 皮肤红肿痛，用适量黄花仔，加少许盐捣烂外敷患处。

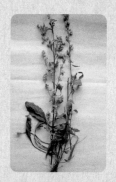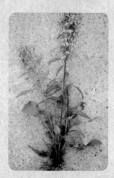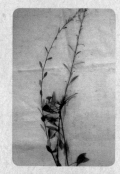

一枝香

别　　　名	毛大丁草、天灯芯、锁地虎、白蛇胆。
拉 丁 学 名	*Gerbera piloselloides* Cass.
科属与特征	为菊科毛大丁草的全草。多年生草本。茎直立，有绵毛。叶基生，短柄，密被白色绵毛，椭圆形或倒卵形，全缘。叶面幼时被茸毛，老时秃净无毛。叶底面被灰白色棉毛，叶丛间抽生花梗，直立，细柱形。顶生头状花序，淡红色。结瘦果。根须细长，主根粗壮。生于山地林荫下、荒地、山顶草丛中。各地均有少量分布。
成　　　分	主要含黄铜苷、甘露醇等。
炮　　　制	将全草用清水洗净，切段片晒干。
性味与功能	味辛微苦，性平。清热解毒，理气止痛。
应　　　用	感冒，咳喘，痰多咳嗽，腹满胀痛，胸痞气，风寒泄泻，小儿惊风，小儿疳积，风湿水肿，疔疮肿毒。
用量与用法	全草 10 ～ 30 克水煎服，或外用。
用　　　方	1.跌打损伤，用全草加红糖少许捣烂敷患处。 2.胃脘胀痛，用全草 50 克水煎服。

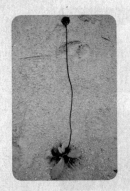
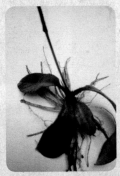
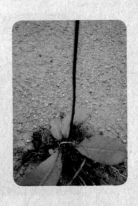

八 角 莲

别　　　名	八角盆、八角金盘、独角莲、金魁莲。
拉 丁 文 名	*Dysosmaoleiantha* (Hance) Woods.
科属与特征	小檗科植物八角莲的根茎。多年生草本。茎直立，茎生2叶，叶片呈圆形，5～8浅裂，每裂片似三角形，叶边有小齿。伞形花序，生于茎顶两叶交叉处，花5～8朵，暗红色，下垂。结浆果圆形。根茎横卧，多个连接一起，每粒不规则，外缘略高，底凹平如盆状。生于阴湿林地处或栽培。
成　　　分	主要含脱氧鬼臼毒素，金丝桃苷，山柰酚等。
炮　　　制	取原药用清水洗净，鲜用或切片晒干。
性味与功能	味苦微辛，性平，有毒。清热化痰，解毒消肿。
应　　　用	咳嗽痰喘，疔疮瘰疬，腰痛，胃痛，跌打损伤，虫蛇咬伤。
用法与用量	用根块3～10克，水煎服。外用研磨涂患处。
用　　　方	1. 小儿惊风，用八角金盘磨开水服3～6克。 2. 带状疱疹，用八角金盘磨醋涂患处。 3. 跌打损伤，用八角金盘10克研末用酒冲服。

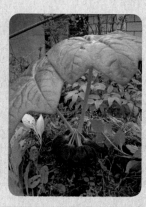
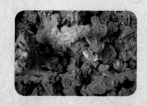
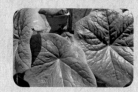

八仙花

别　　　名	紫阳花、绣球花、粉团花。
拉丁文名	*Hydrangea macrophylla* (Thunb.) Ser.
科属与特征	为虎耳草科绣球的叶、花和根。落叶灌木。叶对生，椭圆宽卵形，先端短尖。边缘有粗齿，叶脉明显又粗糙，叶面深绿色，底面黄绿色。顶生伞房花序，花冠多种颜色有白色、粉红色或蓝色等。状形如球故又有称"绣球"。花均为不孕花。各地均有栽培。
成　　　分	主要含抗疟生物碱。
炮　　　制	将全草叶或根茎分别用清水洗净，叶切丝片，根茎切片晒干，花拣去杂质晒干。
性味与功能	味苦微辛，性凉，有小毒。抗疟，清热，定惊。
应　　　用	疟疾，风热感冒，寒热往来，心热烦躁，惊悸，扁桃体炎，心脏病。
用法与用量	花或叶 10～15 克，根 10～20 克，水煎服。

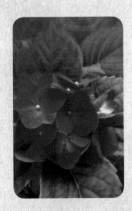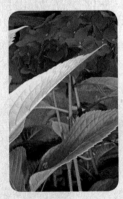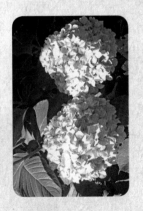

八月札

别 名	桴桪子、八月瓜、拿子、燕富子、木通子、羊开口、玉支子、八月炸。
拉丁文名	1. *Akebia quinata* (Thunb.) Decne. 2. *Akebia trifoliata* (Thunb.)
科属与特征	为木通科三叶木通的果实。落叶木质藤本。茎枝均无毛。三复叶，小叶卵圆形或长卵形有的呈微心形，边缘有浅裂呈波状，侧脉通常 6 对，叶柄细长。腋生总状花序，花被紫红色。结果实肉质，成熟后沿腹缝线开裂。种子多数卵形，黑色。各地均有少量分布。
成 分	主要含葡萄糖、齐墩果酸等。
炮 制	取干果实或根用清水洗净，稍浸泡，待软至透切片晒干，或在新鲜时洗净切片晒干。
性味与功能	味甘微涩，性平无毒。理气止痛，和胃利尿。
应 用	脘腹胀痛，胁肋痛，胃痛，胃热呆滞，消化不良，小便短赤，烦渴，腰痛，疝气痛，痛经，下痢赤白，子宫下垂。
用量与用法	果实 10～30 克水煎服。
用 方	胃炎，腹痛腹胀牵引两肋胁痛，用八月札根或果 30 克水煎服。

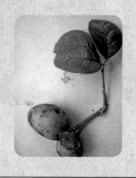
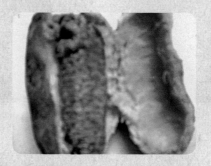

卜 芥

别　　名	尖尾芋、观音莲、山芋、老虎耳、假海芋、狼毒、尖尾凤。
拉丁文名	*Alocas ia cucullata* (Lour.)Schott.
科属与特征	为天南星科假海芋的根茎。多年生常绿草本，茎基生，光滑。叶柄肉质，叶长柄，顶阔卵形，叶脉两面稍突，边全缘。叶面深绿色，底面绿色。单生肉状花序，花小白黄色。结浆果淡红色。根茎粗壮，肉质，外皮褐色，内乳白色。生于沟边或栽培。各地均有少量分布或栽培。
成　　分	主要含皂毒苷、草酸钙。
炮　　制	取根茎刮去外皮，用清水洗净，切丝片晒干。炮卜芥，取丝片入热锅加食盐炒至深黄色，取出去盐摊凉。
性味与功能	味辛，性温有毒。祛风，消肿，止痛。
应　　用	高热，外感，肺痿，骨秋，瘰疬，无名肿毒，蛇咬伤。
用量与用法	用根茎 3～6 克，水久煎服。外用捣涂或敷患处。

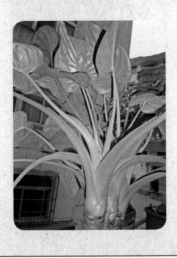

刀 豆

别　　　名	大刀豆、马刀豆、挟剑豆、刀豆子、刀鞘豆。
拉 丁 学 名	*Canavalia gladiate* (Jacq.) DC.
科属与特征	为豆科植物刀豆的种子。一年生季节性缠绕藤本。茎长附物缠绕，茎无毛。一节三叶，叶炳较长，叶全缘。总状花序，序腋生，花淡紫色、桃红色。结荚果扁较大，弯曲状，内含种 12 粒左右，粉红色，扁平而光滑。各地均栽培。
成　　　分	主要含刀豆氨酸、尿素酶、血球凝集素、蛋白质、淀粉、脂肪。
炮　　　制	采收果实剥取种子拣净杂质，用清水洗净，晒干。
性味与功能	味甘性温。温中，健脾，补肾。
应　　　用	脾胃虚寒，呕吐，呃逆，胸中痞满，腹胀，肠胃不和，肾虚腰酸痛，小儿疝气，百日咳。
用量与用法	10 ～ 30 克，水煎服。

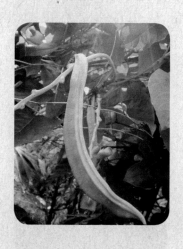

刀豆壳

别　　　名	大刀豆外壳。
拉丁学名	*Canavalia gladiata* (Jacq.) DC.
性味与功能	性微甘，性平。活血祛瘀，和气和胃。
应　　　用	胃胁不舒，腰酸疼痛，呕逆反胃，咽喉痹，下痢等症。
用量与用法	10～20克煎汤服。
用　　　方	腹胀痛痢疾，用刀豆壳60克水煎服。

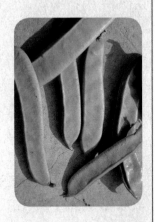

刀豆根

别　　　名	大刀豆根。
拉丁学名	*Canavalia gladiata* (Jacq.) DC.
科属与特征	为豆科大刀豆的根茎。特征同上刀豆。
炮　　　制	将根茎用清水洗净，切片晒干。
性味与功能	味淡微苦，性温。祛利风湿，利气止痛。
应　　　用	风湿腰痛，两肋疼痛，头晕疼痛，疝气，闭经，跌打伤痛。
用量与用法	15～20克，水煎服。
用　　　方	两胁痛，用刀豆根60克煎汤服。

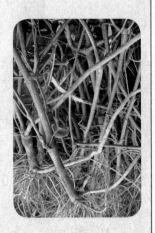

丁 贵 草

别　　　名	丁癸草、人字草、苍蝇翼、丁葵草、一条根、铺地锦、乌龙草。
拉 丁 学 名	*Zornia diphylla* Pers.
科属与特征	为豆科丁贵草全草。一年生或多年生披散或伏地草本。茎细，多分枝。叶小，互生，每一叶顶端有2片，叶倒卵圆成人字形，开小黄花。结荚果，表皮有刺，根粗大。生于荒山草地、疏林、山坡。各地均有少量分布。
成　　　分	主要含黄铜苷、氨基酸、酚类等。
性味与功能	甘淡性凉。清热解毒，利湿消肿。
应　　　用	感冒，黄疸，痢疾，腹泻，水肿，胃痛，胸闷，小儿疳积，瘰疬，踢打损伤。
用量与用法	10～15克，水煎服。外用适量捣烂敷患处。

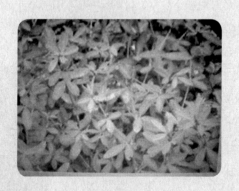

二乔玉兰

别　　　名	紫砂玉兰、苏郎木兰、朱砂玉兰。
拉 丁 学 名	*Magnolia soulangeana* Soul.-Bod.
科属与特征	为木兰科二乔玉兰的蓓蕾。落叶小乔木，枝紫褐色。叶互生，倒卵形。待叶全部脱落，蓓蕾开放。萼片长圆锥形，花淡紫红色。结聚合骨荚果，倒卵形，熟时黑色。各地均有少量分布。
性味与功能	味辛，性温，宣肺通窍，祛风散寒。
应　　　用	鼻塞，头痛，齿痛，鼻渊；过敏性鼻炎。
用量与用法	花 6 ～ 12 克，水煎服。外用，用花研末塞鼻。

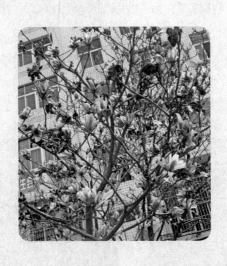

九层塔

别　　名	瘦风轮、风轮菜、野薄荷、田螺菜。
拉丁学名	*Clinopodium chinense* (Benth.) O.Ktze.
科属与特征	为唇形科风轮菜的全草。多年生草本。茎多分枝，四方形，有柔毛。叶对生，卵形，边缘有锯齿，花顶生或腋生密聚成轮伞形花序。花萼绿色，筒状，花紫色或淡红色。结果小而硬，卵形，深黄色。生于路边、山坡地。各地均有分布。
成　　分	含黄酮苷、酚性、糖类、有机酸、蛋白质等。
性味与功能	味辛苦，性凉。清热，解毒，消肿。
应　　用	风热感冒，肝胆胁痛，黄疸，胙腮，腹泻，乳痈，尿血，痢疾，疮痈肿毒。
用量与用法	10～20克，水煎服。外用捣烂敷患处。
用　　方	皮肤痈疽红肿，用风轮菜，白参适量，加少许红糖捣烂敷患处。

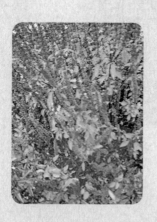
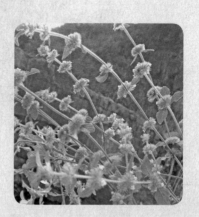

九节茶

别　　名	观音茶、九节风、接骨木、九节红、九节蒲、草珊瑚、山胡椒、九节蒲、隔年红、十月红。
拉丁学名	*Sarcandra glabra* (Thunb.) Nakai.
科属与特征	为金粟兰科金粟兰的枝叶或根。亚灌木。茎绿色，茎节膨大。叶对生，革质，披针长圆形或卵状长圆形，边缘有锯齿。花开黄绿色。结果球形，成熟从绿至大红色。生于林竹下阴湿处。各地均有分布。
成　　分	主要含黄酮苷、氰苷、香豆酮等。
性味与功能	味微苦微辛，性微温。活血止痛，祛风祛湿。
应　　用	风湿疼痛、肠胃积痛、肺炎咳嗽、阑尾炎、跌打损伤、骨折等。
用量与用法	用叶或根 15 ～ 30 克，水煎服。外用适量捣烂敷患处。
用　　方	风湿性关节炎疼痛，用根 30 ～ 50 克水煎服。

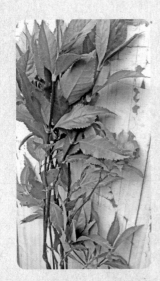
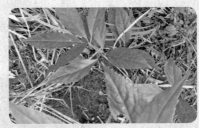
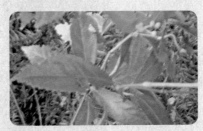

九里香

别　　　名	月桔、过山香、五里香、千里香、满山香。
拉丁学名	*Murraya paniculata* (L.) jack.
科属与特征	为芸香科九里香的枝叶。灌木或乔木。茎硬光滑。单数羽状复叶，小叶互生，全缘。花生在顶部或在上部叶腋内，花白色，有浓郁香味。结果卵形或球形，红色肉质，有种子。根茎细圆形，微黄色，外皮剥落见略白色木质部，质硬。生于林野处，亦见栽培。
成　　　分	主要含荜澄茄烯、挥性油、丁香烯、甜没药烯、九里香素等。
炮　　　制	取枝叶拣净杂质，用清水洗净，切段片晒干。根茎入水浸，取出闷待软，切片晒干。
性味与功能	味辛苦，性温。祛风祛湿，行气止痛。
应　　　用	胃气胀痛，风湿肢痛，睾丸肿痛，跌打伤痛，皮肤疹痒，疥疮肿毒。
用量与用法	枝叶 15～20 克，水煎服或外用。
用　　　方	皮肤湿疹，用叶 100 克煎汤，外用熏洗亦效。

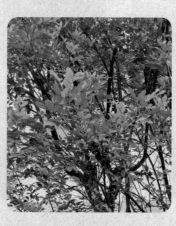

九里香根

别　　　名	过山香根、五里香根。
科属与特征	为芸香科九里香根。乔木、茎硬光滑。根茎细圆形，微黄色，外皮剥落见略白色木质部，质硬。生于林野处，亦见栽培。
成　　　分	主要含荜澄茄烯、挥性油、丁香烯、甜没药烯、九里香素等。
炮　　　制	根茎入水浸，取出闷待软，切片晒干。
性味与功能	味辛苦，性温。祛风祛湿，活血止痛。
应　　　用	风湿痹痛，睾丸肿痛，腰腿疼痛，气管炎，阴疽，跌打伤痛，皮肤疹痒，疥疮肿毒。
用量与用法	根 20～30 克，水煎服。
用　　　方	1. 风湿关节炎疼痛，用根 90 克酒水各半煎服。 2. 胃痛腹气胀，用根 50 克煎服。

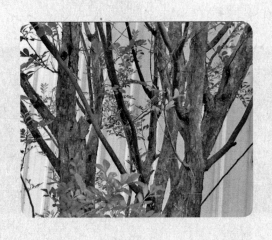

九头狮子草

别　　　名	接骨草、王灵仁、土细辛、绿豆青、金钗草、野青仔、肺劳草、红丝线草、土细辛、万年青、绿豆青。
拉丁学名	*Peristrophe japonica* (Thunb.) Bremek.
科属与特征	为爵床科九头狮子草全草。多年草本，茎绿暗色，四棱，茎节稍膨大。叶对生，披针形。叶腋开花，聚集成伞形花序，花呈淡红紫色。结蒴果，种子坚硬扁圆，褐色。生于沟、路边、林下或栽培。各地均有分布。
性味与功能	味淡微辛，性凉。清热解毒，化痰止咳。
应　　　用	咳嗽气喘，咽喉肿痛，小儿惊风，疔疮，乳痈，白带增多，蜈蚣咬伤。
用量与用法	10～30克，水煎服。外用鲜草加少许盐捣烂敷患处。
用　　　方	1.咳嗽多痰，取全草30克煎汤加蜜服。 2.咽喉肿痛，用30～50克煎汤服。

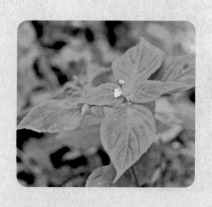
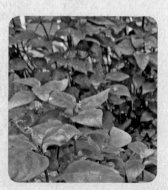

了哥王

别　　名	山六麻、铺银草、红灯笼、金腰带、九信菜、山黄皮、南岭荛花、桐皮子、乌子麻、假黄皮、山麻皮、地棉麻树。
拉丁文名	*Wikstroemia indica* (Linn.) C. A. Mey.
科属与特征	为瑞香科，了哥王的茎叶或根。灌木，枝干褐色，无毛。叶对生，革质，长椭圆形。花黄色。结果卵形，熟时红至紫黑色。根圆柱形，表面黄棕色，有纤维多，断面白色，外皮较厚。生于山坡林地中。各地均有分布。
成　　分	含黄酮苷、南荛苷、树脂、挥发油等。
炮　　制	了哥王根：用清水洗净，用水浸泡片刻，取出湿润切片，或置蒸笼中蒸至软，切片晒干。
性味与功能	味苦微辛，性寒，有剧毒。祛风湿止痛，解毒散结。
应　　用	风湿腰腿痛，咳嗽，无名肿痛，瘰疬痈肿，跌打损伤。
用量与用法	6～10克，用时久煎。外用适量研末涂患处。
注	孕妇及体虚者忌用。

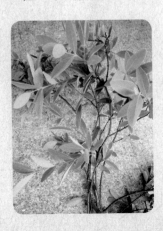
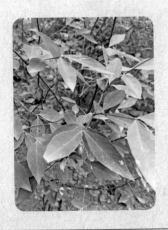

七姐妹

别　　　名	姐妹花、十姐妹。
拉丁文名	*Rosa multiflora* Thunb.cv. Platyphylla.
科属与特征	为蔷薇科，七姐妹的根和叶。落叶灌木，茎攀缘细长，有刺。叶互生，小叶 5～7 叶，椭圆形，有锯齿。叶面深绿色，叶底淡绿色，均有柔毛。顶生伞形花序，花数朵，花冠红赤色。结果实类球形。各地均有分布。
性味与功能	味苦微酸涩，性平。活血，散瘀，退黄。
应　　　用	肝硬化，肝脾肿大，痞块，黄疸。
用量与用法	10～60 克，水煎服。

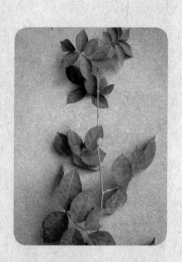
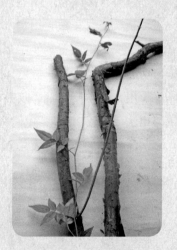

七粒扣

别　　名	龙葵、少花龙葵、天茄子、乌疔草、天泡果、苦菜、苦葵。
拉丁学名	*Solallum nigrum* L.
科属与特征	为茄科龙葵的全草。一年生草本，茎直立，有棱。叶互生，卵圆形，边缘有波状锯齿。侧生伞状聚伞花序，花白色。结球形浆果，成熟由红色至黑色。生于路旁、田园荒地。各地均有分布，药源充足。
成　　分	全草主要含多种生物碱龙葵碱、皂苷、替告皂苷、维生素A、维生素C等。
炮　　制	全草拣净杂质，用清水洗净，切段片晒干。
性味与功能	味苦，性寒无毒。清热解毒，利尿消肿。
应　　用	小儿风热、热症惊风、咳喘、少尿、肾炎水肿、痢疾、疔疮肿毒、跌打损伤、湿疹肤痒等。
用量与用法	全草10～30克，水煎服。外用适量煎汤外洗患处。
用　　方	身上纤维瘤，用七粒扣80克煎汤常服。

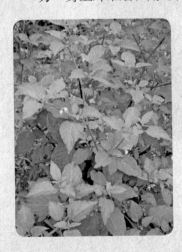
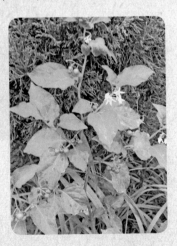

七 里 香

别　　　名	满山香。
拉 丁 学 名	*Buddleia lindleyana* Fort.
科属与特征	为马钱科醉鱼草的根。特征同醉鱼草。根表皮灰棕色或灰褐色，质坚韧，断面灰棕色。
炮　　　制	拣净杂质，用清水洗净，切片晒干。
性味与功能	味苦微辛，性微温，有小毒。祛湿止痛，活血祛瘀。
应　　　用	风湿全身疼痛，肢节肿痛，腮肿，月经闭痛，血崩，小儿疳积，跌打损伤。
用量与用法	根 10 ～ 20 克，水煎服。
注	孕妇忌用。

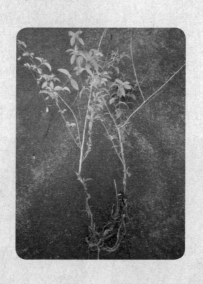

七叶莲

别　　名	拿、拿藤、尾叶野木瓜。
拉丁学名	*Stauntonia hexaphylla Decne.var.urophylla* Hand.-Mazz.
科属与特征	为常绿藤状木本。藤茎圆状，光滑无毛，长达几米至十多米。叶轮生，掌状复叶，大多为 7 叶，托叶在叶柄基部与叶柄合生，叶革质，全缘。叶面深绿色，底面淡绿色，长卵圆形。腋生总状花序，花白色。结肉果长椭圆形，似"芒果"状。从绿至熟黄色，内种子数枚，黑色而坚，光滑。生于山谷，疏林中。各地均有少数分布。
炮　　制	用清水洗净，叶切丝片晒干。藤或根茎，切片晒干。
性味与功能	味淡微苦，性温。止痛，祛湿。
应　　用	胃痛，腹痛，风湿疼痛，腰腿痛，筋骨伸屈不利，跌打损伤。
用量与用法	叶或根茎 10 ～ 30 克，水煎服，或入丸散。
用　　方	脘腹疼痛，用七叶莲叶 20 克水煎服。
注	本品与五加科植物七叶莲的鹅掌藤不同。

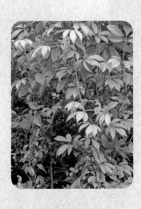
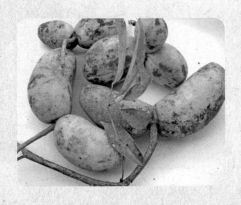

人字草

别　　　名	十二时辰、人字天蓼、荭草、八字蓼、丹药头、红蓼、天蓼。
拉丁学名	*Polygonum orientale* L.
科属与特征	为蓼科红蓼的全草或根。一年生草本，茎直立，中空有节，叶大卵形，全缘，叶面有八字字形，顶生圆锥花序，花白色或粉红色，结瘦果，扁平褐黑色。生于水边湿地或路边。各地均有分布。
性味与功能	味微辛苦涩，性凉，有小毒。祛风利湿止痛。
应　　　用	筋骨疼痛，腰腿痛，外伤肿痛，跌打损伤，疝气，脚气，疮肿。
用量与用法	10～20克，水煎服。外用，用全草捣烂加红酒少许煎熬擦或敷患处。

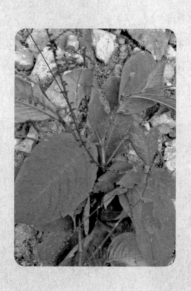

十大功劳

别　　名	土黄柏、功劳叶、细叶功劳、阔叶功劳。
拉丁学名	*Mahonia fortunei* (Lindl.) Fedde.
科属与特征	为小檗科细叶或阔叶的叶或根。常绿灌木，树高低，按生长时间越久越高，每年长 1 节，若见 12 节，就是代表树龄 12 年，每节约 10 厘米左右。叶羽状复生，长卵形或宽卵形，角质边缘有硬刺，面绿色，底面灰白色。花蜜聚在上顶部，由绿变黄色，结成果由红到蓝黑色。生于灌丛，山坡中，且有栽培。
成　　分	主要含小檗碱。
炮　　制	叶：拣去杂质，洗净切段片晒干；根：用清水洗净，切片晒干。干燥根：用清水洗净，置清水中浸泡 30 分钟，捞起用麻布盖上，中途淋水，闷透，切片晒干。
性味与功能	味苦性凉。清热解毒，补阴止咳。
应　　用	咳嗽有痰、心烦燥热、虚火头晕、耳鸣目赤、腰酸腿软、牙痛、痢疾等。
用量与用法	叶 15～20 克，根 20～30 克，水煎服。
用　　方	1. 目红，用功劳叶 30 克水煎服。 2. 火致牙痛，用功劳根、蒺藜各 20 克煎服。

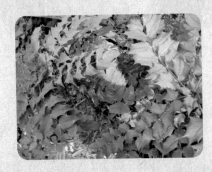
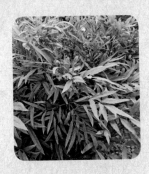

大浮萍

别　　　名	水浮莲、浮萍、水浮萍、大藻。
拉丁学名	*Pistia stratiotes* L.
科属与特征	天南星科浮水无茎草本。长在水面，根悬浮在水底下，有成束的根。叶蔟生，侧卵状形，无叶柄与叶片之分，叶如扇状。佛焰苞白色，下部管状，上部开张，肉穗花序。结浆果。生于淡水中。
性味与功能	味淡微苦，性寒有毒。利尿祛湿，行血凉血。
应　　　用	腹胀小便不利，发热无汗，荨麻疹，湿疹，跌打损伤，无名肿毒。
用量与用法	10～20克，水煎服。外用适量捣烂敷患处或煎汤外洗。

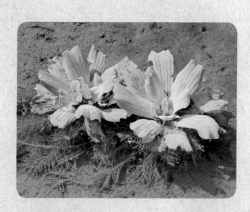
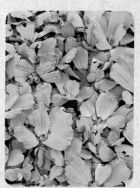

大号刺波

别　　　名	寒梅、肺形草、寒刺泡、寒莓根、水漂沙。
拉丁学名	*Rubus buergeri* Miq.
科属与特征	为蔷薇科寒梅的全草。常绿蔓生小灌木。茎常斜卧，有茸毛，有少数刺，匍匐枝。单叶互生，近圆形，边缘有浅裂，有锯齿。叶底面及柄有茸毛。腋生总状花序，白色花。结聚合果近球形，红色。生于路边、山坡、溪岸。各地均有分布。
炮　　　制	取全草拣净杂质，去泥屑，用清水洗净，切段片晒干。
性味与功能	味酸，微涩，性平无毒。清热，止痛。
应　　　用	黄疸，小儿高热，产后发热，脘腹疼痛，吐酸水，头痛，咳血，月经不调，吐泻，白带，痔疮。
用量与用法	全草10～30克，水煎服。

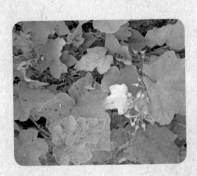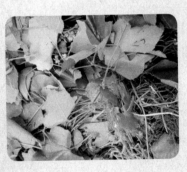

大金香炉

别　　名	肖野牡丹、石老虎、展毛野牡丹。
拉丁学名	*Melasto manormale* D. Don.
科属与特征	为野牡丹科展毛野牡丹的叶与根，常绿灌木。茎与枝密生粗毛。叶对生，长锥圆形。叶面深绿色，叶底淡绿色，叶脉明显，双面均毛。花顶生或腋生，花萼筒状，花瓣5朵，紫红色，长椭圆形。结果肉质类圆形，有鳞片状毛。根大，有的如瘤状，较硬。生于山间阴湿处。各地均有少数分布。
炮　　制	取原药去杂质，用清水洗净，切片；根茎大者宜入水浸，闷软，切片晒干。
性味与功能	味甘辛酸涩。性微温无毒。止泻，止血，止痛。
应　　用	腹泻，痢疾，崩漏，内外伤出血，咳嗽，咽痛，妇女产后腹痛。
用量与用法	10～20克，水煎服。
用　　方	慢性腹泻,用大金香炉30克,鸭掌金星20克水煎服。

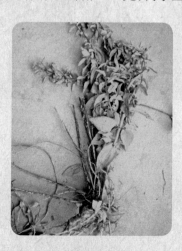

大 蓟

别　　名	野刺菜、猪母菜、猪母刺、牛西癀、马蓟、虎蓟、山牛旁、鸡姆刺、鸡脚刺、马刺草、牛不嗅、猪妈菜、六月霜、蚁姆刺、恶鸡婆、野红花。
拉丁学名	*Cirsium japonicum* Fisch.ex DC.
科属与特征	为菊科大蓟的全草地或根。常年生宿根草本，茎圆柱形，直立，有纵条纹，密披白的软毛。叶互生，长椭圆形，羽状分裂，边缘有刺。头状花序，总苞球形，管状花，紫红色。白色羽毛状，冠毛外展。根块，长椭圆形，表面黑褐色，断面黄白色。生于路边、溪边、田野、山坡地。各地均有分布。
成　　分	主要含生物碱、豆甾醇、香树脂醇、乙酸、蒲公英醇等。
炮　　制	拣去杂质，用清水洗净，稍闷润透，切段片晒干。大蓟炭：取大蓟片置热锅内用文武火炒至焦黄时，见火星用清水喷灭，再炒至焦黑，取出晾干。
性味与功能	味甘淡微苦，性凉。止血凉血，祛瘀消肿。
应　　用	鼻血、咳血、吐血、尿血、崩漏、肠痈、疮疡肿毒等。
用量与用法	全草20～30克，水煎服。
用　　方	尿血，用大蓟30克、白茅根30克水煎冰糖调服。

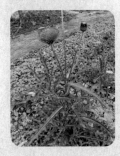 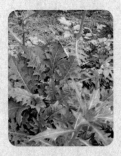 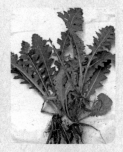

大丽菊

别　　　名	大丽花、大理菊、天竺牡丹、洋芍药。
拉 丁 学 名	*Dahlia pinnata* Cav.
科属与特征	为菊科大丽菊的花或根。多年生草本，茎直立，有棱线，茎中空，有分枝。叶对生，羽状分裂，边缘有小裂缺。叶面绿色，底面淡绿色。顶生头状花序，花瓣重叠为大花，颜色多种有红、紫、白、黄、橙和淡红等。结瘦果长椭圆形。根块茎肉质，纺锤形，外皮黄棕色，断面类白色，簇生。各地均有栽培。
性味与功能	味甘淡微辛。性平。清热解毒，活血止痛。
应　　　用	牙痛，血瘀肿痛，脚腰痛，跌打损伤肿痛，无名肿毒。
用量与用法	花或根 10 ～ 20 克，水煎服。外用捣烂敷患处。

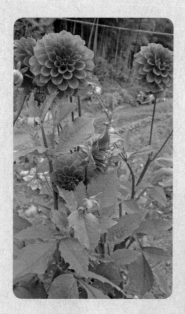
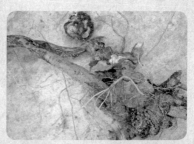
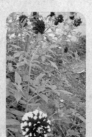
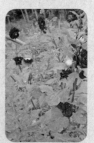

大力子

别　　　名	牛蒡子、鼠黏子、恶实、蝙蝠刺、夜叉头、猪耳朵。
拉丁学名	*Arctium lappa* L.
科属与特征	为菊科牛蒡子的果子，二年生的草本。多分枝，叶大广卵形，叶网脉明显，边缘略有波状。叶面深绿色，底面有灰白色的柔毛。枝端丛生头状花序，总苞球形，苞片披针形，花筒状，花冠5瓣。结瘦果略弯长卵形。部分地区有栽培。
成　　　分	主要含牛蒡苷、脂肪油等。
炮　　　制	炒牛蒡子，将净牛蒡子，置热锅内，用文火炒至微鼓起，微黄色即可取出摊晾。
性味与功能	味辛苦，性凉。清热解毒，宣肺透疹。
应　　　用	咽喉肿痛，咳嗽，气喘、风疹，丘疹，斑疹，痈疽肿毒。
用量与用法	6～15克，水煎服。或入丸散剂。

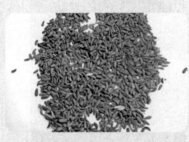

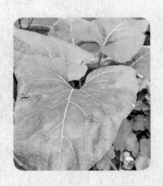

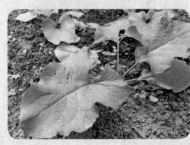

大　麦

别　　　名	饭麦。
拉 丁 学 名	*Hordeum vulgare* L.
科属与特征	为禾本植物大麦的果实。一年生草本，秆直立，有节。叶小而长，为线形。叶面粗糙，穗状花序，花序中间有小穗，种果外稃包着，先端延长成芒针。果粒微黄色，有沟。各地均有栽种。
成　　　分	主要含尿囊素、多种维生素。
性味与功能	味淡微甘咸，性凉。消食健胃，利水。
应　　　用	食积，肠胃胀满，泄泻口渴，小便短少。
用量与用法	30～60克，水煎服或研末。

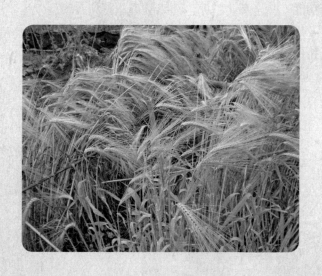

大　青

别　　　名	山皇后、土地骨、地骨皮、三冬青、鸡角柴、野地骨、臭根。
拉丁学名	*Clerodendrum cyrtophyllum* Turcz.
科属与特征	为马鞭草科野地骨的根或叶。常年灌木，外表绿黄色。单叶对生，叶柄被白色短软毛，叶片卵形或椭圆形，全缘，偶有锯齿。顶生伞房状花序，花冠管状，白色。结浆果球形，红色。根外皮微黄色，较厚，断面黄白色。整条根敲打脱落的外皮为土地骨皮。生长于林下、荒山、山坡等地。各地均有分布。
成　　　分	蓼蓝，叶主要含靛苷，鞣质，黄色素；根含蒽醌类。
炮　　　制	将原药拣净杂质，用清水洗净，切丝片晒干。
性味与功能	味苦，性寒。清热解毒，凉血止血。
应　　　用	感冒，咽喉肿痛，黄疸，痢疾，吐血，鼻血，痈肿，乙脑，流脑，齿痛，高热低热。
用量与用法	叶或根 10～30 克，水煎服。
用　　　方	全身酸痛，忽冷忽热，头痛，用大青根 30 克加大枣 3 枚煎服。

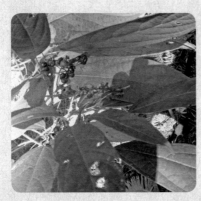
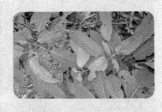
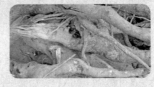

大　蒜

别　　　名	蒜头、蒜头苗、独头蒜。
拉丁学名	*Allium sativum* L.
科属与特征	为百合科大蒜的鳞茎。常年生草本，茎直立。叶茎生，平扁，线状披针形，浅绿色；伞形花序，花柄细，花粉红色。蒴果开裂见种子，黑色。鳞茎呈扁球形或圆锥形，外有灰白色膜质鳞被，每一蒜瓣剥去薄膜见肥厚白色的鳞片，有浓烈的臭蒜味。
成　　　分	主要含蛋白质、脂肪、碳水化合物、抗坏血酸、挥发油等。
性味与功能	味辛辣，性温。行气暖胃，解毒杀虫。
应　　　用	脾胃寒凉、脘腹胀痛、泄泻、痢疾、祛瘟避疫、痈疽肿毒、虫蛇咬伤、痢疾、流脑、鼻渊、阴道滴虫等。
用　　　量	鳞茎6～15克，水煎服或生食。
用　　　方	痢疾，用生蒜头瓣生食，每日3次，每次2～3瓣。

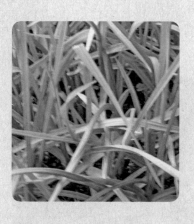
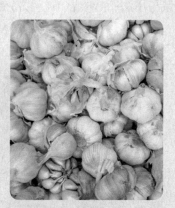

大叶桉叶

别　　　名	桉树、大叶桉、蚊仔树。
拉 丁 学 名	*Eucalyptus robusta* Sm.
科属与特征	为桃金娘科大叶桉的叶。常绿乔木，茎干灰褐色或淡红色。叶革质，互生，披针形卵状，侧脉细而多。腋生或顶生伞形花序，花 7 ～ 8 朵，结蒴果长椭圆形。各地均有栽培。
成　　　分	主要含酚类、甾醇、没食子酸等。
炮　　　制	将原药拣去枝梗，取叶用清水洗净，切丝片晒干。
性味与功能	味辛苦微涩。性平。疏风清热，解毒收敛。
应　　　用	感冒，流感，咳嗽，鼻渊，腹泻，痢疾，湿疹，驱虫，痈疽肿溃，丹毒，烫伤。
用量与用法	叶 10 ～ 30 克，水煎服。外用煎汤洗患处。
用　　　方	湿疹痒，用大叶桉叶 100 克煎汤洗患处。

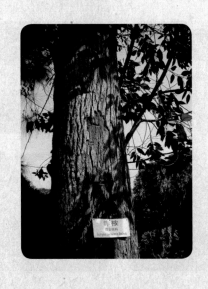

大　枣

别　　名	红枣、青枣、干枣、良枣、美枣。
拉丁学名	*Ziziphus jujuba* Mill.
科属与特征	与鼠李科属枣成熟的果实。落叶灌木或小乔木。茎干平滑，枝有成对的针刺。单叶互生，卵状披针形，边缘有细锯齿。叶腋丛生聚伞花序，呈浅黄色。结果呈卵长圆形，熟时有红色。现亦有青枣为浅绿色，肉白丰厚。各地低海拔处有栽培。
成　　分	主要含蛋白质、有机酸、糖类、维生素 B、维生素 C 等。
性味与功能	味甘甜，性温。补脾胃，和营卫，调气血，解药毒。
应　　用	气血不足，贫血，疲劳头晕，脾虚少食，心悸胸闷，月经不调。
用　　方	妇人月经不调，小腹冷痛，用大枣 30 克水煎加红糖调服。

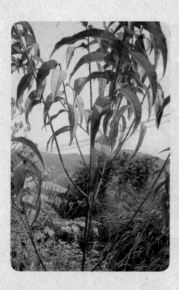

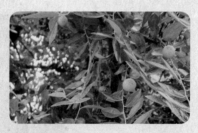

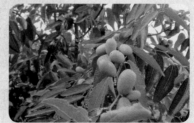

飞 廉

别　　名	刺飞廉、飞廉蒿、飞轻、伏兔、天芥、飞雉。
拉丁学名	*Carduus nutans* Linn.
科属与特征	为菊科飞廉叶或根茎，一年或二年生的草本。茎直立，具翼有刺。叶披针形羽状分裂，边缘有硬刺，叶面深绿色，底面淡绿色。头状花序，总苞多层，花紫红色。结瘦果椭圆形。生于荒野、路边潮湿地。各地均有分布。
成　　分	主要含去氢飞廉碱、飞廉碱。
炮　　制	将原药根、茎、叶拣去杂质，用清水洗净，切段片晒干。
性味与功能	味微苦涩，花味淡，性凉。清热，祛风，利尿，凉血。
应　　用	肝炎黄疸，风热咳嗽，感冒头晕痛，骨节酸痛，小便淋赤，尿路感染，尿血，咳血，尿浊，疔疮肿毒，跌打损伤，汤火伤。
用法与用量	10～30克，水煎服。外用捣烂敷患处。

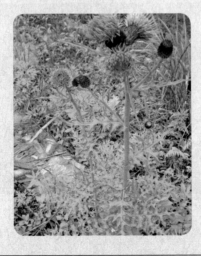

飞扬草

别　　　　名	大飞扬草、节节花、蜻蜓草、大号乳仔草、奶母草、神仙对坐草、本本乳草、金花草。

拉 丁 学 名 *Euphorbia hirta* L.

科属与特征 为大戟科飞扬草的全草。常年生草本，茎枝淡红色。叶对生，卵圆形，边缘有锯齿。腋生头状花序，总苞宽线形，花淡紫色，结蒴果卵形。根茎圆柱形，红棕色，断面木质白色，中空。生长于山坡、路旁。各地均有分布。

成　　　　分 全草主要含酚类、黄酮苷、三萜及蒲公英赛醇等。

性味与功能 味辛酸微苦，性寒。清热解毒，祛湿止痒。

应　　　　用 腹泻、痢疾、大便里急后重、乳痈、疔疮、血淋、湿疹、皮肤痒等。

用量与用法 10～15克，水煎服。

用　　　　方 脚癣，用飞扬全草60克煎汤洗。

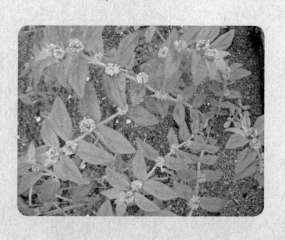

干 姜

别 名	乾姜、生姜、干生姜、姜。
拉丁学名	*Zingiber officinale* Rose.
科属与特征	为姜科，多年生草本。茎直立。叶2列，线状披针形，光滑无毛。花茎自根茎抽出，穗状花序，椭圆形，卷成卵圆形，浅绿色。花冠黄绿色，披针形，有淡紫色条纹。根扁平的块状如人指样形，外表黄白色，有节样环附些浅红的膜，断面白色。老根有纤维丝，幼根平坦。各地均有栽培。
炮 制	干姜：洗净用清水浸泡1～2小时，取出闷透，切片晒干。
炮 姜	把干燥姜片切成四方形的块片，置热锅内用武火不断翻炒至鼓泡，外皮焦黄色时，见有火星，用清水喷淋，继续炒至内深黄色，取出晾干。
性味与功能	干姜味辛，性热。炮姜味苦辛，性大热。温中散寒，回阳通脉。
应 用	胃寒腹痛、泄泻呕吐、四肢厥冷、风湿痹痛、冷痰咳嗽、尿清频多、鼻血、吐血、咳血、崩漏等。
用量与用法	3～10克，水煎服。
用 方	胃腹胀痛、呕逆清水，用干姜20克水煎加红糖调服。

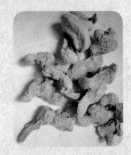
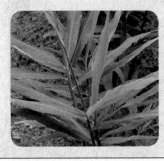

广 玉 兰

别　　　名	洋玉兰、荷花玉兰。
拉 丁 学 名	*Magnolia grandiflora* Linn.
科属与特征	为木兰科荷花玉兰的叶、花或果。常绿乔木，树干外皮灰褐色，较粗或有鳞片状裂。叶互生，叶革质，长椭圆形，叶面绿色，底面铁锈色有茸毛，双面较光滑，叶脉明显边，全缘。花单生枝顶，花大钟状白色，花瓣较厚。结果长锥形如大毛笔，坚硬，外层片层层相递。各地园林、路边均有栽种。
炮　　　制	取叶刷去底面绒毛用清水洗净，切丝片晒干。花拣净杂质，用清水洗净晒干。
性味与功能	味辛苦，性平。祛风，行气，止痛。
应　　　用	叶：头晕头痛，肾性高血压，脘腹胀痛，高血压。花与果：头痛，鼻塞，鼻渊。
用法与用量	10～20克，水煎服。

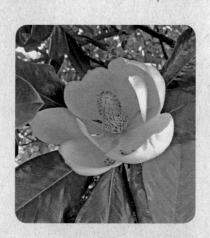
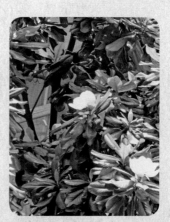

马鞍藤

别　　名	二叶红薯、马蹄草、红花马鞍藤。
拉丁学名	*Ipomoea pes-caprae* (L.) R. Br. subsp.
科属与特征	为旋花科，多年生匍匐草本。茎韧，红紫色，光滑，节上生根。叶互生，圆形或阔椭圆形，先端凹陷像马鞍形，质厚，平滑，浅红色。花腋生形如喇叭状，白色或紫红色。结蒴果圆形。茎和叶均有黏性白色乳汁。多生长在沙地，也有栽培。沿海地区有分布。
成　　分	主要含树脂、挥发油、甾醇、脂肪等。
炮　　制	将全草用清水净，切段片晒干。
性味与功能	味苦甘性温。祛风除湿，解毒消肿。
应　　用	风湿痛，肢节痛，腰肌劳损，耳流脓，耳丁，疮疡肿痛。
用量与用法	全草 10～30 克，水煎服。外用鲜叶适量捣烂敷患处。
注	孕妇禁服。

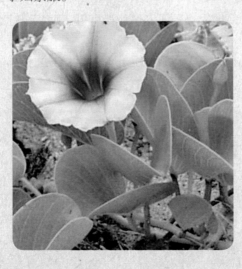

马 鞭 草

别　　　名	铁马鞭、狗牙草、田乌草、铁扫手、铁家饭、蜻蜓草。
拉 丁 学 名	*Verbena officinalis* L.
科属与特征	为马鞭科马鞭草的全草。多年生草本，茎直立，有分枝，茎四棱，灰绿色。叶对生，叶片侧卵形或长椭圆形，羽状深裂，裂片边缘有锯齿。腋生或顶生穗状花序，花小，紫蓝色。花萼管状，花冠唇形。结蒴果长方形。根茎圆柱形，外表呈淡黄色；多根须，质硬，易折断，断面白色。生长于路边、田园荒地。各地均有分布。
成　　　分	全草主要含马鞭草苷、鞣质、挥发油、水苏糖、胡萝卜素、强心苷等。
炮　　　制	拣净杂质，除去残根，洗净，切段片晒干。
性味与功能	味微苦辛，性凉，有小毒。清热解毒，活血利水。
应　　　用	伤风感冒、咳嗽鼻塞、黄疸、赤白痢疾、月经不调、经闭、小便不利、腹胀身肿、疟疾、疔疮肿毒等。
用量与用法	全草 20～30 克，水煎服。外用适量捣烂煎汤外洗。
用　　　方	牙周肿痛，用马鞭叶 30 克煮鸡蛋一枚服用。
注	孕妇忌服。

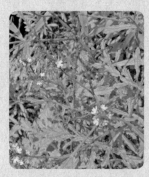
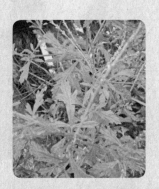

马草

别　　　名	皱叶狗尾草、烂衣草、泽败、鹿首。
拉丁学名	*Bouteloua Plicata* (Lamk.) T.Cooke.
科属与特征	为禾本科皱叶狗尾草的全草。多年生草本，秆直立，叶基生，叶片长椭圆形，叶片见多又深的皱折，叶面鲜绿色。底面淡绿色，双面有柔毛或秃净。叶基长总状花序又分小穗状，花小。生长于林下、湿地。各地均有少量分布。
性味与功能	味淡微苦，性平，无毒。解毒，杀虫。
应　　　用	肠痈，腹痛，疥癣，疮疽，皮肤瘙痒，溃烂。
用量与用法	全草 20 ～ 30 克，水煎服。外用适量煎汤外洗。

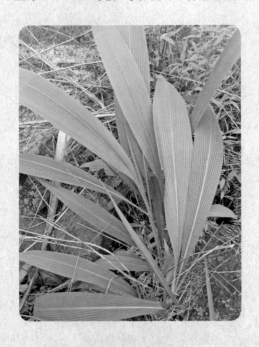

马齿苋

别　　　名　马苋、马齿菜、豆瓣草、长命菜、猪母草、五行草。

拉 丁 学 名　*Portulaca oleracea* L.

科属与特征　为马齿苋科马苋菜的全草。一年生肉质草本，茎圆柱形，卧地斜向上，茎部分枝扩散，浅红色，亦有紫红色。叶互生，亦有对生，叶厚肥，侧卵圆形，匙形，全缘。花小，黄色。结蒴果圆锥形，棕色。种子黑褐色。生长于田边、路旁、园地。各地均有分布。

成　　　分　全草主要含大量去甲基肾上腺素和多种甲蓝、草果酸、葡萄糖、维生素、蛋白质等。

炮　　　制　拣净杂质，除去残根，洗净，切段片晒干。

性味与功能　味酸，微苦，性寒无毒。清热解毒，通淋止血。

应　　　用　下痢脓血、小便不利、阑尾肿痛、痈疽疮毒、血淋、带下、丹毒、瘰疬等。

用量与用法　全草15～20克，水煎服，或外用捣烂敷患处。

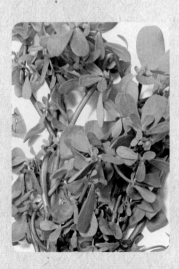

马兜铃

别　　　名　马兜苓、独行根、蛤蟆藤、兜苓。

拉丁学名　*Aristolochia debilis* Sieb. et Zucc.

科属与特征　为马兜铃科马兜铃或北马兜铃的果实。多年生缠绕或匍匐状细弱草本，叶互生，叶柄较细，叶片三角状狭卵形，基出脉明显。花较大，腋生，花被暗紫色，内被细柔毛。结蒴果近圆形或矩圆形，外皮灰绿色或黄色。有波状纵棱，果皮清脆，易裂成6瓣，果肉有6排平叠种子，种子扁平，呈扇形，附有薄膜，种仁乳白色。根细长，圆柱形，黄褐色。生长于溪边、山沟、山坡丛林中。各地均有分布。

成　　　分　含马兜铃酸、季铵盐生物碱。

炮　　　制　将马兜铃筛去泥土，拣净杂质，搓碎去筋。蜜制马兜铃：将净马兜铃置锅内炒至微黄备用，取蜜置锅内加水少许煮沸，入马兜铃用文武火炒至不粘手为度，取出摊凉。每10千克马兜铃用2千克蜜。

性味与功能　味苦微辛，性寒无毒。清热，化痰，止咳。

应　　　用　咳嗽，气促咳喘，咳血，音哑，瘰疬，痔漏肿痛。

用量与用法　6～15克，水煎服。外用适量。

用　　　方　1. 咳嗽多痰，用马兜铃12克，白前12克水煎服。

　　　　　　　2. 腰膝酸痛，用马兜铃根20克煎猪瘦肉服。

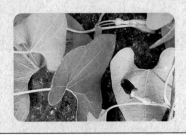

马　兰

别　　　名	马兰花、马兰菊、田边菊、马兰青、紫菊、马兰头、田菊、鸡儿肠。
拉丁学名	*Kalimeris indica* (L.)
科属与特征	为菊科马兰的全草。多年生草本，具匐茎，叶互生，倒卵状椭圆形，边缘具不规则的大锯齿。头状花序，总苞半球形，边缘具纤毛，淡蓝紫色。中央管状花，黄色。瘦果扁平，椭圆形。根须较多。生长于田埂、山坡、路沟边。各地均有分布。
性味与功能	味微苦辛，性凉无毒；清热解毒、凉血止血。
应　　　用	黄疸，咽喉痛，吐血，鼻血，尿血，痔疮，睾丸肿痛，疔毒肿红。
用量与用法	全草 20～30 克，水煎服。

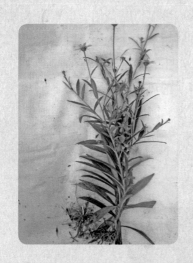
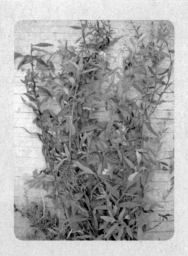

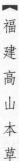

马蹄金

别　　　名	黄疸草、螺丕草、园草仔、螺仔丕、小金钱草。
拉丁学名	*Dichondra repens* Forst.
科属与特征	为旋花科马蹄金全草，多年生纤弱伏地草本。茎细长，匍匐地面，节节生根，全体被灰色细柔毛。叶互生，肾形或圆形，先端微凹，表面绿色，底面淡绿色，全缘，有细长柄。腋生聚数朵小花，白色。结蒴果圆形，包于萼内。种子膜质，近球形。生长于田边、草地、沟边。各地均有分布。
炮　　　制	将全草拣去杂质，用清水洗净，晒干。
性味与功能	味微辛，性平。清热利湿，行气利水。
应　　　用	急慢黄疸，水肿，痢疾，咳血，小便淋沥，小儿惊风。
用量与用法	15～30克，水煎服。
用　　　方	小儿腹胀、小便不利，用马蹄金20克炖服。

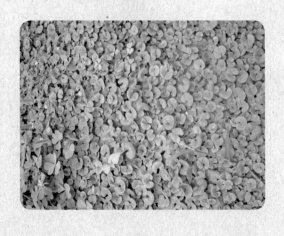

马 细 辛

别　　　名	杜衡、土细辛、马蹄细辛、马辛、马蹄香。

拉丁学名 *Asarum forbesii* Maxim.

科属与特征 为马兜铃科土细辛全草，多年生草本。根状茎下端集生，多数肉质根。茎叶1～2叶，叶肾状心形，全缘。顶生单花，花萼筒钟状，紫暗色，脉纹明显。蒴果肉质，内种子数枚，深褐色。地下根多而细，呈圆柱条状，弯曲，表皮浅褐色，断面灰白色。生于阴湿林下或草丛中。各地均有少量分布。

性味与功能 味辛微苦，性温，有小毒。祛风散寒，定喘止痛。

应　　　用 痰涎咳喘，风寒感冒，下气消痰，咳喘，鼻塞，哮喘，风寒湿痹，伤风头痛，催吐，开窍，牙蛀痛，无名肿毒，跌打伤痛。

用量与用法 全草6～10克，水煎服。外用研末或捣烂敷患处。

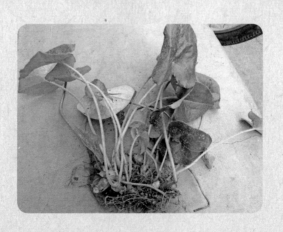

马缨花

别　　　名	大杜鹃、大蛇孝花、密筒花、大杜鹃花。
拉丁学名	*Rhododendron delavayi* Franch.
科属与特征	为杜鹃花科马缨杜鹃的花。常绿乔木，树皮灰棕色。叶互生，长椭圆状披针形，边全缘有微波状钝齿。叶面深绿色，叶底淡棕色，有明显茸毛。枝顶簇生伞形总状花序，苞片长大，花冠漏状，花大呈紫红色。结蒴果圆柱形，有棱。生长于路边、山坡等灌木林中。各地均有分布。
性味与功能	味苦，性凉有小毒。清热，止血，调经。
应　　　用	骨秋，咯血，咳嗽血，消化道出血，崩漏，月经不调。
用量与用法	10～20克，水煎服。

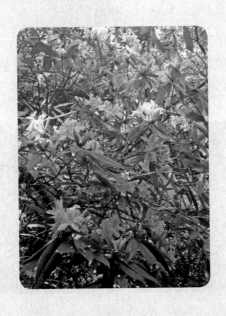

女贞子

别　　名	冬青子、女贞实、白蜡树子、女贞、女贞木、蜡树、小叶冻青、水瑞香、大蜡叶。
拉丁学名	*Ligusrum lucidum* Ait.
科属与特征	为本犀科女贞的果实。小乔木，树干灰褐色，枝干光滑。叶对生，卵状披针形，叶片革质，全缘。叶深绿色，主脉明显。顶生圆锥花序，花白色。结浆果状的核果，长椭圆形，类似肾形，从绿到成熟成蓝黑色。生长于山野。各地均有栽植。
成　　分	果实主要含齐墩果酸、葡萄糖、甘露醇、亚油酸等。
炮　　制	拣去杂质，筛去灰屑，洗净晒干。酒女贞子：洗净的女贞子，用黄酒拌或盐水亦可，置容器内，隔水蒸至酒吸干，粒软，取出晒干。
性味与功能	味甘微苦，性平无毒。补肾强身。
应　　用	腰膝酸软，头晕目眩，耳鸣眼花，神经衰弱，不眠等症。
用量与用法	15～20克，水煎服。

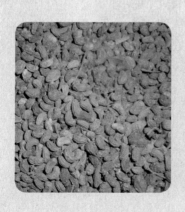

千 层 塔

别　　　名	蛇足石松、金不换、充天松、金锁匙、横纹草。
拉 丁 学 名	*Lycopodium serratum* Thunb.
科属与特征	为石松科蛇足石松的全草。多年生草本。茎直立，有的下部卧地，根须状，落地成苗。叶纸质，叶片披针形，边缘有锯齿，绿色。孢子囊生于叶腋，遍布全株上下。一般生长于水沟石上或阴湿林地。各地均有分布。
成　　　分	全草主要含生物碱、三萜类化合物和三芝三醇等。
性味与功能	味辛酸微苦，性平有毒。清热解毒，行瘀止痛。
应　　　用	肺痈、胸闷咳血、吐血、痔疮出血、跌打损伤、妇女带下等。
用量与用法	全草15～30克，水煎服。外用适量水煎或研末敷患处。
用　　　方	跌打损伤疼痛，用全草加瘦肉炖酒服。亦可外用搓伤肿处。
注	孕妇忌服。

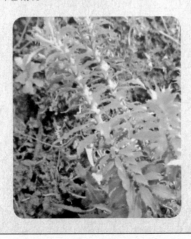

千赤吉

别　　　名　赤戟。

性味与功能　味酸涩，性温。活血止痛。

应　　　用　腰腿痛，关节酸痛，跌打损伤。

用量与用法　全草 20～30 克，水煎服。

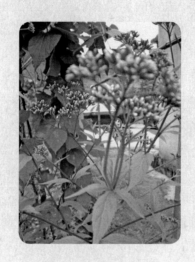

千金藤

别　　　名	金线钓乌龟、白虎藤、蛇姆尾、土番薯、粉防杞。
拉丁学名	*Stephania japonica* (Thunb.) Miers.
科属与特征	为防己科千金藤的根或茎叶。本品木质藤本，全体无毛，枝有纵条纹。叶互生，宽卵形，类纸质，全缘。叶炳盾状着生。花序伞状形，花淡绿色。结果近球形，红色。根块粗壮。生长于溪边、路旁及山坡地。各地均有分布。
成　　　分	主要含多种生物碱，如千金藤碱、莲花宁碱等。
性味与功能	味苦，性寒有小毒。祛湿止痛，清热解毒。
应　　　用	风湿性关节炎，咽喉肿痛，风湿痹痛，痢疾，心腹疼痛，疟疾，水肿，淋浊，疔疮疖肿。
用量与用法	用根 10～20 克，水煎服。

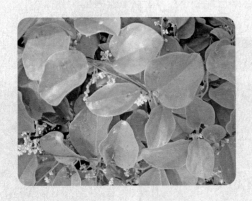

千斤锤

别　　　名　鬼臼、九臼、独角莲、八角盆、一碗水。

拉丁学名　D. *Versipoellis* (Hance) M. Cheng.

科属与特征　为小檗多年生草本。茎直立，茎上叶只1叶或2叶，
　　　　　　分别着生于茎中部，叶片类圆形，裂片短圆形，边缘
　　　　　　有刺细齿。伞形花序。根茎横卧，棕褐色，为须状根，
　　　　　　木质化。花下垂，萼片椭圆形，深红色。结浆果椭圆形，
　　　　　　有种子。生长于林下、山坡或栽培。各地均有分布。

成　　　分　主要含鬼臼素。

性味与功能　味苦辛，性温有毒。化痰，散结，祛瘀。

应　　　用　咳嗽多痰，咳病喉结，胃痛，吐血，瘰疬，痈肿，跌
　　　　　　打损伤，蛇咬伤。

用量与用法　3～10克，水煎服。或磨汁外涂。

用　　　方　淋巴结肿大，用千斤锤磨醋外涂。

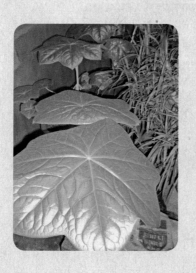
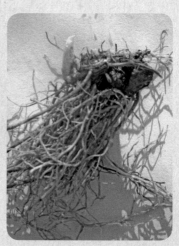

千里光

别　　名　千里及、九里光、软藤黄花草、山黄花、黄花母、九里明、眼明草。

拉丁学名　*Senecio scandens* Buch.-Ham.

科属与特征　为菊科，多年生草本。茎是木质，细而长，呈攀缘状。叶互生，椭圆状三角形，边缘见不规则裂缺的齿牙状。顶生头状伞形花序，总苞圆筒形，中央管状，黄色花，冠毛白色。结瘦果圆筒形。生长于路旁、山坡地。各地均有分布。

成　　分　全草主要含毛茛黄素、菊黄质、生物碱、酚类、黄酮苷等。

性味与功能　味苦涩，性微寒，无毒。清热解毒，祛风明目。

应　　用　感冒咳嗽、咽喉肿痛、眼睛红肿、视物不清、迎风流泪、黄疸性肝炎、湿疹、疔疮肿毒等。

用量与用法　全草 15 ～ 30 克，水煎服。外用适量煮汤洗患处。

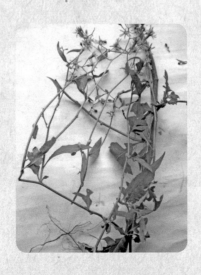

千日红

别　　　名	百日红、千年红、蜻蜓红、球形鸡冠花、千金红、吕宋菊。
拉丁学名	*Gomphrena globosa* L.
科属与特征	为苋科千日红的花或全草。一年生草本，茎粗有毛，枝有四棱，节部较大，呈紫红色。叶对生，椭圆形，全缘。顶生头状花序，花有红色、紫色，亦见白色。胞果圆形，种子扁豆形。各地均有分布。
成　　　分	全草含千日红素、硝酸还原酶、谷氨酸脱氢酶等。
性味与功能	味甘淡微咸。清热止咳，祛风明目。
应　　　用	头晕眼花，气喘咳嗽，小便不利，淋巴结肿大，月经不调，疮疖肿痈。
用量与用法	10～20克，水煎服。

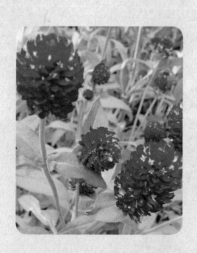
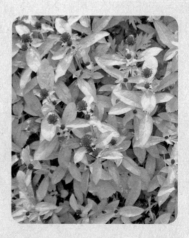

三白草

别　　　名	五叶白、田三白、土玉竹、白黄脚、白水鸡。
拉 丁 学 名	*Saururus chinensis* (Lour.) Baill.
科属与特征	为三白草科三白草的全草。多年生草本，茎直立或落地而生。草叶互生，叶卵状披针形，全缘，绿色两面无毛。总状花序在茎上端，花白色。结蒴果到成熟后见开裂，种子圆形。生长于水湿地方。各地均有分布。
成　　　分	主要为甲基正壬基酮、槲皮素、芸香苷等。
性味与功能	味苦辛，性寒凉，有小毒。利水消肿，清热解毒。
应　　　用	水肿，黄疸，小便淋沥，脚气病，疔疮肿痛。
用量与用法	10～15克，煎汤服。外用适量捣烂涂患处。

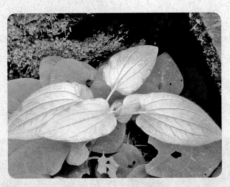

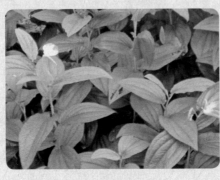

三叉虎

别　　　名	三梗苦、三枝枪、斑鸠花、三叶黄、三叶莲、三叉苦。
拉丁学名	*Euodia lepta* (Spreng.) Merr.
科属与特征	为芸香科三叉苦的叶和根。灌木。茎直立，外皮灰白色。幼枝方形。叶对生，小叶 3 片，短圆或椭圆形，全缘，有油点。腋生圆锥花序，花白色。结蒴果内有 4 枚种子，黑色。根皮白色，须根多。生长于山谷、山坡等地。各地均有分布。
炮　　　制	三叉虎叶，洗净晒干；根用清水洗净，稍闷透，切片晒干。
性味与功能	味苦微寒。叶微辛。清热解毒，止咳，祛湿。
应　　　用	气管炎，咳喘，扁桃体炎，黄疸性肝炎，脑炎，流感，中耳炎，咳血，风湿性关节炎，坐骨神经痛，腰腿痛。
用量与用法	叶 10 ～ 20 克；根 15 ～ 30 克，水煎服。外用适量捣烂敷患处。
用　　　方	慢性咳嗽多痰，用全草 60 克水煎加蜜少许调服。

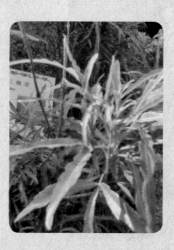
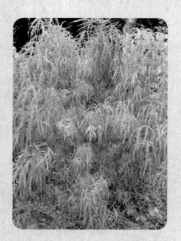

三角草

别　　　名	山韭菜、土麦冬。
拉丁学名	*Chlorophytum laxum* R. Br.
科属与特征	为百合科三角草的全草。多年生草本，叶线形，长20厘米左右，宽0.4厘米左右。花序从叶丛中伸出，花小微紫色。蒴果紫黑色，三角形。种子圆形。生于草地、林下等地。各地均有分布。
成　　　分	主要含氨基酸、黄酮苷、酚类等。
性味与功能	味淡微苦，性凉，有毒。清热凉血，解毒止痛。
应　　　用	口干咽燥，黄疸，内伤，跌打肿痛。
用量与用法	10～20克，水煎服。外用适量捣烂涂患处。

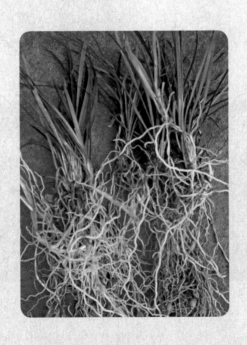

三 角 梅

别　　　名	三角花、叶子梅、纸花、九重葛、叶子花、贺春红。
拉 丁 学 名	*Bougainvillea spectabilis* Willd.
科属与特征	为紫茉莉科叶子花属。是常绿攀缘状灌木，茎枝有刺，拱形下垂。单叶互生，叶卵状披针形。叶面绿色，底面淡绿色。叶全缘，嫩叶有柔毛。顶生或腋生花，花瓣桃红色，花蕊黄色。各地路边、庭院均有栽培。
性味与功能	花味苦微涩，性温。活血，化湿，止痛。
应　　　用	妇女月经不调，经闭腹痛，赤白带下，跌打损伤，瘀血肿痛，骨折。
用量与用法	花6～12克，水煎服。
注	三角梅有红色、紫蓝色，大红色、橙黄色、桃红色。绚丽似锦。是赞比亚共和国的国花，也是世界许多城市的市花。

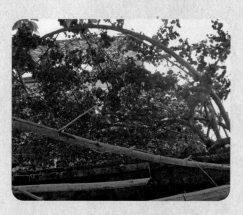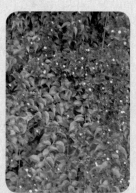

三 尖 杉

别　　　名	花枝杉、桃松、水柏子、榧子、石榧。
拉丁学名	*Cephalotaxus fortunei* Hook. f.
科属与特征	为三尖杉科三尖杉的皮或种子。常绿乔木，茎秆外皮红褐色或灰褐色，树冠广圆形，小枝对生延伸。叶片排成2列，如螺旋状。叶片线状披针形，顶端较尖，交互对生。叶面深绿色，叶底绿黄色或黄棕色，有光泽。花腋生或小枝基部。结果椭圆状卵形，初熟时绿色，熟后转为紫红色或紫色。一般生长在土层瘠薄的地方。少数地方有分布，数量很少。
成　　　分	主要含生物碱的三尖杉酯碱、高三尖杉酯碱、三尖杉碱等。
性味与功能	味甘苦涩，性寒。祛毒抗癌，驱虫化积。
应　　　用	食积，肺癌，胃癌，淋巴癌，白血病，蛔虫，钩虫。
用量与用法	种子10～20克，水煎服，或炒熟食。

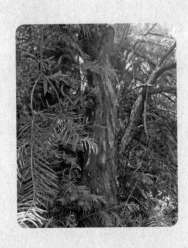
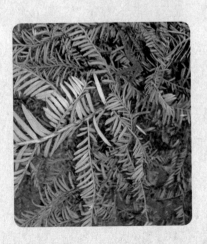

三 楞 草

别　　　　名	三轮草、三角草、割鸡刀、三稜草、见骨草、四方草。
拉 丁 学 名	*Cyperus iria* L.
科属与特征	为莎草科碎米莎草全草。一年生草本，秆丛生，三棱状。叶片扁三角长线形，边缘有微细利齿，叶在秆顶部轮长3叶，每叶基上均伸出一条小圆柱又光滑的花序管，顶生小穗，棕绿的小花鳞片疏松轮生。结小果褐色，三棱形。生长于沟旁、田边、阴湿等地。各地均有分布。
性味与功能	味淡微辛，性平无毒。祛湿通络，消肿解毒。
应　　　　用	风湿性关节炎，腰腿疼痛，瘫痪，脚肿，消化不良，蛇咬伤。
用量与用法	10～20克，水煎服。
注	孕妇忌服。

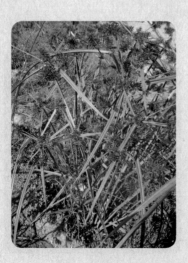
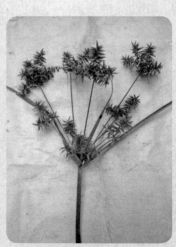

山 扁 豆

别　　名	含羞草决明、梦草、望江南、头梳齿、鸡毛箭。
拉 丁 学 名	*Cassia mimosoides* L.
科属与特征	为豆科山扁豆的全株或种子，亚灌木状草本。茎多枝，枝细长四散，被有短柔毛。叶互生，双数羽状复叶，托叶线形，小叶线形镰刀状。花腋生多朵排成总状花序，萼片披针形，花黄色。结荚果条形平扁，有疏毛。种子多粒，深褐色，平滑有光泽。根细长须多，外表棕褐色，质硬。生长于山坡、园岩、田野、路旁。各地均有分布。
炮　　制	取全株拣去杂质，用清水洗净，切段片晒干。
性味与功能	味甘微苦，性平。清肝，利尿，养目。
应　　用	湿热黄疸，淋沥，小便不利，水肿，便秘，暑热烦渴，夜盲眼花，毒蛇咬伤。
用量与用法	10～20克，水煎服。
注	孕妇忌服，多用引致腹泻。

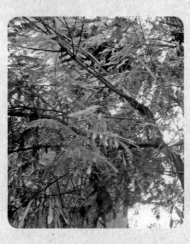

山茶花

别　　　名	茶花、红茶花、山茶。
拉 丁 学 名	*Camellia japonica* L.
科属与特征	为山茶科，灌木。茎枝光滑无毛。叶互生，呈椭圆形，边缘有细锯齿。叶面绿色，叶底面淡绿色，两面平滑，革质。叶腋或顶生，开花红色、桃红色、白色均有。蒴果球形，种子近椭圆形。各地均有栽培。药用花朵。
成　　　分	花主要含花白苷、花色苷、山茶苷等。
性味与功能	味性苦辛，略涩，性微温无毒。祛瘀消肿，活血止血。
应　　　用	跌打肿痛、吐血、鼻血、痔血、血崩、尿血等。
用量与用法	花 10～15 克，水煎服。

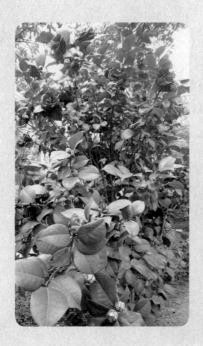

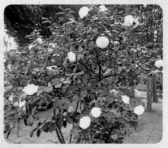

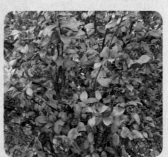

山矾叶

别　　名	山矾、黄疸润、芸香、七里香、黄仔柴、土白芷、棕碱叶、黄仔叶根、田螺柴、十里香。
拉丁学名	*Symplocos sumuntia Caudata* Wall.
科属与特征	为山矾科山矾的叶，常绿灌木。多分枝，树皮灰褐色。单叶互生，阔叶披针形，革质，边缘有微锯齿，光滑无毛，表面叶脉内凹，背面突出。腋生总状花序，有苞，花瓣白色，花冠5浮裂。结核果圆锥形，表面光滑。根圆柱形，外表灰褐色，断面浅黄色。生长于山谷、山坡、灌木林中。各地均有分布。
成　　分	主要含牛角花碱。
炮　　制	取根用清水洗净，入水稍浸，取出盖麻布，待闷透，切片晒干。
性味与功能	味微甘酸涩，性平无毒。清热利湿，解郁祛风。
应　　用	咽喉肿痛，咳血，咯血，风火头痛，心烦发热，痢疾，中耳炎，口渴，小便红赤，舌疮，血崩。
用量与用法	10～60克，水煎服。或研末入丸散服。
用　　方	咽喉弓肿痛，用山矾叶100克水煎含服。

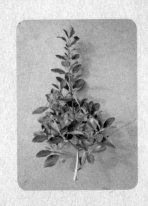
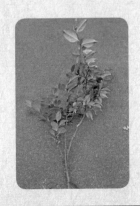

山 矾 根

别　　　名　黄疸润、黄仔柴根、土白芷。

科属与特征　为山矾科山矾的根。特征同上山矾叶。

性味与功能　味苦微辛，性平。清热利湿，祛痛止血。

应　　　用　黄疸，风湿腰腿痛，风火头痛，口舌疮痛，痢疾，血崩。

用量与用法　20～30克，水煎服。

用　　　方　黄疸性肝炎，用山矾根60克、凤尾草30克水煎服。

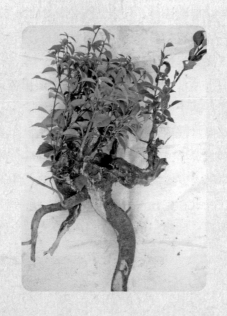

山甘草

别　　　名	土甘草、玉叶金花、水藤根、蝴蝶藤、白茶。
拉丁学名	1. *Mussaenda pubescens* Aie.f.
	2. *Musaenda divaricata* Hutck.
科属与特征	为茜草科毛玉叶金花或玉叶金花的茎叶。藤状小灌木，小枝被有柔毛。叶对生，卵状矩圆形纸质，叶全缘，叶面秃净或有稀疏毛，叶底被柔毛，托叶深裂。顶生伞形花序，花白色，花冠黄色，漏斗状，结浆果球形。生长于山坡，灌木丛中。各地均有少量分布。
成　　　分	叶含酚类、氨基酸、有机酸等。
炮　　　制	取全草拣净杂质，用清水洗净，切片晒干。
性味与功能	味甘微苦涩，性凉。清热解毒，活血消肿。
应　　　用	风热感冒，咳嗽喘气，咽喉肿痛，水肿，腹泻，痢疾，疮疡脓肿，跌打损伤，蛇咬伤。
用量与用法	茎叶 10～30 克，水煎服。外用捣烂敷患处。
用　　　方	外感咳嗽、咽喉肿痛，用山甘草 20 克，叶下白 15 克水煎服。

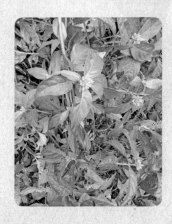 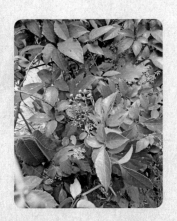

山梗菜

别　　　名	大号半边莲、野烟根、山苋菜、野烟叶。
拉 丁 学 名	*Lobelia sessilifolia* Lamb.
科属与特征	为桔梗科山梗菜全草，多年生草本。茎直立。单叶互生，长圆形或线状，披针形，边缘微锯齿。顶生总状花序，花萼钟形，花冠深蓝色，上唇2全裂，下唇3裂，边缘密生白色茸毛。结蒴果近球形，种子多枚，卵形，深褐色，有光泽。根众多白色细根须。生长于河边沼泽、深山绿林阴湿地。各地均有分布。
成　　　分	主要含山梗菜碱。
炮　　　制	取全草用清水洗净切片晒干。
性味与功能	味辛微甘，性温有毒。止咳，消肿，解毒，杀虫。
应　　　用	喘咳，咳嗽多痰，无名肿毒，痈肿疔毒，虫蛇咬伤。
用量与用法	6～10克，水煎服。外用适量捣烂敷患处。
注	本品有毒用量多引起腹泻慎用。

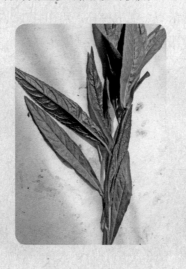

山 海 螺

别　　　名　牛乳子、白河车、地黄、四叶参、通乳草，土党参、
　　　　　　羊乳、奶树。

拉 丁 学 名　*Codonopsis lanceolata* Benthet HOOK.

科属与特征　为桔梗科羊乳的根，多年生蔓生草本。茎攀缘细而
　　　　　　长。叶互生，四叶又轮生，椭圆形，边全缘。叶面绿色，
　　　　　　底面灰绿色。花腋生或枝顶生。萼短筒状，花冠乳白
　　　　　　色，内面紫暗色。结蒴果圆锥形。根肥状纺锤形，
　　　　　　外皮灰褐色，断面乳白色。生长于坡林溪河谷边。部
　　　　　　分地区有少数分布。

成　　　分　主要含皂苷。

炮　　　制　将原药用清水洗净，切片晒干。

性味与功能　味甘微辛，性平无毒。滋补，消痈，解毒，催乳。

应　　　用　头目眩晕，肺痈，肠痈，乳痈，肿毒，瘰疬，乳汁不
　　　　　　通，白带，疮疽，蛇咬伤。

用量与用法　10～50克，水煎服。

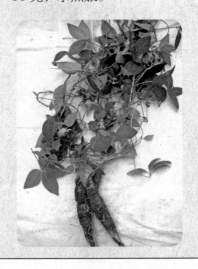

山藿香

别　　名	皱面神、血见愁、方枝苦草、肺形草。
拉 丁 学 名	*Teucrium viscidum* Bl.
科属与特征	为唇形科山藿香的全草。一年生草本，茎上部直立，四方形，全株密生小柔毛。叶对生，卵形，边缘有锯齿，叶面皱纹多。顶生或腋生总状花序，花淡红色，偏向一侧。生长于荒地、路边、园地。各地均有分布。
成　　分	主要含氨基酸、有机酸、酚类、糖等。
性味与功能	味微辛，性微温。活血止痛，解毒消肿。
应　　用	吐血、鼻血、咳血、外伤出血、关节疼痛、睾丸肿痛、痈疽肿痛、跌打痈肿、疔疮疖肿、蛇咬伤。
用量与用法	15～30克，水煎服。外用适量捣烂敷患处。

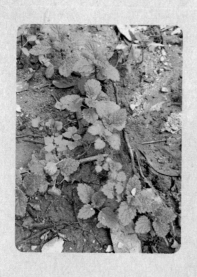
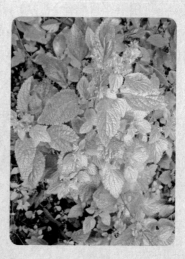

山　姜

别　　　名	高良姜、土良姜、土砂仁。
拉 丁 学 名	*Alpinia officinarum* Hance.
科属与特征	为姜科山姜的根茎，多年生草本。茎粗壮，淡红色。单叶互生，叶长椭圆形，全缘，绿色。叶无柄。花萼筒状，边缘有缺，花冠长圆形，花白色，有浅红色的纵条纹，花柱细长。结肉质蒴果，熟时由绿变红色。根茎圆柱状，多分枝，表面红棕色或暗黄色，质坚韧，断面淡黄色。生于灌木丛中、溪边或栽培。
成　　　分	根茎主要含挥发油、胺叶素、丁香油酚、高良姜等。
性味与功能	味辛，性温。温胃散寒，行气止痛。
应　　　用	脾胃虚寒，腹胀疼痛，伤食吐泻。
用量与用法	每次 10～15 克，水煎服或研末为丸散。
用　　　方	胃腹胀痛、呃逆，用山姜 15 克、乌药 15 克水煎服。

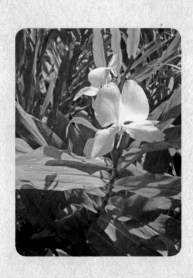 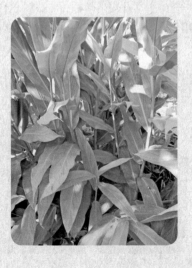

山 鸡 椒

别　　　名 臭子柴、臭子、臭子花、理气柴、荜登柴、臭子叶、山苍子、山川臭、姜姆柴、乌樟、臭只樟、岩树。

拉丁学名 *Litsea cubeba* (Lour.) Pers.

科属与特征 为樟科山苍子的根或果子。灌木或小乔木，叶互生或对生，披针形，长椭圆形，膜质，全缘。叶面绿色，叶底面灰白色，叶脉明显。花草性，集伞形花序，淡黄色。结浆果球形，黑色，气浓烈。根外皮土黄色，断面乳白色，或微紫白色。生长于山坡，丛林中或栽培。各地均有分布。

炮　　　制 取子拣去杂质残叶簸去灰屑阴干。根，用清水洗净稍浸取出，麻布盖闷软，切片晾干。

性味与功能 味辛性温，祛风解表。醒脾开胃，理气消食。

应　　　用 风邪感冒，头目眩痛，腹痛胀腹满，呕吐泄泻，中暑，痧暑。

用量与用法 山苍子 10～20 克；花 10～15 克；根 15～50 克水煎服。

用　　　方 腹胀痛时呕吐，用山鸡椒根炖猪小肠食用。

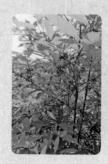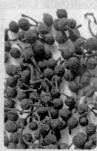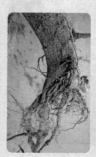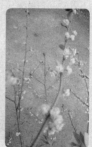

山蒟

别　　　名	石蒟、石南藤、爬岩香。
拉 丁 学 名	*Piper hancei* Maxim.
科属与特征	为胡椒科名石蒟的全草。常年生木质藤本，藤圆，枝圆柱形，有细棱，无毛，节偶见有根须。叶互生，卵状披针形，有明显的叶脉。穗状花序，开黄绿色的小花。结黄色球形的浆果。生长于林中或攀附在树石上。各地均有分布。
成　　　分	主要含黄酮苷、酚类、生物碱等。
性味与功能	味辛性温。祛风祛湿，舒筋活络。
应　　　用	腰腿疼痛、手足无力、伸屈不利、感冒咳嗽、跌打损伤等。
用量与用法	全草10～30克，水煎服。

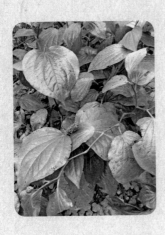 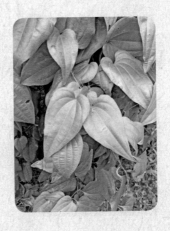

山苦荬

别　　名	小苦荬菜、苦稻、小苦苣、活血草。
拉丁学名	*Ixeris chinensis* (Thunb) Nakai.
科属与特征	为菊科、山苦荬全草。多年生草本，茎细，叶多生于基部，线状披针形，边缘有羽状齿裂，亦有无裂。叶无柄抱茎，头状花序伞形圆锥花丛，花黄色或白色，结瘦果狭披针形，有细软冠毛。根细，生长于山坡，田间。各地均有分布。
性味与功能	味微苦性微寒。清热解毒，凉血止痛。
应　　用	肝炎，扁桃体炎，咳血，阴囊湿疹，无名肿毒，跌打肿痛。
用量与用法	10～30克，水煎服。外用捣烂敷患处。

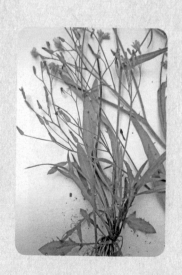
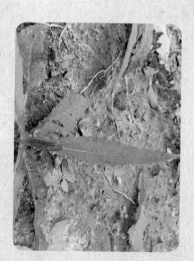

山 木 通

别　　　名	九已陈、九层巴。

拉 丁 学 名 *Clematis florida* Levl.etVant.

科属与特征 为毛茛科山木通的根茎和叶。半常绿攀缘灌木，茎红褐色，有条纹，有对生稀短直毛。叶对生，3 出复叶，间有单叶。叶柄施卷，小叶披针形，或卵状长方形，革质，全缘，两面网纹明显。腋生花序，苞片线形有毛，花白色，单花或 3 花，有时 5 朵集成总花序，花披针形。结瘦果有短柄，纺锤形而扁，有黄色直毛。生长于高山丛林地。各地均有少量分布。

性味与功能 味微苦，性温。祛风祛湿，活血解毒。

应　　　用 关节疼痛，小便不利，泻痢，疟疾，眼睛痛，牙疳，目生翳，乳痛，尿红赤。

用量与用法 根 10 ～ 15 克，叶 9 ～ 30 克，水煎服或研末。外用捣烂敷患处。

注 可代替川木通使用。

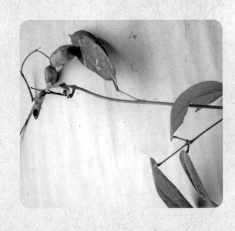
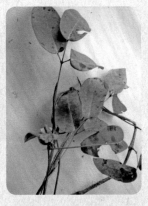

山 莓

别　　　名	刺葫芦、山刺、高脚波、馒头菠。
拉丁学名	*Rubus corchorifolius* L. f.
科属与特征	为蔷薇科，落叶本草。茎秆直立，枝有刺。叶互生，叶椭圆形，叶尖急尖，不裂或侧裂。花腋生白菜色。结聚合果，熟时红色。生长于山坡小树林中。各地有少量分布。
性味与功能	味微苦涩，性平。祛风祛湿，补脾益肾。
应　　　用	风湿性关节炎，腰脚疼痛，感冒，泄泻，痢疾，遗精，白带。
用量与用法	根20～50克，水煎服。

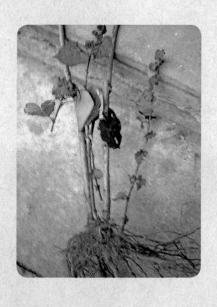

山 枇 杷

别　　　名	野枇杷。
拉丁学名	1. *llex franchetiana* Loes.
	2. *Folium Eriobotryae.*
科属与特征	为冬青科山枇杷的果实，山枇杷的果实有两种。常绿灌木或小乔木。小枝黑褐色，叶互生或有对生，薄革质亦有革质，长椭圆形，边缘有锯齿或有无，腋生或顶生花序，花白色，结果球形，熟时红黄色。生长于山野疏林中。各地均有少量分布。
性味与功能	味甘微涩，性平。清肺，祛湿，下乳。
应　　　用	咳嗽，腰腿痛，风湿麻木，瘰疬痒子，乳汁不通。
用量与用法	10～15 枚，水煎服，或煎肉服用。
注	山枇杷有两种功能大抵相似。

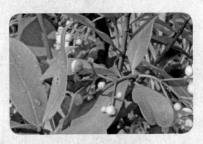

山 枇 杷 叶

别　　　名	野枇杷叶。
科属与特征	为冬青科，山枇杷的叶。特征同上。
性味与功能	味微苦涩，性平，无毒。清肺，平喘，健胃。
应　　　用	咳嗽多痰，风热鼻塞，胸闷气喘，胃胀。
用量与用法	10～30 克，水煎服。

山稔子

别　　　名	桃金娘子、石恩子、豆稔干、稔子、乌肚子、苏园子、山多乳、岗稔。	
拉丁学名	*Rhodomyrtus tomentosa* (Ait) Hassk.	
科属与特征	为桃金娘科桃金娘的果实。特征同桃金娘，果实圆球形，外皮从绿色至暗褐色，内种子黄白色。	
成　　　分	含氨基酸、糖类、黄酮苷、有机酸等。	
性味与功能	味甘微涩，性平。益血止血，固精涩肠。	
应　　　用	血虚，鼻血，咳血，吐血，便血，崩漏，遗精，痢疾，脱肛。	
用量与用法	10～30克，水煎服。	

山稔叶

别　　　名	山稔子叶、石干施叶、桃金娘叶。	
科属与特征	为桃金娘科，山稔子白叶。特征同桃金娘。	
成　　　分	主要含鞣质。	
性味与功能	味甘微涩，性平。止痛，清痢，祛毒。	
应　　　用	头痛，红白痢，疳积，痔疮，疥疮，痈疽。	
用量与用法	10～30克，水煎服。外用煎汤洗患处。	

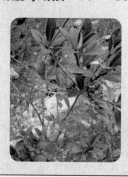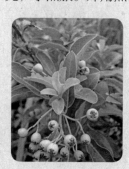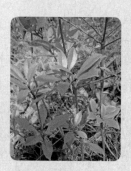

山　蒜

别　　　名	小蒜、野葱。
拉 丁 学 名	*Allium paepalanthoides.*
科属与特征	为百合科，多年生草本。叶根生细长，管状，柔软有棱，绿色。花由叶中间长出，顶生。伞形花序，花小，卵状披针形，白色，花柱丝状。种子黑色。根茎为鳞状，卵圆形，白色有葱气。生长于园地、山野。各地均有分布。
性味与功能	味辛微温，有小毒。温胃祛积，活血止痛。
应　　　用	胃胀不舒，伤食腹痛，积聚症块，痈肿，跌打伤痛。
用量与用法	10～15克，水煎服。外用取球茎捣烂敷患处。
用　　　方	脚扭伤肿痛，用球茎捣红糖敷患处。

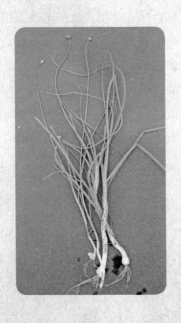

山茵陈

别　　名　金钟茵陈、土茵陈、铃茵陈、黄花茵陈、阴行草、角茵陈、金花屏、铁雨伞草。

拉丁学名　*Siphonostegia chinensis* Benth.

科属与特征　为玄参科山茵陈的全草。一年生草本，茎直立有分枝，圆柱形，有棱角。叶对生，羽状全裂，裂片线形或线状披针形，边缘有不整齐的锯齿。顶生或腋生总状花序。萼管状，有纵棱；花冠黄色，冠管圆筒状，直伸，檐部有二房形，上唇红紫色，下唇黄色。结蒴果披针状长圆形，亦有狭卵状椭圆形。种子数枚，黑色。全株均灰棕色或棕黑色。生长于山坡地、草丛中。各地均有分布。

炮　　制　将全草，拣去杂质，洗净泥沙，用清水洗净，切段片晒干。

性味与功能　味苦性微寒。清热祛湿，散瘀止血。

应　　用　黄疸性肝炎，湿热肤黄，小便不利，尿血，便血，外伤出血，瘀伤腹痛，跌打损伤。

用量与用法　10～60克，水煎服。外用适量捣烂敷患处。

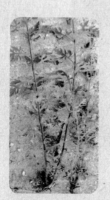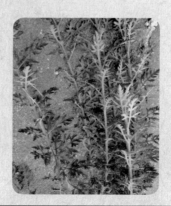

山 油 麻

别　　　名	山脚麻。
拉丁学名	*Trema dielsiana* Hand.-Mazz.
科属与特征	为榆科山油麻的叶。灌木，单叶互生，纸质有茸毛，卵状披针形，边缘有细锯齿，腋生聚伞形花序，结核果近球形橘红色。生长于山坡，山谷，灌丛中。各地均有少量分布。
性味与功能	味苦性微寒。清热，止血，止痛。
应　　　用	疔疮疖肿，外伤出血，疼痛。
用量与用法	适量捣烂敷患处。

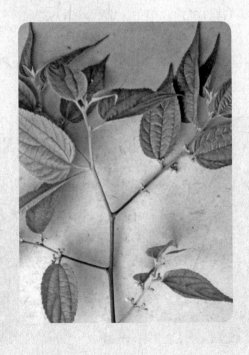

山芝麻

别　　　名	岗油麻、岗脂麻、田油麻、仙桃草、山油麻、山麻、山野麻、山黄麻。
拉丁学名	*Helictercs angustifolia* L.
科属与特征	为梧桐科山油麻的全株，小灌木。茎秆直立，枝密生细茸毛。叶互生，披针形矩圆状，叶背密生灰色细茸毛。腋生花数朵，淡紫色。结蒴果。生长于向阳山坡，山野地。各地均有少量分布。
成　　　分	主要含黄铜苷、酚类等。
性味与功能	味苦性寒。清热解毒，祛瘀止痛。
应　　　用	黄疸，乳痈，瘰疬，痢疾，睾丸肿痛，肺痿咳嗽，牙周肿痛，中暑腹痛，疔疮。
用量与用法	全草 20 ～ 50 克，根 10 ～ 30 克，水煎服。外用适量捣烂敷患处。

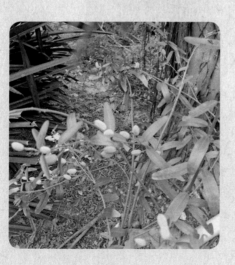
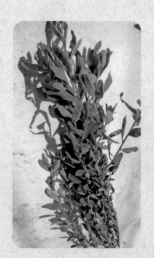

土巴戟

别　　名　野巴戟。

性味功能　味甘微辛，性温。壮筋，祛湿。

应　　用　腰脚酸软，关节疼痛，风寒湿痛，少腹痛，筋骨伸屈不利。

用量与用法　10～30克，水煎服。

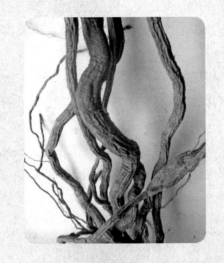

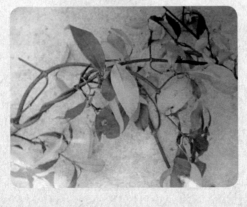

土 常 山

别　　　名	常山、大叶土常山、癞疬。
拉 丁 学 名	*Hydrangea strigosa* Rehd.
科属与特征	为虎耳草科腊莲绣球或伞形绣球的根。灌木，茎圆椭状，有四棱形。叶对生，披针形。叶边缘有细锯齿。花白色，亦见紫色。结蒴果半球形，内种子细小。根圆柱形，有分枝，表面棕黄色，断面黄白色，质坚韧不易折断。生长于林木山坡及山溪沟旁。各地均有分布。
炮　　　制	鲜根去泥沙、杂质，除去根须和糙皮，用清水洗净，切片晒干。干根：用清水洗净，大小分开，浸泡1～2小时，待湿润透，切片晒干。
性味与功能	味辛微酸，性凉有小毒。清积火，散痰核，截疟。
应　　　用	寒热往来，疟疾，胸腹胀满，痰涎壅滞。
用量与用法	10～15克，水煎服。

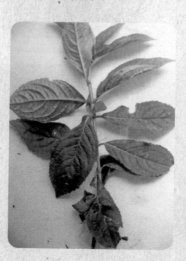

土 党 参

别　　　名	奶参、土羊乳、土人参、蔓桔梗、奶浆藤、金钱豹。
拉 丁 学 名	*Cam panumoea javanica* BI.
科属与特征	为桔梗科土党参的根。多年生缠绕草本，茎细柔软，光滑无毛，浅绿色。单叶对生，卵圆状心形，边缘有钝锯齿。叶片软而薄，两面光滑无毛。单花生于叶腋，花萼卵状披针形，花冠黄绿色，有紫色条纹。结浆果半球形而扁，种子较多。主根肥大，肉质，长圆柱形，须根少，浅黄色，有乳汁。生长于山坡、园地。各地均有少量分布。
炮　　　制	将原药除去须、茎、叶，切片晒干。
性味与功能	味甘微苦，性温无毒。补肺，止咳，健脾。
应　　　用	肺虚咳嗽，肺痿，痰多咳嗽，虚劳内伤，脾虚泄泻，乳汁少，盗汗。
用量与用法	6～30克，水煎服。
用　　　方	1.产后乳汁少，用土党参10克，通草10克与猪脚七寸同煮服。 2.咳嗽久不愈，用土党参20克、苏子15克水煎服。

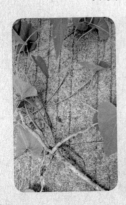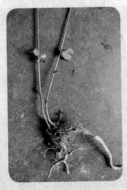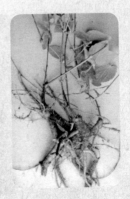

土 大 黄

别　　　名	救命王、金不换、广角、铁蒲扇、吐血草、包金莲。

拉 丁 学 名　*Rumex madaio* Mak.

科属与特征　为蓼科土大黄的根。多年生草本，茎直立，粗壮。靠根部出叶，叶大有长柄，叶片卵状长椭圆形，叶互生，全缘，绿色。花小轮生，紫绿色。果实卵形，种子小粒。根粗大肥大，外皮褐色，断面黄色。生于山坡地、杂草地。各地均有分布。

成　　　分　主要含蒽醌类等。

炮　　　制　洗净切片晒干。干燥品，用清水洗净，大小分开。在水中浸泡，取出置瓮中焖一宿至软透，切片晾干，不宜暴晒，以免有效成分挥发。

性味与功能　味辛苦，性平。清热解毒，祛瘀消肿。

应　　　用　咳嗽痰血，大便秘结，腮腺肿痛，跌打损伤，烫火伤，湿疹疥疮。

用量与用法　15～20克，水煎服。外用取根磨水或醋调涂患处。

用　　　方　1. 腮腺炎肿胀，用根适量磨醋调涂。
　　　　　　　2. 汤火烫伤，研末调茶油涂患处。

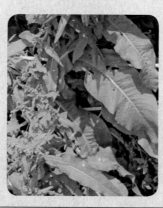

土地骨皮

别　　　名　地骨、山皇后根皮、大青根皮、臭根、野地骨、淡婆婆、路边青、大百解、青草心、山尾花。

拉丁学名　*Clerodendron cyrtophyllum* Turcz.

科属与特征　为马鞭草科即大青的根皮。呈筒状或槽状，卷片大小厚薄不一，外表面灰黄色或棕黄色，粗糙；内表面浅黄色或灰白色，较平坦。有细纵纹，质较轻，断面不平坦。

炮　　　制　将大青的根削下外皮或晒干敲下外皮，拣去杂质，用清水洗净晒干或切段片晒干。

性味与功能　味淡微苦，性寒无毒。清热凉血。

应　　　用　阴虚发热，虚劳潮热，骨蒸劳热，咳血，吐血，血淋，齿血，痈肿。

用量与用法　10～20克，水煎服或入丸散。

用　　　方　慢性潮热、手足心发热，用土地骨皮60克、黄芪60克水煎服。

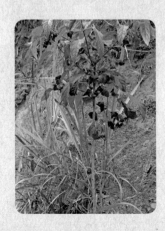
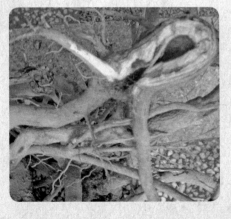

土 当 归

别　　名	独活。
拉丁学名	*Angelica gigas* Na kai.
科属与特征	为伞形科大独活根。多年生草本。茎棕黑色，有沟中空。叶呈薄革质，黑紫色。田羽状分裂，边缘有锯齿。复伞形的花序，花瓣紫暗色。根外表灰暗，断面灰白色。生长于林地、山坡处。各地均有分布。
成　　分	主要含前胡醇、前胡素。
性味与功能	味苦微辛，性温。祛风除湿，活血止痛。
应　　用	关节肿痛，腰腿酸痛，扭挫肿痛。
用量用法	15～30克，水煎服。
用　　方	腰腿疼痛，用土当归30克、土牛膝30克水煎服。

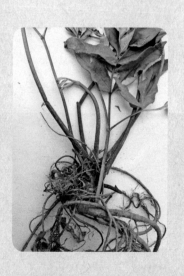
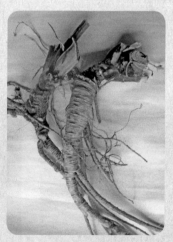

土 杜 仲

别 名	野杜仲。	
拉丁学名	1. *Euonymus grandiflorus* Wall.	
	2. *Euonymus carnosus* Hemsl.	
性味与功能	味微辛苦，性温。益肾，活血，止痛，	
应 用	腰酸，头晕，四肢无力，经闭，跌打损伤。	
用量与用法	10～30克，水煎服。	

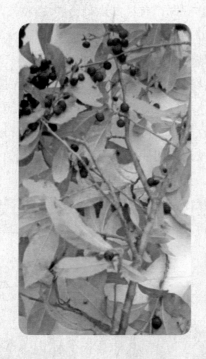

土茯苓

别 名	禹余粮、山猪仔、仙遗根、白蔹、白余粮、刺猪苓、硬饭、冷饭头、土苓、过江龙、山归来、毛尾薯。	
拉丁学名	*Smilax glabra* Roxb.	
科属与特征	为百合科，攀缘藤状，藤茎有须根。单叶互生，椭圆状披针形，革质。腋生伞形序，白色花。结浆果球形，由绿变红色。根生不规则的圆柱形，有结节状隆起，根茎肥厚，有见其皮刺，表皮粗糙，红褐色，坚硬，断面白色或粉红色。生长于园地、山坡、荒山林地。各地均有分布。	
成 分	根茎主要含鞣质、皂苷、挥发油、油酸等。	
炮 制	用水洗净，置缸内用清水浸漂。夏季每日换水1次，春秋季每2日换水1次，冬季每3日换水1次，浸漂至软透，切片。或浸泡1天，取出置缸内，闷2～3天，至软透，取出切片晒干。	
性味与功能	味淡微苦涩，性凉无毒。解毒，祛湿止痛。	
应 用	烂毒、痛疽、疖肿、皮肤瘙痒、风湿关节炎、腰腿疼痛、丹毒、梅毒等。	
用量与用法	30～50克，水煎服。	
用 方	淋浊不止，用土茯苓40克、萆薢30克水煎服。	

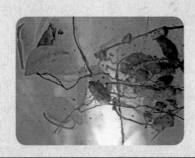
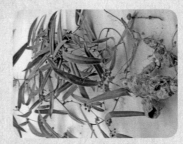

土甘草

别 名	野甘草、假甘草、珠子草、节节珠、冰糖草。
拉丁学名	*Scoparia dulcis* L.
科属与特征	为玄参科野甘草的全草。亚灌木，茎直立，多分枝。叶小轮生，椭圆形，边有锯齿。花小，白色。结蒴果球状。根粗壮。生于长山坡、荒地。各地均有分布。
性味与功用	味甘性平。清热解毒，利尿消肿。
应 用	暑热烦渴，肺热咳嗽，咽喉肿痛，小便不利，脚肿，湿疹，丹毒。
用量与用法	15～30克，水煎服。

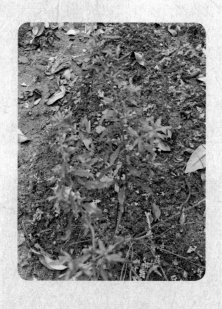

土荆芥

别　　　名	红泽兰、鹅脚草、臭草、天仙草、狗咬癀。
拉丁学名	*Chenopodium ambrosioides* L.
科属与特征	为藜科土荆芥全草。多年生草本，茎直立，有棱，多分枝。叶互生，叶长圆状披针形，边缘有钝齿，叶面绿色。花小绿色，花序顶生，占全株一半以上。茎下部圆柱形，光滑粗壮，有强烈臭气。生长于路边、山坡、田园边等地。各地均有分布。
成　　　分	主要含挥发油。叶除含挥发油外，还含有黄酮苷和土荆芥苷等。
炮　　　制	除去杂质及根须，洗净，切小段片晒干。
性味与功能	味辛，性温，有小毒。祛风止痛，杀虫。
应　　　用	外感咳嗽，鼻塞，风湿疼痛，蛔虫病，脘腹胀痛，皮肤湿疹。
用量与用法	全草20克，水煎服。外用适量水煎洗患处。
用　　　方	皮肤湿疹痒，用土荆芥100克水煎洗。
注	孕妇忌服。

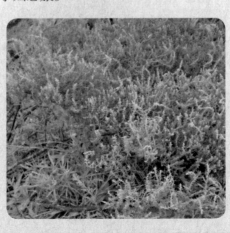

土木香

别　　　名	青木香。
拉 丁 学 名	*Inula helenium* L.
科属与特征	为菊科土木香的根。多年生草本。茎被短柔毛，茎生叶，叶无柄，半抱茎而长，长椭圆形，边缘有齿牙。花序腋生，排成伞房状，花序黄色。果瘦。根圆柱形，表面棕褐色，底根部较膨大，断面淡黄色，质坚硬。生于灌木山坡地，亦可栽培。各地均有分布。
成　　　分	主要含菊糖、土木香内酯、土木香醇、土木香苦素等。
炮　　　制	根茎拣去杂质，洗净，闷润切片晾干，不宜暴晒。
性味与功能	味苦微辛，性温。健脾利气，和胃止痛。
应　　　用	上腹胀满，气郁不舒，胃腹疼痛，呕吐泄泻，痢疾。
用量与用法	15～30克，煎汤内服。
用　　　方	胃疼腹泻，用土木香50克水煎服。

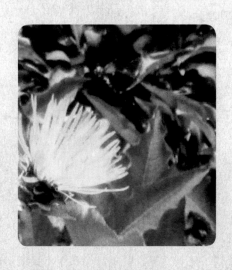

土牛膝

别　　　名	杜牛膝、柳叶牛膝、山牛膝、粗毛牛膝、剪刀牛膝。
拉丁学名	*Achyranthes aspera* Mak.
科属与特征	为苋科柳叶牛膝的根茎。多年生草本，茎直立，四方形，节肿大。叶对生，叶片披针形，全缘。叶面绿色，叶底淡红色。花序顶生穗状，花开略紫红色。结果长卵形。根圆柱形，表面淡棕色，或灰黑色，干后易折断，断面黄棕色，亦有灰白色。生长在山坡、林下、路边。各地均有分布。
成　　　分	主要含皂苷、齐墩果酸、多糖苷、生物碱等。
炮　　　制	拣去杂质，用清水洗净，待润透切段片晒干。
性味与功能	味苦微酸，性平无毒。舒筋活血，祛湿止痛，清热解毒。
应　　　用	风湿疼痛、腰挫扭伤、脚气水肿、跌打损伤、血淋、咽喉肿痛、妇女闭经等。
用量与用法	20 ～ 60 克，水煎服。
用　　　方	1. 腰扭伤、腰腿疼痛，用土牛膝 100 克合猪骨煎服。 2. 肝硬化水肿，用土牛膝 60 ～ 100 克煎服。
注	孕妇忌服。

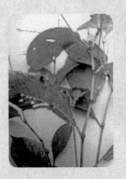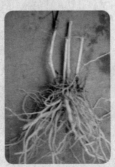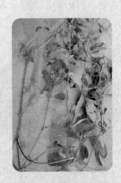

土 人 参

别　　名	土高丽参、土东洋、福参、紫参。
拉 丁 学 名	*Talinum paniculatum* (Jacq.) Gaertn.
科属与特征	为马齿苋科土人参的根。一年生草本，茎圆柱形，肉质，无毛。叶互生，侧卵状长椭圆形。叶上下面均绿色光滑。茎顶有长圆锥形状的花丛，花柄暗绿色，花小，色桃红。蒴果熟时淡褐色。种子细小，黑色，扁圆形。根圆锥形，长短不一，表皮棕褐色，断面乳白色，肉质。生长于潮湿向阳园地，也有栽培。
成　　分	土人参含有丰富的蛋白质、脂肪、钙、维生素等营养物质。
炮　　制	鲜挖时要洗净，除去细根须，刮去黑色外皮，洗净，置蒸笼内，蒸熟，取出晒干。
性味与功能	微苦，性凉无毒。润肺止咳，补虚健脾。
应　　用	咳嗽咽干，脾虚泄泻，气虚劳倦，自汗盗汗，潮热头眩，月经不调。
用量与用法	30～50克，水煎服。
用　　方	肺阴虚咳嗽少痰，用土人参60克煎汤调蜜服用。

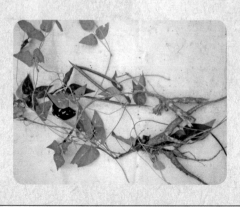

土 砂 仁

别　　　名	土砂。

拉丁学名　*Alpinia japonica* (Thunb.) Miq.

科属与特征　为姜科山姜的种子或果实。果实椭圆形，外皮从绿至
红色，去外皮内种子灰褐色。

成　　　分　主要含桉叶素、樟脑、砂仁素、良姜素。

性味与功能　味辛微苦，性温。温胃，理气，止痛。

应　　　用　胃痛，腹胀痛，呕吐，大便稀薄，胃脘气痛。

用量与用法　6～10克，水煎服。

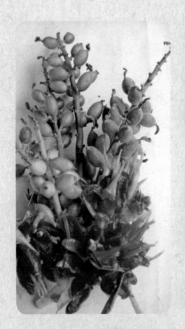

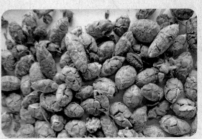

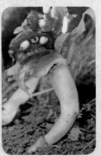

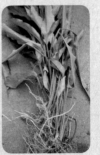

土 三 七

性味与功能　味苦微辛，活血止痛。

应　　　用　腰痛，关节酸痛，跌打损伤，脚拐伤痛。

用量与用法　6～12克，水煎药服。外用适量磨酒涂患处。

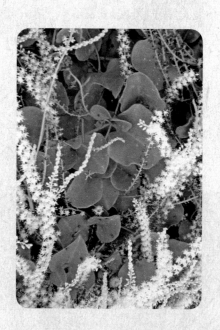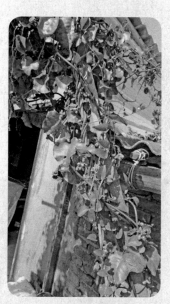

万 年 松

别　　　名	石松。
拉 丁 学 名	*Lycopodium pulcherrimum* Wall.
科属与特征	为石松科，多年生草本。茎分枝，丛生，叶密集于茎上，基部无柄，全缘，线状披针形，黄绿色。孢子囊肾形，淡黄色，生于枝端叶腋内，有孢子囊。生长于岩石、砂土地上。各地均有分布。
性味与功用	味微苦，性平。祛风解表，通络止痛。
应　　　用	透发疹点，跌打损伤，腰腿疼痛，手足拘急等症。
用量与用法	15～30克，水煎服。
用　　　方	跌打损伤疼痛，用万年松50克炖酒服。

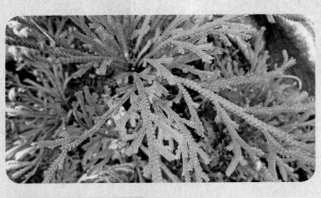

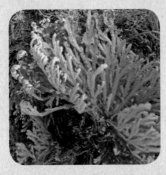 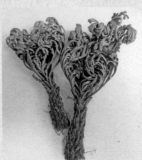

万 年 青

别　　　名	千年润叶、状元红叶。
拉 丁 学 名	*Rohdea japonica* (Thunb.) Roth.
科属与特征	为百合科。同万年青根。
性味与功能	味苦微涩，性微寒。强心，活血，清热。
应　　　用	咽喉肿痛，吐血，咯血，蛇咬伤。
用量与用法	10～20克，水煎服。

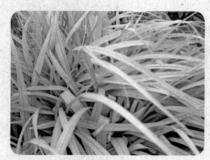

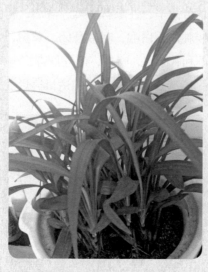

万年青根

别　　名	开口剑、斩蛇剑、万年青、牛尾七、铁扁担、千年润、千年蕴、状元红。
科属与特征	为百合科万年青根。多年生常绿草本，叶茎生，厚革质，披针形，光滑，全缘。叶面深绿色，叶底面淡绿色，具平行脉。花多数成椭圆形，穗状花序，苞片卵形，膜质，花被合生淡黄色或褐色，半球形。结浆果肉质，熟时浅黄色，内有种子1枚。根呈圆柱形，少分枝，上端有茎痕，有节，节处红棕色，呈圆环状，表面灰褐色或灰白色，断面浅棕色或白色，内有心。生长于林下阴湿处，或栽培。各地均有分布。
成　　分	主要含万年青苷。
炮　　制	将原药拣净杂质，除去残叶须根，用清水洗净，切片晒干或烘干。
性味与功能	味甘苦微辛，性寒有小毒。清热，利尿，止血。
应　　用	咽喉肿痛，白喉，咽喉急闭，黄疸，水肿，鼓胀，小便不利，吐血，咯血，疔疮丹毒，汤火烫伤，蛇咬伤。
用量与用法	6～15克，水煎服。外用适量捣烂敷患处。

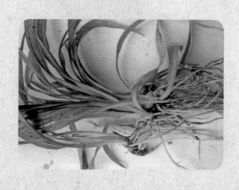

万 寿 菊

别　　　名	金菊、黄菊、臭芙蓉、金花菊。
拉 丁 学 名	*Tagetes erecta* L.
科属与特征	为菊科万寿菊的花。一年生草本，茎直立，较粗。叶对生，羽状分裂披针形，边缘有锯齿。头状花序，黄色、金黄色或红色。结瘦果线形。部分地区有栽培。
成　　　分	主要含黄酮苷、毛茛黄素、万寿菊属苷等。
性味与功能	味苦微辛，清热，祛风，止咳。
应　　　用	风热感冒，咳痰，百日咳，头目眩晕，眼红痛，乳痈，疔腮。
用量与用法	6～12 克，水煎服。外用捣烂敷患处。
用　　　方	目红痛，用万寿菊 30 克水煎服。

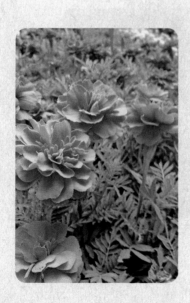
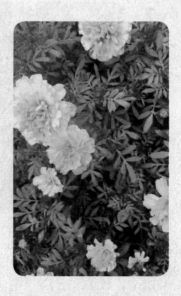

小槐花

别　　　名 三叶仔、三叶青、野豆仔、野豆荚、山鬼豆、金腰带。

拉 丁 学 名 *Desmodium caudatum* (Thunb.) DC.

科属与特征 为豆科，灌木。叶复叶或三叶复出，叶面及底面疏生短毛。腋生花序，花绿色。结果荚有钩状短毛，内有果实3～6枚。生长于山坡小树林中。

炮　　　制 取根用清水洗净，稍浸待软透，切片晒干。

应　　　用 风湿疼痛，风寒感冒，腰膝痛，胃痛，胸闷痛，痞块，蛇咬伤，痛疽疔肿，淋巴结核，胃癌，食道癌。

用量与用法 根15～30克，水煎服。外用适量捣烂敷患处。

注 孕妇忌服。

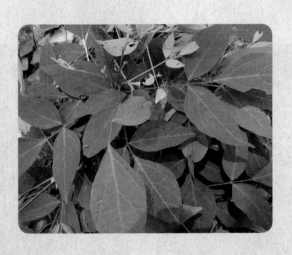

小 茴 香

别　　　名	茴香、野茴香、土茴香、谷茴香、香子、小香。
拉 丁 学 名	*Foeniculum vulgare* Mill.
科属与特征	为伞科茴香的果实。为多年生草本。茎直立圆柱形，上部分枝。叶为互生，叶片3～4回羽状分裂，到线形或丝形。顶生复伞形花序，花小无花萼。花瓣5片金黄色。结双悬果，卵状长圆形，外面黄绿色。各地均有少量栽培。
性味与功能	味甘辛微苦，性温。温肾散寒。
应　　　用	肾虚腰痛，小腹冷痛，胃痛，寒疝，呕吐，脚气，小便多。
用量与用法	3～15克，水煎服。

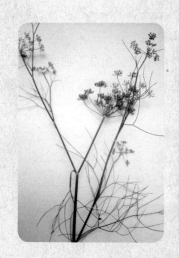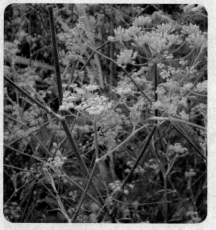

小　蓟

别　　名	白蓟菜、白鸡母刺、刺儿采、白刺菜。
拉丁学名	*Cirsium setosun* (Willd.) MB.
科属与特征	为菊科植物白蓟菜的全草。多年生草本，茎直立，圆柱状，常折断。叶互生，长圆状披针形，两面均有丝状的绵毛，全缘，亦有波状的锯齿，有刺。头状的花序单生于枝端，总苞钟状，顶端有刺，花冠紫红色。瘦果长椭圆形。根呈长圆柱形，表面黄棕色，有根须，断面纤维性。生长于田沟边、路旁、山坡。各地均有分布。
成　　分	主要含生物碱、皂苷等。
炮　　制	拣去杂质，去残须，洗净，润软，切段片晒干。小蓟炭：将净小蓟，置热锅内，用文火炒至焦黄有火星，喷水灭火，继续炒至黑，取出摊晾。
性味与功能	味甘微苦，性凉无毒。清热散瘀，止血凉血。
应　　用	黄疸，鼻血，咳血，吐血，尿血，血崩，血痢，胸膈烦热，祛瘀消肿。
用量与用法	全草 30 ～ 60 克，水煎服。
用　　方	1. 黄疸性肝炎，用小蓟 60 克、凤尾草 30 克水煎服。 2. 痔疮出血，用全草 60 克、地榆 60 克水煎服。

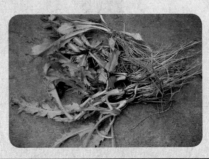

小　麦

别　　　名	麦。
拉 丁 学 名	*Triticum aestivum* L.
科属与特征	为禾本科，一年生。秆直立，中空，有节，光滑。叶扁平，长披针形。花序直立为穗状，穗中有小穗，开花结实，每粒有外稃膜，顶部有芒。颖果矩圆形或近卵形，浅褐色。各地均有栽种。
成　　　分	种子含淀粉、蛋白质、糖类、脂肪等。
性味与功能	味微甘，性平无毒。养心除烦，健脾养胃。
应　　　用	心烦不眠、肠胃泄泻、除热润燥、妇人脏躁等症。
用量与用法	30 ～ 60 克，水煎服。

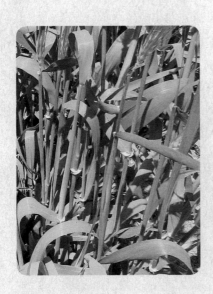 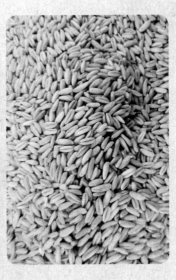

小毛毡苔

别　　名	金花梅、地红花。
拉丁学名	*Drosera spathulata.*
科属与特征	为茅膏柔科。平卧茎。叶椭圆形，数层相叠。叶略向上翘。叶面有黏毛，浅红色。花穗茎细长直，由叶腋中抽出，花小，花瓣椭圆形，花紫红色。生长于山坡湿地。
炮　　制	将原药拣净杂质，用清水洗净，切段片晒干。
性味与功能	味淡性寒。清热解毒。
应　　用	咽喉肿痛，扁桃体炎，中耳炎，牙周炎，肺炎，前列腺炎，风热感冒，疔疮。
用量与用法	10～20克，水煎服。外用适量捣烂敷患处。
用　　方	风火牙痛，用鲜全草30克水煎服。

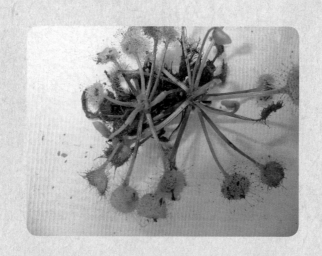

小 石 剑

别　　　名	篦梳剑、矛叶蹄盖蕨。
拉 丁 学 名	*Diplazium subsinuatum.*
科属与特征	为蕨类蹄盖蕨科，为多年生草本。单叶双盖蕨。根状茎细长，横走，被黑色或深褐色的鳞片。叶为单叶，从根茎生，叶线状被针形，近革质或草质。叶片两端渐狭，全缘或浅波状。中脉两面均明显。叶上半部有孢子囊分布线形，单生或有的双生，着生在上侧小脉上，囊群盖线形，膜质。叶中部以下密被棕色鳞片。生长于林下岩石上、水边。各地均有分布。
炮　　　制	将原药拣净杂质，用清水洗净，切段片晒干。
性味与功能	味甘辛微苦，性寒。清热利水，凉血止血。
应　　　用	湿热痢疾，小便不利，咳血，咯血，尿血，肺痈，肠炎，淋沥，蛇咬伤。
用量与用法	10～30克，水煎服。外用适量捣烂敷患处。

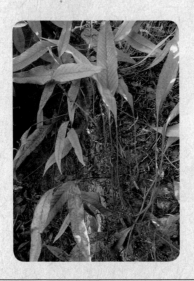

长 春 花

别　　　名	三万花、四时春、雁来红，日日新。
拉 丁 学 名	*Catharanthus roseus* (L.) G.Don.
科属与特征	为夹竹桃科长春花的全草。亚灌木，茎枝红绿色。叶对生，长圆形，边缘全缘叶面绿色面淡绿色，叶脉明显，中脉伸达叶尖。花顶生或腋生，花萼绿色花瓣5片，有粉红或紫红色。结骨荚果，长圆形内种子数枚。多有栽培。各地均少量分布。
成　　　分	长春碱、文朵灵碱、洛柯定碱、泻花碱等多种生物碱。
性味与功能	味微苦，性凉。平肝，安神，抗癌。
应　　　用	头痛目眩，不眠，高血压，肺癌，淋巴瘤，血癌。
用量与用法	10～15克，水煎服。

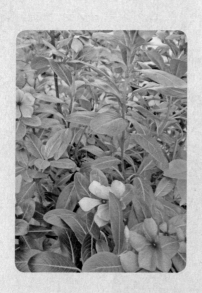
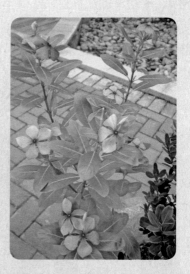

长叶紫珠草

别　　　名　牛舌癀、山枇杷、野枇杷。

拉丁学名　*Callicarpa loureiri* Hook.et Arn.

科属与特征　为马鞭科黄毛紫珠的根茎叶。灌木小枝被有黄毛，叶对生，长椭圆形，边缘有齿，腋生伞形花序，花冠筒状，紫红色，结核果球形，淡紫色。

性味与功能　味微辛苦，性平。祛风祛湿，散瘀止血。

应　　　用　吐血，咳血，胃出血，腰腿痛，关节酸痛，外伤出血。

用量与用法　20～60 克，水煎服。

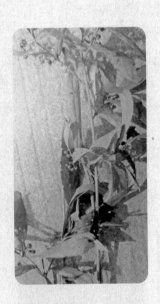
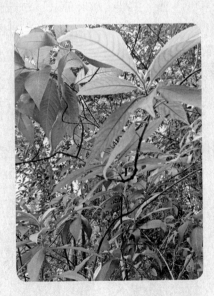

车 前 草

别　　名	车前、车前子、羊咩归、七星草、饭匙草、五根草、蛤蟆草。
拉 丁 学 名	*Plantago asiatica* L.
科属与特征	为车前科车前的全草，多年生草本。茎叶花相连聚在一起，具根须。叶由根生，叶片椭圆形，全缘或呈不规则波状浅齿。穗状花序，花浅绿色至褐色，花小。蒴果卵状圆锥形，种子椭圆形；黑褐色。生长于路边、园地、山坡等。各地均有分布。
成　　分	主要含桃叶珊苷、车前苷、熊果酸等。
炮　　制	全草用清水洗净切段片晒干。
性味与功能	味淡微苦，性微寒。清热利水，祛痰止血。
应　　用	水肿、水便不通、淋沥、黄疸、热痢、泄泻、鼻血、咳血、尿血、咳嗽多痰、目红、扁桃体红肿、疔疮肿毒等。
用量与用法	全草 20～30 克，水煎服。
用　　方	气管炎，咳嗽气喘多痰，用车前草 30 克，龙葵 20 克水煎服。

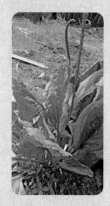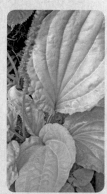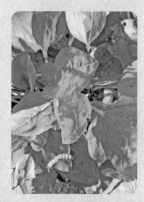

车 前 子

别　　　名	车前实、凤眼前仁、虾蟆衣子。
拉 丁 学 名	*Plantago asiatica* L.
科属与特征	为车前科车前的种子。多年生草本。茎叶花相连聚在一起，具根须。叶由根生，叶片椭圆形，全缘或呈不规则波状浅齿。穗状花序，花浅绿色至褐色，花小。蒴果卵状圆锥形，种子椭圆形，黑褐色。生长于路边、园地、山坡等。各地均有分布。
成　　　分	主要含多量黏液、脂肪酸、琥珀酸、腺嘌呤、胆碱等。
炮　　　制	盐车前子，用车前子放热锅内文火，炒至鼓起，用备有的盐水喷淋，炒干取出摊晾。每10千克车前子，用300克盐。
性味与功能	味甘性平，无毒。清热利水，祛痰。
应　　　用	水肿、小便不通、淋沥、咳嗽多痰、泄泻、高血压、目红肿、白浊、带下、湿疹等症。
用量与用法	10～15克，水煎服，或入凡散，或外用亦可。
用　　　方	淋浊尿血，用车前子30克，仙鹤草30克水煎服。

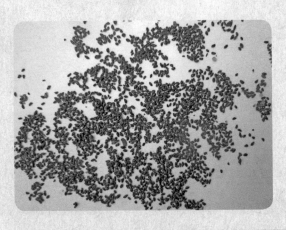

丹 参

别　　　名	赤参、紫丹参、红根、山参、长尾鼠草、奔马草。
拉丁学名	*Salvia miltiorrhiza* Bge.
科属与特征	唇形科丹参的根。多年生草本，茎直立方形，叶羽状复叶，对生有柄，顶上叶大于下面叶，叶卵圆形，边缘有圆锯齿，叶面深绿色，底面灰绿色，顶生或腋生总状花序，小花轮生，花萼长钟形微紫色，花冠蓝紫色两唇形，结小坚果黑色椭圆形。根细长圆柱形，表皮微紫菜红色。生于山野。部分地区有栽培。
成　　　分	主要含丹参酮。
炮　　　制	将原药用清水洗净，待闷软，切片晒干。炒丹参，取丹参片入热锅内用文火炒至微焦，取出摊晾。
性味与功能	味苦，微温。活血止痛，宁心安神。
应　　　用	血瘀腹痛，积聚，胸心痛，月经闭，痛经，血崩，惊悸不眠，心胸烦热，心绞痛，心脏病。
用量与用法	10～30克，水煎药服。

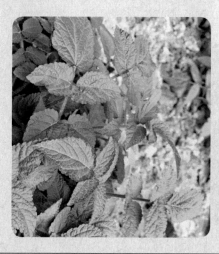
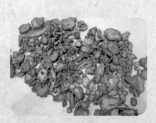
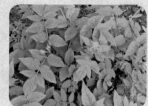

凤 仙

别　　名	指甲草、凤仙、小桃红、夹竹桃、凤仙草、旱珍珠、透骨草。
拉丁学名	*Impatiens balsamina* L.
科属与特征	为凤仙花科凤仙的全草，一年生草本。茎粗壮，肉质。叶互生，披针形，边缘有深锯齿。腋生两性花，有红、白、紫杂色。结蒴果扁卵圆。多有栽培。各地均有分布。
性味与功能	味苦甘辛，性温。祛风，消肿，止痛。
应　　用	风湿性腰腿痛，指甲红肿痛，跌打损伤，瘰疬，蛇咬伤。
用量与用法	全草10～15克，水煎服。外用适量捣烂敷患处。
用　　方	甲沟炎，指甲红肿痛，用凤仙草加少许盐，捣烂敷患处。

凤仙花

别　　名	指甲花、灯盏花、好女儿花、金凤花。
科属与特征	为凤仙科凤仙的花，凤仙的花朵。特征同上凤仙。
成　　分	主要含飞燕草素、锦葵花素、兰素、山柰酚等。

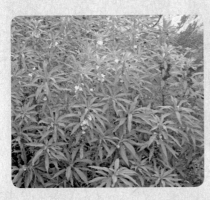
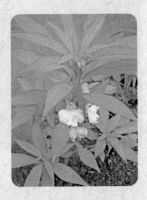

性味与功能 味甘微酸苦，性微温。祛湿止痛，活血消肿。

应　　用 风湿腰脚痛，风湿手足痹软，月经痛，鼻血，跌打肿
痛，指甲红痛，肿疔疮。

用量与用法 6～10克，水煎服。外用捣烂敷患处。

用　　方 灰指甲，用凤仙花加蜜捣烂敷患处。

凤 仙 根

别　　名 指甲花根。

科属与特征 为凤仙科凤仙根。特征同上凤仙。

成　　分 主要含矢车菊素苷。

炮　　制 将根茎用清水洗净，切片晒干。

性味与功能 味甘苦辛，性平，有小毒。祛湿止痛，活血消肿。

应　　用 风湿，腰脚酸痛，跌打损伤，刺、骨鲠喉。

用量与用法 10～20克，水煎服。外用捣烂敷患处。

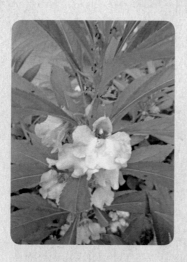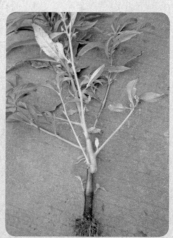

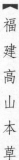

凤尾草

别　　名	井口边草、小金星凤尾、山鸡尾、凤尾草、金鸡爪、井口鸡胶舌。
拉丁学名	*Pteris multifida* Poir.
科属与特征	为凤尾蕨科凤尾草的全草地。多年生草本，叶丛生，灰棕色，无毛，2回羽状分裂，生孢子。叶面绿色，底面淡绿色，边缘有锯齿。孢子囊群线形超出叶缘。地下茎粗壮，密被黑色鳞片。生长于岩石或路墙石隙中。各地均有分布。
成　　分	含黄酮苷、氨基酸、内脂、酚性。
炮　　制	将原药洗净，切段片晒干。
性味与功能	味微苦酸辛，性平。清热，解毒，止血。
应　　用	咽喉红痛，疟腮，泄泻，黄疸，痢疾，尿血，便血，衄血，湿疹，肿毒。
用量与用法	10～30克，水煎服。
用　　方	尿血不止，用凤尾草30克，扁柏30克水煎服。

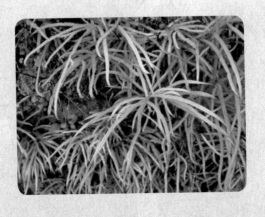

火炭母草

别　　名	乌炭子、山荞麦草、乌饭藤、水沙柑子、水退痧、乌白饭草。	
拉丁学名	*Polygonum chinense* L.	
科属与特征	为蓼科火炭母全草，多年生直立或半攀的草本。茎斜卧地面或依附而生，节处生根，枝紫红色。叶互生，叶片长椭圆形，全缘或有细齿。叶面深绿色，叶底有毛。头状花序，花小淡红色、白色或紫色。结瘦果，黑色卵形，有三棱。生长于路旁、溪岩的湿地。各地均有分布。	
成　　分	含黄酮苷。	
性味与功能	味酸甘，性凉。清热解毒，凉血利湿。	
应　　用	咽喉红痛，腹泻肠炎，黄疸，痢疾，头晕，妇女白带，跌打损伤。	
用量与用法	10～30克，水煎服。	
用　　方	肠炎痢疾，用火炭母30克，凤尾草30克水煎服。	

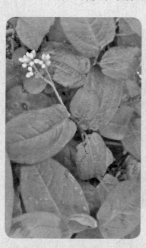
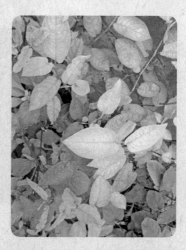

孔雀尾

别　　　名　地扁柏、小凤尾草、细金鸡尾。

拉 丁 学 名　*Asplenium sarelii* Hook.

科属与特征　为铁角蕨科孔雀尾的全草，多年生草本。根状茎直立，密被黑色披针形的鳞片。叶簇生 3 回羽状复叶，绿色两面均无毛，边缘有细齿，裂片上有孢子囊。生长于山沟岩石上。各地均有分布。

炮　　　制　用清水洗净，切段片晒干。

性味与功能　味微苦辛，性平。清热止血。

应　　　用　黄疸，咳嗽，白浊，胃出血，火伤，刀伤出血。

用量与用法　15 ～ 30 克，水煎服。外用适量捣汁涂患处。

用　　　方　气管炎咳嗽无痰，用孔雀尾 50 克水煎服。

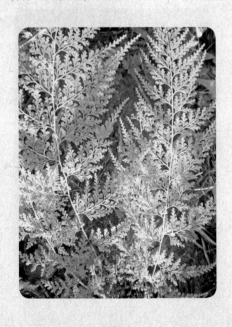

六 角 英

别 名	狗肝菜、野青仔、屈胶仔。
拉丁学名	*Dicliptera chinensis* (L.) Juss.
科属与特征	为爵床科狗肝菜的全草。一年生草本，茎直立，节膨大。叶对生，卵形，纸质，全缘。腋生伞形花序，卵形或圆形，绿色。结种子坚硬，褐色扁圆。生长于园边、草丛。各地均有分布。
性味与功能	味淡微苦，性凉。清热解毒，凉血利尿。
应 用	风热感冒，小便淋沥，斑疹，丘疹，便血，尿血，目赤肿痛，痢疾，疔疮肿毒。
用量与用法	全草 10～30 克，水煎服。外用捣烂敷患处。

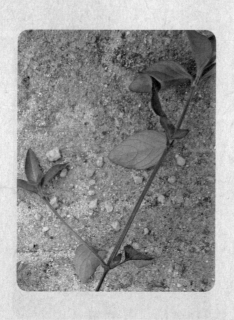

六棱菊

别　　名	六角草、六达草、拉达癀、六十瓣、劳毒草、六角草、百草王、六耳铃、四棱锋、四方艾、三面风。
拉丁学名	*Laggera alata* (Roxb.) Sch.-Bip.
科属与特征	为菊科六棱菊的全草。多年生草本，茎直立少分枝，叶互生椭圆形，边缘有锯齿。全株密生淡黄色柔毛。顶生头状花序于柄上，花尖塔形，总苞卵形，花淡紫色，结瘦果。根块状。生长于山野、坡地。各地均有少量分布。
炮　　制	将原药用清水洗净，切片晒干。
性味与功能	味微苦辛，祛风湿，通经络，利水。
应　　用	风寒咳嗽，腰脚湿痹，头痛，呕吐，水肿，泄泻，湿疹，肤痒。
用量与用法	15～60克，水煎服。

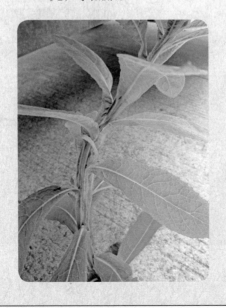

毛冬青

别　　　名	细叶冬青、山冬青、六月霜、水火药。
拉 丁 学 名	*Ilexpubescens* Hook. et Arn.
科属与特征	为冬青科毛冬青的根。灌木小枝有棱。叶互生，纸质，椭圆形，边缘有见其小齿。簇生花序，花淡紫或白色。结浆果球形，熟时红色。生长于坡地或灌木林中。各地均有分布。
成　　　分	含多种黄酮苷、氨基酸、糖类、鞣质等。
炮　　　制	用清水洗净，待软，切片晒干。
性味与功能	味微苦甘，性平无毒。清热，解毒，活血。
应　　　用	风热咳嗽，咽喉红痛，小便淋，痢疾，冠心病，血栓性脉管炎。
用量与用法	10～60克，水煎服。

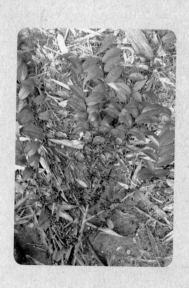
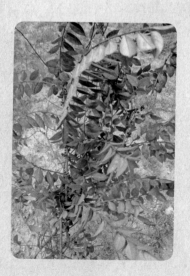

毛 茛

别 名	水茛、毛建草、天灸、毛菫、犬脚迹、老虎脚迹草、野芹菜、千里光、烂肺草。
拉丁学名	*Ranunculus japonicus* Thunb.
科属与特征	为毛茛科毛茛的全草。多年生草本，茎直立，全株被白色细毛，基生叶具叶柄，叶片掌状或近五角形，常作3裂，叶片倒卵形，叶面和底面有灰白色细毛。花与叶相对侧生。茎顶生花，花淡黄色。结聚果近球形或倒卵形，表面淡褐色，稍隆起，密布细小凹点。根须较多，肉质，细柱状。生长于水沟，路旁及阴湿地。
成 分	主要含原白头翁素等。
性味与功能	味辛，性温，有毒。祛湿止痛。
应 用	黄疸，胃痛，风湿性关节痛，头痛，牙痛，疥癣。
用量与用法	外用，适量或煎汤洗。一般鲜用，少数内服。
用 方	眼睛生翳，用毛茛适量捣烂备用。取铜钱一枚放在手内关穴上（左眼右手，右眼左手的内关穴）取备用的毛茛适量，放内关的铜钱上包1小时左右取下。药不能接触到皮肤上，否则起泡、溃烂。
注	毛茛含有强烈刺激成分，如果皮肤接触致水泡、发炎；内服可引胃肠炎中毒症状。因此内服少用或不用。

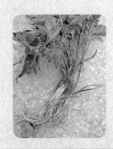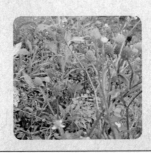

木 耳

别　　　名	云耳、黑木耳、树鸡、木蛾、银耳、木檽。
拉丁学名	*Auricularia auricular* (L. exHook.) Underw.
科属与特征	为木耳科木耳的子实体。木耳形态，如人耳而得名，表面平滑黑色，亦有白色。黑色为黑木耳，白色为白木耳，肉厚而软韧。各地均有栽培。
成　　　分	主要含蛋白质、脂肪、糖、钙、磷、铁、卵磷脂等。
性味与功能	味微甘淡，性平无毒。止血凉血。
应　　　用	肠癖下血，血痢，尿血，痔疮，跌打损伤。
用量与用法	10 ～ 20 克，水煎服，或炖肉服。

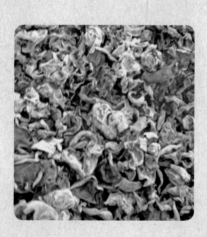
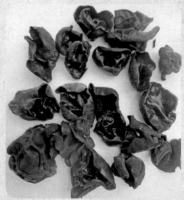

木芙蓉花

别　　　名	芙蓉花、七里花、水芙蓉、霜降花、地芙蓉花、木莲、醉酒芙蓉。
拉 丁 学 名	*Hibiscus mutabilis* L.
科属与特征	为锦葵科，小乔木。叶互生，形大圆卵形，掌状裂，裂片呈三角形，边缘有波状钝齿。花腋生或生于枝端，早晨开花时白色，至下午变为深红色，花冠大，花柱顶端分为 5 裂，柱头头状。蒴果球形，种子肾形。各地均有栽培。
成　　　分	主要含黄酮苷、花色苷。
性味与功能	味微苦辛，性平无毒。清热凉血，解毒退肿。
应　　　用	咳嗽、吐血、崩漏、疔疮、痈肿、白带等。
用　　　方	跌打损伤致色紫肿痛，用木芙蓉花适量，生姜姆适量捣敷患处。

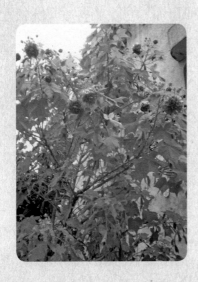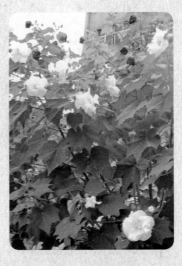

木 瓜

别　　名	木瓜实、皱皮木瓜。
拉丁学名	*Chaenomeles sinensis* (Thouin) Koehne.
科属与特征	为蔷薇科贴梗海棠的果实。小乔木（灌木），茎直立，枝棕褐色，有侧皮乳明显。叶片椭圆状被针形，边缘有锯齿，绿色。花簇生，粉红色。结果为梨状卵形，从绿色到红色，剖开果肉棕红色，种子三角形，棕褐色。野生或栽培，生长在低海拔等地。
成　　分	主要含皂苷、柠檬酸、苹果酸、维生素C、黄酮类、鞣质等。
性味与功能	味酸甘微涩，性温，无毒。和胃平肝，强骨舒筋。
应　　用	腹胀不舒、吐泻转筋、脚膝筋急症、脚气水肿湿痒、赤白痢疾等。
用量与用法	10～15克，水煎服。
用　　方	肢脚睡时抽筋疼痛，用木瓜50克，白芍30克水煎服。

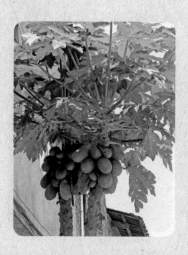
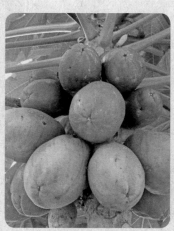

木 荷

别　　　名	何树，何柴、木艾树。
拉丁学名	*Schima superba. et* Champ.
科属与特征	为山茶科，木荷的根皮。乔木。叶卵子状椭圆形至矩圆形，叶深绿色边全缘。花顶生总状花序生，花白色。萼片边缘有细毛，花瓣5倒卵形。结蒴果类球形，果皮木质。生长于山野杂林中。各地均有分布。
性味与功能	味辛苦麻涩，性温，大毒。
应　　　用	无名肿毒，疔疮。
用量与用法	禁内服。外用适量研末用醋调涂患处。

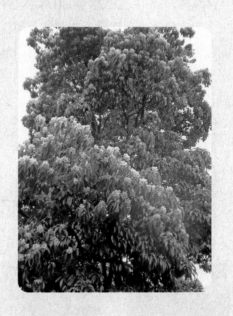

木 贼

别 名	挫草、木贼草、犬向荆、擦草、节节草、接骨筒、洗碗草。

拉丁学名 *Equisetum hiemale* L.

科属与特征 为木贼科木贼的全草，多年生本草。茎直立，不分枝，圆筒形，有微膨的关节，茎表面有纵棱，每棱有小疣状突起，中空，外表淡黄或淡绿色。孢子囊穗生茎顶，孢子多数长圆球形。根茎短，黑色，节上密集成轮生根茎，黑色。生长于溪边、田边、林下湿地处。各地均有分布。

炮 制 将全草拣净杂质，除去根茎，用清水洗净，切段片晒干。

成 分 主要犬向荆碱、二甲矾、胸腺啶、阿魏酸等。

性味与功能 味微苦甘，无毒。疏风清热，明目退翳。

应 用 伤风解表，目红痒痛，目生云翳，咽喉肿痛，肠风下血，脱肛，痢疾，痈肿等症。

用量与用法 6～15克水煎服。

用 方 1.胆囊结石，用木贼30克、鸡内金30克水煎长期服用。

2.痔疮肿痛，出血，用木贼20克、槐花20克、地榆20克水煎服。

3.眼睛红肿痒，用木贼30克、蝉蜕6克煎汤服。

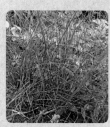
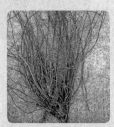

木槿

别　　名	槿树、藩篱草、白木桑、白带篱、白公牛花、白锦葵花、白和尚花、白篱笆桑花、白饭花、姑婆花、槿皮。
拉丁学名	*Hibiscus syriacus* L.
科属与特征	为锦葵科木槿树的皮。落叶灌木或小乔木。树皮浅褐色，小枝有绒毛，粗大就平滑无毛。叶互生，卵形，边缘有锯齿。主脉明显。叶面与叶底面有稀疏茸毛。叶腋或顶部开花，萼片卵状披针形，有细软短毛。花瓣白色、紫色或淡红色。结蒴果长椭圆形，被有茸毛。种子黑褐色，卵形，背部有棕色毛。根皮粗糙，深灰色，有纵向纹和小突起，内面淡黄绿色，不易折断。生长于河溪边或栽培。各地均有分布。
炮　　制	将根与茎的外皮剥下，用清水洗净，稍闷润透，切丝片晒干。
性味与功能	味甘苦性平，无毒。清热，渗湿，解毒。
应　　用	肺痈，肠痈，痢疾，肠炎下血，鼻血，脱肛，白带，疥癣，痔疮，风湿关节痛。
用量与用法	6～15克，水煎服。外用煎汤洗患处。

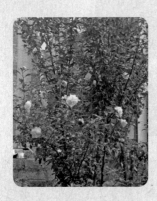
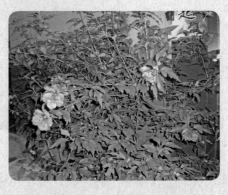

木槿子

别　　名	川槿子、槿树子、朝天子。
科属与特征	为锦葵科木槿树的种子。为蒴果，呈卵圆形或矩圆形。先端短尖，有的有开裂。外部有星毛，黄绿色。内种子呈三角状卵形或肾形而扁，灰褐色，有灰黄色茸毛。
性味与功能	味苦微甘，性平无毒。清肺化痰。
应　　用	咳嗽痰喘，头风痛，黄水脓疮。
用量与用法	10～15克,水煎服。外用取木槿子置炭火中见烟时，将患处放烟上熏，每日3～5次，每次10～15分钟。或用木槿子入炭火中烧煅，取出研末用茶油调涂患处。

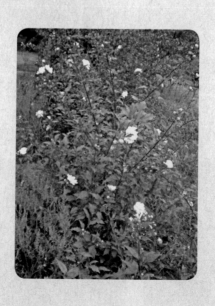

木槿花

别　　　名	白饭花、白面花、喇叭花、藩篱花、白玉花。	

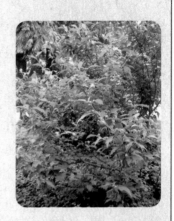

科属与特征　为锦葵科，即木槿树的花。

性味与功能　味苦甘，性凉。清热，凉血。

应　　　用　痢疾，吐血，鼻血，肠风泻血，白带，疔疮疖肿。

用量与用法　10～20克，水煎服。

木　槿　根

别　　　名　藩篱草根、白和尚花根、木槿树根。

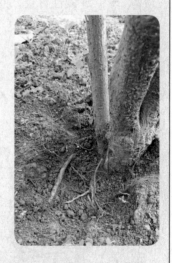

科属与特征　为锦葵科，木槿树的根。

性味与功能　味平微滑，性平无毒。清热，利湿，消肿。

应　　　用　肺痈，咳嗽，肠风泻血，肠痈，痔疮肿毒，白带，疥癣。

用量与用法　20～60克，水煎服。外用煎汤洗患处。

木棉花

别　　　名	斑枝花、攀枝花、古贝、木棉、英雄树、琼枝。
拉丁学名	*Gossampinus malabarica* (DC.) Merr.
科属与特征	为木棉科木棉的花或根。乔木，茎直立，枝秆有短刺。掌状复叶，薄革质，矩圆形，全缘，两面秃净。花聚生枝近顶端，花红色，萼厚革质；花瓣肉质，矩圆形。结蒴果大，矩圆形，果瓣内有棉毛，有多个种子倒卵形。生长于山野或栽培。各地均有少量分布。
炮　　　制	花拣去杂质，取净花朵晒干或烘干。
鲜　　　根	洗净切片晒干。干根：洗净稍浸泡，湿闷润切片晒干。
性味与功能	味甘，性凉。清热，解毒，止血。
应　　　用	花：痢疾，泄泻，小便不利，便血，崩漏，金疮出血。根：慢性胃炎，脘腹疼痛，痢疾，产后水肿，瘰疬，跌打损伤。
用量与用法	花 10～15 克水煎服；根 15～30 克水煎服。外用捣烂敷患处。

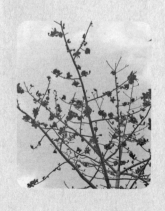
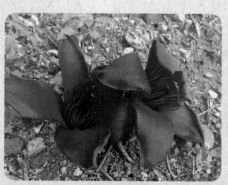

木绣球花

别　　　名　木绣球花、绣球花、木球荚迷、紫阳花、八仙花。

拉丁学名　*Hydrangea macrophylla* (Thunb.) Ser.

科属与特征　为忍冬科木绣球茎或花。落叶或半常绿的灌木，茎直立，幼枝有毛，叶对生，长圆形。边缘有小锯齿，两面生有柔毛。花聚生枝近顶端，聚伞形花序花白色，5裂片，结浆状核果，长圆形，红色。生长于山野或栽培。各地均有少量分布。

炮　　　制　花拣去杂质，取净花朵晒干或烘干。

　　　　　　　鲜根：洗净切片晒干。干根：洗净稍浸泡，湿闷润切片晒干。

性味与功能　味微苦涩，性平。清热，解毒，凉血。

应　　　用　便血，崩漏，月经不调，风湿疥癣，疮痈。

用量与用法　花6～15克，水煎服。外用捣烂敷患处或煎汤洗。

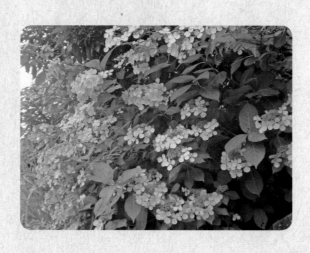

牛 奶 仔

别　　　名	牛奶甫、大号牛奶仔、天仙果、野枇杷、牛乳浆。
拉 丁 学 名	*Ficus beecheyana* HooK. Et Arn.
科属与特征	为桑科天仙果的果实。小乔木或灌木，枝红棕色。叶互生，叶片长卵形，厚纸质，全缘。叶面叶底均有毛，网状叶脉。腋生隐头的花序，花小，生长于肉质花托内。结圆球形果，紫红色。根韧，红棕色，断面淡红色。生长于荒山、灌木林中。各地均有分布。
性味与功能	味甘微苦，性温无毒。润肠缓下。
应　　　用	大便结，痔疮。
用量与用法	根 10 ～ 30 克，水煎服。

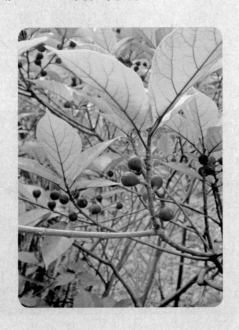

牛奶根

别　　　名　五爪龙、鸡脚掌、佛掌榕、牛奶木、毛桃树。

科属与特征　为桑科大号牛奶仔根。小乔木。全株均披浅黄色的毛，叶互生，如掌扇状，边缘有锯齿，全缘或深裂，均粗糙有毛。花托球形，腋生成对，结圆球形果，紫红色。根黄色，断面浅黄，柔韧不断。多生长于林地、山野。各地均有分布。

成　　　分　根主要含氨基酸、有机酸、生物碱、三萜等。

性味与功能　味微苦辛，性平无毒。祛风湿，壮筋骨。

应　　　用　风湿性关节炎、筋骨酸痛、风湿痹痿、气虚劳伤、跌打损伤、妇人少乳汁、妇人经闭、白带等症。

用量与用法　根 15～30 克，水煎服，亦可用根与猪脚炖服。

用　　　方　1. 风湿腰脚酸痛，用牛奶根 60 克，益米 60 克，水煎服用。

　　　　　　2. 腰腿酸痛四肢无力，用牛奶根 60 克，盐肤木根 50 克，猪脚七寸同煎服。

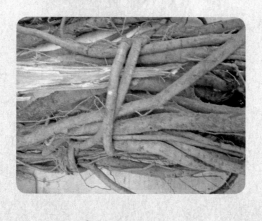

牛 奶 树

别　　名　小号牛奶、奶汁树、猪姆茶、猪奶树、乳汁麻木。

拉丁学名　*Ficus hispida* L. F.

科属与特征　为桑科对叶榕的根和叶，灌木或小乔木。茎秆直立多分枝，枝条淡紫红色，折断有白汁。叶对生，革质长圆形，叶全缘或有细锯齿，叶面深绿色，叶底绿色，两面粗糙。花腋生，圆球形，绿色或紫色。结果扁球形，熟时紫红色。生于灌木丛中或岩石壁中。各地有少量分布。

性味与功能　味甘凉，性平。清热，化痰，散瘀，通乳。

应　　用　黄疸，疟疾寒热，咳嗽，腰痛，痢疾，乳痈，乳汁不通，乳汁不足。

用量与用法　根或叶 10 ～ 50 克，水煎服。

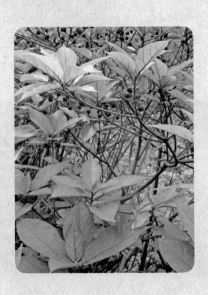

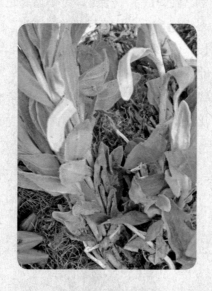

牛石菊

别　　　名　牛吹菊。

性味与功能　味淡微苦涩。清热利湿。

应　　　用　肺热咳嗽，湿热黄疸，湿痹。

用量与用法　15～20克，水煎服。

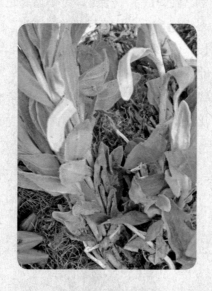

少花鸭舌草

别　　　名　鸭舌草、黑菜、鸭仔菜、合菜、鸭儿嘴、猪耳菜。

拉 丁 学 名　*Monochoria vaginalis* (Burm. f.) Presl.

科属与特征　为雨久科少花鸭舌草的全草。水生草本，根茎短，叶柄基生，光滑脆软如海绵质，叶长于顶部，单叶长椭圆形，叶脉直出平行脉，全草淡绿色。叶鞘抽出总状花序，花 3 ～ 6 朵，花被钟状深裂，花紫蓝色。结蒴果长卵形，根须丛多，白或淡红黄色。多生于水田中。各地均有分布。

性味与功能　味淡微咸，性寒。清热，止血，解毒。

应　　　用　结膜炎，眼红肿，咳嗽痰血，尿血，痈肿，丹毒，疔疮。

用量与用法　30 ～ 60 克，水煎服。外用适量捣烂敷患处。

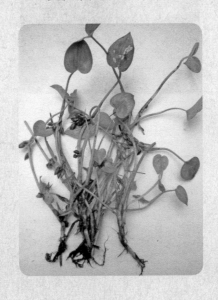

水 薄 荷

性味与功能　味微辛苦，性平。清热，解毒，利水。

应　　用　头晕头痛，鼻塞，咽喉痛，高血压，小便不利，肾炎
　　　　　　水肿，无名肿毒。

用量与用法　6～12克，水煎服。

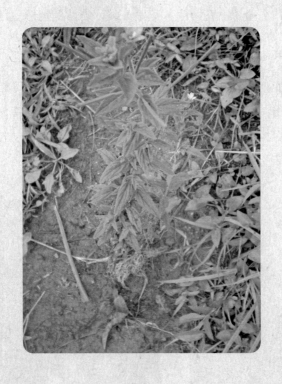

水丁香

别 名	喇叭草、山鼠瓜、丁子蓼、水冬瓜、水油麻。	

拉丁学名 *Ludwigia prostrata* Roxb.

科属与特征 为柳叶菜科丁香蓼的全草。一年生草本。茎直立，有棱角，略四方形，多分枝，紫红色。叶互生，披针形，全缘。花腋生，花萼5裂，裂片椭圆形。结蒴果线状四方形，成熟后紫色，内种子细小棕黄色。根须状丛多。生长在水边，各地均有分布。

性味与功能 味微辛苦，性凉，无毒。清热，利尿，解毒。

应 用 咽喉肿痛，小便淋沥，淋病，水肿，痢疾，血淋，肿毒，疔疮。

用量与用法 10～30克，水煎服。外用捣烂敷患处。

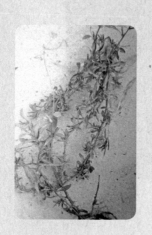
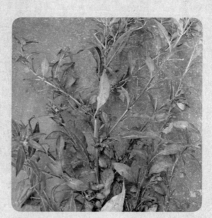

水 葫 芦

别　　　名　水浮莲、大水萍、凤眼莲。

拉 丁 学 名　*Eichharnia crassipes* Solms.

科属与特征　为雨久科凤眼兰的全草。浮水植物，一般生长于泥沼
　　　　　　中。茎叶在水面上，叶圆形或卵形，淡绿色，光滑，
　　　　　　较厚，全缘，大小不一。叶柄中部膨臌，像葫芦状，
　　　　　　基部有苞片。长穗状花序，花蓝色，多棱，喇叭状。
　　　　　　结蒴果，内有多数种子。根须多，乳白色。生长于池
　　　　　　塘中。各地均有少数分布。

成　　　分　主要含二氧化硅、氯、纳、镁、钙、钾、铜、胡萝
　　　　　　卜素等。

性味与功能　味微辛酸，性凉。清热解毒，祛湿利尿。

应　　　用　中暑烦渴，湿疹，风疹，肾炎水肿，小便不利，大便便秘。

用量与用法　10～30克，水煎服。外用捣烂敷患处。

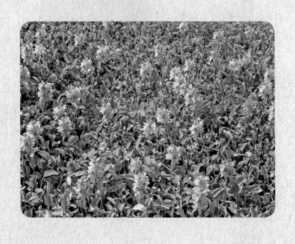

水 菊

别　　　名　水菊花。
性味与功能　味微辛咸，性温。祛风，化痰，健脾。
应　　　用　风寒咳嗽，多痰气喘，水便不利，脾虚水肿。
用量与用法　15 ～ 30 克，水煎服。

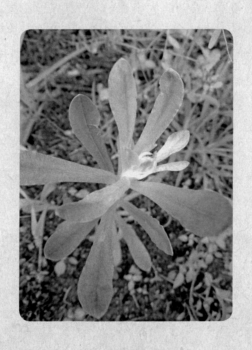

水 龙

别　　名　过塘蛇、水瓮菜、水盖菜、过江龙、水芥菜、水浮藤、水菜岳。

拉丁学名　*Jussiaea repens* L.

科属与特征　为柳叶菜水龙的全草。匍匐状或浮水的草本。叶互生，纸质，倒卵形，全缘。腋生花，花5瓣，白色或淡黄色。结蒴果线状，圆柱形，内种子多枚。生长于水田，沟旁。各地均有少数分布。

成　　分　主要含氨基酸、黄酮苷、糖类、酚类。

性味与功能　味甘淡，性寒无毒。清热解毒，利水消肿。

应　　用　肺热，咳喘，口渴咽燥，水便不利，淋病，酒疸，麻疹，疮疽疖肿，丹毒。

用量与用法　10～30克，水煎服。外用适量捣烂敷患处。

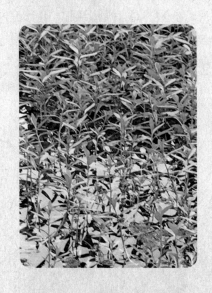

水 龙 骨

别　　　名	石豇豆、石蚕、铁打粗、草石蚕、侧水莲。
拉 丁 学 名	*Polypodium niponicum* Mett.
科属与特征	为水龙骨科水龙骨的根。多年生附生草本。根茎肉质，横走，外表青黑色，质硬而脆。叶疏生，淡褐色，有褐色细点。叶片羽状深裂，羽片线状披针形，全缘，纸质。有孢子囊，圆形，黄色。生长于树干上或岩石上。各地均有分布。
成　　　分	根茎主要含岩藻甾醇、柠檬甾二烯醇、花粉烷甾醇、羊齿烯、苹果酸、钾、钠、钙、镁等。
炮　　　制	采后除去须根及叶片，将根茎用清水洗净，切段片晒干。
性味与功能	味微苦酸辛，性凉。清热祛湿，祛风通络。
应　　　用	黄疸，小便淋沥，眼睛红肿，高热惊风，腰痛，风痹，痢疾，泄泻，白浊，湿疮，跌打损伤。
用量与用法	全草 10～30 克，水煎服。
用　　　方	全身骨节烦疼，用水龙骨根 60 克、猪瘦肉适量同煮服。

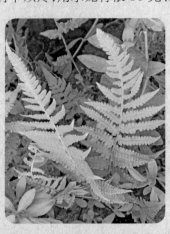

水 辣 蓼

别　　　名	泽蓼、川蓼、毛蓼、小天蓼、柳蓼、白辣蓼、红辣蓼。
拉 丁 学 名	*Polygonum barbatum* L.
科属与特征	为蓼科水蓼的全草。一年生草本，茎直立，茎红紫色，节膨大。叶互生，披针形，叶面和底面有短毛。顶生或腋生穗状花序，花白色或淡红色。瘦果卵形，黑色。生长于水田旁、路边、湿地之处。各地均有分布。
性味与功能	味微苦辛，性温有小毒。利湿解毒，活血止痛。
应　　　用	泄泻，痢疾，皮肤湿疹，关节痛、跌打肿痛。
用量与用法	全草 10 ～ 30 克，水煎服。外用适量煎汤洗患处。
用　　　方	皮肤湿疹痒，用水辣蓼 150 克煎汤外洗。

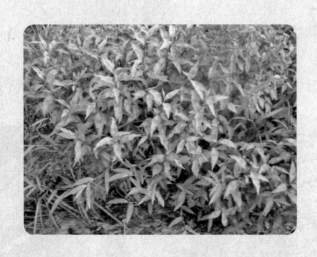

水　松

别　　　名	水松柏、软软菜、刺松藻、鼠尾巴、青虫仔、刺海松。
拉丁学名	*Glyptostrobus pensilis* (Samb.) Koch.
科属与特征	为杉科水松叶或皮。半常绿的乔木。枝干挺拔，树木外皮呈褐色或灰褐色，皮的内层为淡红褐色，树枝较稀而平展。叶延下生长，叶鳞形螺旋状排列，亦有线状钻形或线形，开展或斜展成2列或3列，有棱或两侧扁平。花枝顶生，卵圆形。结球果倒卵圆形。部分地区有少数分布。
成　　　分	主要含双黄酮类化合物；叶含蜡质。
性味与功能	味苦性平。利尿消肿，化气止痛，杀虫解毒。
应　　　用	水肿，小便不利，中暑，胃痛，疝气，风湿性关节炎，蛔虫病，皮炎，烫伤。
用量与用法	叶10～30克；果15～30克，水煎服。外用叶煎汤洗患处。
注	水松是为冰川孑遗植物，是属国家一级珍贵物种。是"植物活化石"，人人应加于爱护和保护。

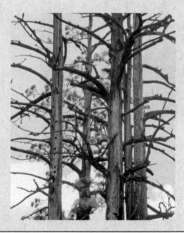
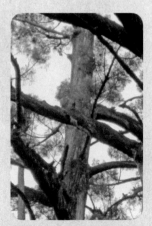

水田指甲花

别　　　名	指甲花。
性味与功能	味淡微辛，性平。祛湿止痛。
应　　　用	腰脚酸痛，风湿痛，全身骨节烦疼，手足麻痹。
用量与用法	20～60克，水煎服。或煮猪肉骨服。

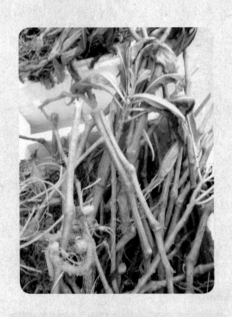

水 团 花

别　　　名	水杨梅、假杨梅、穿鱼柳、溪棉条、水黄凿。
拉丁学名	*Adina pilulifera* (Lam.) Franch.
科属与特征	为茜草科水团花的花果或枝叶。小乔木。枝柔软。叶对生，光滑，纸质，侧披针形。腋生头状花序，球形。花冠白色，花丝短，花盘杯状。结蒴果楔形，种子长圆形。根系发达，根皮棕色。生长于溪边、河边、山谷、林下等地。各地均有分布。
成　　　分	茎叶主要含 β - 谷甾醇、豆甾醇、奎诺酸以及皂苷等。
炮　　　制	取叶茎洗净，切段晒干；花果拣去杂质，洗净晒干。
性味与功能	味苦微涩，性微寒，有小毒。清热利湿，祛瘀止痛。
应　　　用	黄疸，风火牙痛，湿热水肿，痢疾，泄泻，皮肤湿疹，痈肿疮毒，创伤出血，跌打损伤。
用量与用法	花果 10 ～ 15 克，茎叶 15 ～ 30 克，水煎服或外用。
用　　　方	1. 跌打损伤，用茎叶加酒适量捣烂敷患处。 2. 肠炎，大便里急后重，用水团花果 20 克，水煎服。

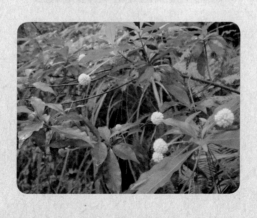

水蜈蚣

别　　　名	金钮草、土柴胡、一粒香、水土香、三角草、三箭草。
拉 丁 学 名	*Kyllinga brevifolia* Rottb.
科属与特征	为莎草科，多年生草本。茎三棱形，瘦长，微紫色，有根须。叶质软，狭线形。头状花序，绿色，浓密，小穗多。成熟后全穗脱落，花浅绿色，花丝细长。结瘦果，褐色。生长于水田边、路旁等地。各地均有分布。
成　　　分	主要含挥发油。
炮　　　制	全草用清水洗净，切段片晒干。
性味与功能	味淡微辛，性平，无毒。疏风清热，止咳，止痛。
应　　　用	感冒，外感头痛，肝炎黄疸，咳嗽，百日咳，风湿疼痛，腰腿酸痛，跌打损伤。
用量与用法	全草 10～20 克，水煎服。
用　　　方	1. 下痢赤白，用水蜈蚣 60 克水煎服。
	2. 气管炎咳嗽不止，用水蜈蚣 60 克水煎取液加蜜少许调服。

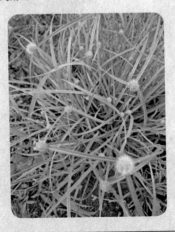

水 仙 花

别　　　　名　水仙、姚女儿、金盏银台、女史花、俪兰、雅蒜、天葱。

拉 丁 学 名　*Narcissus tazetta* L. var. *chinensis* Roem.

科属与特征　为石蒜科水仙花的花。多年生草本，叶基生，直立，平扁，较厚，边全缘，淡绿色或深绿色。花茎稍扁管状，侧生或顶生伞形花序，花6朵左右，花瓣6片倒卵形，乳白色或淡黄色。结蒴果，内种子多粒，椭圆形。根茎为鳞茎，球形或卵圆形，白色或乳白色。各地均有栽培。

成　　　　分　花主要含挥发油、苯甲醛、丁香油酚、桂皮醇等。

性味与功能　味淡微苦，性平。清热，活血。

应　　　　用　五心烦热，月经不调，白带增多。

用量与用法　3～6克，水煎服。

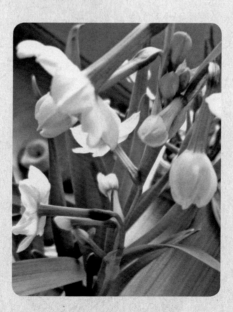

水仙花根

科属与特征　即水仙花的鳞茎。

成　　分　主要含多种生物碱、如多花水仙碱、伪石蒜碱等。

炮　　制　取鳞茎除去残茎和须根，用清水洗净，入沸水稍烫取出晒干，或切片晒干。大多生鲜用。

性味与功能　味甘苦微辛，性寒有毒。清热，散毒，消肿。

应　　用　乳痈，痈疽疮毒，无名肿毒，百虫咬伤。

用量与用法　外用捣烂敷患处。因有毒只作外用，不宜内服。

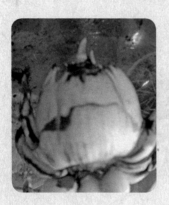 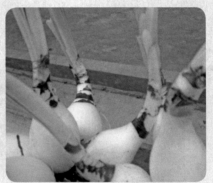

水 杨 柳

别　　　名　水柳仔、水杨梅、水柳、水麻、虾公岔树。

拉 丁 学 名　*Homonoia riparia* Lour.

科属与特征　为大戟科，水柳的根叶。常绿小灌木。茎直立。单叶互生又种单叶对生，叶狭披针形，叶面绿色，底面淡绿色。腋生穗状花序，结蒴果扁桃形，种子卵形。生长于水田旁、溪边、沙湿地之处。各地均有少量分布。

性味与功能　味苦性寒。清热利尿，凉血止血。

应　　　用　黄疸，肾结石，胆囊结石，小便淋浊，尿血，便血，痈疽，疮肿。

用量与用法　10 ～ 20 克，水煎服。

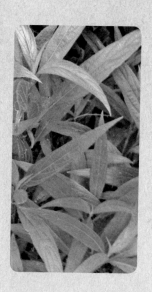
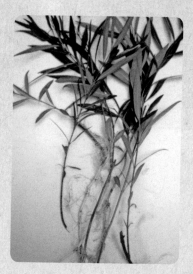

天　冬

别　　　名 天门冬、大当门根、奶薯、万岁藤、天棘、多儿母、白罗杉、娑罗树。

拉 丁 学 名 *Asparagus cochinchinensis* (Lour.) Merr.

科属与特征 为百合科天门冬的根块。攀缘状多年生草本，茎细，叶枝状，叶线形，扁平。主茎上的鳞状叶常变短刺。花簇生叶腋，黄白色下垂，长卵形。浆果球形，熟时红色。块根肉质，簇生，长椭圆形或纺锤形，外表褐色。表皮剥去，内呈灰黄色或黄白色，半透明。生长于荒山林中，亦有栽培。

成　　　分 根主要含天门冬素、黏液质、甾体、皂苷等。

炮　　　制 鲜根应洗净去须，入沸汤中煮至外皮易剥去为度。捞出置清水中，趁热剥去外皮，洗净晒干或烘干。

性味与功能 味微苦，性寒无毒。滋阴降火、清肺润燥。

应　　　用 阴虚发热，肺虚咳嗽，肺痿咳血，咽喉红痛，口干舌燥，粪燥便结。

用量与用法 10～25克，水煎服。

注 虚寒便秘慎用。

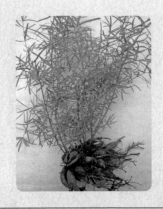
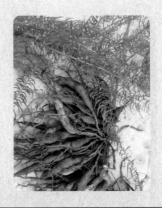

四画

天 胡 荽

别　　名　鸡肠菜、偏地草、满天星、遍地锦、铺地锦、地钱草、破铜钱、肺风草、明镜草、蔡达草。

拉 丁 学 名　*Hydrocotyle sibthorpioides* Lam.

科属与特征　为伞形科天胡荽的全草。多年生草本。茎细长，多分枝，匍匐地面，节上生根。叶互生，呈圆心形，有掌状浅裂，光泽无毛，叶柄长。腋生伞形花序，花梗端开小花，花白绿色。结双悬果心形或略呈球状。生长于路旁、庭园、沟边。各地均有分布。

成　　分　全草主要含黄酮苷、氨基酸和酚类等。

性味与功能　味苦辛，性微寒有小毒。清热解毒，利尿消肿，

应　　用　肝炎黄疸、小便不利、咽喉肿痛、赤白痢下、泌尿结石、中耳炎、无名肿毒、跌打损伤等。

用量与用法　全草15～30克，水煎服。外用适量捣烂敷患处。

用　　方　1. 全身瘰疹，用本品30克煎汤服。

2. 跌打肿痛，用天胡荽适量加酒适量捣烂敷患处。

3. 疔疮肿痛，用鲜全草，蜜少许，捣烂敷患处。

4. 尿道结石，用天胡荽60克水煎服。

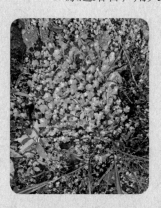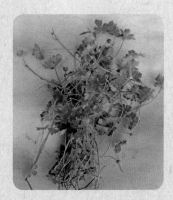

福建高山本草

154

天花麦

别　　　名　金荞麦、天荞麦，野荞子、金锁银开、苦荞头、铁石子、五毒草、甜麦、花麦、野三角麦、铁花麦。

拉丁学名　*Polygonum Cymosum* Meisn.

科属与特征　为蓼科天花麦的根或茎。多年生草本，茎从根生10条，茎直立有节，中空，绿色，亦有淡红色，茎节处淡红色。叶互生，叶戟状类三角形，叶面绿色，底面淡绿色，微有柔毛，全缘，叶柄淡红色。腋生或顶生聚伞形花序，花小，白色花瓣5片。结瘦果类三棱形。根肥大横走，多结节，多须根，根外皮较薄，红褐色，内乳白色质坚硬。生长于园地、路边阴湿处。多有栽培，各地均有分布。

炮　　　制　取根茎除茎叶、须根，用清水洗净，闷软，切片晒干。

性味与功能　味淡微涩。性平。清热，活血，健脾。

应　　　用　肺热咳嗽，咽喉痛，咳血，吐血，腰腿疼痛，妇女经痛，痢疾，胃脘胀痛，消化不良，瘰疬，痈疽，蛇咬伤。

用量与用法　根茎10～40克，水煎服。外用适量捣烂敷或磨汁涂患处。

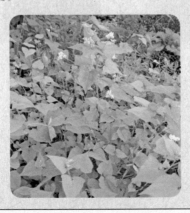

天芥菜

别　　名	茶匙廯、白苴、白爹。
拉丁学名	*Heliotropium europaeum* L.
科属与特征	为堇菜科天芥菜的全草。多年生草本，茎匍匐地面。叶丛生，椭圆形，有叶柄，边缘有锯齿，全体被有短毛。花腋生，白色。结果椭圆形，内有细小种子。生长于山坡、园岩、湿地。各地均有分布。
性味与功能	味甘微苦，性寒。清热，解毒，消肿。
应　　用	咽喉肿痛，眼红目赤，疔疮肿毒。
用量与用法	15～30，水煎服。外用适量捣烂敷患处。
用　　方	扁桃体炎喉红肿痛，用天芥菜50克水煎加蜜调服。

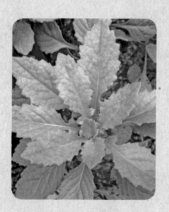
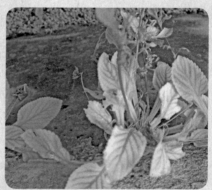

天 名 精

别　　　名 麦句姜、天门精、葵松、鹤虱草、皱面草、天芜菁、蚵坡草、玉门精、杜牛膝、母猪芥。

拉 丁 学 名 *Carpesium abrotanoides* L.

科属与特征 为菊科天名精的根和叶。多年生草本，茎直立，多分枝。叶互生，长椭圆形，叶边缘微有锯齿或全缘。叶面深绿色，底面淡绿色。腋生头状花序，总苞钟形，花冠有齿裂，花瓣黄色。结瘦果有纵沟。生长于山野中。各地均有少量分布。

成　　　分 主要含天名精酮、天名精内脂。

性味与功能 味微辛甘咸，性凉。清热，利尿，止血。

应　　　用 扁桃体炎，咽喉肿痛，肝炎，牙周炎，小便不利，口渴，鼻血，尿血，血淋，吐血，疮毒疔肿，皮肤痒疹。

用量与用法 10～15克，水煎服。外用适量捣烂敷患处。

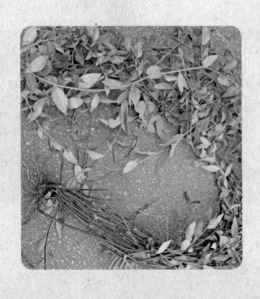

天水蚁草

别　　名 白调羹、石曲菇、下白鼠曲草、黄花草。

拉丁文名 *Gnaphalium hypoleucum* DC.

科属与特征 为菊科秋鼠曲的全草。一年生草本，质较硬，整株被白绵毛。叶互生，叶线形，全缘，叶面绿色、叶底面白色，均有白色绵毛。顶生头状花序，复伞形排列，总苞片5裂，白色或淡黄色。花管状，黄色。结瘦果长圆形，冠毛黄白色。生长于园岩、山坡、荒地。各地均有少量分布。

炮　　制 将鲜鼠曲拣净杂质，洗净泥沙，切段片晒干。

性味与功能 味甘微苦，性平无毒。祛风解毒，化痰止咳。

应　　用 伤风感冒，气喘，咳嗽多痰，胃炎，下肢溃疡，湿疹，中耳炎，风疹。

用量与用法 10～20克，水煎服。外用捣烂敷患处。

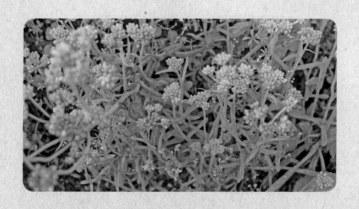

天香炉

别　　　名	大香炉、小金钟、金石榴、葫芦草、野石榴、天吊香、细架金石榴、仰天钟、山牡丹。
拉 丁 文 名	*Osbeckia chinensis* L.
科属与特征	为野牡丹科金锦香全或根。多年生直立草本，茎有4棱，髓部中空。叶对生，披针形，主脉4条，上下面有粗毛。顶生数枚花，成头状花序，花瓣微紫红色。根细长，圆柱形，褐色，质硬而脆。生长于路边、山坡、荒地。各地均有分布。
成　　　分	主要含氨基酸、黄酮苷、酚类。
性味与功用	味微辛微涩，性温。祛风祛湿，活血止痛。
应　　　用	腰腿酸痛，感冒咳喘，泄泻痢疾，吐血，便血，妇人闭经，胃脘气痛，跌打损伤。
用法用量	全草10～30克，水煎服。外用适量研末调敷患处。
用　　　方	1. 腹泻里急后重，用天香炉30克水煎服， 2. 跌打损伤肿痛，取适量天香炉用老酒敷搓肿痛处。

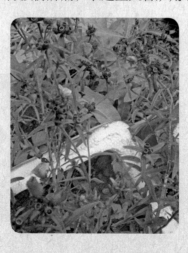

天竹根

别　　名	徐长卿、天竹香、观音竹、料刁竹、石下长卿、天竹、溪柳、蛇草、牙蛇消、土细辛。
拉丁学名	*Cynanchum paniculatum* (Bunge) Kitagawa.
科属与特征	为萝摩科，多年生草本。茎细刚直，节间长，生细圆柱状，灰绿色。叶对生，披针形至线形，全缘。腋生顶头圆锥花序，总花柄多分枝，花多数梗细。花萼深裂，卵状披针形，花冠黄绿色。结菁葖果。根茎短，须状根较多，细长，黄褐色。野生于山谷、山坡、川泽阴湿地。各地均有少量分布。
炮　　制	将原药拣去杂质，用清水洗净，稍闷透，切段片晒干。
性味与功能	味辛，性温无毒。利水，止痛，解毒。
应　　用	水肿，腹水，小便不利，风湿关节痛，胃痛，牙痛，湿疹，痧暑痛，跌打损伤，蛇咬伤。
用量与用法	10～20克，水煎服。外用煎汤洗患处。
用　　方	1. 绞肠痧腹痛或吐泻，用天竹根30克水煎服。
	2. 荨麻疹，用天竹根60克水煎服。
	3. 跌打伤肿痛，用鲜天竹根炖酒服，余渣擦敷患处。

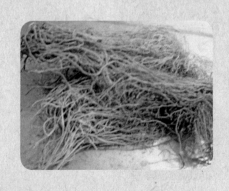

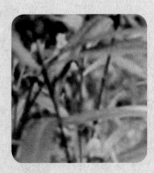

天竺桂

别　　　名	土桂、野桂。
拉 丁 学 名	*Cinnamomum japonicum* Sieb.
科属与特征	为樟科天竺桂的根或皮。常绿乔木，树木红褐色，有香气。叶互生，略为革质，长椭圆形，全缘略呈波状。叶面深褐色，有光泽，叶底面淡绿色，平滑，无毛。腋生伞形花序，花小，黄色，花被6裂，裂片2轮排列，圆形或椭圆形。结核果球形，成熟后为暗紫色。生长于山野或栽培。各地均有少量分布。
炮　　　制	取根或皮分别用清水洗净，切片晾干。
性味与功能	味辛甘性温。温脾散寒，祛风止痛。
应　　　用	四肢厥冷，腰膝痹痛，脘腹冷痛，关节疼痛，小便不利，吐泻，水肿，头痛，月经不调。
用量与用法	皮3～10克；根10～20克，水煎服。

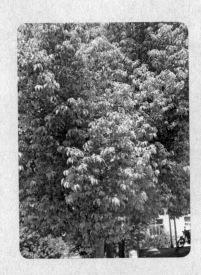
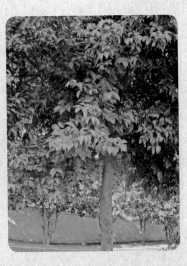

太子参

别　　名	童参、孩儿参。
拉 丁 学 名	*Pseudostellaria heterophylla* (Miq.) Pax ex Pax et Hoffm.
科属与特征	为石竹科异叶假繁缕的块根。多年生草本，茎近四方形，上部类圆，绿色，下部紫色，节略膨大。叶对生，略肉质，披针形成十字形排列，边缘见波状。腋生白色花，花梗细长，绿色。结蒴果球状，内种子扁圆形，有疣状形。根块长纺锤形或细长条形，表面黄白色，断面黄白色。各地均有栽种。
成　　分	含果糖、皂苷、淀粉。
炮　　制	采挖后用清水洗净，入沸汤浸泡5分钟左右取出晒干。
性味与功能	味甘微苦，性温无毒。补脾益肺。
应　　用	脾虚食少，消化不良，肺气虚咳嗽，多汗，心悸。
用量与用法	10～30克，水煎服，或入丸散。

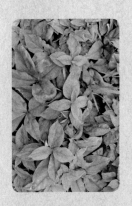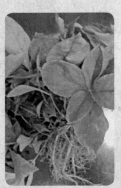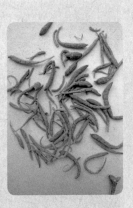

王 瓜

别　　　名	杜瓜、花粉、土瓜、山冬瓜、鸽蛋瓜、水瓜。
拉丁学名	*Trichosanthes cucumeroides* (Ser.) Maxim.
科属与特征	为葫芦科王瓜的根。多年生攀缘草本。茎细长，有卷须。叶互生，掌状，有浅裂，边缘有齿。花腋生，苞片小，披针形，花冠白色，花柱线形。结果为浆果，长椭圆形，从绿至红色。根块肥大，外皮浅黄色，断面白色。
成　　　分	果含胡萝卜素、番茄烃；根主要含蛋白质、淀粉、胆碱、精氨酸等。
炮　　　制	根：用清水洗净，浸泡1小时，取出待湿润透，切片晒干。
性味与功能	味苦，性寒无毒。清热生津，祛瘀破血。
应　　　用	烦热口渴，大便秘结，小便不利，经闭瘀血，跌打损伤。
用量与用法	根15～20克，水煎服。
注	孕妇禁用，具有堕胎之弊。

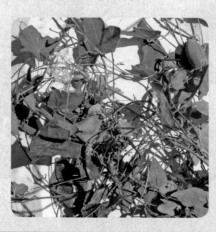

乌饭果

别　　　名	南炖子、纯阳子、粘肉枯、乌粘、乌饭子、米饭果。
拉丁学名	*Vaccinium frague* Franch.
科属与特征	为杜鹃科乌饭果的果实。常绿灌木，亦见小乔木。茎枝均灰褐色。叶互生，椭圆形，边缘有锯齿，叶革质。腋生总状花序，萼钟状，花冠白色。结浆果球形，红褐色至黑色。根坚韧，红褐色。生长于荒山、路旁。各地均有分布。
成　　　分	果实主要含糖，苹果酸、柠檬酸等。
性味与功能	味甘酸，性平无毒。强筋益肾，固精涩肠。
应　　　用	腹泻下痢，体虚气弱，腰酸梦遗，赤白带下。
用量与用法	15～30克，水煎服。

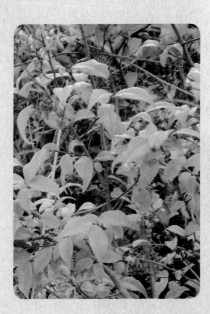

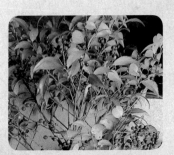

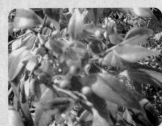

乌饭果根

别　　　名	土千健、千年矮。
性味与功能	味酸涩微苦，性平。疏肝止痛，散瘀消肿。
应　　　用	牙齿痛、跌打损伤、黄疸、胁痛等。
用量与用法	根 20～30 克，水煎服。
用　　　方	1. 牙齿肿痛，用根 50 克、桑白 30 克水煎服。
	2. 肝炎用根茎 60 克，赤苓柴根 50 克水煎服。

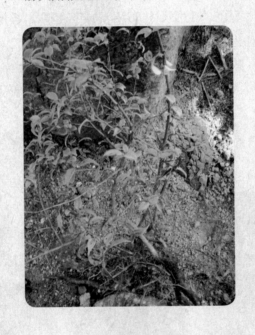

乌脚枪

别　　名 乌细芒、过坛龙、铁钱草、铁线蕨、鸡骨草。

拉丁学名 *Adiantum flabellulatum* L.

科属与特征 为铁线蕨科铁线蕨的全草。多年生草本，根茎直立，紫黑色，坚韧。叶革质，每叶轴左右两侧排小羽片交错互生，羽片椭圆形至扇形，如互状排列于叶轴上，黑褐色，光亮，有孢子囊生于小羽片。根有须，黑褐色。生长于林下阴湿或石缝中。各地均有分布。药源缺。

性味与功能 味苦微辛涩。清热利湿，止咳，消瘀。

应　　用 黄疸性，喘咳，痢疾，吐血，便血，小便不利，淋沥，跌打损伤，外伤出血。

用量与用法 全草 15～30 克，水煎服。外用研末或捣烂用。

用　　方 气管炎咳喘，用乌脚枪 30 克加蜂蜜少许水煎服。

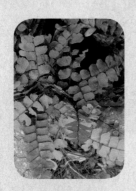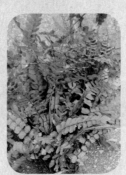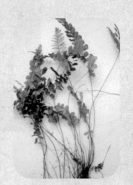

乌 脚 乳

性味与功能　味苦微辛，性凉。清热，止咳，活血。

应　　用　肺热胸痛，咳嗽，咳血，外伤红肿。

用量与用法　15～30克，水煎服。外用适量捣烂敷患处。

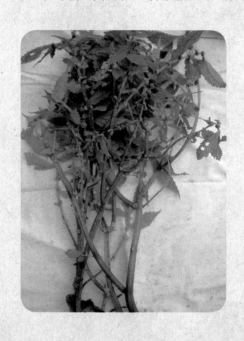

乌 韭

别　　名　大叶金花草、雉鸡尾、凤凰尾、土黄连、乌蕨。

拉丁学名　*Stenoloma chusanum* Ching.

科属与特征　为陵齿蕨科乌韭的全草。多年生草本,茎坚硬。叶近生,叶柄较长,棕褐色,光亮。叶革质,羽状分裂,披针形,绿色,亦有绿棕交杂,每裂片叶背的边缘,有孢子囊群着生。根须横向,靠根茎密被红褐色鳞化。生长于林下山坡地。各地均有分布。

成　　分　主要含牡荆素、丁香酸和原儿茶酸等。

性味与功效　味微苦微涩,性寒无毒。清热解毒止,血利湿。

应　　用　伤风感冒、流行性感冒、咳嗽气粗、痢疾、吐血、尿血、黄疸、白带白浊等。

用量与用法　全草 20～30 克,水煎服。

用　　方　1. 黄疸性肝炎,用全草 50 克水煎常服。

2. 尿血,用全草 60 克水煎加冰糖服。

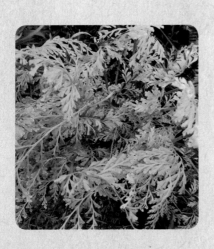
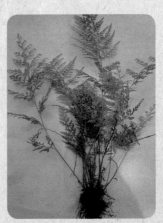

乌桕树根皮

别　　　名 乌桕皮、乌桕木根皮、桕柴、乌桕、卷根白皮、卷子根、虹树、蜡子树、琼树。

拉丁学名 *Sapium sebiferum* (L) Roxb.

科属与特征 为大戟科乌桕木根皮或茎皮，落叶乔木。根皮暗灰色，有浅纵裂。幼枝淡黄色。叶互生，纸质。叶片菱状卵形，全缘。叶面与底面均绿色，到秋天变浅红色。顶生穗状花序，花小，黄绿色，花萼杯状。结蒴果近球形，成熟时黑色。内种子近圆形，黑色，外光滑。生长于林旁、旷野，也栽种。各地均有分布。

炮　　　制 将乌桕剥取根皮或茎皮，除去木栓层，用清水洗稍闷，切丝片晒干。

性味与功能 味苦微涩、性微温有小毒。杀虫解毒，利尿通便。

应　　　用 肝硬化腹水，小便不利，水肿，湿疹，皮疹，疔疮，蛇咬伤，跌打损伤。

用量与用法 皮 10～15 克，水煎服。外用适量研末调敷。

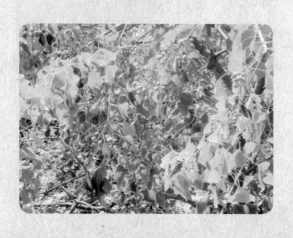

乌桕叶

别　　　名　虹叶、桕树叶、桊子叶。

科属与特征　为大戟科，乌桕树叶。叶呈浅绿色或茶褐色，呈菱状斜方形。先端渐尖，基部楔形，有小腺体2枚。主脉突起，侧脉羽状，纸质。叶全缘。

炮　　　制　拣净杂质，用清水洗净，切丝片晒干。

性味与功能　味苦，性微温，有小毒。利湿祛毒。

应　　　用　湿疹，疥疮，痈肿疔疮，湿疹溃疡，癣，蛇咬伤。

用量与用法　6～12克，水煎服。外用适量捣烂敷或煎汤外洗。

用　　　方　脚癣痒，用乌桕叶适量煎汤洗患处。

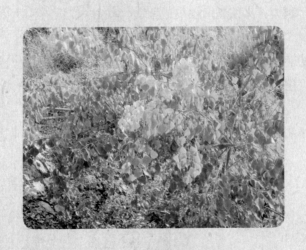

乌桕子

别　　　名	乌茶子、桕树子。
科属与特征	为大戟科即乌桕树的种子。呈扁卵形，背面隆起如龟背状，腹面平，有一条浅沟纹，外皮乳白色，质坚硬，内种皮薄，红棕色。种仁黄白色，有油性。
炮　　　制	将原药拣净杂质，筛去灰屑晒干。
性味与功能	味甘、性凉有小毒。逐水通便，杀虫解毒。
应　　　用	实证水肿，大小便不通，疥疮，湿疹，皮肤皲裂。
用量与用法	3～6克，水煎服。外用适量捣烂敷患处。
用　　　方	据《南方主要有毒植物》，乌桕的乳白色树液、树叶和果有毒，误食种子引起呕吐、腹泻、腹痛、口干或头痛、眼花、耳鸣、失眠、心慌、严重咳嗽、喉痒、出冷汗等。解救法：洗胃，必要时导泻；内服活性炭，能口服的饮淡盐水，或静滴5%葡萄糖盐水及对症治疗，给予止痛（阿托品）或针刺上中脘及足三里穴。循环系统衰竭时给予兴奋剂或冬蜜糖冲服。

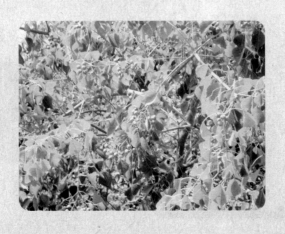

乌 梅

别　　名　熏梅、梅实、春梅。

拉丁学名　*Prunus mume* (Sieb.) Sieb.et Zucc.

科属与特征　为蔷薇科梅的果实。落叶小乔木，多分枝，淡绿色。叶互生，长圆状卵形，边缘有锯齿，白色或粉红色，苞片鳞片状，萼筒钟状，有 5 裂片。结核果呈不规则球形，一侧有浅槽，绿色，熟时黄色，核坚硬。各地均有栽培。

成　　分　主要柠檬酸、苹果酸、碳水化合物。

炮　　制　将原药去杂质，按大小分开，分别烘 2 昼夜左右，干至果肉黄褐色方可。

乌梅炭：取乌梅用武火炒至鼓起见其焦枯，喷水炒至黑或焙干。

性味与功能　味酸，性平。生津，止血，安虫。

应　　用　心烦口渴，咳嗽，痢疾，久泻，尿血便血，蛔虫痛。

用量与用法　10 ～ 20 克，水煎服，或入丸药。

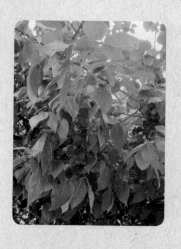
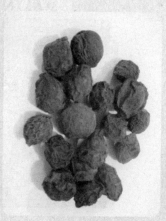

乌 药

别　　　名　旁琪、矮樟、钱柴头、钱柴锤、钱其柴、白叶柴、青竹香。

拉丁学名　*Lindera nggregata* (Sins) Kosterm.

科属与特征　为樟科乌药的根。灌木或小乔木，多分枝而坚韧。叶互生，革质，椭圆形，全缘。叶面绿色，底面绿白色。腋生伞形花序，簇生多数小花，黄绿色。结核果球状，绿色至黑色。根木质膨大粗壮，有的成念珠形，或纺锤形略弯。生长于灌木林中或荒山中。各地均有分布。

成　　　分　含钓樟醇、乌药酸等。

炮　　　制　将原药去杂质，大小分开，分别用清水浸泡，常换清水，待软切片晒干。

性味与功能　味辛微苦，性温。顺气，解郁，止痛。

应　　　用　脘腹胀痛，气逆反胃，吐食不消，疝气痛，小便频数。

用量与用法　10～20克，水煎服。

用　　　方　胃胀痛嗳气，用乌药30克，降真香15克水煎服。

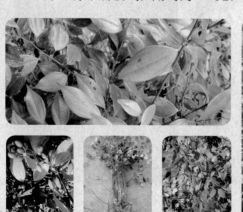
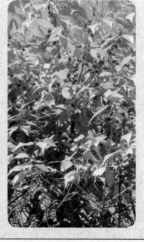

无 根 藤

别　　　名	无头根、无根草、无头藤、毛头藤、罗网藤。
拉 丁 学 名	*Cassytha filiformis* L.
科属与特征	为樟科无根藤的全草。缠绕寄生藤本，茎线形而长，似盘状吸根攀附于其他植物上，绿色或黄绿色，无毛或稍有毛，叶退化为微小的鳞片。花白小。结果肉质，球形，似绿豆大小。生长于灌木丛中。各地均有少量分布。
炮　　　制	取全草拣净杂质，切段片晒干。
性味与功能	味微苦性凉。清热利湿，活血通淋。
应　　　用	湿热黄疸，感冒发热，淋病，头痛，结石，鼻血，遗精，白浊，疖肿。
用量与用法	10～15克，水煎服。

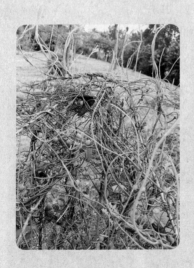
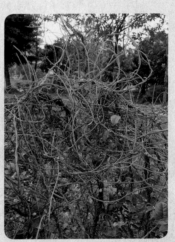

无 花 果

别　　　名　蜜果、文仙果、品仙果、天生果、映日果。

拉丁学名　*Ficus carica* L.

科属与特征　为桑科无花果的果实。落叶灌木或小乔木，多分枝，表皮灰白色。叶互生扇或掌形，革质，粗糙，边缘有深裂缺，不规则波齿。叶脉明显，深绿色。夏季见叶腋中有小圆点，绿色逐渐长大，成球形，绿色，亦有梨形，淡紫色或紫色，成熟时肉质浆果，剥去外皮果肉丝状与子聚合一起，味甜蜜。主根一条，分根亦大亦小，较多黄褐色，断面黄白色。各地均有栽培。

成　　　分　果实主要含葡萄糖、果糖、蔗糖、柠檬酸等。

性味与功能　味甘性平。健胃润肠，消肿解毒。

应　　　用　消化不良、饮食不振、祛痰止泻、痢疾、喉痛、痔疮等。

用法与用量　果 15 ～ 30 克煎汤服，或成熟生服。

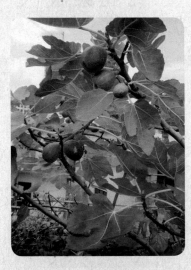

无花果叶

性味与功能　味甘微辛，香气浓厚，性平。除湿热，祛疮毒。

应　　　用　痔疮、肿痛、胸闷等。

用量与用法　叶 15 ～ 30 克煎汤服或用叶 30 ～ 50 克炖猪脚。

用　　　方　痔疮，用叶 100 克煎汤外洗，或煎沸汤置盆中用气熏痔疮。

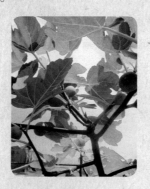

无花果根

性味与功能　味微苦微辛。祛湿解毒，软坚散结。

应　　　用　风湿性关节炎，腰酸疼痛，手足麻木，痔疮，瘰疬。

用法与用量　根 30 ～ 50 克，水煎服，或与猪骨合炖服。

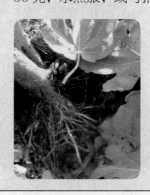

无 患 子

别　　　名 患子、木患子、油患子、桂圆肥皂、菩提子、卢鬼木、
黄目树、栌木、桓、噤娄、无患树。

拉 丁 学 名 *Sapindus mukorossi* Gaertn.

科属与特征 为无患子科无患树的种子。落叶乔木，枝向外伸展。
羽状复叶互生，椭圆形或披针形，全缘，革质，叶脉
明显。顶生或侧生圆锥花序，花冠淡绿色，卵状披针
形，花盘杯状，花丝有软毛。结核果球形，熟时黄色，
种子球形黑色。

成　　　分 种子主要含蛋白质、脂肪；核含油。

性味与功能 味苦微涩，性平有小毒。清热解毒，消食化积。

应　　　用 感冒发热，咽喉肿痛，咳嗽音哑，疳积食滞，白浊白带。

用量与用法 子 10～20 克，水煎服，或煨熟吃。

用　　　方 扁桃体肿痛，用无患子 15 克，马勃 10 克水煎服。

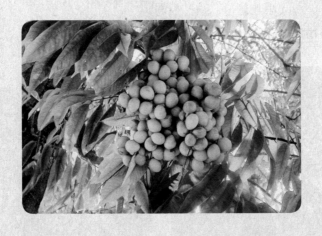

五加皮

别　　　名	五加、刺五加、文章草、五花、刺通、白刺、五花眉、茨五甲、白芦刺、鸡脚风、南五加皮。
拉丁学名	*Acanthopanax gracilisty lus* W.W.Smith.
科属与特征	为五加科刺五加的根皮，灌木。茎直立或攀缘。叶簇生或互生，掌状复叶，多是5叶，叶近棱形，边缘有锯齿。叶面深绿色，底面淡绿色。叶柄有小刺，或光滑无刺，小叶无柄。腋生伞形花序，花黄绿色。结浆核果类球形，熟时紫黑色，内种子淡褐色。生长于山坡，也有栽培，各地均有分布。
成　　　分	五加皮根主要含鞣质、挥发油、亚麻酸、维生素等
炮　　　制	将根皮用清水洗净，待闷软，切片晒干。
性味与功能	味微辛苦，性微温。祛湿止痛，活血壮骨。
应　　　用	腰腿疼痛，关节酸痛，四肢无力，脚气，头晕，阳痿，小儿行迟，跌打损伤，
用量与用法	6～20克，水煎服，或浸酒服。

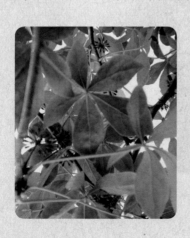 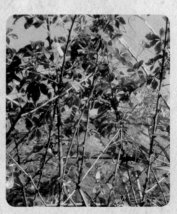

五色梅

别　　名 大红绣球、马缨丹、绣球、如意花、龙船花、山大丹、五彩花、红花刺、婆姐花。

拉丁学名 *Lantana camara* L.

科属与特征 为马鞭草科马缨丹的叶或带花叶的嫩枝。茎直立，稍有毛，微见有刺。叶对生，矩圆状卵形，边缘有钝齿，叶脉明显又粗糙，底面有毛，均深绿色。腋生头状稠密的花序，花冠多种色如黄、白、红、粉红和大红等。状形如圆球故称其"绣球"。结核果球形，肉质，紫黑色，内有 2 粒小坚果。生长于路旁，也栽培。各地均有分布。

成　　分 主要含黄酮苷、氨基酸、马缨丹烯、还原糖、生物碱、鞣质和树脂等。

炮　　制 将全草叶或根茎分别用清水洗净，叶切丝片，根茎切片晒干。

性味与功能 味甘苦微辛，性凉。清热，活血，利湿。

应　　用 疟腮，风热感冒，牙肿痛，风湿痛，腰脚痛，脚气，跌打损伤。

用法与用量 10 ~ 30 克，水煎服。

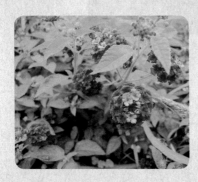
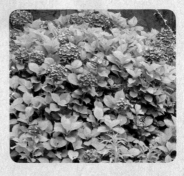

五色梅花

别　　　名　绣球、如意花、五彩花、龙船花。

科属与特征　为马鞭草科。马缨丹的花。特征同上五色梅。

性味与功能　味甘微苦，性凉。活血，止痛，利湿。

应　　　用　咳血，吐血，腹痛，暑热头痛，腹泻，湿疹，跌打损伤。

用量与用法　花6～12克，水煎服。外用煎汤洗患处。

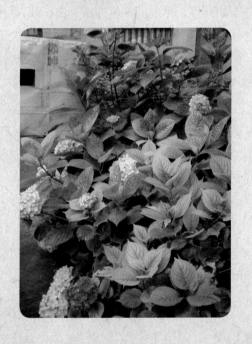

五味子

别　　　名	五味、玄及、山花椒。
拉丁学名	*Schisandra chinensis* (Turez.) Baill.
科属与特征	为木兰科五味子的果实。落叶木质藤本，皮灰褐色。单叶互生卵形，革质，边缘有小锯齿。叶脉明显，叶面绿色。又有另种土五味，五叶，椭圆形，叶面绿色，底面乳白色，边缘有锯齿。两种花被均是排列在花托上，成穗状，结浆果球形，从绿色到成熟红色。生长于山野。各地均有少量分布或栽培。
成　　　分	果实主要含挥发油、五味子醇、柠檬酸、苹果酸、柠檬醛。
炮　　　制	五味子，用清水洗净，入蒸笼内蒸透，取出晒干。 酒五味子，将净五味子用黄酒拌匀，入蒸笼内隔水蒸，待酒吸尽，取出晒干。每10千克五味子，用2千克酒。
性味与功能	味酸微甘苦咸，性温。益肺，滋肾，生津，止汗，涩精。
应　　　用	咳嗽，止泻，痢疾，口干，盗汗，自汗，遗精，五劳，烦渴。
用法与用量	子10～15克，水煎服。

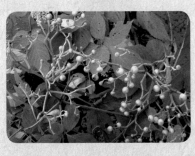

五 爪 龙

别　　名　五叶藤、五叶金龙。

拉 丁 学 名　*Ipomoea cairica* (L.) Sweet.

科属与特征　为旋花科五爪金龙的茎叶或根。多年生缠绕藤木，茎灰绿色。叶互生，通常有 5 个深裂，裂片椭圆披针形，全缘。聚伞花序，花冠漏斗形如喇叭状，淡紫色。果及种子浅棕色。生长于山坡。各地均有栽培。

性味与功能　味微甘微辛，性寒无毒。清热，利尿，解毒。

应　　用　肺热咳嗽，尿道结石，小便不利，尿血，痈疮红肿。

用量与用法　茎叶 6 ～ 12 克，水煎服。外用捣烂敷患处。

**　　　注**　虚寒者禁忌。

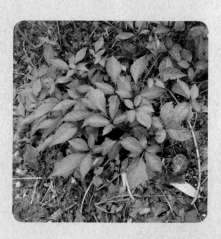
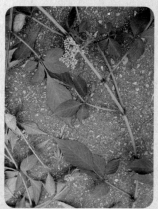

五指毛桃根

别　　　名　土黄芪、土五加皮、五指牛乳根、粗叶榕、三爪龙。

拉丁学名　*Ficus simplieissima* Lour.

科属与特征　为桑科粗叶榕的根。灌木或小乔木，全株直立，披灰黄色的茸毛，小枝中空。草叶互生，长椭圆状披针形或广卵形，边缘有锯齿。腋生成对花序，花黄绿色，萼草紫色。结瘦果椭圆形。生长于路旁、山坡、沟谷等地。各地均有分布。

性味与功能　味甘淡性微温。健脾补肺，化湿止痛。

应　　　用　咳嗽、气喘、肺痨多汗、体虚、盗汗、风湿疼痛、肢倦无力、胁痛、白带、乳汁不通等。

用量与用法　根 30 ～ 60 克，水煎服，或炖猪脚服。

用　　　方　腰痛，腿软无力，用五指毛挑根 50 克炖猪脚服。

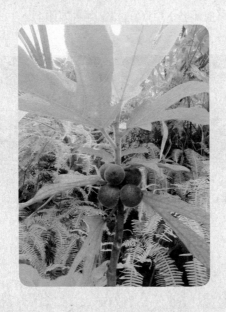

瓦　莲

别　　　名	瓦松、向天草、厝莲、瓦花、昨叶何草、石莲花、屋上无根草。
拉丁学名	*Orostachys fimbriat* (Turcz.) Berger.
科属与特征	为景天科瓦松的全草。多年生肉质草本，全草绿色。茎部叶比较紧靠一起如莲蓬座，叶侧披针形，绿色，边缘有软刺。花梗侧生于茎上，顶生见穗状片叶肥厚，呈伞形圆锥花序，萼片长圆形，花瓣淡红色，全草清脆易碎。生长于屋顶、石头或墙头上。各地均有分布。
性味与功能	味酸微苦，性凉无毒。清热利湿，止血消肿。
应　　　用	黄疸，淋沥，湿疹，吐血，鼻血，尿血，血痢，痢疾，痈毒，疔疮，汤火伤。
用量与用法	全草 15～20 克，水煎服。外用适量捣烂敷患处。
用　　　方	鼻血不止，用瓦莲 30 克水煎服。

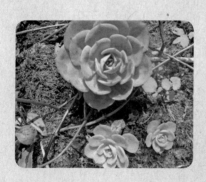

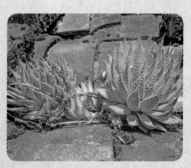

瓦 韦

别　　名	剑丹、七星草。
拉丁学名	*Lepisorus thunbergianus* (Kaulf.) Ching.
科属与特征	为水龙骨科，多年生草本。叶根生，叶柄短，叶片线状披针形，革质。叶面深绿色，底面淡绿色。群生孢子囊，圆形稍突起，棕黄色。根茎横走，较粗壮，黑褐色，有根须。生长于石面或树干皮上。
成　　分	主要含底甾酮。
炮　　制	将原药拣净杂质，用清水洗净，切丝片晒干，
性味与功能	味微苦，性寒。止血，利尿。
应　　用	咳嗽吐血，尿淋沥，小便浊，痢疾，牙疳，跌打损伤，蛇咬伤。
用量与用法	10～30 克，水煎服。外用捣烂敷患处。
用　　方	痢疾尿赤，用瓦韦 60 克水煎服。

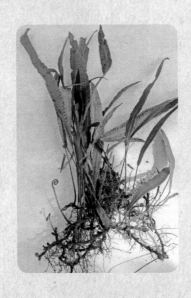

文　竹

别　　　名	蓬莱竹。
拉 丁 学 名	*Asparagus setaceus* Bak.
科属与特征	为百合科文竹的全草。多年生草本，茎细，木质攀缘状，叶状枝，对生排列，茎上部见白色鳞状叶，下部见有三角状刺。花小，白色。结浆果球形，紫黑色。根茎较长，略肉质。各地均有栽培。
成　　　分	主要含薯蓣皂苷、海柯皂苷。
性味与功能	味苦，性寒。凉血，利尿。
应　　　用	肺热咳血，尿淋沥，小便短赤。
用量与用法	10～30克，水煎服。

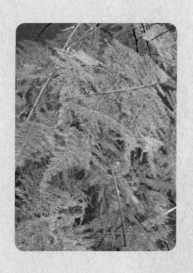
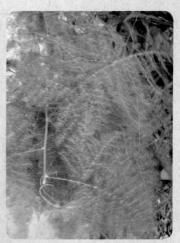

元宝草

别　　名	双合合，宝心草，宝塔草，对莲、对月草、对叶草、叶抱枝、叫叫草。
拉丁学名	*Hypericum sampsonii* Hance.
科属与特征	为藤黄科元宝草的全草。多年生本草。茎直立，圆柱形，光滑无毛，深黄色，断面中空。叶对生，长椭圆状披针形，全缘。两叶茎部连合在一起，叶面绿红色，叶底灰绿色。顶生聚伞形花序，黄色小花。结蒴果卵圆形。根部根须小，呈深黄色。生长于路旁、山坡、园岩地。各地均有分布。
性味与功能	味苦微辛，性微寒。止血解毒。
应　　用	鼻血、咳血、吐血、咽喉炎、音哑、扭伤痛、月经不调、通乳、止盗汗、蛇咬伤等。
用量与用法	全草 15 ～ 60 克，水煎服。
用　　方	脚扭伤肿痛，用元宝草适量加酒捣碎搓后敷患处。

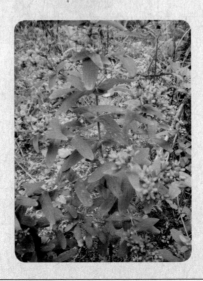

牙刷草

别　　　名	半边苏、大香薷、去水草、野苏。
拉丁学名	*Scutellaria barbata* D. Don.
科属与特征	为唇形科大香薷的全草。多年生草本，茎直立，四方形。叶对生，长椭圆形。叶边缘有钝锯齿。腋生或顶生轮伞形穗状花序或偏向一侧如牙刷状。花冠淡紫色，2唇形。结小坚果卵形。生长于山坡、荒野。各地均有分布。
性味与功能	味辛微苦，性温。祛风止痛。
应　　　用	感冒，头痛，全身疼痛，半边瘫痪，瘀伤吐血，呕吐，腹泻，疮毒。
用法与用量	6～30克，水煎药服。

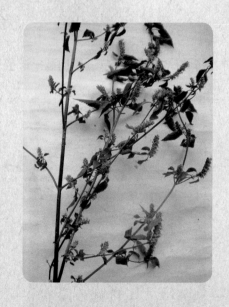

月季花

别　　　名	四季花、长春花、月月开、胜春、月月红、斗雪红、月光花、四季春、艳雪红、铜锤子。
拉 丁 学 名	*Rosa chinensis* Jacq.
科属与特征	为蔷薇科月季花的花。常绿直立灌木，枝圆柱形，有三棱形钩状皮刺。叶互生，羽状复叶，小叶 3 ～ 5，少见 7 叶，卵状长椭圆形，边有锯齿及腺毛。花常数朵簇生，红色或玫瑰色。结果实卵形。生长于路旁、山坡，也有栽培。各地均有分布。
成　　　分	与玫瑰相同。
性味与功能	味甘温，性平无毒。活血调经，消肿解毒。
应　　　用	月经不调，经痛，血瘀肿痛，跌打损伤。
用量与用法	6 ～ 10 克，水煎服。

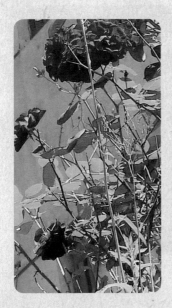
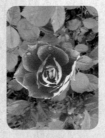
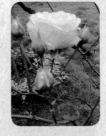
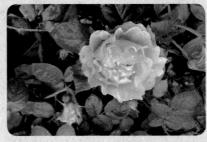

月 见 草

别　　　名	夜来香、待霄草、山芝麻、野芝麻。
拉 丁 学 名	*Oenothera erythrosepala* Borb.
科属与特征	为柳叶菜科红萼月见草的根。二年生的草本。茎直立。叶互生，茎下部叶有柄，上部叶近无柄。羽状复叶，叶长椭圆披针状形，边有锯齿。叶面绿色，底面淡绿色，两面有白色柔毛。花单生于枝端叶腋，花萼管细长，花瓣 4 片黄色。结蒴果圆崮形。生长于山坡，也栽培。各地均有分布。
性味与功能	味甘，性温。祛风祛湿，强筋壮骨。
应　　　用	风湿，腰脚疼痛，四肢无力，筋骨酸痛。
用量与用法	10～15 克，水煎服。

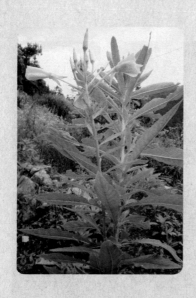
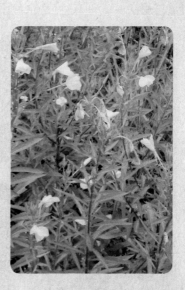

艾 叶

别　　　名	艾、艾蒿、蕲艾、大艾、艾草、火艾、五月艾、野艾。
拉 丁 学 名	*Artemisia argyi* Lévl. et Vant.
科属与特征	为菊科艾的叶。多年生草本。茎直立，圆柱形，被浅白色柔毛。叶互生，叶片卵状椭圆形，羽状深裂。裂片椭圆状，披针形，边缘有锯齿。叶面深绿色，有白色绒毛，叶片有的不分裂。顶生总状花序，花冠筒状，淡红色。结瘦果长圆形。生长于路旁、山坡或栽培。各地均有分布。
成　　　分	主要含挥发油、是荜澄茄烯、侧柏醇等。
炮　　　制	将艾叶拣去杂质及硬梗，洗净，切段片晒干。
	醋艾叶：将净艾叶置锅内用文火炒至焦褐色，喷淋米醋炒干，装瓮内密闭，闷一夜，取出收存。每10千克艾叶，用2千克醋。
	艾炭：将艾叶置锅内，用中火为断翻炒至焦黑见火星，用盐水喷洒，炒至干，取出装瓮内密闭一夜。存密闭瓮，中要紧密，不能漏气，否则燃烧的炭失去药效。
性味与功能	味苦辛，性温，无毒。温经散寒，理气止血，安胎。
应　　　用	脘腹胀痛、痢疾泄泻、月经不调、崩漏、带下、胎动不安、鼻衄、疮痈疹癣等。
用　　　方	1. 胃腹胀痛、呕逆，用艾叶15克加生姜6片水煎服。 2. 鼻血不止，用艾炭15克水煎服，或用艾炭研细末吹入鼻内止血。

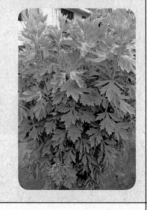

凹朴皮

别　　　名	鹅掌楸、双飘树、马褂树。
拉丁学名	1. *Liriodendron chinensis* (Hemsl.) Sarg.
	2. *Liriodendron tulipifera* L.
科属与特征	为木兰科鹅掌楸的皮。落叶乔木，树皮黑褐色，纵裂。叶互生，叶前端微凹或平截形，基部圆形或心形，每侧中部凹入形，边全缘。叶面密深绿色，底面淡绿色。花顶生杯状，外绿色内黄色。结聚合果，黄褐色。卵状锥圆形。生长于山谷林中。部分地区有少数分布或外地引种作观赏用。
性味与功能	味苦辛，性温。祛风祛湿，止咳。
应　　　用	风寒咳嗽，气急，四肢肿胀，腰腿痛。
用量与用法	10～15克，水煎服。

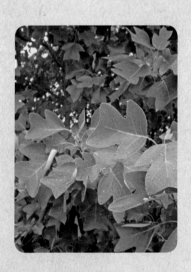
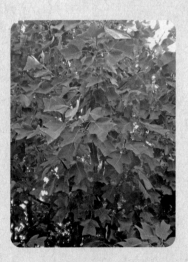

白背叶

别　　名 白背桐、白泡树、野桐、天青地白、狗屎团、白桐柴、白面风、白膜叶。

拉丁学名 *Mallotus apelta* (Lour.) Muell.-Arg.

科属与特征 为大戟科白楸的叶。小乔木，全株均被灰白色的茸花。叶互生，圆卵形，不规则的分裂或全缘，边有钝齿。叶上下面密披白色茸毛。腋生或顶生圆锥花序。结蒴果近球形，密生羽毛状软刺。子粒小，圆形，黑色有光泽。生长于路边、山坡或灌木丛中。各地均有分布。

性味与功能 味微苦涩，性凉。清热解毒，利湿止痛。

应　　用 叶：胃痛呕吐，皮肤湿疹，淋浊，口疮，痔疮，中耳炎，跌打损伤。

根：治肠炎、疝气、脱肛、肝炎、淋浊、腰腿疼痛、红眼睛、子宫下垂、白带等。

用量与用法 叶 10～15 克，水煎服；根 15～30 克，水煎服或外用。

用　　方 1.外伤出血，用白背叶适量捣烂敷患处。

2.中耳炎流脓，用白背叶根研细末，用 50% 酒精调，滴耳内。

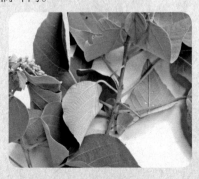

白背叶根

别　　　名　白背桐根、白朴根、野桐根、白膜根。

科属与特征　为大戟科，白楸的根。小乔木。特征同前。

成　　　分　主要含氨基酸、糖类、鞣质、酚类。

性味与功能　味微苦涩，性凉。清热，利湿，活血，固脱。

应　　　用　肠炎、疝气、脱肛、肝炎、淋浊、腰腿疼痛、红眼睛、子宫下垂、白带等。

用量与用法　15～30克，水煎服或外用。

用　　　方　慢性肝炎，用白背根40克，黄疸润40克水煎服。

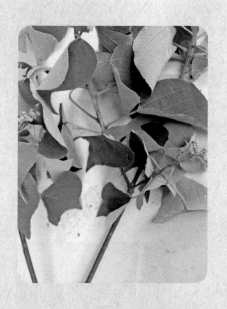

白赤吉

别　　　名	白赤戟。
性味与功能	味微辛，性平。益气，活血，止痛。
应　　　用	腰腿酸痛，四肢无力，跌打内伤疼痛，外伤肿痛。
用量与用法	15～30克，水煎服，或与猪瘦肉煎熬服。外用适量捣烂敷患处。

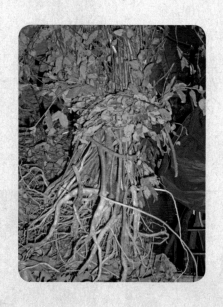

白杜鹃花

别　　　名	白花映山红、白蛇孝、白杜鹃。
科属与特征	为杜鹃花科白杜鹃花、叶或根。常年生草本，灌木。多分枝。单叶近轮生，叶革质，椭圆形，全缘，绿色，叶脉多。花顶生，花白色。蒴果有毛。
炮　　　制	花拣净杂质和残枝叶，晒干。根用清水洗净，稍闷润透，切片晒干。
性味与功能	味辛甘，性温，有毒。散瘀止血。
应　　　用	跌打损伤、吐血、血崩、痢疾、肠风下血、白带等。
用量与用法	花6～10克，根茎10～15克，水煎服。
用　　　方	肠风下血，用杜鹃花的根或合花15克水煎服。
注	量多易发生中毒，如恶心呕吐、头晕、呼吸困难等症，慎用。

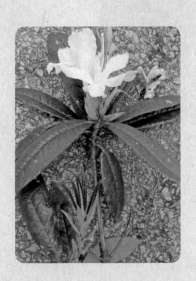
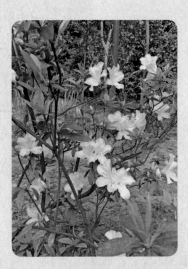

白饭豆

别　　　名	四季豆、龙爪豆、唐豇、六月鲜、三生豆、龙骨豆、唐豆、粉豆。
拉 丁 学 名	*Phaseolus vulgaris* Linn.
科属与特征	为豆科菜豆的种子。一年生缠绕草本。三出复叶，小叶片阔卵形。腋生总状花序，花有红、黄、白、紫色，花冠蝶形。结荚果带形，内种子 4～6 枚矩形白色或红棕色。各地均有栽种。
成　　　分	含蛋白质、葡萄糖、氨基酸、甘露醇等。
性味与功能	味甘淡，性平无毒。益脾，利尿，消肿。
应　　　用	水肿，脚气病。

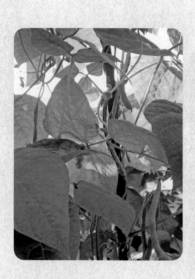
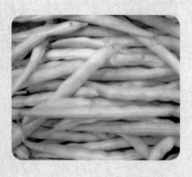

白 果

别　　名	银杏、灵眼、佛指柑、鸭掌树、鸭脚、公孙树。
拉丁学名	*Ginkgo biloba* L.
科属与特征	为银杏科银杏的种子。落叶乔木，树干直立，树皮灰色。叶互生，叶片扇形。花单性雌花聚生长于短枝上。结种子核果状椭圆形，外壳淡黄色或灰白色，平滑，边缘有棱线，内种仁淡黄色。
成　　分	含氰苷、赤霉、蛋白质、氨基、碳水化合物。
炮　　制	熟白果，取原药蒸或炒或煨熟，去壳用。
性味与功能	味甘苦涩，性平有小毒；定喘咳，缩小便。
应　　用	咳嗽，哮喘，小便频数，淋浊，白带。
用量与用法	6～12克，水煎服。

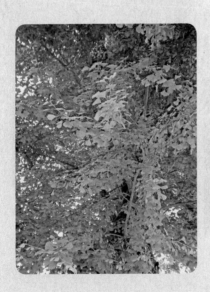

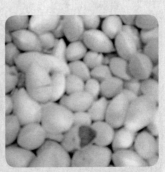

白　及

别　　　名	甘根、白芨、白给、白根、紫兰、朱兰、百笠、连及草。
拉丁学名	*Bletilla striata* (Thunb.) Reichb.f.
科属与特征	为兰科白芨的块根。多年生草本，叶抱茎 3～5 片，广披针形，全缘。顶生总状花序，花黄白色或淡红色，花被片狭椭圆形。结蒴果圆柱形。根块茎，肉质肥厚，黄白色，干燥根块茎坚硬，断面角质，用湿手拈之有黏感。生长于山野较潮处。部分地区有少量分布。
成　　　分	主要含淀粉、水分、葡萄糖、黏液质等。
炮　　　制	将干原药用清水洗净，浸泡 30 分钟左右，取出盛装，闷软切片晒干。
性味与功能	味甘微苦辛，性凉。补肺，止血，祛痛。
应　　　用	肺虚咳嗽，肺痨咳血，吐血，鼻血，痔血，溃疡疼痛，手足皲裂。
用量与用法	10～30 克，水煎服。或入散、丸。外用磨或为末涂患处。
用　　　方	咳血、咯血，用白及 30 克，扁柏 30 克水煎服。

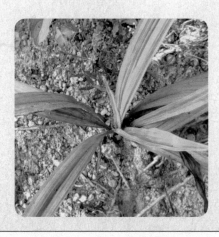

白 勒 花

别 名	三加皮、三叶刺、白刺仔、苦刺、倒钩刺、五花眉、三叶五加、拦路虎、红芦刺。
拉丁学名	*Acanthopanax trifpliatus.*
科属与特征	为五加科白勒花的叶或根。攀缘灌木，枝光滑无毛，披散，木质，有倒钩刺。复叶由 3 叶组成，叶纸质，卵形或长椭圆形，边缘有锯齿，叶脉上有刺毛。伞形花序，色白，花 5 瓣，三角形。结果球形，稍倒扁。生长于旷地、山坡、路边、园岩。各地均有分布。
炮 制	将原药拣去杂质，摘取嫩叶去老粗叶，用清水洗净，稍闷透，切片晒干。
性味与功能	嫩叶味苦，性寒。解毒消肿；根：味微辛苦，性寒。祛湿，强筋，解毒。
应 用	根，风湿痹痛，足肿痛，腰胁疼痛，关节肿痛，黄疸乳痛，疗疮肿毒。
用量与用法	10～60 克，水煎服：叶外用适量捣烂，敷患处。
用 方	疗疮红肿，用白勒花叶捣食盐少许敷患处，或煎汤洗。

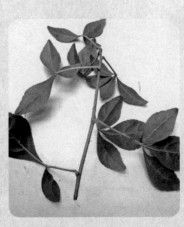

白 龙 草

性味与功能　味淡微涩，性平。健脾止泻。

应　　用　腹泻，痢疾，大便稀泄，里急后重。

用量与用法　10 ～ 20 克，水煎服。

用　　方　大便稀泻不止，用白龙草一叶，放口咬碎，开水冲服即止。

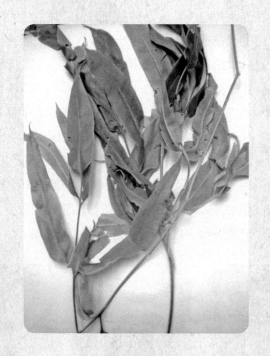

白毛桃

别　　　名	毛冬瓜、老鼠雷、云里纳、山蒲桃、毛花洋桃。
拉丁学名	*Actinidia eriantha.*
科属与特征	为猕猴桃科，落叶莫藤木。茎葡地或附物生长，全株密被白色柔毛，茎圆形，断面有白色髓。叶互生，短圆形，边缘有细小锯齿，披白色柔毛。腋生聚伞花序，花淡红色。结浆果呈长圆形，外披白色柔毛，果肉子如黑芝麻。根棕色，断面淡红色有放射纹，生长于山谷、山坡及灌木林中。各地均有分布。近年被挖采严重，处在濒危。
炮　　　制	取根用清水洗净，大小分开浸软，切片晒干。
性味与功能	味淡微辛微苦，性凉无毒。清热解毒，活血祛瘀。
应　　　用	淋巴结炎、肝炎、肺热失音、颜面丹毒、白带下、疮疡肿毒、大头瘟、石淋胃癌、肠癌、鼻咽癌、乳癌等。
用量与用法	根 20～50 克，水煎服，或加猪肉炖服。
用　　　方	肝炎黄疸，用根 60 克水煎服或研末服。

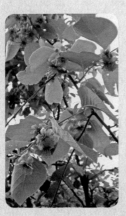
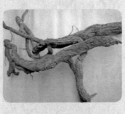
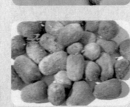
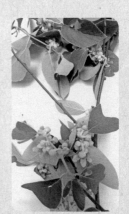

白毛藤

别　　　名	胡毛藤、白英、龙毛龟、红麦禾、毛燕仔、羊仔耳、谷菜、白草、排风、望冬红、天龙灯。

拉丁学名 *Solanum lyratum* Thunb.

科属与特征 为茄科白英的全草。多年生蔓性藤本，茎长多枝，附地或攀物而长，具有细绒毛。叶互生，叶形如戟状或羽状分裂，全缘，叶绿色，均有细毛。顶生或侧生聚伞状花序，花萼漏斗形，花冠白色。结浆果球包，从绿色到红色至黑色。根圆柱形，外皮深褐色，质硬而脆，断面淡绿色，中央空洞。生长于路边、山坡，也有栽培。各地均有分布。

成　　　分 全草含生物碱。

炮　　　制 拣去杂质，用清水洗净，切段片晒干。

性味与功能 味苦涩，性微寒，无毒。清热，解毒，利湿。

应　　　用 黄疸、肝硬化、水肿、疔疮肿毒、风湿性关节痛、丹毒、风疹等。

用量与用法 全草20～40克，水煎服。

用　　　方 1.肝硬化，黄疸，用白毛藤60克水煎常服。

2.疥疮痒，用白毛藤50克、猪肉适量煮服。

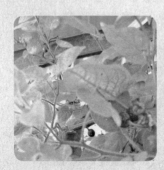
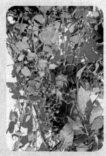
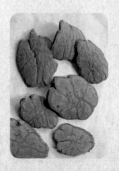

白毛夏枯草

别　　　名	雪里清、破血丹、白毛串、白调羹、石灰菜、和胶毒草、金疮小草、筋骨草、散血丹、大力刀欣草、四季春草、白喉草、紫背金盘。
拉丁学名	*Ajuga decumbens* Thunb.
科属与特征	为唇形科筋骨草的全草。多年生草本，茎四方形，多分枝，被白色柔毛。叶对生，长椭圆形，边缘有不规则的粗齿，叶面绿色。在枝顶有多轮穗状花序，花冠淡紫色或白色，唇形。结小坚果，灰黄色。生长于路旁、溪边。各地均有分布。
成　　　分	含黄酮苷、生物碱、有机酸、鞣质等。
炮　　　制	取全草茎用清水洗净，切段片晒干。
性味与功能	味苦甘，性寒，有小毒。清热解毒，凉血止血。
应　　　用	咽喉肿痛，咳嗽，气喘，吐血，尿血，鼻血，淋病，牙痛，疮肿，跌打损伤。
用量与用法	全草 10～60 克，水煎服。外用适量捣烂敷患处。
用　　　方	急慢性阑尾炎，用白毛夏枯草 50 克，鬼针草 50 克水煎服。
注	孕妇忌服。

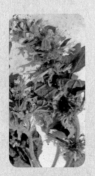
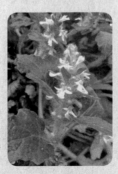
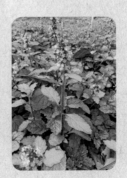

白茅根

别　　　名	茅根、玄草根、寒草根、茅草根。
拉 丁 学 名	*Imperata cylindrica Beauv.var. major* (Nees) C.E.Hubb.
科属与特征	为禾本科，多年生草本。秆直立，有节。叶多丛集腰基部。叶片线形，柱状圆锥花序，丝状的柔毛。根茎有鳞片，有节，除去根膜皮，根条长白色。
炮　　　制	将白茅根用清水洗净，稍闷润透，切段晒干，簸去皮膜碎屑。 茅根炭：取茅根段片置热锅内，用中武火炒至外表黑褐色，喷水灭净火星，炒干取出摊晾。
成　　　分	含多量葡萄糖、蔗糖、苹果酸、白头翁素。
性味与功能	味甘，性凉无毒。清热利尿，凉血止血。
应　　　用	热病烦渴、肾炎、小便不利、肝炎黄疸、腹水、肺热咳痰、咳血、尿血、鼻血、吐血、淋病、乳糜尿等。
用量与用法	根 15 ～ 30 克，水煎服。
用　　　方	1.肾炎小便短赤、水肿，用白茅根 30 克、防杞 20 克水煎服。 2.尿血，用白茅根 60 克水煎服。

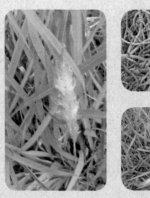
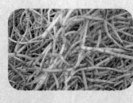
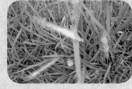

白马骨

别　　　名	六月雪、满天星、日日春花、白毕蒲花。
拉丁学名	*Serissaserissoides* (DC.) Druce.
科属与特征	为茜草科白马骨的根或全株。灌叶小灌木，枝粗壮，枝茎灰白色。叶丛生，披针形，全缘。花无梗，丛生长于小枝顶部的叶腋，花白色，花冠管状白色。果小球形，生长于荒地、路旁、山坡。各地均有分布或栽培。
成　　　分	全草主要含苷类和鞣质。
炮　　　制	将白马骨用清水洗净，待润透，切段片晒干。
性味与功能	味苦微辛，性凉无毒。祛风祛湿，清热解毒。
应　　　用	腰腿湿痛、水肿、咽喉肿痛、目赤红肿、慢性肝炎、牙齿疼痛、中暑身热、妇女白带、经闭、瘰疬、蛇咬伤等。
用量与用法	全草或根 20～30 克，水煎服。
用　　　方	1. 偏头痛，用白马骨 100 克水煎加少许盐调服。 2. 鹅口腔，用白马骨叶适量捣烂，用米泔水煎，待微温洗口内患处。

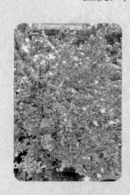
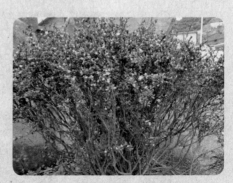

白木耳

别　　名	银耳、木耳。
拉丁学名	*Tremella fueifermis* Berk.
科属与特征	为银耳科银耳的子实体。木耳体实白色，或带淡黄色，半透明，呈鸡冠状，柔软而滑的胶体，用手触其即有黏液。原寄生长于腐朽的树木上，现在多采取菌种接种法，产量高，各地均有接种，以古田市为最。
成　　分	主要含蛋白质、碳水化合物、维生素。
性味与功能	味淡，性平无毒。润肺止咳。
应　　用	肺虚咳嗽，肺热肺燥，肺痿干咳，痰郁咳逆，痰中带血，虚热口渴，清补肺阴。
用量与用法	10～20克，水煎服。

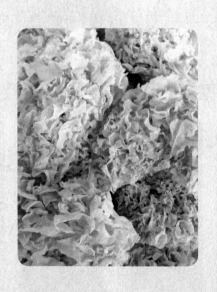

白牛胆

别　　　名	毛老虎、羊耳茶、毛茶、猪耳风、羊耳菊。
拉丁学名	*Inula cappa* DC.
科属与特征	为菊科羊耳菊的全草。灌叶灌木，茎直立，被白色茸毛。单叶互生，炬圆形，边缘有小锯齿，叶面绿色，叶底白色，有毛。顶生或腋生头状花序，如伞状。花冠管状，黄色。冠底浅黄色。根外表乌黑色，断面硬心，质脆有香气。生长于山坡、草丛或灌木丛中。各地均有分布。
炮　　　制	全草用清水洗净，切段片晒干。
性味与功能	味苦微平，性温无毒。祛湿止痛、行气利水。
应　　　用	关节疼痛、胃脘胀痛、痢疾、泄泻、黄疸、淋巴结肿大、妇人产后感冒、恶露不清腹痛、小便不利、痔疮、疥癣等。
用量与用法	全草 15～30 克，水煎服。
用　　　方	眼睛红痛，用白牛胆鲜叶 50 克水煎服。

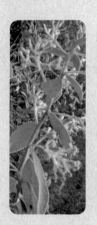
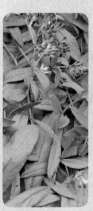
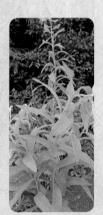
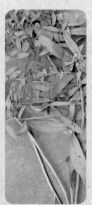

白芍药

别　　名	白芍、芍药、将离、余容、离草、解仓、可离、没骨花、犁食、婪尾春。
拉丁学名	*Paeonia lactiflora* Pall.
科属与特征	为毛茛科芍药的根。多年生草本，茎直立，光滑无毛。叶互生，椭圆形，全缘。叶缘有细乳突，绿色。枝端单生较大花朵，有红色、白色或桃红色。根肥大，圆柱形或纺锤形，外皮粉白色或粉红色，质坚，断面白色，有菊花心。福建省有的县市有栽种。
成　　分	主要含芍药苷、牡丹酚、挥发油、树脂、鞣质、蛋白质等。
炮　　制	将白芍大小分开，用清水洗净，入水中浸泡 1 小时左右，捞出装瓮内，瓮嘴用布塞紧，将瓮倒置，底朝上，在太阳光下，暴晒 5～8 小时，取润透粒，切横片晒干，或切成薄片。个大不透者，用清水洗湿，再置瓮内，同法，闷至透，切片。 酒白芍：取白芍片加黄酒拌匀，将麦麸撒入热锅内，见冒烟入白芍片，用文火不断翻炒至微黄色，取出置木桶内，盖密，让其闷至 3～4 小时，取出筛去麦麸摊晾。 土炒白芍：用伏龙肝捣为细粉入热锅内，炒至松滑，下白芍片，用中火炒至白芍深黄色，取出筛去粉末，摊晾。
性味与功能	味苦酸，性凉。柔肝止痛，养阴敛汗。
应　　用	肝气郁结，胸胁疼痛，脘腹胃痛，自汗盗汗，阴虚发热，月经不调，崩漏，带下。

用量与用法　10～30克，水煎服或入丸散，虚寒腹痛、泄泻慎用。

用　　　方　1.两脚抽筋，用白芍40克、甘草40克水煎服。

　2.胃胁痛，用白芍30克，乌药20克水煎服。

　3.腹痛，用白芍30克、元胡20克水煎服。

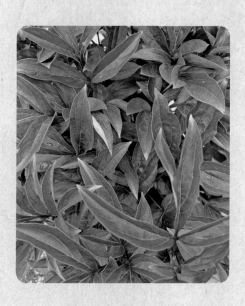

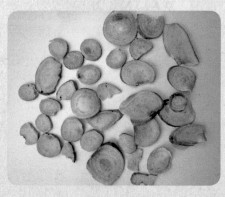

白 薇

别　　　名	春草、芒草、白微、骨美、龙胆白微、三百根、山烟、老龙角、大百砂、上天梯。	

拉 丁 学 名 *Cynanchum atratum* Bge.

科属与特征 为摩萝科蔓生白薇或直立白薇的根。多年生草本。茎直立不分枝，被有白色短毛，且有白色的乳汁。叶对生，卵状椭圆形，全缘。叶面绿色，底面淡绿色。腋生伞形花序，花黑紫色。结蓇葖，种子多数卵圆形。生长于山坡，林边。各地均有分布。

成　　　分 含白微素、挥发油、强心苷。

炮　　　制 根除去茎苗，用清水洗净软，切段片晒干。

性味与功能 味苦微咸，性寒无毒。清热，凉血。

应　　　用 阴虚发热，风温外热，咳血，热淋，尿血，风湿痛。

用量与用法 10～20克，水煎服。

用　　　方 儿童遗尿，用白薇20克，益智仁10水煎服。

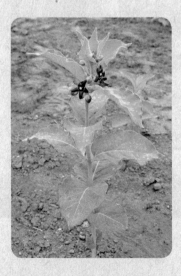

白 玉 兰

别　　　名	白花兰、白兰。
拉丁学名	*Michelia alba* DC.
科属与特征	为本兰科白玉兰的花。常绿乔木，叶互生，革质，长圆形。叶面无毛，底面见有疏毛。腋生单花，白色，极香。萼片长圆形，花瓣线状。结果近球形，以开裂的花瓣组成。各地均有栽培。
成　　　分	含生物碱、挥发油、酚类。
性味与功能	味苦微辛，性温无毒。行气，止咳。
应　　　用	气管炎，咳痰，前列腺炎，女子白带。
用量与用法	10～15克，水煎服。

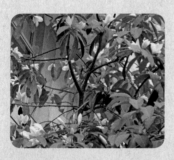
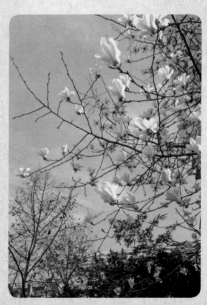
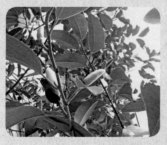

白鱼尾

别　　　名	杨波叶、白波越子、溪桃、野桃、驳骨丹。
拉 丁 学 名	*Buddleia asiatica* Lour.
科属与特征	为马钱科驳骨丹的根和叶。木茎被有白色柔毛，幼枝略四棱形。叶对生，全缘或有锯齿，叶面绿色，底面灰白色被有柔毛。顶生圆状花序，花小，白色或紫蓝色。结蒴果，萼宿存。生长于山地，也有栽培。各地均有分布。
性味与功能	味苦微辛，性温。祛风，化湿，止痛。
应　　　用	风寒发热，腰脚痛，头痛，腹胀痛，头晕目眩，痢疾，丹毒，跌打损伤。
用量与用法	根或叶 10～30 克，水煎服。外用适量捣烂敷患处。
用　　　方	1. 丘疹红肿痒，用全草 20 克水煎服。 2. 脘腹胀痛，用根茎 60 克水煎服。

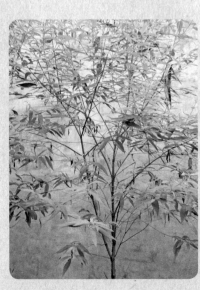
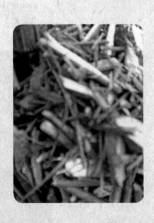

白 紫 苏

别　　　名	白苏子、家苏、犬屎薄、犬屎苏、苏叶、玉苏子、南苏、假紫苏。
拉 丁 学 名	*Perilla frutescens* (L).
科属与特征	为唇形科白紫苏的叶或子。一年生草本。茎直立，多分枝，绿色，四棱形，披有白毛。叶对生，卵圆形，边缘有锯齿。顶生或腋生总状花序，花冠白色，管状。结小坚果，灰白色。种子卵形或三角圆锥状，表面黄白色，质脆易压碎。生长于路旁，也有栽培。各地均有分布。
炮　　　制	将原药去杂质，用清水洗净，切段片晒干。
性味与功能	味辛微苦，性温，无毒。止咳化痰，降气宽肠。
应　　　用	气喘，痰多，咳嗽，鼻塞，气滞便秘。
	苏叶：恶寒发热、风寒头痛、咳嗽气喘、食积吐泻等。
用量与用法	6～12 克，水煎服。

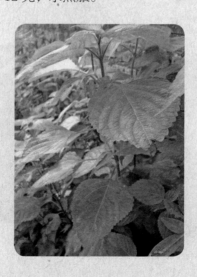

白苏梗

别　　名	白苏茎、苏梗。
科属与特征	为唇形科白紫苏的茎梗。茎圆角四方形，四边有槽，黄绿色或淡紫色，质硬体轻，断面黄白色，中心有白髓或中空。
炮　　制	取苏茎去小枝，叶片和果实。用清水洗净，待软切片晒干。
性味与功能	味辛甘，性微温。解郁，止痛，安胎。
应　　用	胸膈痞满，气滞气郁，心烦不眠，胃腹胀痛，胎气不和。
用量与用法	10～15克，水煎服。
用　　方	气郁胸、胃胀痛，用白苏梗10克，郁金10克水煎服。

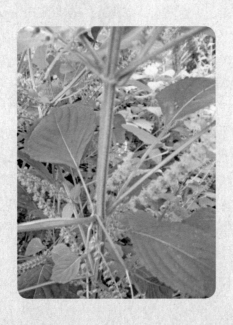

白　术

别　　　名	术、乞力伽、软术、冬术、山精、山蓟、山连、山姜。
拉 丁 学 名	*Atractylodes macrocephala* Koidz.
科属与特征	为菊科白术的根茎，多年生草本。茎直立，茎有分枝。单叶互生，茎下叶片深裂，卵状披针形，茎上叶不分裂，亦呈卵状披针形，叶缘有刺齿。叶面绿色，叶底面淡绿色。顶生头状花序，花冠管状，淡黄色，花柱细长。瘦果长圆状，椭圆形，微扁。根茎粗大呈拳状，团块，有不规则的突瘤，表面黄棕色，质坚硬，切面黄白色如意状。现部分地区有栽培。
成　　　分	主要含苍术醇、苍术酮及维生素 A 等。
炮　　　制	将白术大小分开，用清水洗净，稍浸泡，取出覆盖麻布，中途淋水，待润透，切片晒干。 土炒白术：先取伏龙肝研粉末置热锅内，炒至疏滑时，入白术片，用中武火翻至表面深黄色，取出筛去土粉，摊晾。 麸炒白术：先取麦麸入热锅内，见微冒烟时即入白术片，用中火不断翻炒至深黄色，筛麦麸摊晾，每10千克白术用麦麸2千克。
性味与功能	味苦微辛，性温，无毒。补脾躁，健脾和中。
应　　　用	胃腹胀痛、呕吐泄泻、开胃化积、不思饮食、腰膝酸软、湿痹、黄疸、水肿、小便不利、头目眩晕、自汗体倦、心下痞满、安胎等。
用量与用法	10～20克，水煎服。

用　　方　　1. 四时关节伸屈不利疼痛，用白术 30 克、薏米 30
　　　　　　　克煎服。

　　　　　2. 牙齿肿痛，用白术 30 克水煎服。

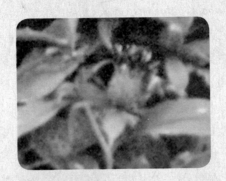

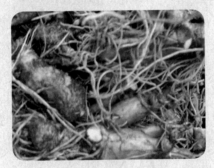

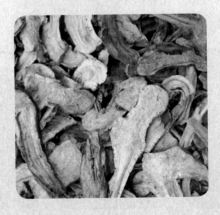

半边莲

别　　名	急解索、细米草、蛇舌草、金鸡舌、蛇利草、顺风旗。
拉丁学名	*Lobelia chinensis* Lour.
科属与特征	为桔梗科半边莲的全草。多年生蔓性草本。茎细长，直立或匍匐伏在地上，绿色，柔软，折断有似乳汁渗出，有黏性。多节，每节有叶互生，叶呈披针形，叶缘有疏锯齿。花单生在叶腋处，有细长花柄，花冠淡紫色。蒴果的种子细小，椭扁圆形。根细长。多生长于园地湿地、田沿、沟边。各地均有分布。
成　　分	含生物碱、氨基酸、黄铜苷。
炮　　制	将原草拣去杂质，用清水洗净，切段晒干。
性味与功能	味甘微辛，性平无毒。清热解毒，利水消肿。
应　　用	肝硬化腹水、黄疸、小便不利、泻痢、目赤红肿、疔疮肿毒、湿疹、浓耳、汤火伤、跌打损伤、扭伤肿痛等。
用量与用法	全草 10～30 克，水煎服。外用适量捣烂敷患处。
用　　方	中耳炎脓水痛，用半边莲捣烂取汁加少许 75% 酒精，滴耳。
注	虚寒证忌用。

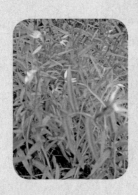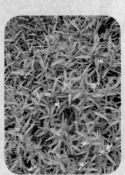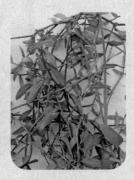

半边旗

别　　名	甘草凤尾蕨、半边梳。
拉丁学名	*Pteris semipinnata* L.
科属与特征	为凤尾蕨科凤尾蕨的根茎叶。多年生草本，叶柄直立，叶较疏，近革质，羽状分裂，深褐色，裂片线形。叶互生，每片均一半有裂片，叶有孢子囊。根茎短，匍匐状，有黑色鳞片。生长于溪边、林下等地。各地均有分布。
炮　　制	将原药用清水洗净，切片晒干。
性味与功能	味辛，性凉。清热，止血，消肿。
应　　用	目红肿痛，热痢，吐血，外伤出血，疮疖红肿，跌打损伤。
用量与用法	10～30克，水煎服。

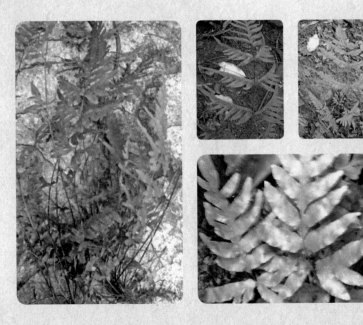

半春莲

别　　　名	大叶黄龙缠树、半层莲、小花蜻蜓兰。
拉 丁 学 名	*Perularia ussuriensis* (Reg.)Schltr.
科属与特征	为兰科小花蜻蜓兰的根茎。多年生草本，茎直立从叶内而上，不分枝。近基部叶2～3片，叶片狭长圆形或披针形。叶全缘，绿色。叶脉平行。茎中叶小，顶生总状花序，花淡紫或淡黄色。花被唇瓣。根茎横生。多生长于山谷湿地、沟边。各地均有少量分布。
性味与功能	味苦微辛，性凉。清热，解毒，消肿。
应　　　用	目赤红肿、咽喉肿痛、鹅口疮、跌打损伤、扭伤肿痛等。
用量与用法	全草10～30克，水煎服。外用适量捣烂敷患处。

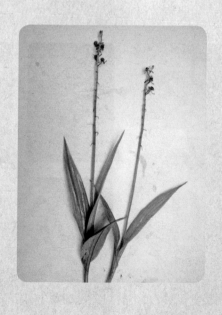

半　夏

别　　　名	地文、守田、水玉、和姑、羊眼半夏、蝎子草、地雷公、狗芋头。	

拉丁学名　*Pinellia ternata* (Thunb.) Breit.

科属与特征　为天南星科，多年生小草本。叶出自块茎顶端，一年生的叶子单叶，三年生为三叶，披针形，全缘，上下面光滑。顶生花序，花序梗比叶柄长，花单性，有白色，绿色。结浆果，卵状椭圆形，绿色。地下根块近球形、半圆球形，表皮浅黄色，搓去表皮为白色，质坚实，断面白色，粉性充足。大多生长于园地、山坡地。各地均有分布。

成　　　分　含挥发油、淀粉、烟碱、天门冬氨基酸等。

炮　　　制　新挖半夏用清水洗净，撞去外皮，晒干为生半夏。

姜半夏：①蒸法：将生半夏，大小分开，用清水洗净，置缸或木桶内浸漂。冬春浸漂4～5天，夏秋浸漂3～4天，每天换水3次，后捞出沥干水，用一层生姜一层半夏相隔，置蒸笼内，隔水用文武火蒸透，取大粒者剖开见内无白心为度取出，去姜渣片晒干。或七八成干，切片晒干。②煮法：先将生姜片入锅内铺好，再铺上半夏，也是一层姜一层半夏，相隔铺放毕，加水高出药面3厘米左右，用武火煮沸后，改为文火煮透至内无白心为度取出，去姜片渣，晒干或切片晒干。每10千克半夏用生姜2.5千克。

法半夏：将已漂过的半夏，以一层生姜一层半夏，相隔装于缸内，入明矾，加水至药面10厘米左右，缸面加盖，标明日期，浸49天，捞出，去姜渣，洗净晒干，每10千克半夏用明矾2千克。

性味与功能 味辛麻辣，性温有毒。化痰除湿，止呕降逆。

应　　用 咳嗽痰多，痰涎壅滞，胸闷头眩，痰盛头晕，呕吐反胃，嗳气上冲，白浊遗精。

用量与用法 6～15克，水煎服。热盛口燥勿服。

注 孕妇忌服。

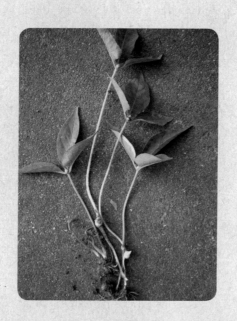

半 枝 莲

别　　　名	牙刷草、耳挖草、小韩信草、小号向天盏、虎咬红、狭叶向天盏、小耳挖草。
拉丁学名	*Scutellaria barbata* D. Don.
科属与特征	为唇形科，多年生草本。茎直立，四棱形。叶对生，披针形，边缘有疏锯齿。顶生和腋生总状花序，花萼钟形，花冠淡紫色，管状。结小坚果，球形。根须状。生长于路边、园地、田边。各地均有分布。
成　　　分	含生物碱、黄酮苷、酚类。
性味与功能	味微辛微苦，性平无毒。清热解毒，祛瘀消肿。
应　　　用	胃癌，子宫癌，食管癌，黄疸，咽喉肿痛，吐血，鼻血，尿血，肝炎，胃疼，瘰疬，疔疮，跌打损伤，蛇咬伤。
用量与用法	全草 20～60 克，水煎服。外用适量捣烂洗或涂患处。
用　　　方	用于食管癌、肺癌，用半枝莲，每日 60 克长期煎服，有一定疗效。
注	血虚不宜用，孕妇慎用。

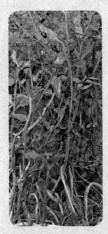
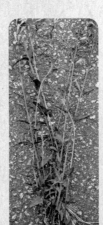
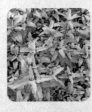
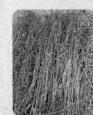

布 勒 瓜

性味与功能　味辛微苦，活血，消肿，止痛。

应　　用　跌打损伤，血瘀肿痛。

用量与用法　适量捣烂敷患处。

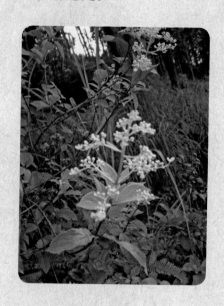

冬　瓜

别　　　名	白瓜冬、白瓜、东瓜、枕瓜。
拉 丁 学 名	*Benincasa hispida* (Thunb.) Cogn.
科属与特征	为葫芦科冬瓜的果实。一年生攀缘草本，茎长圆形或略方型，外表被有黄白色的刺毛。单叶互生，叶片阔卵形，有棱角或浅裂，边缘有锯齿。花单生长于叶腋，花冠黄色。结瓠果肉质，长椭圆形，外表灰绿色，有白色的柔毛，和一层白色的粉末，断面乳白色，有果囊。种子多，白色或淡黄色，长卵形。各地均有栽培。
性味与功能	味甘淡微酸，性微寒，无毒。清热解毒，利水。
应　　　用	心胸闷满，水肿，痰多咳喘，发热口渴，淋沥，小便不利，消渴，痔疮，解鱼毒，酒毒。
用量与用法	30～60克，水煎服。
注	虚寒肾冷或胃冷者勿服。

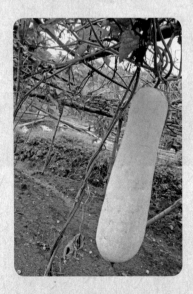

冬 瓜 子

别　　　名	瓜子、白瓜子、冬瓜仁。
科属与特征	为葫芦科冬瓜的果实内的果仁。特征同前。
炮　　　制	拣去杂质，筛去灰屑，用时捣碎。
	炒冬瓜子：将冬瓜子置热锅内，用文火炒至黄色，取出摊凉。
性味与功能	味甘，性平无毒。止咳，利水。
应　　　用	痰热咳嗽，肺痈，肠痈，脚气，水肿，小便淋沥。
用量与用法	10～15克，水煎服或研末服。
	冬瓜叶：治消渴，泻痢，蜂蜇伤。水煎服或外用捣敷。
	冬瓜皮：治水肿，腹泻，小便不利等。10～20克，水煎服。

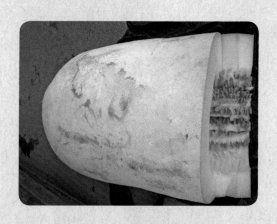

甘 蓝

别　　　名	甘蓝包、兰菜、包心菜、卷心菜。西土兰、洋白菜、葵花白菜。
拉丁学名	*Brassica oleracea* L.
科属与性味	为十字科甘蓝的地上全株，一年生草本。叶基生，叶大而厚，长圆形，叶叶重叠相包成类圆形，叶内的叶片乳白色，外围叶灰绿色。基生叶中抽出花轴，为总状花序，淡黄色花。结长角果，锥圆形。各地均有栽培。
成　　　分	主要含葡萄糖芸苔素、黄酮醇、绿原酸、花白苷。
性味与功能	味甘淡，性平，无毒。益心肾，调六腑。
应　　　用	据《本草拾遗》："补骨髓，利五脏六腑，利关节，通经络，中结气，明耳目，健人，少睡，益心力，壮筋骨。"
用法与用量	30～100克，水煎服或适量煮、炒食服。

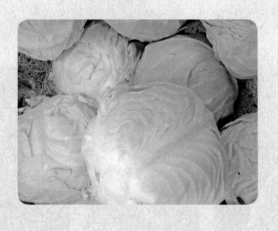

甘　蔗

别　　　名　干蔗、竿蔗、糖蔗、台湾蔗、薯蔗、接肠草。

拉 丁 学 名　*Saccharum sinensis* Roxb.

科属与特征　为禾本科甘蔗的甘蔗的茎秆。多年生草本，本地称有糖蔗、台湾蔗之别。秆茎直立，糖蔗秆小，茎较硬韧，叶披针线形；台湾蔗叶阔长，两面粗糙，边缘有锯齿，茎粗壮，较糖蔗松些，甘甜不如糖蔗甜。花序生长于秆顶。各地均有栽种，以低海拔地为多。

成　　　分　主要含水分、蛋白质、碳水化合物、多种氨基酸、维生素 C 等。

性味与功能　味甘甜，性平无毒。生津，润燥，除烦止渴。

应　　　用　津液亏损，虚热烦渴，肺燥咳嗽，大便秘结，痈疽诸疮，解酒精中毒。

用量与用法　榨汁 50～150 克饮服。

用　　　方　甘蔗汁，治小儿口腔溃烂，烧灰涂。甘蔗渣，治痈疽、疔疮，烧灰外用。甘蔗根水煎服，治一切肿毒、血淋等。

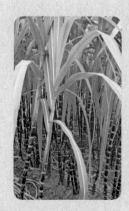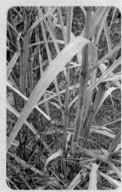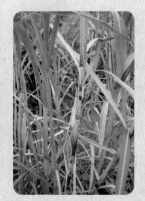

功劳子

别　　名	土黄柏子、细叶功劳子、阔叶功劳子。
拉丁学名	*Mahonia fortunei* (Lindl.) Fedde.
科属与特征	为小檗科细叶或阔叶的子。常绿灌木，树高低，按生长时间越久越高。叶羽状复生，长卵形或宽卵形，角质边缘有硬刺，面绿色，底面灰白色。花蜜聚在上顶部，由绿变黄色，结成果由红到蓝黑色。生长于灌丛，山坡中，也有栽培。
成　　分	主要含大量异汉防己碱、小檗胺。
性味与功能	味苦性凉。清热、理湿。
应　　用	心烦燥热、虚火头晕、痢疾、潮热骨蒸、崩漏、腰酸、淋浊等。
用量与用法	子 15～20 克，水煎服。

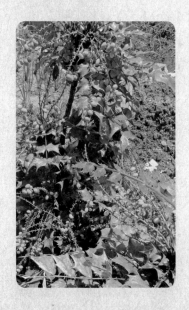

功劳木

别　　　名	土黄柏茎、细叶功劳木、阔叶功劳木。
拉 丁 学 名	*Mahonia fortunei* (Lindl.) Fedde.
科属与特征	为小檗科细叶或阔叶的茎。常绿灌木，树高低，按生长时间越久越高，每年长一节，叶羽状复生，长卵形或宽卵形，角质边缘有硬刺，面绿色，底面灰白色。花蜜聚在上顶部，由绿变黄色，结成果由红到蓝黑色。茎木圆柱形，有突起叶痕，节明显，皮薄。断面淡黄色，或黄色。生长于灌丛，山坡中，也有栽培。
成　　　分	主要含大量小檗碱、小檗胺、掌叶汉防己碱、尖刺碱。
性味与功能	味苦性平。清热、补阴。
应　　　用	心烦燥热，虚火头晕，痢疾，潮热骨蒸，劳咳，虫咬痛、便秘等。
用量与用法	木片 15 ～ 30 克，水煎服。

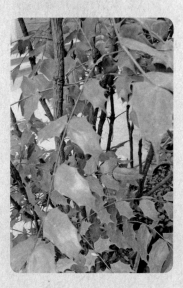

瓜 木

别　　名	八角梧桐、八角将军、一杯醉、八角豆、白金条。
拉丁学名	*Alangium platanifolium* (Sieb. et Zucc.) Harms.
科属与特征	为八角枫科瓜木的支根或须根，落叶灌木或小乔木。树皮平滑灰褐色。单叶互生，叶近圆形，幼时叶面叶底有柔毛，叶脉明显。腋生伞形花序，花萼及花瓣白色或黄白色。结核果，黑色，卵形。根皮浅黄棕色，平滑，栓皮有纵纹。根须多黄白色，质坚硬，断面纤维性，淡黄色。生长于林中山野。各地均有分布。
炮　　制	取支根或须根拣净杂质，用清水洗净，稍闷软，切片晒干。
性味与功能	味辛微苦，性温有毒。祛湿止痛，活血通络。
应　　用	风湿性腰膝痛，腰挫伤痛，肢体麻木，瘫软，吐血，跌打损伤。
用量与用法	3～6克，水煎服。外用水煎汤洗患处。

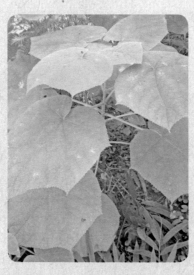

瓜 子 金

别　　　名 远志草、小远志、土远志、金锁匙、瓜子草、铁钓干、神砂草、山黄连、地藤草。

拉丁学名 *Polygala japonica* Houtt.

科属与特征 为远志科瓜子金全草。多年生草本，茎有分枝，灰褐色，细柔毛。叶互生，卵长形，叶缘有细毛。腋生总状花序，花紫白色。蒴果扁卵形，种子卵形而扁。根圆柱形，外表黄褐色，有横裂纹或结节，易折断。生长于荒山、路旁。各地均有分布。

炮　　　制 带根全草，用清水洗净，切段片晒干。

性味与功能 味辛苦，性平，无毒。止咳化痰，止血活血。

应　　　用 咳嗽多痰、便血、吐血、肠风下血、子宫出血、皮肤紫斑、失眠、心悸健忘、黄疸、牙痛、伤风感冒、扁桃体肿痛、痈疽肿毒、蛇虫咬伤、跌打损伤等。

用量与用法 根或全草 15 ～ 30 克，水煎服。外用捣烂或研末外敷。

用　　　方 风湿引腰脚疼痛，用瓜子金根 60 克水煎服。

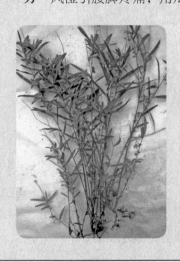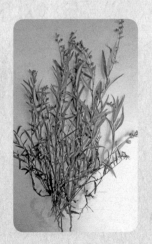

节节花

别　　名 白花节节草、蛇痫、虾钳菜、水牛膝、曲节草、耐凉菜、满天星。

拉丁学名 *Alternanthera sessilis* (L.) DC.

科属与特征 为苋子科节节花的全草。茎匍匐或上升，节有柔毛。叶对生，椭圆状披针形，边缘有钝齿。腋生头状花序，花白色。结胞果倒卵形，两侧有狭翅。生长于水边湿地。各地均有分布。

性味与功能 味微苦性平。清热止咳，活血通淋。

应　　用 肺热咳嗽，发热口渴，吐血，便血，小便淋沥，痢疾，牙痛，肠痈，肿毒。

用量与用法 全草 10～30 克，水煎服。

用　　方 小便淋痛，用节节花 30 克水煎服。

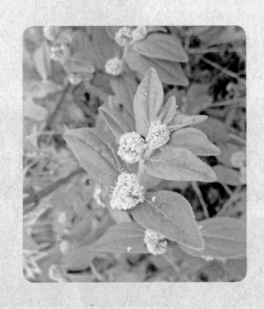

兰　花

别　　　名　建兰花、秋兰、八月兰、建兰、官兰、燕草。

拉丁学名　*Cymbidinm ensifnsifolium* (L.).

科属与特征　为兰科建兰的花或根。多年生草本，叶根生成束。叶片线状披针形，绿色或暗绿色。叶脉直出平行，中脉明显，底部见中脉凸出。直立总状花序，花一般6朵，芳香。萼片矩圆状披针形，淡黄绿色，有紫色线条。花瓣、唇瓣卵状矩圆形，全缘，有淡红色、黄色、黄绿或见褐色斑点。结蒴果，有微细的种子。根长圆柱状，簇生，肥厚。野生长于山谷，也有栽培，品种多。各地均有分布。

性味与功能　叶味甘淡；花甘微辛；根苦甘辛，性平。花：理气宽中，明目；根：和血，消肿。

应　　　用　花：胸闷，腹胀，腹泻，青盲内障，郁气，咳嗽；根：咳嗽，热痢，血崩，淋浊，带下，跌打损伤，痈肿。

用量与用法　花6～10克；根10～20克，水煎服。外用捣烂敷患处。

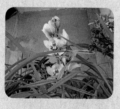
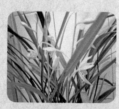
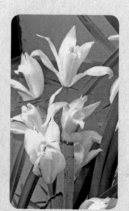
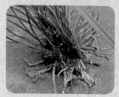
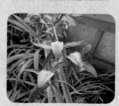

兰花参

别　　　名	寒草、兰花草、金线吊葫芦、土参、金线草、葫芦草、天蓬草。
拉丁学名	*Wahlenbergia marginata* (Thunb.) A.DC.
科属与特征	为桔梗科兰花参的全草。多年生草本。茎细弱，直立或匍匐。叶互生，侧披针形或线状披针形，边缘有疏浅锯齿，两面有稀疏细毛。花单生枝顶，蓝色。花梗细长，花冠蓝色，钟形。蒴果圆锥形，熟时黄绿色。种子细小，黑褐色。根直较粗壮，断面灰白色。生长于路边、土墙石缝间。各地均有分布。
性味与功能	味淡微苦，性平。补脾益肺，滋阴止血。
应　　　用	劳伤咳嗽，气管炎，风热咳喘，咳血，鼻血，盗汗，虚火牙痛，自汗，胃痛，泻痢，白带，跌打损伤。
用量与用法	全草10～20克，水煎服。
用　　　方	气喘咳嗽，用兰花参20克，杏仁15克水煎服。

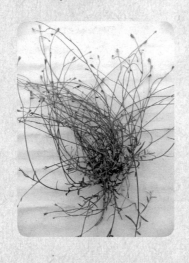

立 地 好

别　　　名　见血清、黑兰、矮胖儿、肉螃蟹。

拉 丁 学 名　*Gonatanthus pumilus.*

科属与特征　为兰科羊耳兰的全草。多年生草本。叶2～3片，卵
形至矩圆形，边缘全缘。叶基部抱茎，花梗从叶长出，
花梗顶上互生花穗，花瓣紫绿色，结蒴果纺锤形。熟
时黄绿色。根状茎发达，匍匐根上长细长根数条，又
有假鳞茎数枚肉质。生长于溪边石缝间或林下。各地
均有少量分布。

性味与功能　味苦，性凉。清肺，止血，解毒。

应　　　用　劳伤咳嗽，风热咳喘，咳血，吐血，鼻血，肠风下血，
血崩，虚火牙痛，小儿惊风，热毒痈疽，跌打损伤。

用量与用法　全草10～20克，水煎服。外用捣烂敷患处。

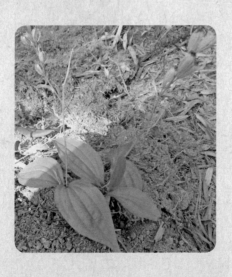

龙 船 花

别　　名 红绣球、山丹、卖了木、映山红、五月花、番海棠、
珠桐。

拉丁学名 *Lxora chinensis* Lam.

科属与特征 为茜草科龙船花的花。常绿灌木。叶对生薄革质。叶
片椭圆形，绿色或暗绿色。叶全缘，叶柄短。顶生聚
伞形花序，花序柄深红色，萼深红色，花冠高脚盘状
红色、花冠管和花柱细长。结浆果近球状成熟时黑红
色。野生及栽培。部分地区有少量分布。

性味与功能 味甘辛，性凉。清肝，活血，消痛。

应　　用 头晕头痛，高血压，妇女月经不调，跌打损伤，骨折，
痈肿。

用量与用法 花6～15克，水煎服。

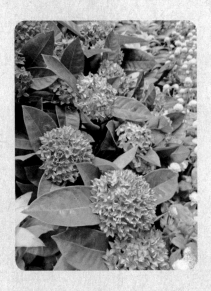

龙船花叶

别　　　名	红绣球叶、山丹叶。
科属与特征	为茜草科龙船花的茎叶。常绿灌木。叶对生薄革质。叶片椭圆形，绿色或暗绿色。叶全缘，
成　　　分	主要含酚类、有机酸、氨基酸、糖类等。
性味与功能	味甘微咸；性平：活血，止痛，清毒。
应　　　用	跌打损伤，内伤疼痛，湿疹，疥癣，痈疽肿毒。
用量与用法	外用茎叶适量捣烂敷患处。

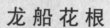

龙船花根

别　　　名	红缨花树根、珠桐根。
科属与特征	为茜草科龙船花的根。常绿灌木。特征：同龙船花。
性味与功能	味苦微涩；性凉：活血通络，行气止痛。
应　　　用	咳血，胃痛，腰腿痛，风湿肿痛，妇女月经闭，跌打损伤，骨折，痛肿。
用量与用法	根15～30克，水煎服。

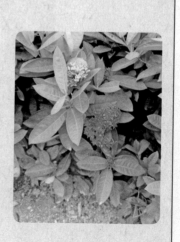

龙 胆 草

别 名	龙胆、苦龙胆草、鲤鱼胆、苦草、草龙胆、陵游、胆草。
拉丁学名	*Gentiana scabra* Bge.
科属与特征	为龙胆科龙胆的根茎。多年生草本，茎直立，不分枝，簇生，根条多，色淡黄或黄褐。叶对生，狭披针形，叶缘及叶脉粗糙。花无梗，几朵集束一起，簇生或腋生。花萼钟形，绿色。花冠蓝色，钟形。蒴果长圆形，种子细小，黑褐色。生长于灌木丛中、荒草丛中，也有栽培。各地均有分布，药源少。
成 分	龙胆草根主要含龙胆宁碱、龙胆苦苷及龙胆三糖等。
炮 制	拣去杂质及残茎和叶，洗净待闷透，切段片晒干。
性味与功能	味苦微涩，性寒。清肝泻胆，除热利湿。
应 用	肝胆湿热、目赤咽痛、两胁疼痛、心烦胸闷、黄疸、热痢、头目晕痛、阴囊湿疹、蛔虫疼痛等。
用量与用法	10～30 克，水煎服，或入丸散。
用 方	1. 头痛目赤口苦，用龙胆草 20 菊花 15 克水煎服。
	2. 痧暑腹痛或吐，用龙胆草 30 克水煎服。

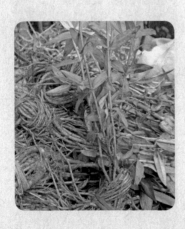
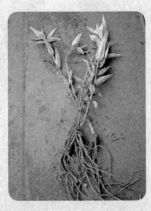

龙须藤

别　　名 九龙藤、过江龙、梅花入骨丹、加剪草、羊蹄藤、羊
角藤、燕子尾、乌郎藤。

拉丁学名 *Bauhinia championii* (Benth.) Benth.

科属与特征 为豆科龙须藤的茎。攀缘灌木，茎上有细卷须，小枝
有短柔毛。叶互生，呈卵形或心形，主脉明显，叶厚，
叶端微缺或浅裂，叶柄较长。腋生白花。结荚果，平
扁有毛，内有豆荚种子3～5粒。根外皮灰黑色，断
面黄褐色，梅花状放射纹。生长于山野、山坡、山谷、
灌木丛中。各地均有少量分布。

炮　　制 取根藤用清水洗净，入水稍浸取出，盖上麻布待润透
或蒸透切片晒干。

性味与功能 味苦微涩，性温。祛风除湿，活血止痛。

应　　用 风湿病，腰腿痛，胃痛，癫痫，跌打损伤。

用量与用法 10～30克，水煎服。外用适量捣烂敷患处。

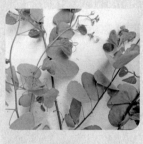

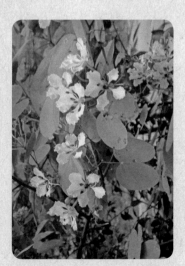

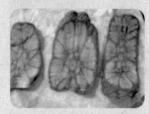

乌 不 宿

别　　　名	鸟不停、鸟不踏、老虎草、刺根白皮。
拉 丁 学 名	*Aralia chinensis* L.
科属与特征	为五加科刺秋或楤木的茎枝。茎枝，呈圆柱形，表面淡棕色，有褐色的圆点状皮孔和深灰白的硬刺如鼓钉在皮部，质坚硬，断面淡黄色，有髓白色。生长于荒山、灌木林中或路旁、山坡。各地均有分布。
炮　　　制	取楤木刮去皮刺，洗净入水稍浸泡，待润透，切片晒干。
性味与功能	味辛微苦，性温。有小毒。祛湿祛风，行血止痛。
应　　　用	胃痛，腰膝酸痛，神经痛，关节痛，跌打损伤。
用量与用法	20～60克，水煎服。
用　　　方	风湿腰腿酸痛，用乌不宿茎60克，炖猪瘦肉，同煮服。

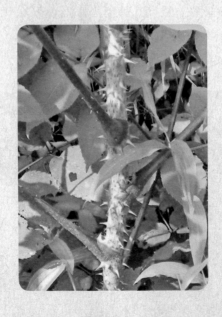

平贝

别 名	平贝母、浙贝母、浙贝。
拉丁学名	*Fritillaria ussuriensis* Maxim.
科属与特征	为百合科平贝母的鳞茎。多年生草本，茎直立，叶线形，绿色，茎下部的叶轮生，上部的叶有互生，亦有对生。腋生花，花被紫黄色，狭钟形，下垂。鳞茎圆平扁，表面淡棕黄色或类白色，整粒子有2个较厚的半边，互相抱合，顶端开口。主产吉林、黑龙江等高寒地区，福建省部分地区有引种，少量栽培。
炮 制	取原药洗净，用清水稍浸泡，去水闷软，切片晒干。或研末用。
性味与功能	味苦微酸，性平。润肺止咳，化痰散结。
应 用	咳嗽，气喘，肺痿，肺痈，痰饮，吐痰咯血，心胸郁结，瘰疬，瘿瘤，乳痈，喉痹。
用量与用法	3～15克，水煎服，或研末调服。外用研末调敷患处。

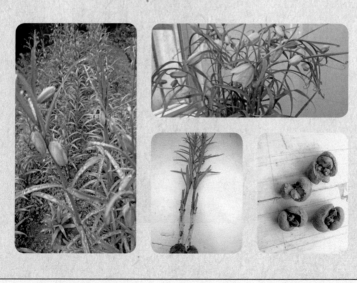

生 地

别　　　名	干地、干生地、干地黄、地髓、婆婆奶、山烟、山白菜、地黄。
拉丁学名	*Rehmannia glutinosa* Libosch.
科属与特征	为玄参科生地的根块。多年生草本，茎直立，根丛生叶，长椭圆形，叶边缘有不齐的锯齿。茎上有排有总状花序，花萼钟形，花冠筒状，花紫红色或淡黄色。结蒴果卵圆形，内种子多粒。根茎肉质肥厚块状，纺锤形。质软灰褐色。部分地区有栽培。
成　　　分	主要含甘露醇、地黄素、水苏糖等。
炮　　　制	干地黄，用清水洗净待闷软切片晒干。生地炭，取净地黄入铝锅内，上覆锅一口，在两锅合口处，用黄泥封紧。上压重物和白纸。用文武火煅至锅上的白纸焦黄色为度，取出摊晾。
性味与功能	味甘微苦，性微寒。滋阴，止血，解毒。
应　　　用	阴虚发热，内伤不足，血虚口干，吐血，鼻血，血崩，皮肤疔疽，肤燥瘙痒，阴伤便结。
用量与用法	10～60克，水煎服。

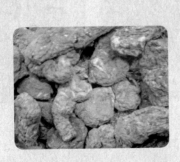
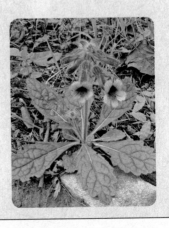

生　姜

别　　　名	姜、姜姆。
拉 丁 学 名	*Zingiber officinale* Rosc.
科属与特征	为姜科姜的根块。多年生草本。茎直立。叶互生抱茎，叶线状披针形，光滑无毛。叶面绿色，底面淡绿色。花茎自根茎抽出，椭圆形穗状花序，花萼管状，花冠绿黄色。结蒴果，内种子黑色。根茎肉质，多分枝如指，有扁形或圆形，有节，在节处有白红色膜。老姜外有拴皮，断面纤维多。各地均有栽培。
成　　　分	主要含姜醇、姜烯、芳樟醇、柠檬醛等。
性味与功能	味辛甘，性温。散寒，解表，止呕。
应　　　用	风寒感冒，鼻塞流涕，头痛，咳嗽，呕吐，噎膈，腹胀，大便稀，解半夏、南星毒。
用量与用法	10 ～ 30 克，水煎服。

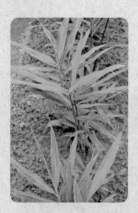
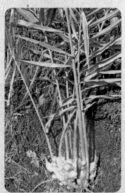
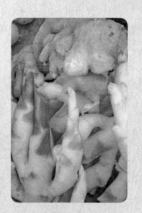

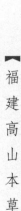

丝 瓜

别　　名	天丝瓜、挫瓜、赤罗、布瓜、陈罗、绵瓜、天罗、天吊瓜、天络丝、菜瓜、水瓜。
拉 丁 学 名	*Luffa cylindrica* (L.) Roem.
科属与特征	为葫芦科丝瓜的果实。一年攀缘草本，茎长，攀物匐地而长，有棱角，绿色。叶有被柔毛。叶互生，叶片圆心形，掌状裂片，呈三角形，边缘细锯齿。花单性，花冠浅黄色。结瓠果，长圆棒形。丝瓜外表淡绿和深绿的花纹相杂；藤萝外表深绿色有棱角。果肉老熟时内有韧柔的网状圆棒状，即丝瓜络。
性味与功能	味甘，性凉无毒。清热凉血。
应　　用	热病口渴，身热心烦，咳嗽痰多，血淋，崩漏，痔疮，乳汁不通，痈肿，小儿痘疹余毒不清，天疱湿疮。
用量与用法	鲜者 60 ～ 100 克，水煎服。

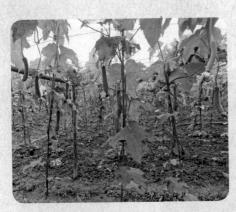
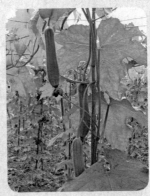

丝 瓜 络

别　　名　丝瓜壳、丝瓜网、丝瓜瓤、丝瓜筋。

科属与特征　葫芦科。为老熟丝瓜无果肉余下的网状纤维丝状壳，表面黄白色，体轻，柔软韧，不易折断。

炮　　制　将丝瓜络用清水洗净，晒干切段片。

　　　　　　　炒丝瓜络：将瓜络段，置容器内，加黄酒拌匀吸尽，入热锅内炒至微黄色，取出摊晾。每10千克丝瓜络用黄酒2千克。

　　　　　　　丝瓜络炭：将丝瓜络切成小段，置锅内装满，上盖一样大的锅，两锅交合处用黄泥密封，用微火烧煅4小时左右停火（或在锅底上贴一张白纸，见纸焦黄色为煅透），待冷取出。

性味与功能　味淡，性平无毒。清热，活络。

应　　用　肺热痰咳、胸胁疼痛、心热烦燥、睾丸肿痛、肢节伸屈不利、腰痛、妇女经闭、乳汁不通、便血、咳血等。

用量与用法　10～15克，水煎服。或外用烧灰存性调涂患处。

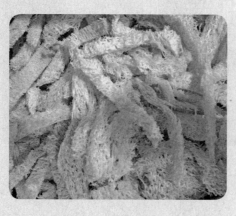
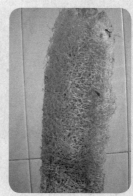

四匹瓦

别　　名	四叶金、四对叶、四大天王、四块瓦、四儿风。
拉丁学名	*Chloranthus henryi* Hemsl.
科属与特征	为金粟兰科，宽叶金粟兰或报春科重楼排草的全草。多年生草本。茎直立，分枝少，有稍大的茎节。叶一般四片轮生长于茎的上部，叶片长卵圆形，边缘有圆齿，上下面光滑，绿色。叶脉明显。枝顶穗状花序，花白色。结核果，卵球形，外果皮肉质。根较短粗，须根多。生长于林下阴湿处。各地均有分布或栽培。
性味与功能	味苦辛微涩，性温有毒。祛风祛湿，活血止痛。
应　　用	风寒咳嗽，气喘多痰，风湿麻木，腰脚酸痛，筋骨疼痛，月经不调，跌打损伤。
用量与用法	10～30克，水煎服。

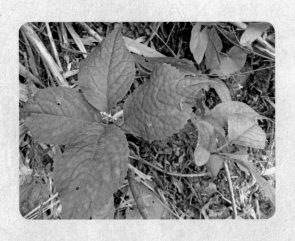

石菖蒲

别　　名　菖蒲、昌羊、九节菖蒲、水剑草、山菖蒲、粉菖、溪菖、阳春雪、苦菖蒲、菖阳。

拉丁学名　*Acorus tatarinowii* Soland.

科属与特征　为天南星科石菖蒲的根茎。多年生草本。叶根生，剑状线形，叶脉平行，暗绿色。肉状花序，花茎扁三棱形，花狭圆柱形，淡黄绿色。结浆果，肉质，倒卵形。生长于山坑流水石间。各地均有分布。

成　　分　主要含挥发油中的细辛醚、石菖醚、氨基酸、有机酸、糖等。

炮　　制　将原药拣净质，用清水洗净，稍闷软，切片晒干。

性味与功能　味辛苦，性温。开窍，化痰，理气，祛湿。

应　　用　癫痫，健忘，耳聋，耳鸣头晕，痰浊，心胸烦闷，脘腹胀痛，风寒湿痹，跌打损伤。

用量与用法　根茎6～20克，水煎服或入丸散。外用煎汤洗患处。

用　　方　耳聋耳鸣，用石菖蒲15克，磁石30克水煎服。

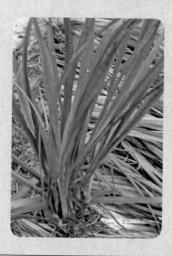
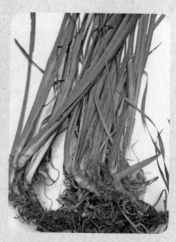

石胆草

别　　　名	石莲花、石荷花。
拉 丁 学 名	*Corallodiscus flabellatus* (Craib.) Burtt.
科属与特征	为苦苣苔科石胆草的全草。多年生草本，叶基生，叶倒卵形，边缘有锯齿，叶面深绿色，底面淡绿色，重叠排圆垫状，铺于岩石上。叶脉明显。枝顶穗状花序，花淡蓝色。花萼小，花冠管圆柱状，结蒴果核狭长形，根须黄褐色。生长于溪边，阴湿岩石处。各地均有少量分布。
性味与功能	味苦辛，性寒。清热解毒，消肿止痛。
应　　　用	咽喉肿痛，疖腮，湿热麻木，疮疽，月经不调，赤白带下，跌打损伤。
用量与用法	全草 10 ～ 20 克，水煎服。外用捣烂敷患处。

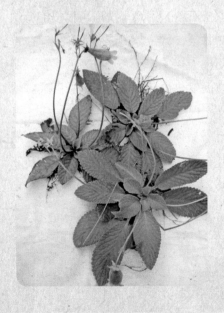

石　斛

别　　名	林兰、杜兰、禁生、石遂、金钗花、千年润、吊兰花、黄草、金钗石斛、铁皮石斛。
拉丁学名	*Dendrobium nobile* Lindl.
科属与特征	为兰科金钗石斛的茎，多年生附生草本。茎丛生，直立，多节，黄绿色。叶无柄，近革质，生长于茎上端，叶长圆状披针形，叶脉平行。茎节长总状花序，花较大，白色，末端淡红色。结蒴果。铁皮石斛：茎圆柱形，基部稍细，多节，绿色带紫色，叶较少，生长于茎上部，叶近卵状长圆形。茎上部长总状花序，花淡黄绿色。结蒴果，长圆形。石斛种类较多。生长于林中树干上或高山岩石上。部分地区有少量分布，亦有栽培。
成　　分	主要含石斛因碱、石斛胺、石斛碱等。
炮　　制	取干石斛，用清水洗净，稍浸泡待软，切段片晒干。
性味与功能	味甘淡，微苦。清热养阴，生津益胃。
应　　用	阴虚火热，口干心燥，五心烦热，肺虚咳嗽，胃中虚热，发热自汗，梦遗滑精，腰酸脚软。
用量与用法	10～30克，水煎服。
注	石斛品种多有：铁皮石斛、金钗石斛、细茎石斛、细叶石斛、钩状石斛、美花石斛、广东石斛等。品种不同，功用基本相同。

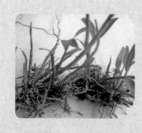
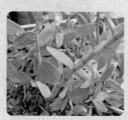
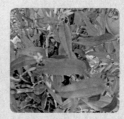

石榴皮

别　　名　石榴壳、酸榴皮。

拉丁学名　*Punica granatum* L.

科属与特征　为石榴科石榴的壳，灌木或小乔木。直立，多分枝，外皮灰青色，枝有刺。叶对生或簇生，叶片呈长圆形，全缘。花顶端生或腋生，萼筒钟状，肉质而实，红色。花柱圆形，柱头状。结浆果球形，果皮肥厚，革质，熟时黄红色。果内有隔膜，种子多，卵形，有棱角。各地均有栽培。

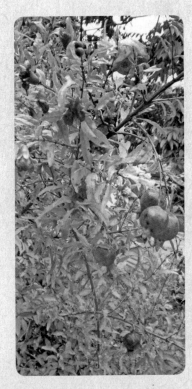
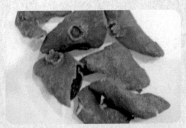
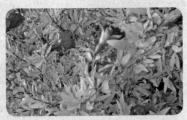
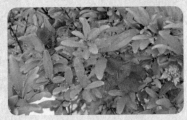

成　　　分	主要含鞣质、树脂、甘露醇、没食子酸等。
炮　　　制	将石榴拣去杂质和残留内瓤子核，用清水洗净，切丝片或块片晒干。
性味与功能	味酸涩，性微温有毒。涩肠，止血，安蛔。
应　　　用	慢性肠胃炎、痢疾、脱肛、便血、血崩、带下、蛔虫痛、疹癣等。
用量与用法	壳 6～15 克，水煎服。外用煎汤洗患处。
用　　　方	慢性腹泻经久不愈，用石榴皮研末，用米泔汤送下。日服 3 次，每次 15 克。

石 榴 根

科属与特征	即石榴树的根。
成　　　分	主要含异石榴皮碱、熊军酸、甘露醇等。
性味与功能	味苦涩，性温无毒。涩肠，驱虫。
应　　　用	慢性肠炎、泻痢久不止、赤白带、蛔虫、绦虫等。
用量与用法	根 10～20 克，水煎服。

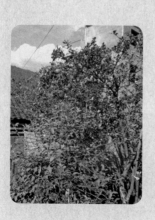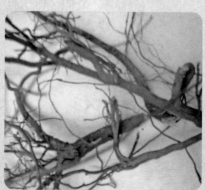

石 韦

别　　名	石苇、石兰、石剑、金星草、潭剑、七星剑、金汤匙、石皮、生扯拢。
拉丁学名	*Pyrrosia lingua* (Thunb.) Farwell.
科属与特征	为水龙骨科，多年生草本。根茎横走，根须状，深褐色，密生鳞毛。叶疏生，叶柄较长，呈四棱形。叶片披针形，全缘，革质，绿色有细点。叶底孢子囊，圆形，褐色。生长于岩石上。石韦有多种，如大叶石韦、小叶石韦、有柄石韦等。各地均有分布。
成　　分	全草主要含黄酮类、皂苷、鞣质等。
炮　　制	拣净杂质，刷净茸毛，洗净，切丝片晒干。
性味与功能	味微苦辛，性凉无毒。清热解毒，止血通淋。
应　　用	肺热咳嗽、慢性气管炎、肾炎、小便出血、崩漏、结石、遗精、尿不通、淋痛、疮疽。
用量与用法	全草 10 ～ 20 克，水煎服。
用　　方	1. 气管炎咳嗽，用石韦 30 克水煎加蜜调服。
	2. 石淋，小便不通或见小便有血，用石韦 60 克、滑石 60 克水煎服。
注	无热阴虚者勿服。

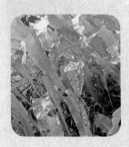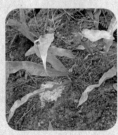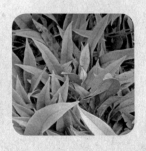

石 蒜

别　　名　老鸦蒜、乌蒜、银锁匙、鬼蒜、九层蒜、龙爪花、野
水仙、蒜头草。

拉丁学名　*Lycoris radiata* (L'Her.) Herb.

科属与特征　为石蒜科石蒜的鳞茎。多年生草本，叶丛生线形或带
形，叶面青绿色，底面灰绿色，全缘。花茎在花开前
抽出，伞形花序，花红色或白色，边缘狭倒披针形。
结蒴果，种子多数。根茎鳞茎近球形，外皮有紫褐的
鳞茎皮。生长于路边，也有栽培。各地均有分布。

成　　分　含多种生物碱。

炮　　制　将根茎洗净，切片晒干。

性味与功能　味辛微甘，性温有毒。祛痰，利尿，解毒，催吐。

应　　用　喉风，痰核，小便不利，咳痰，喘喇，痢疾，食物中毒。

用量与用法　2～5克，水煎服。外用捣烂贴患处。

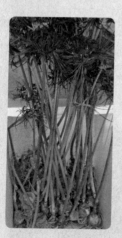
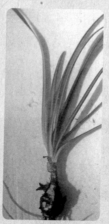
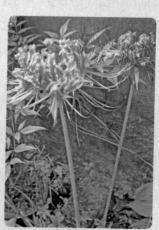

石仙桃

别　　　名	石橄榄、石黄肉、大吊兰、石莲、马斛兰、石上莲、果上叶。

拉丁学名　*Pholidota chinensis* Lindl.

科属与特征　为兰科石仙桃的鳞茎，多年生草本。根茎肥厚，鳞茎卵圆形，外表黄棕色，质坚较韧，断面白色。叶2片，椭圆形，有多条平行脉。叶中间伸出高花茎，顶端生总状花序，花淡绿色。生长于岩石上或树上。各地均有分布，药源较少。

炮　　制　将石橄榄的叶茎与根鳞茎分开，叶茎清水洗净，切段片晒干。根块鳞茎，放在开水中烫后取出晒干。

性味与功能　味淡微苦酸，性凉。清热养肺，祛瘀。

应　　用　虚火咽喉痛，虚火牙痛，头目眩晕，肺热咳嗽，热淋，咳血，吐血，痢疾，风湿骨痛，梦遗，白带，跌打损伤。

用量与用法　全草10～20克，水煎服。

用　　方　1. 虚火引发牙痛、头痛，用石仙桃30克煮鸡蛋2枚服用。

2. 胃痛，用石仙桃30克水煎服或入猪肚内同炖服。

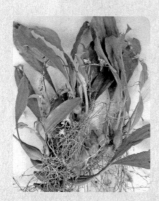 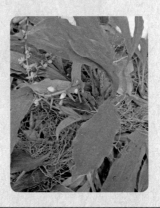

石杨梅

科属与特征 多年生草本，茎直立，圆柱形，绿色。叶对生或轮，
长椭圆形，革质，叶面绿色底面灰白色。叶里面半部
全缘，外面一半叶缘有疏深锯齿，光滑无毛。叶类似
杨梅叶，故称石杨梅。花顶生喇叭形，桃红色或红色。
结类果球形，从绿色至熟时黄色，根淡红色，生长于
大树干上或岩石上。部分地区有少量分布。

性味与功能 味苦微涩，性平，无毒。祛湿止痛。

应　　用 腰腿痛，关节酸痛，风湿关节炎。

用量与用法 10 ～ 60 克，水煎服。

用　　方 风湿性腰腿疼痛，用石杨梅60克，猪脚肉适量同煮服。

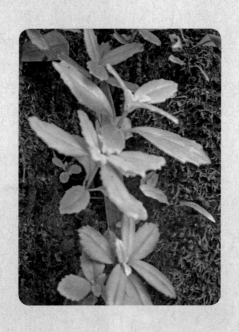

石 竹

别　　　名	石菊、绣竹、鹅毛石竹、石柱花、洛阳花。
拉 丁 学 名	*Dianthus chinensis* L.
科属与特征	为多年生草本。茎直立，光滑有节。叶对生，线状披针形，绿色，边全缘。花单朵或数朵，簇生长于茎顶，形成聚伞形的花序，花色有红、白、紫红、桃红、黄、淡黄、橙红等多种颜色。花萼筒形。结蒴果矩圆形，内种子扁圆形，黑褐色。
成　　　分	主要含苯乙醇、丁香油酚、糖类、皂苷、维生素等。
炮　　　制	将原药拣去杂质，用清水洗净，稍闷软，切段片晒干。
性味与功能	味微苦，微寒。利水，活血。
应　　　用	水便不利，小便淋沥，水肿，前列腺炎，血淋，妇女闭经。
用量与用法	10～20克，水煎服。
注	石竹与瞿麦极相同。石竹花瓣顶端是齿裂，花萼筒状是花的 1/2。瞿麦花顶端呈疏圆锥状。

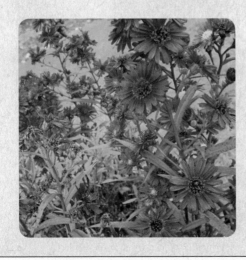
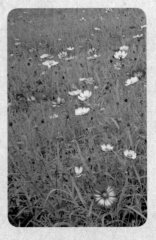

石指甲

别　　　名	垂盆草、鼠牙半支、半枝莲、瓜子草、狗牙草、佛指甲。

拉 丁 学 名　*Sedum sarmentosum* Bunge.

科属与特征　为景天科垂盆草白全草。多年生肉质草本，茎软柔，匍匐或倾斜。叶3枚轮生，倒披针形。叶小，较厚，全缘。顶生聚伞形花序，花黄色，花瓣5，长圆形。结蓇葖果，内种子细小，卵圆形。生长于山坡、路边、岩石、墙头等处。各地均有分布。

成　　　分　主要含甲基异石榴皮碱、蔗糖、果糖等。

性味与功能　味甘淡，性凉。清热，消肿，解毒。

应　　　用　咽喉肿痛，黄疸，热淋，小便红赤，劳伤咳嗽，痈疽，汤火烫伤、虫咬伤。

用量与用法　全草15～30克，水煎服。外用捣烂敷患处。

用　　　方　汤火伤或见水泡，用石指甲捣烂敷患处。

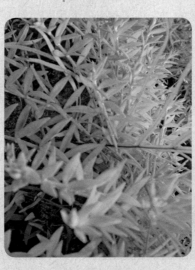

田基黄

别　　　名	地耳草、七寸金、一条香。
拉丁学名	*Hypericum japonicum* Thunb.
科属与特征	为藤黄科田基黄的全草。一年生草本，茎直立，细小，有四棱状，光滑，淡黄色，节易折断。单叶，短小，对生。叶片卵形，全缘。顶生聚伞花序，花小，黄色。蒴果长圆形，种子细小。根淡黄色，根须多。生长于路旁、山坡、田埂较潮湿之地。各地均有分布。
性味与功能	味微苦，性平，无毒。清热解毒，消肿。
应　　　用	黄疸，肝硬化，阑尾炎，感冒，泻痢，两胁痛，小儿惊风，疳积，湿疹，疖肿，蛇咬伤。
用量与用法	全草10～30克，水煎服。外用煎汤或米泔煎洗患处。
用　　　方	湿疹，用田基黄适量加水煎汤洗患处。

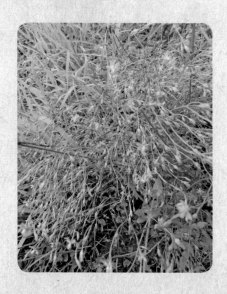

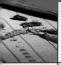

田 水 苋

别　　　名	水田苋。
性味与功能	味淡微苦。清热，滋阴，活血。
应　　　用	心烦，低热，五心烦热，月经不调。
用量与用法	30～60克，水煎服。
用　　　方	1.低热不愈、五心烦热用药无效，用田水苋60克，金扁柏60克，老鸦碗60克水煎加红糖调服。
	2.面色素沉着，用水田苋叶捣汁涂患处。

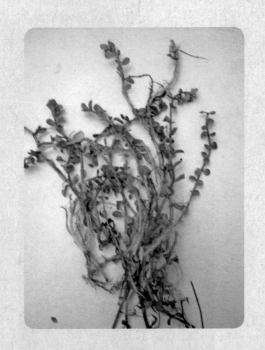

仙 鹤 草

别　　名	龙芽草、泻痢草、失力草、黄花仔、脱力草。
拉丁学名	*Agrimonia pilosa* Ledeb.
科属与特征	为蔷薇科龙芽草的全草。多年生草本，茎直立，有分枝。叶互生，斜卵形，有深裂，被有柔毛，边缘有锯齿。腋生或顶生总状花序，花萼筒状，花黄色。瘦果。生长于山坡、路边、荒地。各地均有分布。
成　　分	全草主要含仙鹤草素、鞣质、甾醇、有机酸、皂苷。
炮　　制	除去杂质、残根，用清水洗净待闷透，切段片晒干。
性味与功能	味苦辛微涩，性温无毒。止血祛瘀。
应　　用	吐血、尿血、血崩、痔血、便血、劳伤失力、胃痛、痢疾、跌打损伤、小儿疳积等。
用量与用法	10～50克，水煎服。外用适量捣烂敷患处。
用　　方	1. 劳伤、四肢疲劳，发黄，用仙鹤草100克加鸡蛋2枚煎服。
	2. 吐血或咯血，用仙鹤草60克水煎加冰糖调服。

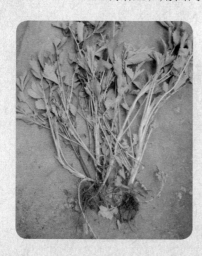
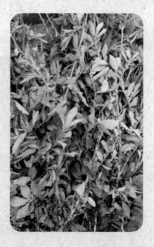

仙　茅

别　　　名	天棕、山棕、独茅根、独脚仙茅、冷饭草、地根棕、仙茅参。
拉丁学名	*Curculigo orchioides* Gaertn.
科属与特征	为石蒜科仙茅的地下茎。多年生草本。地下茎，叶基出，长扁披针形，灰绿色，叶脉明显，叶面和底面均有细毛。花腋生，花梗存在叶鞘内，花膜质绿色。结蒴果肉质，椭圆形，内种子黑褐圆形。根茎圆柱形肉质，外皮褐色，断面棕褐色。生长于山野、草地或山坡地。部分地区有少量分布。
成　　　分	主要含鞣质、淀粉、树脂、脂肪等。
炮　　　制	炙仙茅，取仙茅入热锅内用文火炒至深黄色时，入黄酒拌炒至干，取出摊晾。每10千克仙茅用黄酒1千克。
性味与功能	味辛微苦，性温，有小毒。温肾，壮骨，止痛。
应　　　用	肾虚阳痿，滑精头晕，腰膝冷软，小便清长，脘腹寒痛，白浊，子宫寒冷。
用量与用法	6～15克，水煎服，或入丸散。

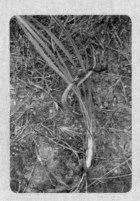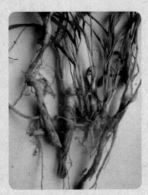

仙人掌

别　　　名	观音掌、观音刺、神仙掌、霸王。
拉 丁 学 名	*Opuntia stricta dillenii* Haw.
科属与特征	为仙人掌科仙人掌的根茎。仙人掌茎头部较硬如木质，圆柱形。茎上部肉质，扁平，绿色，有节，每节矩圆形，外表有瘤体，有利刺。叶厚肉质，扁椭圆形。花单生或多朵生长于顶部边缘，花黄色或桃红色。结浆果肉质，卵圆形，紫红色。各地均有栽培。
成　　　分	茎叶主要含三萜、草果酸、琥珀酸等。
炮　　　制	一般外用者多，将原药洗净捣烂或捣汁用。内服：要剥去外皮及刺，切片沸水烫后晒干。
性味与功能	味苦酸微涩，性寒无毒。清热解毒，活血止痛。
应　　　用	脘腹胀痛，肠炎腹泻，心胸闷痛，痞块，咳嗽，咽喉肿痛，肺痈，乳房胀痛，跌打损伤，汤火伤。
用量与用法	仙人掌根茎 20～60 克水煎服。外用捣烂敷患处。
用　　　方	1、胃炎腹胀痛，用全草连根炖猪小肚或猪肚服。 2.长期失眠或心烦，用仙人掌 100 克煎汤睡前服用。 3.肝硬化、肝癌，用仙人掌 150 克水煎服，或捣汁坚持服用。
注	虚寒者忌用，忌铁器。

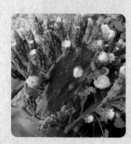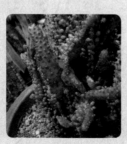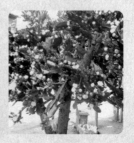

仙人球

别　　　名	刺球、仙人拳、雪球、翅翅球。
拉丁学名	*Echinopsis multplex* Zuee.
科属与特征	仙人掌科仙人球的茎。刺球茎球形或椭圆形，绿色肉质。球外有硬刺。花腋开于刺上方，喇叭状，红色。结浆果球形，种子细小。各地均有栽培。
炮　　　制	一般外用者多，将原药洗净捣烂或捣汁用。内服：要剥去外皮及刺，切片沸水烫后晒干。
性味与功能	味淡微酸，性寒。清肺止咳，行气止血。
应　　　用	肺热咳嗽，咳血，咯血，胃痛，烫火伤，疮毒，虫蛇咬伤。
用量与用法	20～30克，水煎服或榨汁外用。
用　　　方	1.烫火伤，用仙人球捣烂敷患处。
	2.慢性胃炎、胃溃疡痛，用仙人球去外刺100克水煎服。
	3.胃脘疼痛，用仙人球茎连根60克水煎服。
注	忌用铁器。

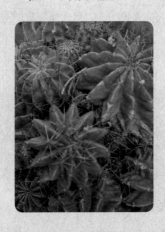
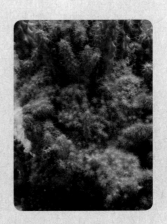

叶下珠

别　　　名	珍珠草、老鸦珠，油柑草、日开夜闭、阴阳草、夜合珍珠、小利柑。
拉丁学名	*Phyllanthus urinaria* L.
科属与特征	为大戟叶下珠的全草，一年生草木。茎直立，有翅状纵棱，红色。单叶互生，排成两列，在叶底下见有小珠，叶片长椭圆形，绿色。花细小，赤褐色。蒴果扁圆形，褐色。生长于路旁、田边、山坡，也有栽种。
成　　　分	主要含酚性，三萜等成分。
性味与功能	味微苦甘，性寒凉。清肝平火，利水解毒。
应　　　用	黄疸，水肿，泄泻，眼红，心烦不眠，小便淋痛，口舌溃痛，无名肿毒。
用　　　量	20～60克，水煎服。外用捣烂敷患处。
用　　　方	1.黄疸性肝炎，用全草100克煎汤常服。 2.肠炎，用全草60克煎汤服。

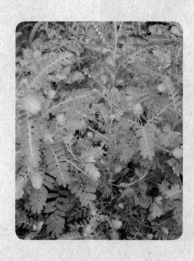 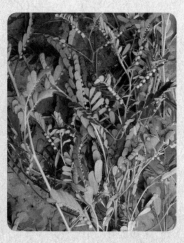

叶 下 白

别　　　名　天青地白、白草、锦鸡舌、细叶鼠曲草、父子草。

拉丁学名　*Gnaphalium japonicum* Thunb.

科属与特征　为菊科天青地白的全草。多年生草本，茎细，有白色茸毛，茎部叶呈莲蓬座状。叶线状披针形，全缘。叶绿色，有白色的茸毛。簇生顶端头状花序，苞片浅棕色，全部为管状花，花冠细长。结瘦果椭圆形。生长于园地、田埂、路边。各地均有分布。

性味与功能　味淡微涩，微寒无毒。清热解表，益肝明目。

应　　　用　风热感冒、咳嗽气喘、咽喉肿痛、全身酸痛、黄疸、目赤流泪、小便淋沥、白带、疔疮痈肿等症。

用量与用法　全草 10 ～ 30 克，水煎服。

用　　　方　感冒，全身酸痛，用叶下白 30 克水煎，取汤液加红糖调服。

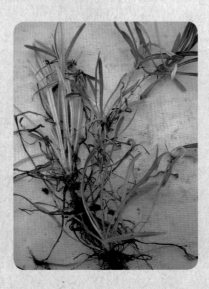

玉 米 须

别　　　名	玉麦须、项豆须、包萝须、玉蜀黍蕊。
拉丁学名	*Zea mays* L.
科属与特征	为禾本科玉蜀黍的须。玉蜀黍成熟后的顶端须，白色或红赤色，或红白相杂。各地均有栽种，收玉米取须。
成　　　分	主要含脂肪油、挥发油、树脂、皂苷及抗坏血酸、苹果酸、酒石酸等。
性味与功能	味甘，性平。平肝，利尿。
应　　　用	黄疸性、高血压、糖尿病、水肿、小便淋沥、吐血、鼻血、乳结、乳汁不通等。
用量与用法	10～20克，水煎服。
用　　　方	吐血，咯血，用玉米须60克，兖州扁柏50克水煎服。

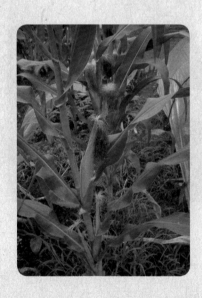
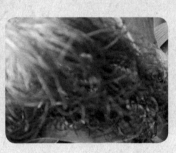

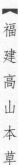

玉蜀黍

别　　名	玉米、玉高粱、西番麦、包罗、苞芦、包谷、项豆、红须麦、玉黍、薏米苞、包麦米、御米、珍珠芦粟。
拉丁学名	*Zea mays* L.
科属与特征	为禾本科玉蜀黍的种子。一年生草本。茎直立,有节。叶剑形平扁、叶绿色至枯黄。顶生圆状花序。腋生颖果,成熟后圆棒形,外表均排列整齐如豆果粒,从乳白到黄或淡红色,果尾顶部见丛须,淡红色即玉米须。各地均有栽培。
成　　分	主要含淀粉、生物碱、脂肪油、维生素等。
性味与功能	味甘淡,性平。益肺,宁心,开胃。
应　　用	肺虚胸闷,心悸不安,食欲不振,尿少。
用　　量	30～60克,水煎服,或当主粮食。

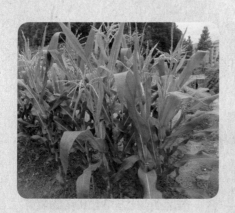

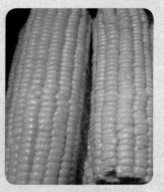

玉簪花

别　　　名	玉簪、白玉簪、内消花、白鹤仙、白萼、小芭蕉。
拉丁学名	*Hosta plantaginea* (Lam.) Aschers.
科属与特征	为百合科玉簪的花，多年生草本。叶根生，叶片心形，叶绿色或淡绿色，光滑叶脉明显，叶柄纵沟。叶纵中抽出花茎，花常夜间开，是白色，花被漏斗形，下部筒状。结蒴果窄长，内种子黑色。根茎粗壮。各地均有栽培。
性味与功能	味甘淡，性凉，无毒。清热，解毒，利尿。
应　　　用	扁桃体红肿，咽喉痛，咳血，小便不通，白带，疮痕，肿毒。
用量与用法	6～12克，水煎服。外用捣烂敷患处。

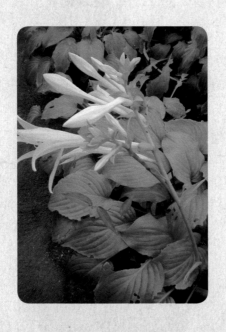

玉簪叶

别　　　名　白玉簪叶、白鹤仙叶。

科属与特征　为百合科玉簪花的叶。特征同玉簪花。

性味与功能　味甘辛微苦，性寒有毒。清热解毒。

应　　　用　痈疽，乳腺炎，耳内脓水，疔疮，蛇咬伤。

用量与用法　外用，用叶捣烂或汁涂患处。

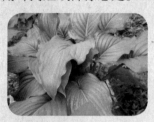

玉簪花根

别　　　名　玉簪根。

科属与特征　为百合科玉簪的根茎。特征同玉簪花。

炮　　　制　取原药用清水洗净，除去须根，茎叶切片晒干。

性味与功能　味甘辛微苦，性寒有小毒。清毒，消肿，活血。

应　　　用　扁桃体红肿，牙痛，痈疽血肿，骨鲠，乳痈，瘰疬，吐血，血瘀肿痛、跌打损伤。

用量与用法　10～20克，水煎服。外用适量捣敷或汁涂患处。

用　　　方　跌打内伤疼痛，用玉簪花根30克，猪瘦肉煎服。

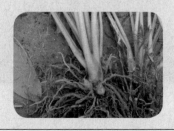

玉 竹

别　　名	葳蕤、女萎、王马、节地、丽草、玉术、萎香、山玉竹、地节。
拉 丁 学 名	*Polygonatum odoratum* (Mill.) Druce.
科属与特征	为百合科玉竹的根茎。多年生草本，茎单一向一边倾斜，有棱，光滑无毛，叶互生，无柄，叶椭圆形，全缘革质，叶面绿色，叶底面淡白色，花腋生，花被筒状，白色，结浆果球状，紫黑色。根茎地下横走，密生细小根须，根黄白色细长圆柱形半透明。生长于山野，林下。部分地区有少量分布或栽培。
成　　分	主要含铃兰苷、铃兰苦苷。
炮　　制	蒸玉竹，将原药洗净置蒸器内用文武火蒸焖3～4次至内外黑色为度。取出晒半干，切片再晒干。
性味与功能	味甘微苦，性平无毒。养阴，润燥，止渴。
应　　用	热病阴伤，虚劳发热，燥咳喉干，咳嗽烦渴，自汗灼热，小便频数，头痛腰酸。
用量与用法	10～20克，水煎服。

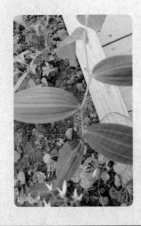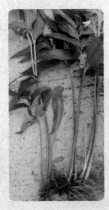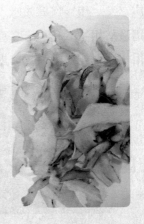

百 部

别　　名	嗽药、牛虱鬼、百条根、百奶、九丛根、山百根、九虫根、九十九条根。
拉丁学名	*Stemona japonica* (Bl.) Miq.
科属与特征	为百部科有蔓生百部、对叶百部和直立百部的根块。多年生草本。茎直立，亦有蔓状。叶轮生，卵形或卵状披针形，有丛纹，叶脉明显，全缘。花腋生，多数生长于近茎下部，呈鳞片状的苞。腋间花梗细长。根肉质，纺锤形，十多条簇生，外表褐色，剥去外皮，肉灰白色而软。生长于竹林下或林下。各地均有分布。
成　　分	含多种生物碱。
炮　　制	将百部除去须根，用清水洗净，闷透，切斜片或段片晒干。如新鲜百部用清水洗净，入沸汤稍烫，去皮晒干。
	蜜制百部：将蜜入热锅内煮沸，下百部段片，炒至不粘手为度，取出摊晾。
性味与功能	味苦，微温，有小毒。润肺止咳，杀虫。
应　　用	风寒咳嗽、气喘咳逆、百日咳、皮肤疥癣、蛔虫、皮疹等。
用量与用法	10～20克，水煎服。外用适量煎汤外洗患处。
用　　方	阴虱痒，或头生虱痒，用百部100克煎汤洗患处。

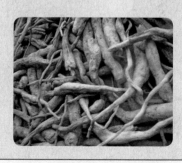

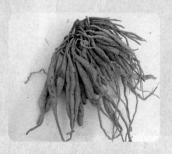

百香果

别　　名　西番莲、巴西果、玉蕊花、转心莲、鸡蛋果、爱情果、情人果、热情果、西洋鞠。

拉丁学名　*Passiflora edulis.*

科属与特征　为巴西莲科西番莲的果实或叶。多年生攀缘缠绕草本，茎圆柱形，有棱线，茎中空。老茎圆柱形，有卷丝。叶互生，纸质，基部心形，掌状 2 深裂，变有 4 裂，裂片披针形，边缘有波状锯齿。叶面深绿色，底面淡绿色。腋生伞形花序，花大，花萼 5 枚，淡绿色。花瓣外部白色，靠里淡紫色。花丝纵多，白色。结浆果圆球形如鸡蛋，外皮光滑，有隐约白点斑，从绿至熟微紫红、紫菜褐色，内囊黄色，有多微扁种子。部分地区有栽培。

成　　分　含没食酸、软脂酸、油酸、儿茶酚、多种氨基酸、维生素、蛋白质、脂肪、糖、钙、铁、磷、钾等。

性味与功能　叶味淡微苦，祛风清热，止咳化痰。果味酸甘甜，气香，性温无毒。滋阴补肾，活血止痛，生津开胃。

应　　用　咳嗽，哮喘，腰酸头晕，精神不振，全身疲乏，食欲不佳，高血脂，高血压、不眠、口干燥。

用量与用法　用果直接剖开取内囊服用，或泡水或加糖服，叶或外皮 10 ～ 30 克水煎药服。

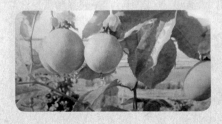
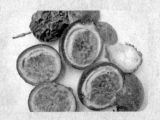

百　合

别　　　名	中庭、中逢花、百合花、喇叭花、夜合花、炖蛋花。
拉 丁 学 名	*Lilium brownii* F.E. Brown var. *viridulum* Baker.
科属与特征	为百合科百合的鳞茎，多年生草本。茎直立，圆柱形，浅绿色，有的见褐色斑点。叶互生，线状披针形，全缘。花单生长于茎顶，喇叭形，白色，亦有浅红色条纹间杂于花瓣上，花蕊线形。蒴果长卵圆形，绿色。种子多。地下茎球状鳞片，白色；肉质。生长在园地、山坡、荒地。各地均有分布，亦有栽培。
成　　　分	主要含秋水仙碱、蛋白质、脂肪。
炮　　　制	炙百合：先将蜂蜜入热锅内，煮沸后投入百合片用文火炒至不粘手，取出摊晾。
性味与功能	味甘微苦，性平，无毒。清肺止咳，益志安神，养五脏。
应　　　用	肺热咳嗽、肺痿、肺痈、咳嗽痰血、夜不寐、心烦、惊悸、小便不利、干咳久嗽、脚气浮肿、腹痛心痛、神经衰弱等。
用量与用法	10 ～ 60 克，水煎服或煮粥食服。
用　　　方	心烦不眠，用百合 30 克、苏梗 10 克水煎服。

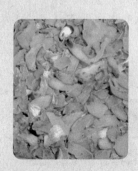
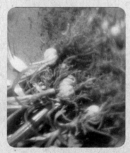
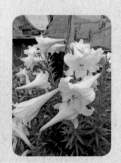

百合花

别　　　名	中逢花、喇叭花、夜合花、炖蛋花。
科属与特征	为百合科百合的花，特征同百合。
性味与功能	味甘淡微苦，性平无毒。清肺，止咳，安神。
应　　　用	咳嗽，胸闷、心烦，头晕，夜寐不安，失眠、天疱湿疮。
用　　　量	10～15克，水煎服。

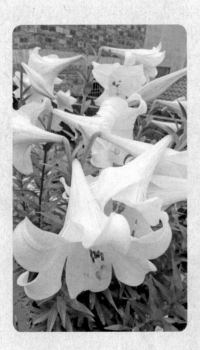
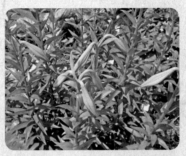
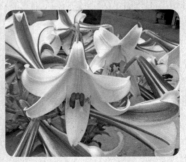

百两金

别　　名	真珠凉伞、八爪龙、状元红、铁雨伞、珍珠伞、山豆根、叶下藏珠。
拉丁学名	*Ardisia crispa* (Thunb.) A. DC.
科属与特征	为紫金牛科百两金的根茎。常绿灌木。茎通常单一，有的有细枝。叶互生，广披针形，叶全缘，亦有波状锯齿。叶面深绿色，叶底面淡绿色或淡红色，叶脉明显。花由茎稍叶腋间抽出，排成伞房花序。花冠紫红色，钟状。结果球形，从绿至熟红色。种子1粒。生长于丛林、山坡、荒地上。各地均有分布。
炮　　制	将百两金根茎，用清水洗净切片晒干。
性味与功能	味苦微辛，性凉，有小毒。清热祛痰，利湿消肿。
应　　用	咽喉肿痛，火牙疼痛，肺病咳嗽，痰涎壅滞，湿热黄疸，水肿，风湿腰脚痛，痢疾，胃气痛，睾丸肿痛。
用量与用法	10～20克，水煎服。外用煎水含漱或涂患处。
用　　方	扁桃体炎红肿痛，用百两金根30克水煎服，或药液中加醋少许，频频咽服。

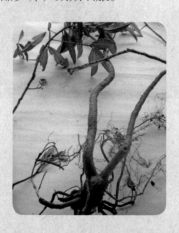

当　归

别　　　名	于归、文无、白蕲、薛、山蕲。
拉 丁 学 名	*Angelica sinensis* (Oliv.) Diels.
科属与特征	为伞形科当归的根。多年生草本。茎直立带紫色，有纵沟。叶 2～3 回羽状分裂，叶片卵形，边缘有裂齿。顶生复伞形的花序，伞梗有 10 多条，花瓣白色，长卵形，结双悬果，圆锥形。根外表黄褐色，断面黄白色。多分布于甘肃、四川、贵州、云南等地。福建省部分地区亦有栽培。
成　　　分	主要含挥发油中的亚丁基苯酞、多种烃类、维生素等。
炮　　　制	酒当归，取用黄酒喷入当归片中，抖动均匀，稍闷，入热锅内用微火炒干取出摊晾。
性味与功能	味微甘辛，性温。补血养血，调经止痛。
应　　　用	血虚头痛，腰腿酸痛，头晕，面色无华，月经不调，崩漏，闭经腹痛，润燥润肠。
用量与用法	15～30 克，水煎服，或浸酒或丸药服用。

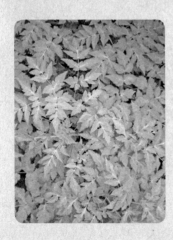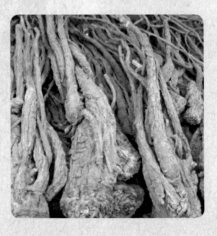

灯 笼 草

别　　　名　爆朴、吓朴、苦枳、天泡子、打卜草、碧扑草。

拉 丁 学 名　*Physalis peruniana* L.

科属与特征　为茄科灯笼草的全草。一年生草本，茎直立或卧斜，
多分枝。叶互生，叶片呈长圆形，全缘，亦有裂缺，
叶面绿色。叶腋生花，花萼钟形，膜质，色浅绿色，
随着花萼的增大如灯笼状，中央重压有响声。结成果
为圆球形的黄色浆果。种子数枚，扁圆形，淡绿色。
生长于田园、山坡地，也有栽培。各地均有分布。

性味与功能　味苦，性寒无毒。渗湿利尿，清热解毒。

应　　　用　肝炎、黄疸、小便不利、骨蒸劳热、咽喉肿痛、咳嗽
气喘、湿毒疮疡、淋巴结核等。

用量与用法　全草20～50克，水煎服。外用煎汤洗患处。

用　　　方　皮肤湿疹，用灯笼草100克煎汤洗患处。

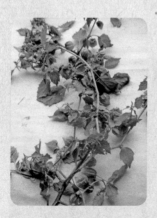
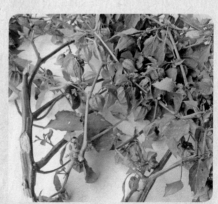

灯 心 草

别　　名	灯草、灯心、水灯心、洋牌洞、赤须、虎酒草、虎须草、猪矢草、曲屎草、灯芯草、碧玉草、铁灯心。
拉丁学名	*Juncus effusus* L.
科属与特征	为多年生草本灯心草全草或茎髓。茎圆筒状，淡绿色，茎外有条纹。无茎生叶。花序聚伞形，多数小花密聚成簇，花淡绿色。结蒴果卵状三棱形，或圆椭形，淡黄褐色，种子多，斜卵形。生长于湿地、田地。各地均有分布。
成　　分	主要含多糖类；茎髓含纤维、脂肪、蛋白质。
炮　　制	朱灯心：取剪段的灯心草，置容器内，喷少量清水微湿，入朱砂末，不断摇动，使灯心草挂均朱砂为度。
性味与功能	味甘淡，性平。清心除烦，利尿通淋。
应　　用	心烦不眠，小儿惊啼，小便不利，湿热黄疸，喉痛，咳嗽，水肿，淋病。
用量与用法	茎髓 1～3 克。灯心草全草 10～30 克水煎服或入丸药。

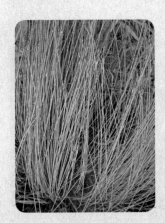
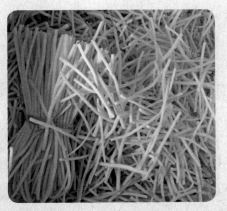

地丁草

别　　　名　紫花地丁、犁头尖、犁头鳝、犁头标、犁尾尖、犁尾
蕨草、箭头草、如意草。

拉丁学名　*Viola yedoeusis* Mak.

科属与特征　为堇菜科紫花地丁、犁头尖的全草。多年生草本，叶
从根生，有长柄，长卵形或三角状卵形，边缘具有钝
锯齿，叶底面带紫色，全株密被白色短毛或无毛，托
叶白色具有长尖，有稀疏浅状齿。花萼披针形，花瓣
紫色，倒卵状椭圆形。结种子长卵圆形，裂瓣有棱沟。
根粗短，白色。生长于路旁、园地、田埂、沟边。各
地均有分布。

炮　　　制　全草拣净杂质，用清水洗净，切段片晒干。

性味与功能　味微苦性寒。清热，解毒，消肿。

应　　　用　咽喉肿痛，腹痛，黄疸，目红，乳痈，瘰疬，痈疽，疔疮，
蛇咬伤。

用量与用法　10～30克，水煎服。外用适量捣烂敷患处。

用　　　方　疔疮肿痛，用地丁草适量，一点红适量加蜜少许捣烂
敷患处。

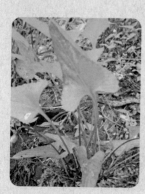
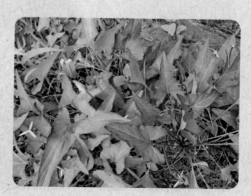

地 瓜

别　　　名	凉瓜、土瓜、土萝卜、凉薯、葛瓜、草瓜茄。
拉 丁 学 名	*Pachyrhizus erosus* (L.) Urbn.
科属与特征	为豆科，一年生草质藤本。藤茎长绕，黄褐色。叶互生，小叶 3 片，棱形边缘，掌状分裂，有齿。簇生总状花序，花淡蓝或白色。结荚果，内种子数枚，近方块形。根块肥大，肉质纺锤形，外皮淡黄色，纤维性，易剥离，肉白色，味甜。大部分地区均有栽种。
成　　　分	主要含碳水化合物、蛋白质、脂肪。
性味与功能	味甘甜。生津止渴。
应　　　用	热病口渴，解酒醒酒，慢性酒精中毒。
用量与用法	煮食或生食。

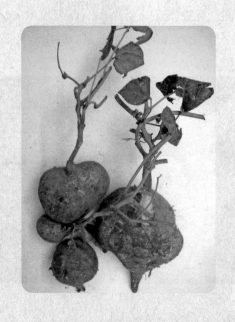

地锦草

别　　名	地锦、奶草、铺地锦、红莲草、软骨莲子草、九龙吐珠草、血风草、扑地锦、铺地红。
拉丁学名	*Euphorbia humifusa* Willd.
科属与特征	为大戟科，一年生草本。茎从根长发数枝，平卧地面，呈红色。叶 2 列对生，椭圆形，边缘有细锯齿。叶面淡绿色，叶底面绿白色。杯状聚伞花序，单生长于叶腋，总苞圆锥形，桃红色。蒴果小扁卵形，有棱。种子卵形。生长于田沿、路旁、园岩地。各地均有分布。
性味与功能	味苦微辛涩，性平无毒。清热凉血，利湿解毒。
应　　用	湿热黄疸，痢疾，肠炎，吐血，咳血，尿血，便血，子宫出血，小便不利，乳汁不通，疔疮肿毒，跌打损伤，蛇咬伤。
用量与用法	全草 10 ～ 30 克，水煎服。外用适量捣烂敷患处。

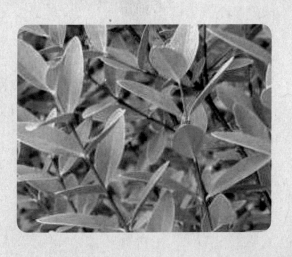

地棉根

别　　名 金腰带、细轴荛花、野棉花、野发麻、地麻棉、南
岭荛花、红赤七、流罗带、赤麻根、山六麻、金腰带、
红灯笼。

拉丁学名 *Lndian Wikstroemia.*

科属与特征 为瑞香科南岭荛花的根。多年生落叶小灌木。茎光滑
无毛，多分枝，茎皮韧，富有纤维性。叶对生，光滑，
薄革质，叶面深绿色，底面淡绿色、倒卵状长椭圆形，
全缘。顶端簇生头状花序，无苞片、花被筒状，花黄
绿色。结果卵形，熟时红色。根粗壮，断面黄褐色，
多纤维。生长于向阳山坡、丘陵、灌丛黄棕土壤处。
各地均有分布。

炮　　制 将全株拣去杂质，用清水洗净，切片晒干或鲜用。

性味与功能 味辛甘微苦，性温有小毒。散瘀破结，通水利下。

应　　用 臌胀，大小便不利，湿热水肿，痢疾，大便血，瘰疬，
股阴疽，跌打损伤。

用量与用法 10～15克，水煎服，或外用敷患处。

用　　方 香港脚，用地棉根皮浸醋外涂。

注 体虚，无瘀，妊娠勿服。

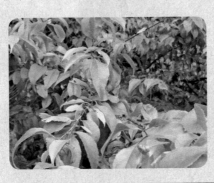

地菍

别 名	地茄、短脚埔梨、路茄、土地茄、古柑、山地菍、地菍藤、波罗罂子、埔淡。
拉丁学名	*Melastoma dodecandrum* Lour.
科属与特征	为野牡丹科。葡萄状略木质，节上常生根，枝有披粗毛。叶小，椭圆形，明显的主脉边缘，叶面有粗毛。花生长于枝梢上，紫红色。结浆果从红至熟紫黑色。生长于路边、山坡地。各地均有分布。
成 分	主要含鞣质。
炮 制	将原药用清水洗净，拣去杂质，切段片晒干。
性味与功能	味甘微酸涩，性平。清热解毒，止血活血。
应 用	咽喉肿痛，痢疾，痛经，血崩，便血，痔血，疝气，风疹，疔疮，风火齿痛，外伤出血。
用量与用法	10～30克，水煎服。外用适量捣烂外敷患处。
用 方	1.痔疮出血，用全草50克水煎服。
	2.痢疾，大便赤白，用地菍60克加鸡蛋2枚水煎服。
注	孕妇忌用。

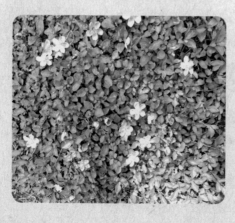
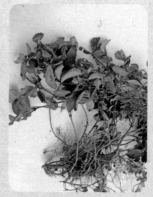

地桃花

别　　　名	八挂拦路虎、天下捶、野桃花、野棉花、山棋菜、野桐乔、土杜仲。
拉丁学名	*Urena lobata* L.
科属与特征	为锦葵科地桃花全草。茎直立，有分枝，有柔毛。叶互生，椭圆形，边缘有锯齿，掌状网脉。叶面绿色，底面淡绿色。腋生花，花萼5裂，花瓣粉红色。结蒴果扁球状，具有勾刺。生长于路边、山坡。各地均有分布。
成　　　分	主要含氨基酸、酚性、甾醇等。
炮　　　制	将全草用清水洗净，切片晒干。
性味与功能	味微苦，性微温。清热解毒，利湿活血。
应　　　用	外感热病，扁桃体红痛，痢疾，风湿腰脚痛，风湿肢节酸痛，吐血，外伤出血。
用量与用法	20～60克，水煎服。

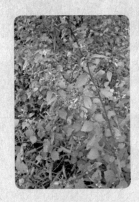 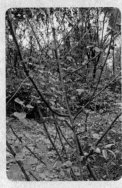 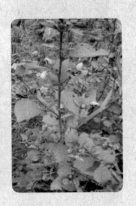

地涌金莲

别　　　名	地涌莲、地金莲。
拉 丁 学 名	*Musella lasiocarpa* (Franch.) C. Y. Wu.
科属与特征	为芭蕉科地金莲的花。一年或多年生高大的草本。茎直立是由叶复叠包为成茎，叶片大呈长椭圆形，全缘如芭蕉叶，叶面绿色有白粉，底面淡绿色。花生茎上，花金黄色，花瓣长椭圆，尾部急尖，花瓣多层如莲花苞。结果为肉质。生长于山间坡地。各地均有少量分布。
性味与功能	味苦微涩，性寒无毒。活血，止血，固脱。
应　　　用	肺热咳血，鼻血，肠风下血，痔血，妇人血崩，漏下，白带，血多欲脱。
用量与用法	花 10～20 克，水煎服。

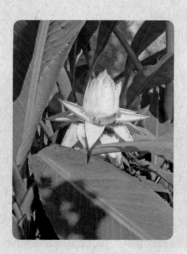
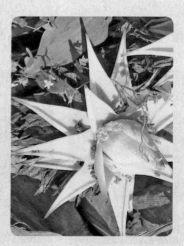

吊竹梅

别　　　名	水竹草、白带草、金瓢羹、红舌草、鸭舌红、红鸭跖草、红竹仔草。
拉 丁 学 名	*Zebrina pendula* Schnixl.
科属与特征	为鸭跖草科吊竹梅的全草。多年生草本，茎类肉质，枝秃净或有稀疏毛。叶无柄，矩圆形。叶面紫绿色，底面紫红色。顶生花苞片状叶内，花冠管白色。结蒴果。野生于山旁、路边，也有栽培。各地均有分布。
成　　　分	主要含草酸钙、树胶等。
性味与功能	味甘微酸，性寒有毒。清咳，解毒，止血。
应　　　用	咳嗽痰黄，咳血，淋沥，痢疾，红眼，妇女白带，痈疽肿毒。
用量与用法	10～30克，水煎服。外用捣涂患处。

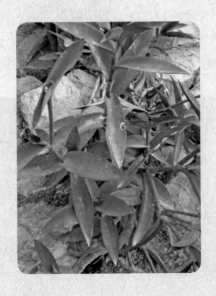

防 杞

别　　　名	粉防己、木防杞、汉防杞、石蟾蜍、山乌龟、金线吊乌龟、石解、载君行。
拉丁学名	*Stephania tetrandra* S. Moore.
科属与特征	为防杞科粉防杞，木防杞和广防杞和异叶马兜铃的根。多年生缠绕藤本。茎柔韧，圆柱形，长达3米左右，枝光滑无毛，淡红色。叶互生，质薄，近圆形，全缘，两面均被短柔毛。叶面绿色，叶底面浅绿色。花小，头状聚伞花序。结核果球形，熟时红色。根块圆柱形或块状，表面刮去棕色栓皮，淡黄色，断面灰白色，有放射状条纹。生长于草丛、荒坡地。各地均有分布。有粉防杞，木防杞和汉防杞之分。
性味与功能	味苦微辛，性平，有小毒。利水祛湿。
应　　　用	小便不利，水肿，肠腹鼓胀，湿热腰脚疼痛，浮肿，结气痛肿，脚气，疥癣疮疡。
用量与用法	10～20克，水煎服。

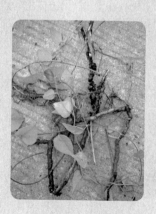
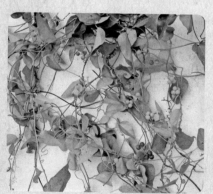

伏牛花

别　　　名　老鼠刺、绣花针、鸟不踹、矮脚刺通、隔虎刺花。

拉丁学名　*Damnacanthus indicus* Gaertn.f.

科属与特征　为茜草科虎刺的根。灌木，茎弯曲不直，外皮黄褐色。叶互生，亦有对生，卵状椭圆形，革质。小枝有短柔毛和硬刺。腋生或顶生花，白色，漏斗状。结果尖球形，浅红色。根坚韧，黄褐色。生长于山冈林阴下。各地均有少量分布。

炮　　　制　将原药拣净杂质和枝叶，取根用清水洗净，稍闷透，切片晒干。

性味与功能　味苦微涩，性温。燥湿，行瘀。

应　　　用　黄疸，痞结，脾虚水肿，痰饮咳嗽，小儿疳积。

用　　　方　肝脾肿大，用伏牛花鲜根 60 克炖羊肉煮服。

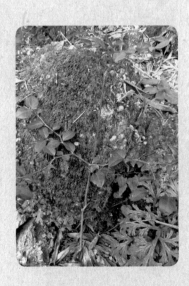
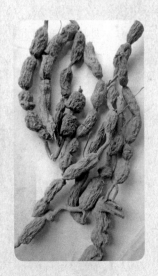

过路蜈蚣

别　　　名	耳草、蜈蚣草、上山旗。
拉丁学名	*Oldenlandia chrysotricha* (Palib.) Chun.
科属与特征	为茜草科过路蜈蚣的全草。多年生匍匐地上蔓生草本。节着地生根，茎弱细。叶对生耳形或椭圆，有短叶柄，托叶膜质，合生成一短鞘，茎叶均有黄色柔毛。腋生小花，呈浅蓝白色，无柄，下部筒状。结果小球形。生长于路边、草地、山坡湿地。各地均有分布。
炮　　　制	将原药拣去杂质，用清水洗净，切段片晒干。
性味与功能	味甘淡微苦，性平无毒。清热除湿。
应　　　用	外感发热，黄疸，湿热水肿，痧暑，吐泻，小便不利，头身疼痛，痢疾，便秘，毒蛇咬伤。
用量与用法	10～30克，水煎服。外用适量捣烂敷患处。
用　　　方	外感风寒湿邪致头身疼痛，用过路蜈蚣60克目鱼一头水煎服。

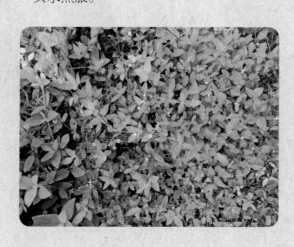

红豆杉

别　　　名	紫杉、赤柏松、紫柏松。
拉丁学名	*Taxus chinensis* (Pilger.) Rehd.
科属与特征	为红豆杉科紫杉的叶和小枝。常绿乔木，茎干直立，树皮赤褐色，多枝。叶螺旋状着生，呈不规则2列。叶线形或为披针条形。叶面光绿色，中脉隆起，叶底面有2条较边带宽的灰绿色气孔带。花单性异株，球花单生叶腋，花淡红色。结肉果卵圆形，红色。内有种子卵圆形，生长于红色肉质的杯状或坛状的假种皮中，熟时紫褐色，有光泽。生长于山地、林中。现各地均有栽培。
成　　　分	叶主要含双萜类化合物。
性味与功能	味淡微辛，性温，叶有毒。利尿，通经，抗癌。
应　　　用	肾病，浮肿，小便不利，消渴病，癌肿。
用量与用法	叶3～6克，小枝（去皮）10～15克，水煎服。
注	据《本草推陈》：红豆杉叶有毒，用皮易引起呕吐，用木则不会引起呕吐。

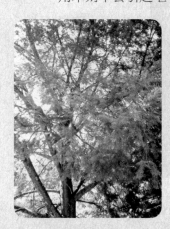 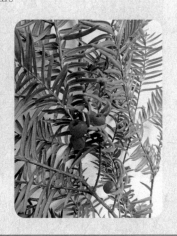

红 豆

别　　　名	红豆树。
拉 丁 学 名	*Phaseolus calcacatus* Roxb.
科属与特征	为豆科，红豆树的种子。乔木外皮灰褐色，光滑。单数羽状复叶互生，叶近革质，长椭圆状卵形，叶底灰白色，全缘。腋生或顶生圆锥花序，花白色或淡红色。萼钟形，花冠蝶形紫色。结荚果平扁椭圆形，内种子1～2粒，鲜红色，光滑，扁圆形，较硬。生长于林边，也有栽培。部分地区有少数分布。
成　　　分	主要含红豆树宁碱、黄花木碱等生物碱。
性味与功能	味苦，性平，有小毒。理气，活血。
应　　　用	脘腹疼痛，气胀，疝气，妇女闭经。
用量与用法	10～20克，水煎服。

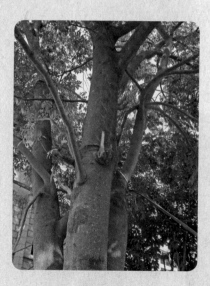
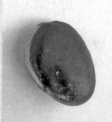

红番苋

别　　名	观音苋、血皮菜、木耳菜、红菜、红苋菜、红玉菜、当归菜、水三七、红毛番。

拉丁学名　*Gynurabicolor* DC.

科属与特征　为菊科，多年生直立草本。茎直立，叶互生，椭圆状披针形，边缘有锯齿。叶面绿色，底面紫红色。腋生或顶生头状花序，全部管状黄色的花。结瘦果线条形，有冠毛。生长于园坡地或栽培。各地均有分布。

炮　　制　将全草用清水洗净，切段片晒干，或鲜用。

性味与功能　味微甘辛，性微温。活血，止痛，解表。

应　　用　咳血，崩漏，外伤出血，经痛，血气痛，产后瘀血痛，疟疾，感冒。

用量与用法　20～60克，水煎服。

用　　方　感冒寒热，头痛鼻塞，用红番苋60克水煎服。

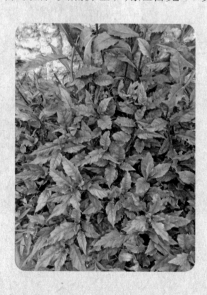

红花油茶

别　　名	大果红花油茶、宛田红花油茶、多齿红山茶。
拉丁学名	*Camellia chekiangoleosa* Hu.
科属与特征	为山茶科，常绿小乔木或灌木。树枝光滑，灰绿色。叶互生，革质，椭圆形或近倒圆形。叶面深绿色，底面淡绿色。枝顶生花，粉红色。结果类球形，果外形有四条凹槽，去外壳，内有种子6枚左右，黑褐色。部分地区有分布。
成　　分	主要含油茶不饱和脂肪、氨基酸、锌，硒等。
应　　用	山茶油可有效减少心脑血管疾病，降脂，降血压，痔疮，伤肿。
用量与用法	山茶油可适量调配常服用。外用涂患处。

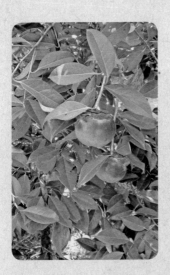
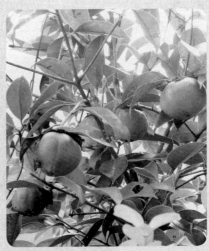

红花继木

别　　　名	红志木、红继木花。
拉丁学名	*Loropetalum chinense* var.rubrum.
科属与特征	为金缕梅科，红花继木的花叶根，常绿灌木。外皮淡红色，全株有短柔毛。叶互生草质，卵状椭圆形，全缘。暗红色。总状花序簇生花梗顶上，花瓣线条形，淡紫红色。结蒴倒卵形，种子长卵圆形，黑色。生长于山坡、杂林，也有栽培。各地均有分布。
性味与功能	味微苦涩，性平。祛瘀，止血。
应　　　用	叶花用于咳血，鼻血，血崩。根，跌打损伤。
用量与用法	6～10克，水煎服。外用捣烂敷患处。

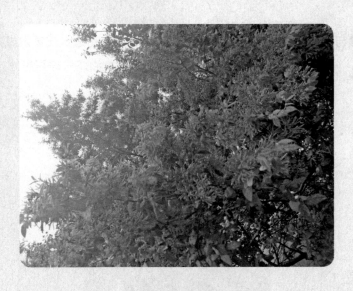

红辣蓼

别　　　名 斑蕉草、天蓼、辣蓼草、青蓼。

拉 丁 学 名 *Polygonum hydropiper* L.

科属与特征 为蓼科,一年生草本。茎直立,紫红色,节膨大。叶互生,
叶片广披针形,两面有粗毛。叶上面淡绿色,叶底面
浅红色或绿色,有八字形的黑斑。穗状花序,生长于
枝端,花梗细长,花白色。结瘦果。生长于水田边及
沟边。各地均有分布。

炮　　　制 拣去杂质,用清水洗净,切段片晒干。

性味与功能 味辛微苦,性温,无毒。清热解毒,祛湿利小便。

应　　　用 痢疾,胃脘胀痛,大肠下血,扁桃体炎,关节炎,疟
疾,跌打伤痛。

用量与用法 全草10～30克,水煎服,或外用适量捣酒敷患处。

用　　　方 跌打损伤红肿痛,用鲜辣蓼加黄酒捣烂搓敷患处。

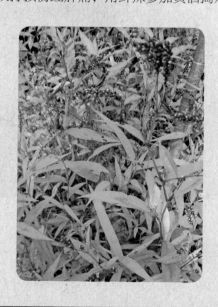

红牛膝

别　　　名	红牛七。
性味与功能	味甘微辛。活血止痛。
应　　　用	腰腿痛，关节疼痛，妇女闭经，小腹疼痛，跌打损伤。
用量与用法	20～60克，水煎服。

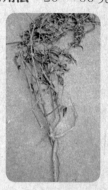 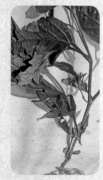 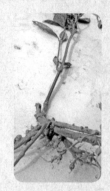

红毛番

别　　　名	尿筒波、红刺波。
性味与功能	味辛酸，性温。理气，活血，止痛。
应　　　用	疝气，月经不调，经痛，少腹血瘀痛。
用量与用法	20～50克，水煎服。

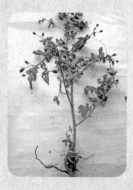 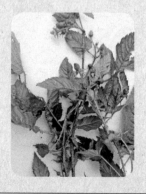

红木香

别　　　名	盘柱南五味、长梗南五味、紫金皮、土木香、紫金藤、广福藤、猢狲饭团、猴儿拳、兰果南五味、内风消、金谷香。
拉丁学名	*Kadsura lonqipedunculata* Finet et Gagnep.
科属与特征	为长梗南五味的根和皮。常绿缠绕灌木，紫褐色。叶互生，革质，倒披针形，边缘有细锯齿，亦见全缘。叶面深绿色，叶底面淡绿色。腋生花，黄色。结小果聚合成如类球状，小的为浆果圆形，熟时暗蓝色，内有种子暗淡色。根紫褐色，断面木部红褐色，质硬。生长于溪涧、山坡。各地均有少量分布。
成　　　分	果含蛋白质、有机酸、挥发油、果胶。
炮　　　制	将根茎用清水洗净，稍闷软，切片晒干。
性味与功能	味辛微苦，性温。行气，活血，止痛。
应　　　用	脘腹冷痛，胃胀痛，腹胀气逆，腰脚痛，头痛，跌打损伤。
用法与用量	10～20克，水煎服。外用研粉调敷患处。

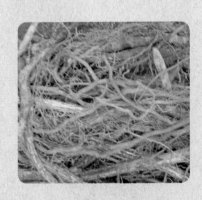
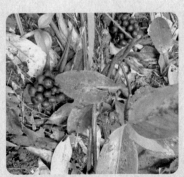

合 欢 皮

别　　名 合欢、夜合、合欢木皮、肯堂、夜合槐、萌葛、宜男、
绒树、合昏皮。

拉 丁 学 名 *Albizzia julibrissin* Durazz.

科属与特征 为豆科合欢的树皮，乔木。茎干灰褐色，枝有棱。叶
互生，羽状复叶，小叶 20 左右对，叶片弯，长方形，
全缘，日开夜合。顶生头状花序，花桃红色，萼筒状，
花冠漏斗状。结豆荚果长扁形，内种子数枚，褐色，
扁椭圆形。生长于山野、路边，也有栽培。各地均少
数分布。

成　　分 主要含鞣质、皂苷、合欢氨基酸。

炮　　制 取合欢皮用清水洗净，稍浸取出，待软切丝片，晒干。

性味与功能 味甘微酸，性微温。安神定志，和血消痈。

应　　用 心神不安，失眠心悸，胸闷烦躁，肺痈咳嗽，痈疽肿
痛，瘰疬。

用量与用法 10 ～ 20 克，水煎服。

用　　方 夜不眠心烦，用合欢皮 40 克，玄胡 20 克水煎临睡
前服。

**　　注** 孕妇忌服。

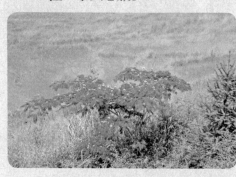
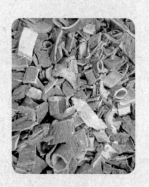

合 欢 花

别　　　名　夜合花。

拉 丁 学 名　*Albizzia julibrissin* Durazz.

科属与特征　为豆科合欢的花蕾。特征同合欢皮。

性味与功用　味甘微苦，性平。解郁，理气，安神。

应　　　用　心胸郁结，胸闷，视物不清，不眠，咽痛，跌打损伤，
痈肿。

用量与用法　3～9克，水煎药服。

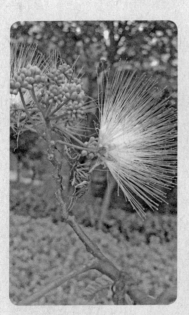
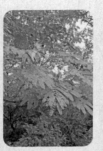
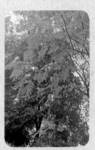
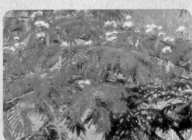

合 掌 瓜

别　　名　佛手瓜、天地瓜、安南瓜、合手瓜、洋丝瓜、福寿瓜、土儿瓜、拳头瓜、香芋瓜、寿瓜。

拉丁学名　*Sechium edule.*

科属与特征　为葫芦科佛手瓜的果实。多年宿根草质藤本，茎可攀缘几十米，茎有棱沟，较软，有卷丝。叶互生，纸质，叶有5或7钝角，基部心形，叶面深绿色，粗糙会碍手。底面深绿色，比叶面光滑，有突出7条脉线，分布稠密网状脉络。叶柄有棱，中空。腋生总状花序，花萼筒状，花淡黄色。结内果卵形，从绿到微黄，外有5～6条纵沟如双手合一起，故称合掌瓜。剖开内有一种子，卵状扁形。根从须根到木质化侧根，到肥大的块根。各地均有栽培。

成　　分　含蛋白质、纤维素、脂肪、矿物质、碳水化合物、维生素C、核黄素、磷、铁、钙等。

性味与功能　味甘淡，性平无毒。疏肝，和胃。

应　　用　肝胃不舒，消化不良，咳嗽多痰，气管炎，高血压。

用量与用法　1～2粒，水煎服或当菜肴。

注　合掌瓜无毒是一种营养均衡的瓜类，对增强人体抵抗力有很大的帮助，特别适合青少年、儿童和老年人。

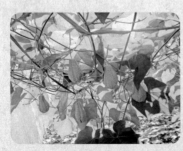 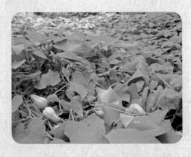

决 明 子

别　　　名	草决明、羊角、马蹄决明、还瞳子、狗屎豆、假绿豆、猪骨明、羊尾豆。
拉 丁 学 名	*Cassia tora* L.
科属与特征	为豆科，决明成熟的种子。一年生草本，茎直立，多分枝。叶互生，双数羽状复叶，近圆形，全缘。叶面绿色，无毛，底面灰绿色有柔毛。腋生花成双，萼片卵圆形，花瓣5片椭圆形，黄色。结荚果稍扁线形而弯曲，内种子多枚，灰绿色，光滑较坚。生长于山野、山坡，也有栽培。部分地区均有分布。
成　　　分	主要含大黄酚、大黄素、决明素等。
炮　　　制	将原药摘取果荚晒干，打出果子，扬去外壳及灰屑，晒干。炒决明子：将决明子入热锅内，用火炒至有香气，取出摊晾。
性味与功能	味苦甘微咸，性凉，无毒。清肝明目，利水通便。
应　　　用	结膜炎，目红肿，流泪，肝炎，肝硬化腹水，高血压，小便不利，便秘。
用量与用法	10～30克，水煎服，或研末服。

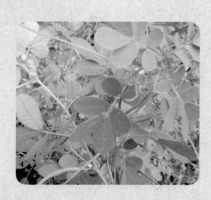
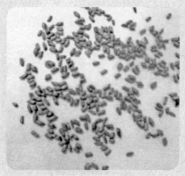

吉 祥 草

别　　　名　洋吉祥草、广东万年青、松寿兰、竹叶草、佛顶珠、紫袍玉带草。

拉 丁 学 名　*Reineckia carnea* (Andr.) Kunth.

科属与特征　为百合科吉祥草全草。多年生草本，叶根生，叶线状披针形，叶脉明显。腋生圆锥形的花序，花苞片卵形，花被下面筒状，外是紫红色，里面白或淡红色。结浆果红色，类圆球形，种子白色。根茎匍匐在地，在节处生根。生长在林下、山沟阴地处。各地均有分布。

成　　　分　主要含多种皂苷。如异万年青皂苷、薯蓣皂苷、吉祥皂苷元。

性味与功能　味甘微辛苦。清肺，止血，解毒。

应　　　用　咳嗽多痰，哮喘，咽喉红肿痛，咳血，吐血，鼻血，尿血，痔血，脱肛下血，跌打损伤。

用量与用法　10～20克，水煎服。外用捣烂敷患处。

用　　　方　咳嗽出血，用吉祥草30克，生侧柏叶30克水煎服。

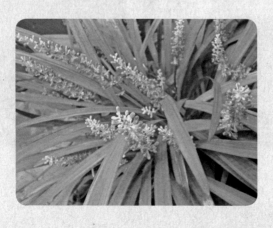

夹竹桃

别　　名　枸那夷、柳叶桃、水甘草、叫出冬。

拉丁学名　*Nerium indicum* Mill.

科属与特征　为夹竹桃科夹竹桃的树皮或叶。常绿灌木，叶轮生，革质，长披针形，全缘。叶面深绿色，底面淡绿色。顶生伞形花序，花白色或紫红色，萼紫色，花冠漏斗形，花柱圆状，结长蓇果。各地均有栽培。

成　　分　叶主要含强心成分，树皮含洋地黄毒苷等。

性味与功能　味苦微辛，性寒有毒。强心止喘，祛瘀止痛。

应　　用　心脏病，心力衰竭，咳喘，关节疼痛，闭经，外伤肿痛。

用量与用法　1～3克，水煎服。外用捣烂敷患处。

**　　注**　本品有毒慎用。孕妇忌用。

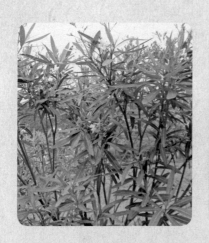
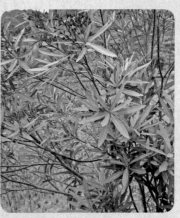

扛板归

别　　　名	拦路虎、老虎利、刺犁头、鸡眼睛草、有刺鸠饭草、贯叶蓼、羊不食、犁头草、犁头尖。	

拉丁学名　*Polygonum perfoliatum* L.

科属与特征　为蓼科扛板归的全草，多年生蔓性草本。茎有棱，有钩刺，多分枝，绿色，亦有绿红相杂。有节，断面淡黄色，中有白色髓。叶互生，三角状如犁头形，叶缘有钩刺。顶生或叶腋上部有短穗状花序，花小，白色或红紫色。结瘦果球形，深褐色，肉质。生中路边、溪沟岸边、田园荒湿地。各地均有分布。

性味与功能　味酸苦，性凉，有小毒。清热凉血，利水消肿。

应　　　用　风火赤眼，黄疸，喉红肿痛，水肿，泄泻，痢疾，百日咳，疟疾，臌胀，痞积，湿疹，痞癣，痔疮。

用量与用法　全草15～30克，水煎服。外用煎汤洗患处。

用　　　方　湿疹或婴儿面部湿疹，用全草30克水煎汤洗。

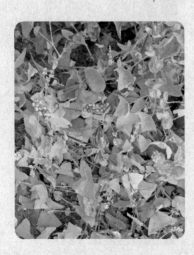 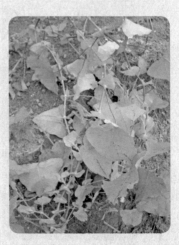

刘 寄 奴

别　　名	苦莲婆、金寄奴、奇蒿、六月雪、九里光。
拉丁学名	*Artemisia anomala* S. Moore.
科属与特征	为菊科刘寄奴全草，多年生草本。茎直立，有纵肋，被细毛，表面棕黄色，质坚而硬。叶互生，披针形，边缘具有锯齿。叶面绿色，叶底面浅绿色，叶脉明显。头状花序钟状密集，穗状花丛，浅黄色。结瘦果短圆形。生长于路旁、山坡、林下。各地均有分布。
成　　分	主要含挥发油。
炮　　制	拣净杂质和根须，用清水洗净，稍闷透，切段片晒干。
性味与功能	味苦，性温，无毒。活血通经，消肿止痛。
应　　用	妇人月经不调、经闭腹痛、心胃疼痛、血瘀疼痛、金疮出血、跌打损伤、痈毒肿块、便血、尿血等。
用量与用法	全草 10～30 克，水煎服。外用研末或捣烂外敷。

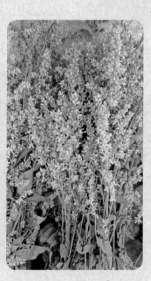
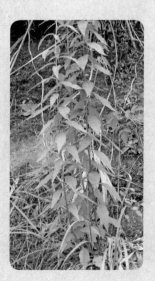

老人须

别　　　名　老君须、马尾须、老人头、棱子藤、百条根、正骨草、婆婆衣、婆婆针线包。

拉丁学名　*Cynanchum inamoenum* (Maxim.) Loes.

科属与特征　为萝摩科雪里蟠桃的根和茎，多年生蔓生草本。全身有白色的乳汁，茎蔓状伸延、匍匐地面或蔓挂其他植物的枝干上，茎光滑，青绿色。叶对生，叶面深绿，叶底面淡绿色，长卵圆形或椭圆形，全缘。叶腋或枝端抽出花梗，簇开伞形花序，花冠淡黄色。结瘦果细长而尖，熟后裂开有散多种子，种子白色。根须状，色黄白。生长于旷野、山坡、林地。各地均有分布。

性味与功能　味甘性温。理气止痛，舒筋活血。

应　　　用　脘腹胀痛，胃疼嗳气，腹部痞块，风湿痹痛，跌打损伤，咳血，吐血，鼻血，斑疹，鼠狗咬伤。

用量与用法　6～15克，水煎服。外用适量捣烂敷患处。

用　　　方　胸腹、跌打伤痛或出血,用老人须30克炖猪瘦肉内服。

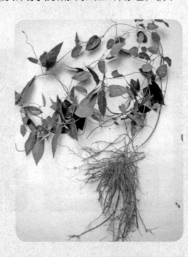

买 麻 藤

别　　　名	小叶买麻藤、驳骨藤、乌骨风、脱节藤、大节藤、接骨藤、山花生、乌目藤。	
拉丁学名	*Gnetum montanum* (Warb) C. Y. Cheng.	
科属与特征	为买麻藤科小叶买麻藤的根或茎、叶。木质藤本，茎枝圆形，有明显节，外皮暗褐色。叶对生，椭圆形或倒卵形，叶全缘，革质，节上轮生。穗状花序，总苞浅杯状，由多数苞片合成，每轮总苞有花 3～5 朵。结种子核果状，肉质，黑棕色，长椭圆形或状倒卵形。	
炮　　　制	取茎藤拣去杂质，用清水洗净，稍浸泡待软，切斜片晒干。	
性味与功能	味苦涩，性温。祛湿，止喘，止痛。	
应　　　用	风湿性腰腿痛，关节酸痛，腰肌劳损，扭伤，急慢性气管炎，咳嗽多痰，胰腺炎，跌打损伤，骨折。	
用量与用法	根或茎、叶 15～50 克，水煎服。外用捣烂敷患处。	
用　　　方	气管炎咳嗽气喘多痰，用买麻藤 40 克，乌脚枪 30 克水煎服。	

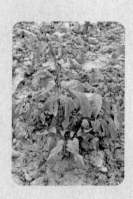 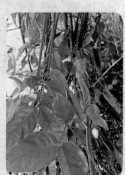 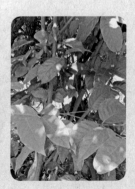

米长藤

别　　　名　米糠藤。

性味与功能　味微辛，微温。通络活血。

应　　　用　关节疼痛，跌打损伤。

用量与用法　30～60克，水煎服。

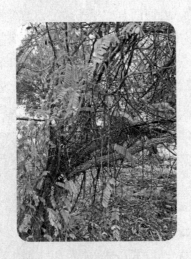

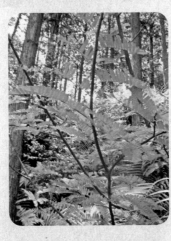

芒 茎

别　　　名	芒、杜荣、芭芒、茅、度芸、苦房、白尖草、创高草、五节芒、芒秆、石芒。
拉丁学名	*Miscanthus sinensis* Anderss.
科属与特征	为禾本科芒的茎，多年生草本。茎直立，叶线形，叶绿色，叶底面有白粉和柔毛，边缘锋利锯齿，叶鞘圆筒形，叶舌为钝三角形。顶生伞房状圆锥花序，每节有一短柄小穗和一长柄小穗，披针形，基部有一圈白色或黄褐色丝状毛。顶端有一芒，芒柱稍曲，内有稃微小。生长于荒野、山坡处。各地均有分布。
成　　　分	茎含抗癌作用的多糖成分。
性味与功能	味甘性平，无毒。清热，解毒，利尿。
应　　　用	风热，小便红短，虎狼伤毒入内，血结不散。
用量与用法	茎10～30克，水煎服。

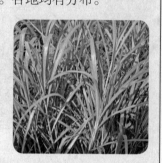

芒 根

别　　　名	芭茅根。
科属与特征	为禾本科，芒茎的根茎。
性味与功能	味甘，性平。止咳，利尿，散血。
应　　　用	咳嗽，小便不利，淋症，口渴，妇女带下，妇女干病。
用量与用法	10～30克，水煎服。
注	孕妇忌服。

芒 其

别　　名	芒其骨、草芒、山芒、细芒、虱槟草、乌其。
拉丁学名	*Dicranopteris dichotoma* (Thunb.) Bernh.
科属与特征	为里白科芒其叶柄或幼叶。多年生草本，根横细长，褐棕色。茎直立，红棕色，光滑，折断有淡黄柔软芯。叶片羽状，披针形，羽片深裂。叶面绿色，叶底面灰白色，有的有孢子囊。生长于荒山、林下。各地均有分布。
性味与功能	味甘微苦涩，性平。清热利尿，活血止血。
应　　用	尿淋沥，小便不利，眼目红肿，风疹，妇女崩漏，汤火烫伤，刀伤出血，蜈蚣咬伤。
用量与用法	芒其根 20～30 克，水煎服。外用适量捣烂敷患处。
用　　方	1. 眼睛生翳，用茎心适量捣冰糖外敷。
	2. 肝炎腹水，用根茎 50 克煎汤服。
	3. 外伤出血，取叶捣烂敷伤口包扎。

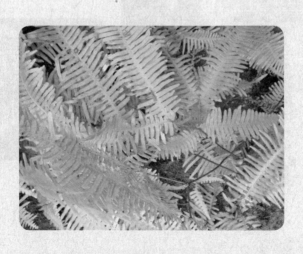

西 瓜

别 名	天生白虎汤、寒瓜。
拉丁学名	*Citrullus vulgaris* Sehrad.
科属与特征	为葫芦科西瓜的果肉，一年生草本。茎匍匐，细弱，有棱。叶互生，叶片三角状卵形，深裂，中间裂片较长，两面均粗糙。花单性，生长于叶腋，花萼合生成广钟形。结瓠果圆形或长椭圆形，表面浅绿色或绿色。有绿白相间的条纹。剖则内肉呈红色，桃红色或淡黄色。有种子多，呈黑色，即瓜子。各地均有栽培。
成 分	主要含瓜氨酸、果糖、蔗糖、维生素等。
性味与功能	味甘甜，性凉，无毒。解暑，止渴，除烦。
应 用	口渴心烦，解暑，热盛津伤，小便不利，痰涎壅滞，喉痹，口疮，解酒毒。

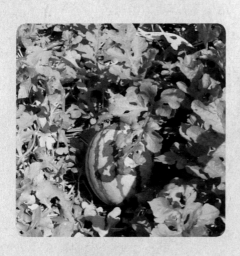

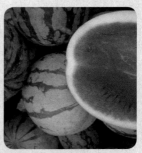

西 瓜 皮

别　　　名	西瓜翠衣、西瓜青、西瓜翠。
性味与功能	味淡微苦。解暑除热，利小便。
炮　　　制	将西瓜皮，削去内层柔软部分，用清水洗净晒干。
应　　　用	中暑，身热烦渴，小便不利，口舌生疮，肾炎浮肿，糖尿病，黄疸，解酒毒。
用量与用法	15～40克，水煎服或外用。

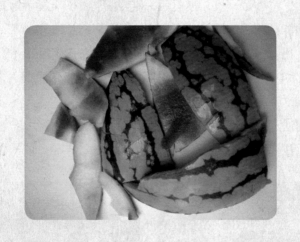

向日葵

别　　　名	迎阳花、向阳花、太阳花、葵花、日头花。
拉丁学名	*Helianthus annuus* L.
科属与特征	为菊科向日葵的子、花，根、叶。一年生草本，茎直立，有棱线，外表粗毛。叶互生，叶片卵圆形，边缘有锯齿，两面粗糙。单生头状花序，总苞具有多层苞片。结瘦果，每粒卵圆状或椭圆形，浅灰色或黑色，去外壳，里面种子一枚，淡黄色，富含脂肪油。全国各地有栽培。
性味与功能	味甘，性温。
应　　　用	子，用血痢；叶，高血压、耳鸣；花，用头晕、牙痛；根，用胃胀痛、跌打损伤；花盘，用胃痛、牙痛、头痛、经痛。
用量与用法	3～30克，水煎服。
注	孕妇慎用。

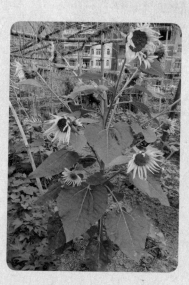
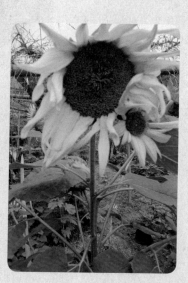

寻 骨 风

别 名	清骨风、猫耳、白面风、兔子耳。
拉丁学名	*Aristolochia mollissima* Hance.
科属与特征	为马兜铃科绵毛马兜铃的全草或茎根。多年生缠绕草本，茎细长有数条纵沟，全株密被白黄色绵毛。叶互生，卵圆状心形，全缘，叶面和叶底均密生绵毛，叶柄较长。花腋生，苞片圆形。结蒴果椭圆状倒卵形，种子扁平。根茎呈细圆柱形，外表淡棕红色，具有纵沟，节处有须根痕，断面纤维状，类白色，纤维管群明显。生长于山坡、园岩。部分地区有少量分布。
炮 制	将原药拣去杂质，用清水洗净，取藤茎切段片，根切片晒干。
性味与功能	味苦性平。祛风祛湿，通络止痛。
应 用	腰腿疼痛，筋骨疼痛，疟疾，腹痛，胃痛。
用量与用法	10～20克，水煎服或浸酒服。
用 方	风湿性关节炎腰脚疼痛，用寻骨风30克水煎服。或加猪骨同煮服。

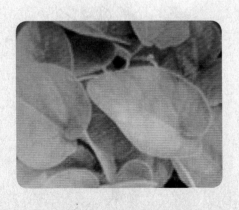

血藤筋

别　　　名	大血藤、血藤、牛鼻藤、红血藤。
拉丁学名	*Sargentodoxa cuneata* (Oliv.) Rehd. et Wils.
科属与特征	为木通科大血藤的茎。攀缘灌木。藤茎圆形，暗褐色，光滑。复叶互生，叶柄长，上面有凹槽，长卵圆形，全缘。腋生总花序，花黄色。成熟浆果呈黑色。根茎圆柱形，外浅棕色，断面黄白色，质坚韧。生长于林中、溪边等地。海拔低的山野均有分布。
成　　　分	主要含鞣质。
炮　　　制	用清水洗净，大小分开。小条稍润切片。大条用清水浸泡1小时，取出盖麻布包，待润透，切片晒干。
性味与功能	味苦微酸涩，性平。舒筋活血，通络止痛，消痈杀虫。
应　　　用	关节疼痛，风湿痹痛，筋骨不利，血瘀肢痛，跌打损伤，疳积虫痛，月经闭少。
用量与用法	10～30克，水煎服或浸酒服。外用研末调酒敷伤处。
用　　　方	腰腿疼痛，用血藤筋50克与山猪脚炖服。
注	孕妇忌服。

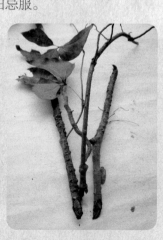

羊角藤

别　　　名	穿骨虫、牛的藤、放筋藤。
拉 丁 学 名	*Morida umbellata sub.obovata* L.
科属与特征	为茜草科羊角藤的根或皮，蔓状或攀缘灌木。枝细长，节间长。叶对生，有柄，矩圆状披针形，叶面秃净，稍粗糙，底面被有柔毛，托叶膜质。顶生头状花序，伞形花丛，花白色。结复生球状浆果。
性味与功能	味辛微甘，性温。祛风祛湿。
应　　　用	风湿痛，腰腿疼痛，关节肿痛，肾虚腰痛。
用量与用法	根 10～60 克，水煎服。

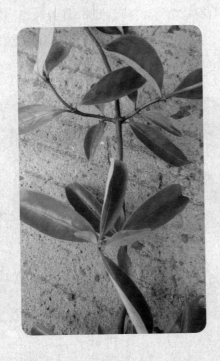

羊 角 拗

别　　　名	打破碗、打破碗花、羊角扭、武靴藤，羊角藤、鲤鱼橄榄。
拉丁学名	*Strophanthus divaricatus* (Lour.) Hook. et Arn.
科属与特征	为夹竹桃科羊角拗的根茎或叶。灌木，茎直立或攀缘，棕红色，折断有乳汁。叶对生，椭圆形，厚纸质，边缘全缘。叶面深绿色，底面淡绿色。顶生花，淡黄色。结果长椭圆形，如羊角，果坚硬，木质，绿色。生长于山野、山坡、灌木丛中。部分地区有少量分布。
性味与功能	味微苦辛，性微寒，有毒。祛湿，止痛，消肿。
应　　　用	风湿病，腰脚疼痛，水肿，乳腺肿痛，疥癣，跌打损伤。
用量与用法	3～9克，水煎服。外用取根或叶适量捣烂敷患处。
注	本品有毒，外用为主，内服慎用。

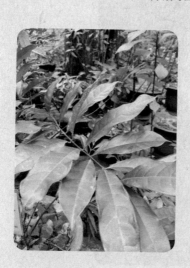
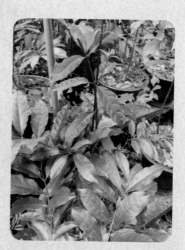

羊　蹄

别　　　名　牛嘴舌、犬嘴舌、牛舌菜、土大黄、鬼目、羊蹄大黄。

拉 丁 学 名　*Rumex japonicus* Houtt.

科属与特征　为蓼科羊蹄的根。多年生草本，茎直立，茎生叶，叶狭长椭圆形，边缘波状不整齐，有长柄。茎生叶较小，叶稍膜质，管状。茎枝顶有大而长圆锥花序，花密集黄绿色，花梗中部有明显的关节，花被卵圆形，网脉突出明显，中央有长椭圆形的疣状突起，边缘有针状齿。萼在结果时，增大包住果实，结瘦果呈三角形，有光泽。根粗大而长包黄。生长于路边、沟旁、林边草地处。各地均有分布。

炮　　　制　将根用清水洗净，入水稍浸，待闷透软，切片晒干，

性味与功能　味苦微辛，性寒有小毒。清热，通便止血。

应　　　用　湿热黄疸，大便闭结，肠风，淋浊，子宫出血，疥癣，痈肿，跌打损伤。

用量与用法　10～15克，水煎服。外用适量研末或磨醋敷患处。

用　　　方　1.痔疮出血大便结，用羊蹄30克水煎服。

2.肝炎黄疸取羊蹄30克水煎服。大便稀不能用。

注　孕妇及脾胃虚寒泄泻者忌服。

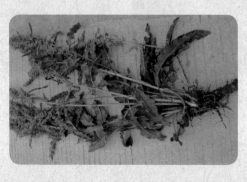

阳　桃

别　　　名	杨桃、五棱子、羊桃、三帘。
拉 丁 学 名	*Averrhoa caram bola* L.
科属与特征	为酢浆草科杨桃的果实。小乔木或灌木，亦有大乔木。叶羽状复叶，小叶七枚左右，小叶卵形，叶脉明显。腋生总状小花序，花萼红紫色，花瓣淡紫色或白色。结浆果椭圆形，有 4～5 棱，绿色或淡黄色。部分地区有栽培。
成　　　分	含柠檬酸、果糖、苹果酸、草酸、葡萄糖等。
性味与功能	味甘酸微涩，性凉。清热解毒，生津利水。
应　　　用	外感风热，咳嗽黄痰，心烦口干，牙痛，小便不利，尿淋沥，解酒毒，消积滞，泌尿系结石。
用量与用法	1～3 枚生食或煎服或取汁服。
用　　　方	口舌溃烂，用阳桃 3 枚煎汤加蜜含服。

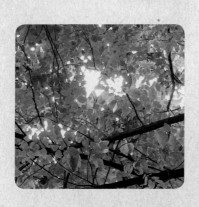
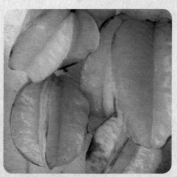

阳桃根

别　　　名	五棱子根。
科属与特征	为酢浆科。即阳桃的根，特征同上。
性味与功能	味苦微辛。性平，祛风止痛。
应　　　用	头风痛，腰腿痛，关节疼痛，心胸痛。
用量与用法	30～60克，水煎服。
用　　　方	全身关节酸痛，用阳桃根50克炖猪脚服。

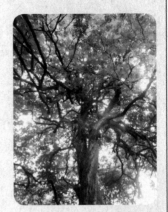

阳桃叶

别　　　名	杨桃叶。
科属与特征	为酢浆草科。即阳桃的叶，特征同阳桃。
性味与功能	味苦，性寒。利尿，清毒。
应　　　用	小便短赤，全身热痒，痈疽肿毒，疔疮，蜘蛛咬毒。
用量与用法	10～20克，水煎服。外用捣烂敷或煎汤洗患处。

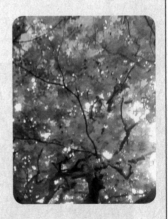

芋　头

別　　　名　乌蛋、芋魁、芋根、芋艿。

拉丁学名　*Colocasia esculenta* (L.) Schoot.

科属与特征　为南星科芋的块根。多年生草本，叶基生，叶宽大椭圆形，全缘，叶绿色而厚。花茎自叶鞘抽出，生肉穗花序。根茎为块茎，球形、椭圆形、卵状形等大小不一。外皮棕褐色，有稀疏柔毛。各地均有栽培。

成　　　分　主要含淀粉、蛋白质、灰分和维生素 B_2 等。

性味与功能　味辛，性平。补中，散结。

应　　　用　中气不足，腹中痞块，瘰疬，皮癣。

用量与用法　60～100克，水煎服。外用捣烂敷患处。

用　　　方　1. 风疹块，用芋梗 20 克鸡冠花 20 克水煎服。

　　　　　　2. 绞肠痧腹痛，用生芋头 20 克生食。

注　芋头生用有毒，食则令口舌麻，一般不生用。

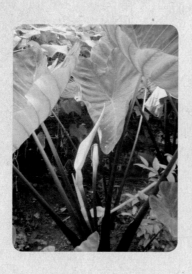
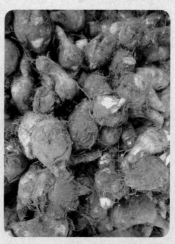

阴石蕨

别　　　名	下线蜈蚣、老鼠尾、土知母、墙蛇、石蚯蚓、飞蜈蚣、白毛骨碎补。
拉丁学名	*Humata repens* (L. f.) Diels.
科属与特征	为骨碎补科阴石蕨的根茎。多年生草本，叶柄直立，质硬有棱。叶散生，呈角状，披针形，无毛。叶面深绿色，叶身三、四羽状深裂，四羽片约20多对，对生或互生，叶缘内侧生孢子囊群。根匍匐状呈长圆针形，肉质肥厚，外被银灰色鳞状茸毛。生长于岩石上或附在树干上。各地均有分布。
炮　　　制	取鲜根拣尽杂质，用清水洗净，入开水中泡烫片刻，取出切片晒干。
性味与功能	味甘淡，性凉无毒。清热凉血，除湿通淋。
应　　　用	咽喉红肿，牙龈肿痛，肺痈，乳痈，淋浊，便血，带状疱疹，手足脱臼。
用量与用法	10～30克，水煎服。外用去茸毛捣烂敷患处。
用　　　方	牙周炎牙龈红肿痛，用阴石蕨30克水煎服加蜜调服。

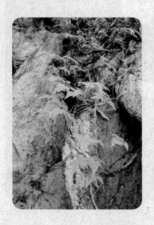 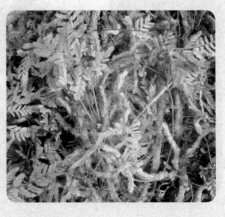

芝　麻

别　　　名	黑芝麻、白脂麻、脂麻、乌麻。
拉 丁 学 名	*Sesamum indicum* Linn.

科属与特征　为胡麻科黑芝麻的种子。一年生草本。茎直立，四棱形。单叶对生或上部叶互生，卵状披针形，近全缘。叶腋生花，萼片5裂。花冠管状，被柔毛白色，淡红色、淡紫色或黄色。结蒴果有棱，长圆筒状，深褐色，外有白色柔毛。内种子多粒，有黑色、白色、淡黄色。各地均有分布。

炮　　　制　将成熟芝麻割取全株晒干，打出种子，拣去杂质，晒干，筛去灰屑。

性味与功能　味甘性平，无毒。补肝益肾，润燥。

应　　　用　腰腿疼痛，头目眩晕，须发早白，疲劳乏力，喉干音哑，大便燥结，妇人乳少，产后疲乏。

用量与用法　10～30克，水煎服或入丸散服。

用　　　方　妇女产后乳汁少，用黑芝麻30克、通草10克煎水。

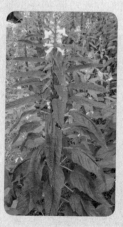
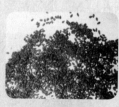
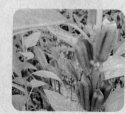
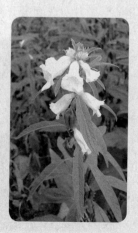

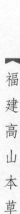

朱砂根

别　　　名	真珠龙伞、平地木、山豆根、凤凰肠、散血丹、浪伞根、高脚罗伞。
拉丁学名	*Ardisia crenata* Sims.
科属与特征	为紫金牛科朱砂的根茎。灌木,茎直立,有分枝。叶革质或纸质,椭圆状披针形。叶绿色,叶底面一边绿色,另侧脉矩为微紫色,边缘有钝圆波状齿,侧脉明显,16 对左右。伞形花顶生或腋生,花白色或淡红色。结果球形,熟时红色,有黑色斑点。根有分枝,呈细圆柱状,质坚硬,断面木部淡黄色。生长于荒山林下、路旁。各地均有分布。
炮　　　制	根用清水洗净,切片晒干。
性味与功能	味甘微辛,性平。清热祛湿,散瘀止痛。
应　　　用	咽喉红痛、淋巴结肿大、胃脘痛、风湿骨痛、鹤膝风、丹毒、吐血、白带、痛经等。
用量与用法	根 15 ~ 20 克,水煎服,或浸酒服。
用　　　方	跌打损伤肿痛,用朱砂根 20 克加黄酒适量炖服,余渣敷患处。

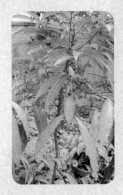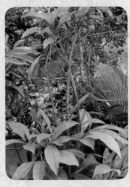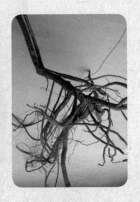

竹 笋

别 名	毛竹笋毛笋、冬笋、春笋。
拉丁学名	*Phyllostachys heterocycla* (Carr.) Mitford cv. Pubescens.
科属与特征	为禾本科，乔木状竹类。茎秆高，直立，杆筒圆形，每株竹若干节，茎节环平稍突，竹叶为披针形。毛竹有笋期，一般在12月左右从竹根长出笋为冬笋，次年3～4月长笋为春笋，又称麻笋。各地均有栽培。
性味与功能	味甘性寒。通血脉，利九窍，升清降浊。
应 用	化痰噎嗝，痘疹血毒盛，痘疹出不快，消症瘕。
用量与用法	30～60克，水煎服。
注	脾胃虚寒，胃脘痛禁服。

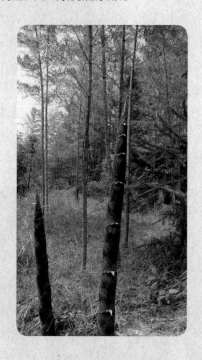

竹　根

科属与特征　即毛竹笋的根，一般横走，多节，节环状节缘稍突坚硬而韧，外皮黄或深黄，断面淡黄或灰白，中空。

性味与功能　味淡苦微涩，消积化滞。

应　　　用　误补，全身筋骨不利，胸腹腹痛，积滞不食。

用量与用法　30 ～ 100 克，水煎服。

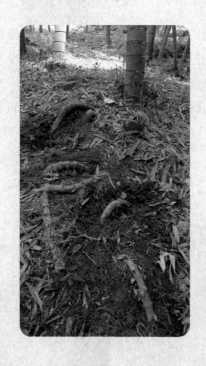

竹 茹

别　　　名	淡竹皮茹、青竹茹、竹皮、淡竹如、竹二青。
拉 丁 学 名	淡竹 *PhyILostachys nigra* (Lodd.) Munrovar. *henonis* (Mitf.) Stapf ex Rendle.
科属与特征	为禾本科淡竹中层刮下的丝。淡竹的茎秆砍伐后刮去外层皮，然后将中间的白层，用利刀刮成丝状，即为竹茹。
炮　　　制	姜竹茹：先将生姜榨取汁液，置容器内，加凉开水适量，投入竹茹拌匀，待收尽后，再入热锅内用文火炒干，取出摊晾。
性味与功能	味甘微苦，性凉。清热，化痰，止吐。
应　　　用	痰热咳喘、烦热呕吐、肺痿吐血、胃气不降呕逆、吐血、鼻血、血崩、惊痫、妊娠烦躁等。
用量与用法	6～15克，水煎服。

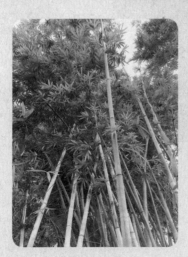
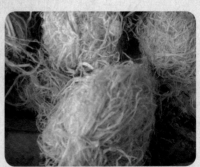

竹 叶 菜

别　　　名 饭包草、千日晒、大号兰花竹仔草、竹竹菜、竹菜、
竹仔菜。

拉 丁 学 名 *Commelina benghalensis* L.

科属与特征 为鸭跖草饭包草的全草。多年生草本，茎匍匐或稍有
直立、亦有节上生根。叶对生，软革质，叶脉明显，
椭圆状卵形，边全缘，淡绿色，上部叶聚生成佛焰苞。
花蓝色，每一苞内有花 1～3 朵。结蒴果，膜质，有
种子数枚。生长于阴湿山林地。各地均有分布。

性味与功能 味苦微酸，性寒。利尿，消肿，解毒。

应　　　用 小便不利，水肿，尿淋沥痛，大便里急后重，热痢，
疔疮肿毒，蛇咬伤。

用量与用法 20～60 克，水煎服。外用适量捣烂敷患处。

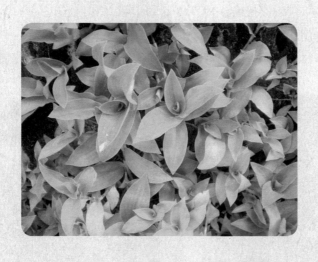

阿利藤

别　　　名	过山香、瓜子金、瓜子藤、山红木、七里香、春根藤。
拉丁学名	*Alyxia sinensis* Champ. ex Benth.
科属与特征	为夹竹桃科链珠藤的全草。多年生藤本，茎粗壮，披散或藤状，平滑无毛。叶对生或3叶轮生，革质，卵形或椭圆形，两面秃净。叶面绿色，叶底面淡绿色，边缘有见反卷。顶生圆锥花序，萼小，花冠管圆柱形，白色。结浆果椭圆形，黑色。种子1粒，有的2粒以上，成念珠状。生长于山地、林木间或岩石上。各地均有分布。
炮　　　制	将原药拣去杂质，用清水洗净，切段片晒干。
性味与功能	味苦微辛，性温，有小毒。理气止痛，舒筋通络。
应　　　用	脘腹痞满，胃胀痛，泄泻，水肿，腰脚疼痛，牙齿痛，腰扭伤，骨节酸痛，闭经，跌打损伤。
用量与用法	10～15克，水煎服。
用　　　方	妇人经水不通，用阿利藤60克煎汤加红糖调服。

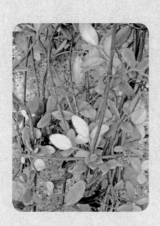
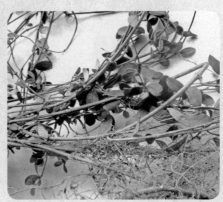

芭 蕉

别　　　名	蕉、香蕉、巴蕉、巴蕉头、巴且、天叶巴蕉、甘露树。
拉 丁 学 名	*Musa basjoo* Siebold. et Zucc.
科属与特征	为芭蕉科，多年生草本。茎直立，通常为叶鞘包围成高大直茎。叶长阔，叶柄粗壮，表面绿色，有光泽。叶脉明显粗大，侧脉平行。顶生穗状花序，花单性。结浆果有棱状长圆柱形的芭蕉子，外皮从绿到熟黄色，剥去外皮，肉淡黄或黄色，质软。栽培于气候温暖地方。有芭蕉根、芭蕉叶、芭蕉花之分。
性味与功能	根味淡，性凉无毒。清热解毒，利水，止渴。
成　　　分	含水分、灰分、粗蛋白质、粗纤维素。
炮　　　制	取芭蕉根，用水洗净，切片晒干。
应　　　用	温病口渴、心烦、水肿、小便不利、黄疸、风热头痛、尿血、崩漏、脚气、便秘、头痛、痈疽疔毒、胸胁胀痛、头目眩晕、妇女月经不畅、气郁疼痛等。
用量与用法	根 20～60 克，水煎服。外用捣烂涂患处。
用　　　方	高血压，用芭蕉根 100 克水煎常服。

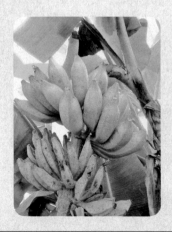
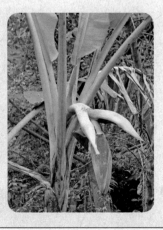

芭蕉叶

别　　名	芭蕉科。即芭蕉的叶。
性味与功能	味甘苦，性寒无毒。清热，解毒，利尿。
应　　用	中暑，温热病，暑热心烦，肝热生风，脚气，肿毒，蜂伤，烫伤。
用法与用量	叶20～60克，水煎服。外用适量捣烂敷患处。
用　　方	汤火烫伤，用芭蕉叶碾末，用鸡蛋清调敷。

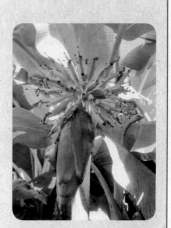

芭蕉花

别　　名	芭蕉的花蕾或花，又名芭蕉心。
炮　　制	取花用清水洗净，切段片晒干。
性味与功能	味酸微辛，性寒。和胃，止痛，通经。
应　　用	脘腹胀满，胸胁疼痛，反胃吐酸，呕吐痰涎，头晕目眩，妇女月经不调，红白痢疾。
用量与用法	花10～15克水煎服。
用　　方	胃腹疼痛，用芭蕉花20克水煎服。

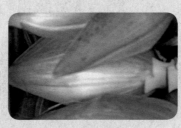

驳骨丹

别　　　名	接骨草、四季花、小还魂。
拉 丁 学 名	*Gendarussa vulgaris* Nees.
科属与特征	为爵床科裹篱樵的茎叶。多年生灌木，茎直立，全体无毛。叶对生，有短柄，披针形，全缘或疏生锯齿。顶生或腋生穗状花序，圆锥状；苞片较狭小，花萼齿裂线形；花冠唇形，粉红色或白色，有紫斑。结蒴果棒状。生长于山地、沟边、旷野或庭院间栽培作绿篱用。各地均有分布。
炮　　　制	将原药的根、茎、叶、果，分别用清水洗净晒干。
性味与功能	叶辛微苦，性凉无毒。祛风祛湿，祛瘀止痛。
应　　　用	外感风寒，全身骨节烦疼，风寒发热，风湿骨痛，头目眩晕，跌打损伤，骨折。
用量与用法	10～15 克，水煎服。外用捣烂敷患处。
用　　　方	小儿蛔虫痛、不思食，用果实 30 克水煎服。

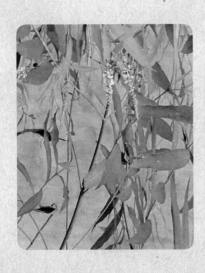
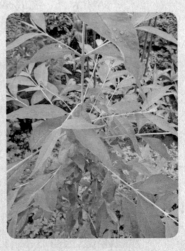

苍耳子

别　　名	苍耳、羊负来、粘粘葵、刺儿颗、地葵、菓耳。
拉丁学名	*Xanthium sibiricum* Patr.
科属与特征	为菊科苍耳的果实。一年生草本，茎直立，多分枝，粗糙被毛。叶互生，有长柄。叶片呈宽三角形，叶面绿色，叶底面深绿色，有白毛。头状花序聚生，单性同株。总苞卵圆形，外皮布满刺毛。瘦果倒卵形，没种子。生长于山坡、路旁、荒地。各地均有分布。
炮　　制	将苍耳子晒干，入热锅内炒至微黄，撞筛去外刺即可。
性味与功能	味甘微苦，性温，有小毒。祛风止痛。
应　　用	外感头痛、鼻塞鼻痒、腰腿痛、牙齿痛、目暗耳鸣、疥疮、全身瘙痒等。
用量与用法	苍耳子 10～20 克，水煎服，忌同时服猪肉。
用　　方	苍耳子拔毒膏：取苍耳子 100 克研末备用。桐油 500 克入锅内熬至滴水成珠，入苍耳子末，加黄丹 210 克调和为膏。制成小帖拔毒膏。外用于治痈疽疖肿（为祖传秘方）。

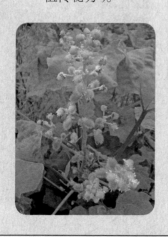

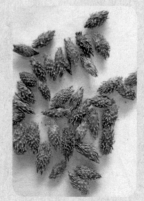

赤 车

别　　名 坑兰、拔血红、岩下青、小铁木、冷坑青、吊血丹、阴蒙藤、凤阳草。

拉丁学名 *Pellionia radicans* (Sieb.et Zucc.).

科属与特征 为荨麻科赤车全草。多年生草本,茎肉质,有分枝匍匐,褐绿色。叶互生,叶卵形有疏锯齿,叶面深绿色,叶脉明显,叶底淡绿色。腋生伞形花序,花类圆形,淡黄色。生长于沟、溪边、林下阴湿地。各地均有分布。

性味与功能 味辛微苦,性微温。活血,止痛,解毒。

应　　用 跌伤肿痛,外伤骨折,牙周肿痛,痈疽疖肿,蛇咬伤。

用量与用法 全草或根茎 10 ～ 30 克,水煎药服。外用适量捣烂敷患处。

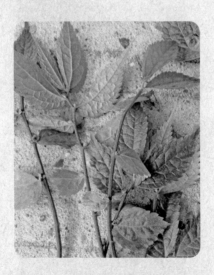

赤苓柴

别　　　名　管柴。

性味与功能　味甘淡微苦，性平。补气，清肝。

应　　　用　四肢无力，全身疲乏，慢性肝炎。

用量与用法　30～60克，水煎服。

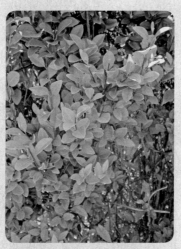

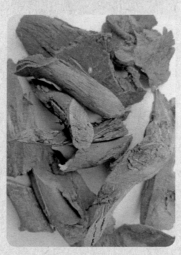

赤 小 豆

别　　名	赤豆、红豆、红小豆、朱赤豆。
拉丁学名	*Phaseolus calcaratus* Roxb.
科属与特征	为豆科赤豆的种子。一年生攀缘草本，茎长圆，赤褐色，密生毛。复叶卵状披针形，叶全缘，亦有3裂，纸质，两面无毛，叶脉明显。腋生总花序，多梗，小花，花萼钟状，花冠蝶形，色黄。结荚果线状扁圆柱形，内种子多枚，紫暗色，长圆形。各地均有栽培。
成　　分	主要含蛋白质、脂肪、碳水化合物等。
性味与功能	味甘酸微苦，性温，无毒。涂湿利水，解毒消肿。
应　　用	水肿，肌肤胀满，脚气病，宽肠利气，黄疸，腮腺炎，吐逆，泻痢，大便出血，排脓，痈肿。
用量与用法	15～60克，水煎服。外用生研末调敷患处。

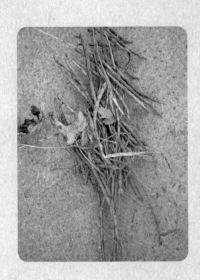
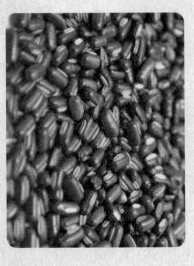

陈 蕨 根

别　　名　藤蕨。

性味与功能　益气，祛湿，止痛。

应　　用　四肢无力，腰酸脚软，关节酸痛。

用量与用法　20～60克，水煎服。

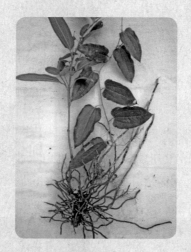

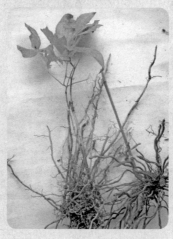

杜 鹃 花

别　　　名	满山红、蛇孝花、踯躅、艳山红、艳山花。
拉丁学名	*Rhododendron simsii* Planch.
科属与特征	为杜鹃花科杜鹃花的花或根。常绿灌木，茎直立，多分枝，浅红色。叶椭圆形卵状，叶上下面均有毛，叶淡褐色或淡绿色。花红色或桃红色。结蒴果卵圆形。生长于山坡、路旁、灌木林，亦有栽培。各地均有分布，药源充足。
炮　　　制	杜鹃花根，用清水洗净，稍闷润透，切片晒干。
性味与功能	味酸甘，性温。和血，祛湿，止痛。
应　　　用	鼻血，咳血，吐血，子宫出血，月经不调，疮痔出血，风湿性腰腿痛，跌打伤痛。
用量与用法	花 10～15 克、根 15～30 克，水煎服。
用　　　方	乳房肿痛，用杜鹃花根 30 克水煎服。

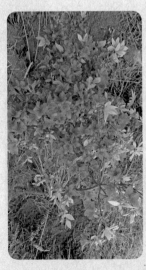
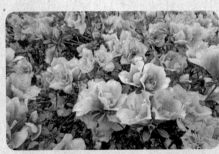
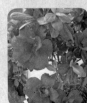
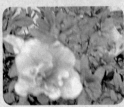

杜　仲

别　　　　名	丝连皮、思仲、思仙、檰、石思仙。
拉 丁 学 名	*Eucommia ulmoides* Oliv.
科属与特征	为杜仲科杜仲的树皮。落叶乔木，枝光滑，灰褐色，皮、枝、叶均有胶质。叶互生，椭圆形，边缘有锯齿。花雌雄不同株，花与叶不同时开或同时开。结翅果，扁卵状长椭圆形，内有种子1粒。各地均有栽培或生长于山野林中。药源不足。
成　　　　分	主要含杜仲胶、生物碱、糖苷、果胶、树脂等。
炮　　　　制	将原药刮去外粗皮，用清水洗净，待软，切片晒干。盐炙杜仲：将块片入热锅内用文武火炒至外皮焦暗，可折断无白丝，喷盐水炒干即可。
性味与功能	味甘微辛，性温。补肝，益肾，强筋，安胎。
应　　　　用	腰酸脚软，腿足拘急，梦遗，小便不尽，高血压，阴下湿痒，胎动不安。
用量与用法	10～20克，水煎服，或浸酒服。

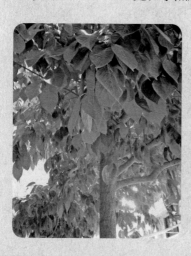
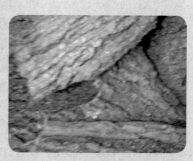

佛甲草

别　　名	铁指甲、火烧草、佛指甲、万年草、午时花、小叶刀焮草、半支莲、狗牙半支。
拉丁学名	*Sedum lineare* Thunb.
科属与特征	为景天科佛甲草全草。多年生肉质草本，茎细斜卧生，若卧地部分，每节有根生长。叶轮生，倒披针形。顶生聚伞形花序，花小色黄，花瓣5片，矩圆形。结蓇葖果。生长于山坡、墙头或岩石上或栽培。各地均有分布。
性味与特征	味甘淡微酸，性寒微毒。清火，解毒。
应　　用	咽喉肿痛，黄疸，赤眼，乳痈，牙肿痛，痢疾，疔疮，痈肿，汤火烫伤，蛇咬伤。
用量与用法	10～30克，水煎服。外用捣汁敷患处。
用　　方	1. 黄疸性肝炎，用全草30克、凤尾草30克水煎服。
	2. 乳腺炎红肿，用全草与叶下红各适量，加少许盐杵烂敷患处。
	3. 婴儿湿疹，用鲜佛甲草，捣烂取汁涂患处。

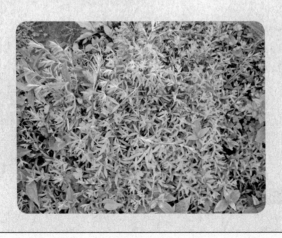

佛 手

别　　　名	香橼、佛手柑、福寿相。
拉 丁 学 名	*Citrus medica* L. var. *sarcodactylis* Swingle.
科属与特征	为芸香科佛手的果实。本品灌木或小乔木，茎黄绿色，多分枝，枝幼时为紫红色。叶大互生，长椭圆形，边缘有锯齿。腋生圆锥花序，萼杯状，花黄色。结果如双掌指相合形，外皮浅黄色，有乳状突起，无肉瓢和种子。根坚韧，浅黄色。喜生长于温暖湿润的地方。部分地区有栽培，量少。
成　　　分	主要含柠檬油、橙皮苷等。
炮　　　制	用清水洗净，稍闷透，切片晒干。不可在烈日下暴晒，否则影响药效。
性味与功能	味甘苦酸微辛，性温，无毒。理气止痛，化痰止咳。
应　　　用	脘腹胀痛，胁痛，呕吐嗳呃，冷痰咳嗽，痰饮喘咳，解酒。
用量与用法	10～15 克，水煎服。
用　　　方	胃脘胀痛、嗳气，用佛手15克泡开水频服。

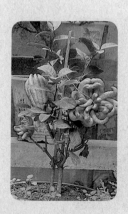 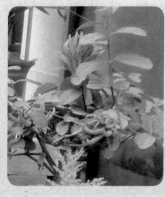 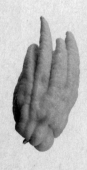

饭 团 藤

别　　　名	酒饭团、黑老虎、过山风、冷饭团、风沙藤、十八症、过山龙藤。
拉 丁 学 名	*Kadsura coccinea.* (Lem.) A.C Smith.
科属与特征	为木兰科冷饭团的茎、叶或根。常绿攀缘灌木，藤状长约5～6米左右。叶长互生，长椭圆形。全缘，革质。花单生长于叶腋，色红或红中带黄。结球形的聚合果，至熟时紫蓝色或红色。多生长于山谷、山冈、林木地，常缠绕树上。各地均有分布。
成　　　分	主要含酚类、生物碱、挥发油等。
炮　　　制	拣去杂质，用清水洗净，切片晒干。
性味与功能	味酸辛，微苦，性微温。行气止痛，行血化瘀。
应　　　用	脘腹胀痛，腰腿疼痛，风湿骨疼，跌打损伤，骨折。
用量与用法	根藤15～30克，水煎服或浸酒。外用捣烂敷患处。
用　　　方	胃炎，上腹胀痛，用冷饭团根30克煮猪肚服。

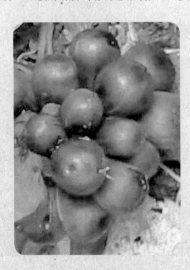

扶 桑 花

别　　名　朱槿、赤槿、桑槿、扶桑、佛桑、花上花、土红花、福桑、大红花。

拉丁学名　*Hibiscus rosa-sinensis* Linn.

科属与特征　为锦葵科朱槿的花，灌木或小乔木。叶互生，叶阔卵状，叶面深绿色底面均有少数毛，叶边缘有裂齿。花腋生，花瓣红色、桃红色、玫瑰红或淡黄色。花丝圆筒状和柱头超出花冠外。结蒴果卵圆形，光滑。部分地区有栽培或野生。

成　　分　主要含矢车菊素槐糖葡萄糖苷，槲皮素二葡萄糖苷。

炮　　制　取花拣去杂质，晒干。

性味与功能　味甘微涩，性凉。清肺，凉血，解毒。

应　　用　肺热咳嗽，鼻血，咳血，吐血，肠痔出血，痢疾，白浊，痈疽。

用量与用法　6～12克，水煎服。外用捣烂敷患处。

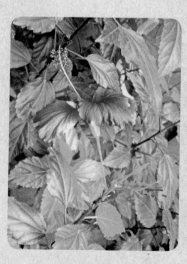
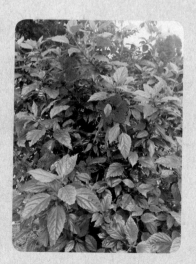

扶桑叶茎

别　　　名	朱槿叶、桑槿叶、佛桑叶、福桑叶。
科属与特征	为锦葵科朱槿的叶。特征同扶桑花。
成　　　分	叶和茎主要含蒲公英赛醇乙酸脂。
炮　　　制	取叶和茎拣去杂质，用清水洗净切片晒干。
性味与功能	味涩，性平。清热，凉血，解毒。
应　　　用	肺热咳嗽，鼻血，咳血，痔疮出血，痈疽，毒疮、脓疮。
用量与用法	6～15克，水煎服。外用捣烂敷患处。

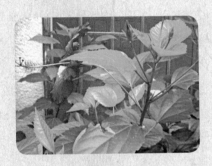

扶　桑　根

别　　　名	朱槿根、佛桑根、福桑根。
科属与特征	为锦葵科朱槿的根。特征同扶桑花。
炮　　　制	取根用清水洗净切片晒干。
性味与功能	味涩,性平。止咳,凉血,解毒。
应　　　用	咳嗽，气管炎，鼻血，崩漏，月经不调，宫颈炎，白带、白浊。
用量与用法	10～30克，水煎服。

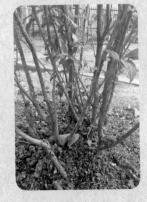

岗梅根

别　　　名	岗梅、白点称、假青梅、假甘草、称秆根、称秆仔、万点根。
拉丁学名	*Ilex asprella* (Hook. et Arn.) Champ. ex Benth.
科属与特征	为冬青科梅叶冬青根，灌木，茎直立，多枝，浅绿色，枝秆分布有灰白色小点，如秤杆上的小花点。叶互生，椭圆形，边缘有小锯齿。花单生或蔟生长于叶腋。结果球形，成熟至黑色。根长椭圆形，灰白色或微紫色，质坚韧。生长于山坡灌木林中。各地均有分布。
炮　　　制	岗梅根大小分开，洗净入水浸泡 1 小时左右，取出盖麻布，中途淋水，待润透切片晒干。
性味与功能	味甘苦，性寒。清热解毒，润肺止血。
应　　　用	热病口渴，黄疸，肺痈，感冒，头晕目眩，咽喉肿痛，咳血，痔疮出血，小便淋沥，痈毒，跌打损伤。
用量与用法	根 20 ～ 30 克，水煎服。
用　　　方	肝炎，用岗梅根 100 克水煎常服。

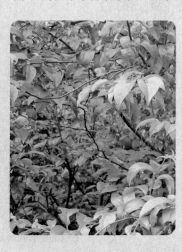
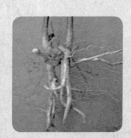
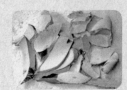

谷 精 珠

别　　　名	谷精草、珍珠草、戴星草、谷精珠草。
拉丁学名	*Eriocaulon buergerianum* Koern.
科属与特征	为谷精草科谷精珠的全草。一年生草本，全草是以叶簇生为茎，叶线状披针形，无毛。众多花茎顶端及结头状花序球形，花穗中有众多的萼片合成整个球形，为灰白色。可见其有多数黑色和灰绿色的小种子。生长于田、池、沼潮湿地。各地均有分布。
性味与功能	味辛甘微涩，性凉。清肝明目。
应　　　用	头痛目眩、偏正头痛、目红迎泪、视物模糊、目翳、牙齿肿痛、手足心烦热、鼻血等。
用量与用法	10～20克，水煎服。
用　　　方	1.眼目红肿，用谷精珠全草20克、车前草20克水煎服。
	2.头风头痛，用谷精珠20克、川芎12克水煎服。

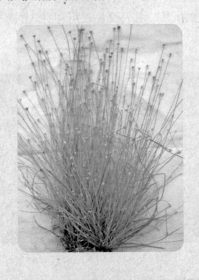

谷 芽

别　　　名　稻芽、谷蘗。

拉 丁 学 名　*Oryza sativa* L.

科属与特征　为禾本科稻成熟的种子经加工发发芽。谷芽是用稻谷倒在盛器内，加水浸泡1～2天，冬天2～3天，捞出放在箩框里，盖上麻布包，每日要喷水1～2次。待发芽生根，长约0.5～2厘米时，取出晒干即为谷芽。谷表面黄色，有棱脉，侧部或头尾部长芽须，淡黄色。各地均有加工。

炮　　　制　炒谷芽：将谷芽置热锅内用文火炒至深黄色。

　　　　　　焦谷芽：将谷芽用武火炒至焦黄色，炒时见有火星，可用清水喷灭，再炒焦黄色。

性味与功能　味甘微苦，性温无毒。健脾开胃。

应　　　用　消化不良、脘腹胀痛、不思饮食、泄泻。

用量与用法　10～15克，水煎服。

用　　　方　饮食不化，小儿厌食，用谷芽15克，鸡内金15克水煎服。

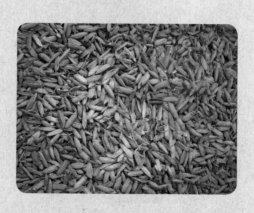

花　椒

别　　　名	蜀椒、大椒、秦椒、南椒、巴椒、汉椒、川椒、点椒、陆拔。
拉 丁 学 名	*Zanthoxylum bungeanum* Maxim.
科属与特征	为芸香科花椒的果皮。灌木，茎枝有刺，嫩枝有柔毛。叶互生，羽状复叶，边缘有锯齿，叶片卵圆形或卵状长圆形。顶生或则枝生伞形状圆锥花序，花瓣6片左右，三角状披针形。结果实红褐色或红色，内种子1粒，子黑色光滑。生长于山坡、路旁的灌木林中，或栽培。大部分地区有分布。
成　　　分	主要含挥发油中的柠檬烯、枯醇，不饱和有机酸、甾醇。
炮　　　制	将花椒拣净杂质和种子，置热锅内炒至见有微油深褐色。取出摊晾。
性味与功能	味辛微苦性温，有毒。散寒，止痛，祛湿，除虫。
应　　　用	脘腹寒痛，积滞不化，呕吐，腹冷泻，风寒湿痛，齿痛，疝气，蛔虫，蛲虫，阴痒，乳汁不通。白秃，口疮。
用量与用法	6～15克，水煎药服，或入丸药，散剂。外用适量煎熬汤洗患处。
用　　　方	牙齿疼痛，用花椒20克，毕拔15克水煎含服。

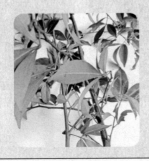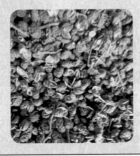

花 生

别　　　名	落地花生、土豆、番豆、及地果、番果、落花参、地豆、长生果。
拉 丁 学 名	*Arachis hypogaea* Linn.
科属与特征	为豆科花生的果仁。一年生草茎本，茎直立或匍匐，基部发多枝。叶互生，羽状复叶，长圆形或倒卵圆形。叶面绿色，底面淡绿色，全缘。腋簇生或单生黄花。地下根茎簇生众多荚果，长椭圆形，外壳为突起网脉，去外壳，内有果肉锥圆形1～5枚，有红或淡红色薄外皮，果仁乳白色，称花生米。各地均有栽培。
成　　　分	主要含脂肪油、维生素、蛋白质、氨基酸、生物碱等。
性味与功能	味甘，性平。润肺，补脾，止血。
应　　　用	肺痨，久咳，秋燥，反胃，脚气，产妇少乳，血小板减少。
用量与用法	适量水煎服。
注	花生米变质可产生黄曲霉素，能致肝癌，禁服。

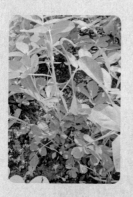
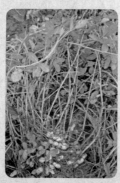
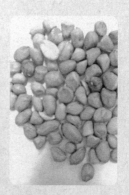

含　笑

别　　　名	含笑梅、含笑美、唐黄心树，白兰花、香蕉花。
拉 丁 学 名	*Michelia figo* (Lour.) Spreng.
科属与特征	为木兰科含笑的花。常绿灌木，茎干外皮灰褐色枝多，叶互生革质，椭圆形，叶面绿色，底面淡色。叶光滑全缘。花枝顶生或腋生花瓣6片，卵状，匙形。花淡黄色，结骨突果球形，果顶端有尖突。各地均有栽培。
炮　　　制	将采收的花蕾，拣净杂质，晒干或焙干。
性味与功能	味微苦涩，性平，无毒。活血生新，安神解郁。
应　　　用	月经不调，经少腹痛，不眠心烦，神经衰弱。
用量与用法	6～15克，水煎服或泡服。

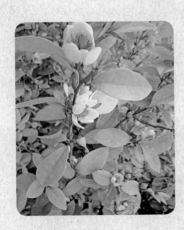
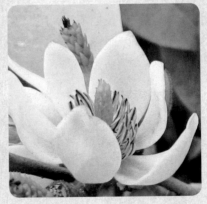

含 羞 草

别 名	知羞草、吓结草、怕羞草。
拉丁学名	*Mimosa pudica* Linn.
科属与特征	为豆科含羞草的全草。茎直立或蔓生，叶羽片，小叶片掌状排列，若触之，即见羽片的小叶缩合在一起，过片时，自然又张开。头状花序，花桃红色，萼钟形。荚果扁平稍弯状。种子卵圆形。生长于园岩、路边、山坡等地，亦有栽培，各地均有分布，药源少。
成 分	全草含黄酮苷、氨基酸、酚类及含羞叶苷等。
性味与功能	味甘微苦，性寒有小毒。清热解毒，安神镇静。
应 用	痢疾，胃痛，眼睛红肿，不眠心烦，头目眩晕，小儿疳积，疮痈肿痛，缠身龙。
用量与用法	全草 10～20 克，水煎服。外用捣烂敷患处。
用 方	1. 长期不眠，用含羞草 30 克水煎加冰糖少许睡前服。 2. 眼睛结膜炎红肿，用全草 30 克、菊花 20 克水煎服。

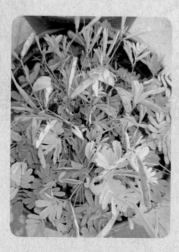
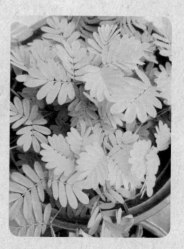

旱莲草

别　　　名	墨旱莲、墨菜、跳鱼草、火炭草、节节乌、绕莲花、金陵草、墨烟草、莲子草。
拉丁学名	*Eclipta prostrate* L.
科属与特征	为菊科鳢肠的全草。一年生草本，茎直立或匍匐，茎圆柱形。叶对生，线状矩圆形至披针形，全缘或稍有齿，叶上下面有白色粗毛。顶生或腋生头状花序，总苞卵形，花冠有线裂，卵形，花白色。结瘦果黄黑色，长椭圆形稍扁。茎与叶用手搓有黑色液汁。生长于田埂，园地，山坡，路边。各地均有分布。
炮　　　制	全草拣净杂质除去残根，用清水洗净，切段片晒干。
性味与功能	味甘酸微咸，性凉无毒。益肾止血。
应　　　用	阴虚头晕，肾虚齿痛，须发早白，咳血，吐血，鼻血，尿血，便血，血崩，血痢，带下，淋浊，外伤出血。
用量与用法	10～30克，水煎服。外用捣烂敷患处。
用　　　方	1.痢疾血不止，用旱莲草30克，凤尾草30克水煎加冰糖调服。 2.经常鼻出血，用旱莲草30克，小蓟20克水煎服。

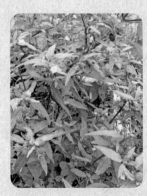 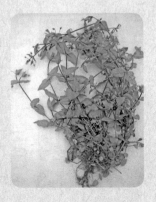

何 首 乌

别　　名	地精、首乌、马肝石、陈知白、红内消、夜交陈。
拉 丁 学 名	*Polygonum multiflorum* Thunb.
科属与特征	为蓼科何首乌的根块。多年生缠绕草本,茎基部木质,中空。叶互生,长柄,心形,边缘微带波状。叶底深绿色,底面浅绿色。花小而多,密聚成大形圆锥花序,花白色。结瘦果椭圆形,成熟时黑褐色。根块状纺锤形,大小不一。大者达200克以上,外表红褐色,纵沟凹凸不平,质坚,断面红棕色,有木心和花纹。生长于山坡、灌木林、石山上。各地均有分布,药源逐年减少。
成　　分	主要含蒽醌类等。
炮　　制	将首乌洗净,置清水内浸泡稍软,取出待软透,切片晒干。 制首乌:取首乌片置容器内,用乌豆和黄酒各半料闷,再放容器内隔水蒸至豆酒液吸干,取出晒干(用何首乌10千克,乌豆1千克、黄酒2.5千克熬汁调料)。
性味与功能	味甘微酸涩,性微温无毒。补肾益肝,养血,祛风湿。
应　　用	肝肾阴虚、头目眩晕、腰酸膝软、白发脱发、黄疸、小便清长、遗精白浊、崩漏带下、白癜风、疥疮顽癣等。
用量与用法	10～30克,水煎服,忌铁器。或研末服,外用磨汁。
用　　方	1. 淋巴结肿大,用何首乌磨酸醋涂患处。 2. 百日咳,用何首乌15克、乌脚枪20克水煎服。

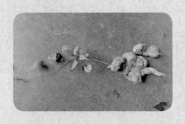
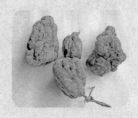

鸡 冠 花

别　　　名	鸡公花、鸡髻花、鸡筒抢、鸡角冠。
拉 丁 学 名	*Celosia cristata* L.
科属与特征	为苋科鸡冠花的花。一年生草本，茎直立，粗壮。叶互生，长椭圆形至卵状披针形。叶缘在茎的先端，为穗状花序，形状类鸡冠。颜色多种，有红、黄、白、紫、淡红等色。花蜜聚结胞果，内存黑色种子数枚。各地均有栽培。
炮　　　制	拣去杂质，除去茎、叶及种子，剪成小块。以朵大而扁，色泽鲜艳的白色鸡冠花为佳。色红者为次。鸡冠花之子，黑色，粒小，圆球形，光泽亮滑，为青相子入药。
性味与功能	味甘淡，微辛涩，性凉无毒。清热，凉血，止血。
应　　　用	痢疾，肠血，吐血，血淋，崩漏，带下。
用量与用法	鸡冠花 10 ～ 20 克，水煎服，外用煎汤洗。

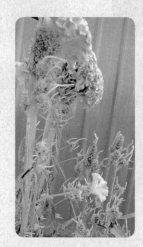
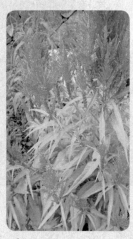
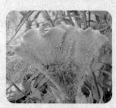
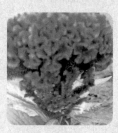

用　　方 1. 结肠炎出血，用鸡冠花 30 克、槐花 30 克水煎服。

2. 荨麻疹，全身风团，丘疹，用鸡冠花 20 克、蝉蜕 6 克水煎服。

3. 崩漏上止，用鸡冠花 40 克、扁柏 30 克水煎服。

鸡 冠 苗

别　　名 鸡冠花叶。

科属与特征 为苋科鸡冠花的茎叶。特征同上鸡冠花。

性味与功能 味甘微酸，性凉无毒。凉血，止血，解毒。

应　　用 吐血，咳嗽出血，鼻血，崩漏，痔疮出血，痢疾，腹泻，荨麻疹。

用量与用法 10 ～ 20 克，水煎服。

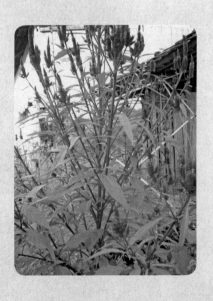

鸡 血 藤

别 名	血藤、牛马藤、过山龙、油麻血藤。
拉丁学名	*Spatholobus suberectus* Dunn.
科属与特征	为豆科，常绿攀缘藤本。茎长圆柱形，棕色或红褐色。小枝纤细，淡绿色，光滑有皮孔。复叶革质，长方卵形。总状花序，花下垂，花萼钟形，花冠深紫色或紫红色。结荚果扁平，种子圆形，深黄色或黄色。生长于岩石、林边、常缠绕树而上。各地均有分布。
炮 制	用清水稍浸泡，待润透切片，或把鸡血藤切段，置锅内或蒸笼内，蒸软切片晒干。
性味与功能	味甘微苦，性温，无毒。活血祛瘀，通经活络。
应 用	筋骨疼痛，肌体麻木，关节不利，风湿麻痹，贫血，月经不调。
用量与用法	20～30克，水煎服或浸酒服。
用 方	头晕四肢无力，腰膝酸痛。用鸡血藤60克炖猪骨服。

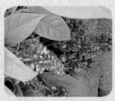
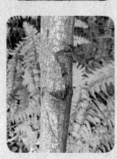
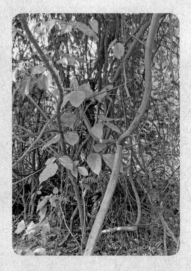

鸡 眼 草

别　　　　名	公母草、掐不齐、人字草、炸古基、红骨丹、小号苍蝇翼、白扁蓄、花生草。
拉丁学名	*Kummerowia striata* (Thunb.).
科属与特征	为豆科鸡眼草的全草。一年生或多年生草本，多分枝，叶互生3出羽状复叶，小叶细长，倒卵状长椭圆形，淡绿色，叶片用手撕开一半，叶片形成一缺，如人字，故名"人字草"。花腋生，花冠淡玫瑰色。结荚果卵状圆形，内种子黑色。生长于园地、路旁、山坡。各地均有分布。
成　　　　分	含葡萄糖苷、黄酮类。
性味与功能	味微苦辛，性寒无毒. 清热，健脾，利湿。
应　　　　用	外感发热，咳嗽胸痛，吐泻腹痛，胃痛，消化不良，痢疾，湿热黄疸，淋病，跌打损伤。
用量与用法	10～30克，水煎服。外用捣烂敷患处。
用　　　　方	小便淋沥不通痛，用鸡眼草60克水煎服。

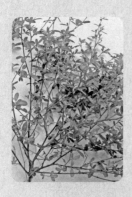
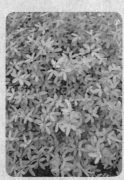
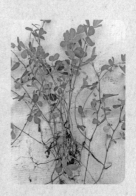

鸡爪兰

性味与功能 味苦性寒。清热解毒，利尿祛湿。

应　　　用 黄疸肝炎，小儿肝热，肠热便血，痢疾。

用量与用法 10～20克，水煎服。

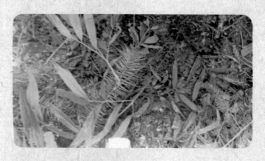

鸡仔柴

性味与功能 味微辛涩，性温。温经活血。

应　　　用 妇女月经不调，白带增多。

用量与用法 20～30克，水煎服。

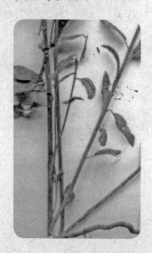

福建高山本草

伽 蓝 菜

别　　名	青背天葵。
拉丁学名	*Kalanchoe laciniata* (Linn.) DC.
科属与特征	为景天科伽蓝菜的全草。多年生草本，茎直立，多分枝。叶对生，羽状分裂，披针形，叶全缘有不规则的钝齿，叶绿色。顶生聚伞花序，花多，花萼有深裂，披针形，绿色，花冠淡红或黄色。各地均有栽培。
性味与功能	味甘微苦，性微寒。解毒，活血。
应　　用	疮疽肿毒，湿疹，外伤出血，汤火伤，跌打损伤。
用量与用法	20～60克，水煎服。外用敷患处。

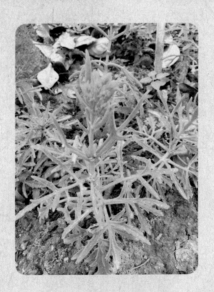

李 子

别　　　名	李实、嘉应子、嘉庆子、普李、李。
拉 丁 学 名	*Prunus salicina* Lindl.
科属与特征	为蔷薇科李的果实。落叶乔木，枝茎多分枝，红棕色，有光泽。叶椭圆状披针形或椭圆状倒卵形，边缘有钝细齿。花蔟生，白色。萼长圆状卵形。结核果球圆形，先端稍尖，基部深陷，缝痕明显，外皮绿色、浅黄色或微红色，亦有黑、红、绿交杂色，光滑。果内有黄、红色。核坚硬，内有种仁1枚，外薄皮，浅棕色，仁乳白色。生长于园林，也有栽培。各地均有分布。
成　　　分	主要含天门冬素、氨基酸等。
性味与功能	味甘酸、性平。泻肝利水。
应　　　用	肝病、腹水、骨蒸劳热、口渴咽干。
用量与用法	李子生食或捣汁服。

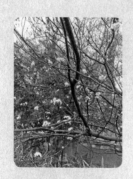 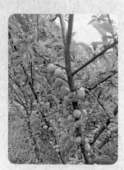 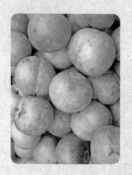

李 根

科属与特征	李树的根。特征同李子。
性味与功能	味苦涩性寒。清热解毒。

应　　　用　淋病、牙痛、丹毒、痢疾、消渴。
用量与用法　李根10～20克水煎服。
用　　　方　牙痛，用李根30克、绿壳鸭蛋2枚煎水加食盐少许
　　　　　　调服。

李 根 白 皮

科属与特征　即李根皮的韧皮部白色皮。特征同李子。
性味与功能　味苦微涩咸，性寒。
应　　　用　口渴心烦、气上冲奔豚病、白带、脚气、齿痛。
用量与用法　10～15克，水煎服。

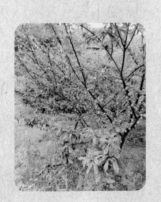
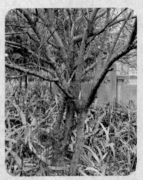

李 仁

科属与特征　即李的种子。特征同李子。
性味与功能　味甘微苦，性平。
应　　　用　散瘀润肠、跌打损伤、肿满、
　　　　　　大便秘结、咳嗽。

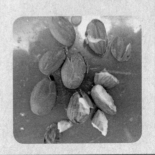

用量与用法　李仁6～15克，水煎服。

两面针

别　　名	鸟不踏、山胡椒、叶下穿针、猫公刺。
拉丁学名	*Zanthoxylum nitidum* (Roxb.) DC.
科属与特征	为芸香科两面针的根或叶。多年生木质藤木，有锐刺，茎微皱，灰黑色有小白点。叶为羽状复叶，幼枝叶柄和叶的中脉叶面或底面，有小钩刺。叶卵状矩圆形，革质。花腋生呈圆锥状花序，花白色。结蒴果子，黑色。根皮黄褐色断面黄白色。生长于山野，山坡小树林中。各地均有少量分布。
炮　　制	根用清水洗净稍闷切片晒干。叶多鲜用。
性味与功能	味辛苦，性温，有小毒。祛风理气，活血止痛，排脓解毒。
应　　用	风湿性关节炎，风寒牙痛，胃痛，腹痛，寒疝，牙龈出血，痈疽，跌打损伤。
用量与用法	根 10～20 克，水煎药服。
注	本品有小毒，用量不宜大，孕妇忌用。

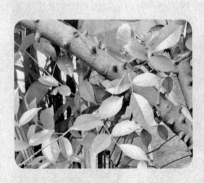 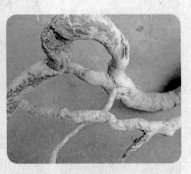

连　翘

别　　名 大翘子、连召、旱连子、空壳、异翘、兰华、大翘、
黄寿丹、黄花条、黄花瓣。

拉丁学名 *Forsythia suspensa* (Thunb.) Vahl.

科属与特征 为木犀科连翘的果实。落叶灌木，小枝伸展，枝呈四
棱形，茎节中空多年生草本。叶对生，或三小叶，叶
长卵子形。边缘有不齐的锯齿，花腋生先开放于叶，
花朵金黄色。结果为蒴果略扁卵形，成熟时裂2瓣。
种子多数平扁，棕色有一薄翅。生长于山野、荒坡。
各地均有少量分布或栽培。

成　　分 主要含连翘酚、皂苷、黄酮醇苷类等。

炮　　制 拣去杂质和枝叶。

性味与功能 味苦，性平，无毒。清热，解毒，消肿。

应　　用 温热，心烦，小便红赤，丹毒、斑疹，疽疡，瘰疬。

用量与用法 10 ～ 20 克，水煎服。

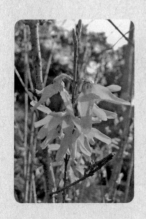 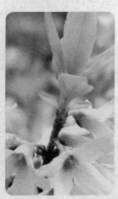 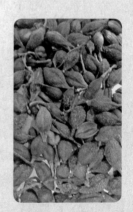

良 枝 草

别　　　名　阴地蕨、蛇不见、小春花。

拉 丁 学 名　*Botrychium ternatum* (Thunb) Sw.

科属与特征　多年生草本阴地蕨的全草。茎直立，叶片三角形，三四羽状分裂。各羽片披针形或长卵形，有细锯齿。叶有孢子囊，黄色。沿小穗内侧排成两行，根茎粗壮，有多条肉质。根外皮淡褐色，断面淡白色柔软，一般生长在草皮阴湿地。各地均有少量分布，药源不足。

性味与功能　味甘淡微苦，性凉，无毒。清热止咳。

应　　　用　肝热嗽，咳喘，头晕头痛，目红赤，咳血，小儿惊痫，疮疡火毒。

用量与用法　全草 10 ～ 30 克，水煎服。

用　　　方　气管炎咳喘，用全草 20 克水煎加蜜调服。

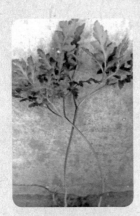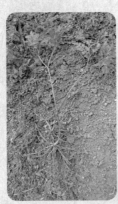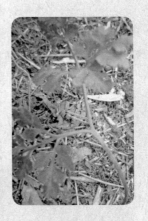

灵 芝

别　　　名	三秀、木芝、针菰、紫芝、赤芝。
拉丁学名	*Ganoderma Lucidum* (Leyss. ex Fr.) Karst.
科属与功能	为多孔菌科紫芝、赤芝的全草。灵芝草有紫芝和赤芝之分。灵芝有圆形、半圆形或肾状形，其大小与长的年龄有关，是菰形状，上盖盘状，下有柄。紫芝紫黑色，赤芝为红褐色，有光泽，表面有环状棱纹。生长于森林的木桩旁。各地均有，但野生药源少，现在有的地方有栽培。
成　　　分	主要含有机酸、脂肪酸、树脂、氨基葡萄糖、多糖类等。
性味与功能	味淡微苦，性平无毒。益气，补肺。
应　　　用	咳嗽，肺气虚咳喘，虚劳疲乏，神经衰弱，胃痛，消化不良，胸闷痛，筋骨乏力。
用量与用法	10～15克，研末服或浸酒服。
用　　　方	头晕、四肢乏力、劳则气喘，用灵芝研细末，每次10克冲服。

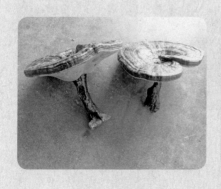
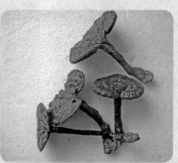

芦 荟

别　　　名	卢会、象胆、劳伟、奴会。
拉丁学名	*Aloe vera L. Var. Chinensis* (How.) Berger.
科属与特征	为百合科库拉素芦荟、斑纹芦荟，和好望角芦荟叶中的浓缩液。多年生草本，茎直立而短，茎顶上叶簇生。叶肥厚，呈狭披针形，外表绿色，亦有灰白斑点，边缘有刺齿，全叶有黏液汁。花茎单生，直立或有分枝，总状花序。蒴果三角形。各地均有栽培。
炮　　　制	芦荟膏：割取芦荟，收集其流出的液汁，置热锅内，用文武火熬至液汁浓稠，取出倒入容器内，让其凝固即成芦荟膏。
成　　　分	主要含芦荟素等。
性味与功能	味淡而苦，性寒，有小毒。清热，杀虫。
应　　　用	风热烦闷，热结便秘，风火牙痛，疳热虫积，妇女经闭，鼻炎，痔疮，癣疹，湿，瘰疬，皲裂。
用量与用法	10～15克，水煎服，或生汁外涂，过敏者忌用。
注	芦荟全株的水液有毒，多食会引起中毒，其症状表现为腹痛腹泻，会导致孕妇流产。解救方法：洗胃或服鸡蛋清等治疗。过敏者按抗过敏治疗。

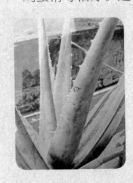 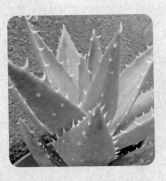

芦 根

别 名	芦竹、芦荻头、芦竹、芦苇根、苇根、芦菇根、顺江龙、芦苇、水芦竹、芦、禾杂竹、蒲苇。
拉丁学名	*Phragmites communis* Trin.
科属与特征	为禾本科，芦苇的根茎。多年生草本，茎直立，圆柱形，外表光滑有节，中空，淡白色，高达2～5米左右。有叶鞘包茎，叶淡绿色，线状披针形。顶生较大的圆锥花序，成一轮毛状，小穗紫暗色，或淡黄色。颖披针形，颖果长圆形。其根匍匐状，地下根，粗壮横走，节间中空，每节有芽。生长于溪岸、沟边的浅水地方。各地均有分布。
成 分	薏米素、脂肪、碳水化合物、蛋白质等。
炮 制	将芦根式，用清水洗净，盛装，覆盖湿麻布，待润透，切片晒干。
性味与功能	味甘淡，性寒，无毒。清热除烦，益胃止呕。
应 用	热病烦渴，胃热呕吐，肺痿，肺痈，头晕耳鸣，反胃，痢疾，喉痛，利小便，便秘，解河豚毒，解酒毒。
用量与用法	芦茎15～30克，水煎服。

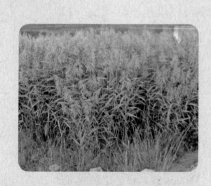
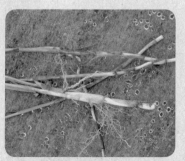

芦 茎

别　　　名	苇茎、嫩芦梗。
成　　　分	主要含纤维素、木质素、水分、灰分。
科属与特征	为禾本科芦苇的嫩茎。特征同芦根。
性味与功能	味甘淡，性寒无毒。清执、解毒、利窍。
应　　　用	烦热、肺痈，咳脓血、咳臭痰。
用量与用法	15～50克，水煎服。

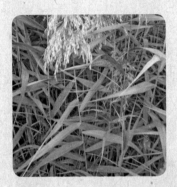 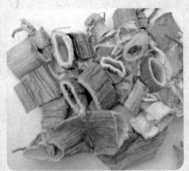

芦 花

别　　　名	芦苇花、芦蓬茸、葭花、蓬茸。
科属与特征	为禾本科芦苇的花。特征同芦根。
成　　　分	主要含纤维素、木质素。
性味与功能	味甘淡，性寒无毒。凉血止血。
应　　　用	鼻血，崩漏，吐泻，鱼蟹毒。
用量与用法	6～30克，水煎服。外用：烧灰研细吹鼻孔内。

芦 竹 根

别　　名	芦竹、芦荻头、荻芦竹、绿竹。
拉丁学名	*Arundo donax* L.
科属与特征	为禾本科芦竹的根茎。多年生草本，茎秆直立，具有分枝。叶片扁平而长，边粗糙。花序圆锥状，小穗紧聚一起，颖披针形。外稃中脉延伸短芒，及白柔毛。根茎须根粗壮，弯曲扁圆形，有纵纹，有大小不等的笋芽苞突起。有节，棕黄色。生长于溪沟边较潮湿之处。各地均有分布。
性味与功能	味甘微苦，性寒。清热退火，生津止渴。
应　　用	热病心烦、口渴、虚劳骨蒸烦热、小便不利、风火牙蛀痛、淋沥、目赤等。
用量与用法	根 15 ～ 60 克，水煎服。

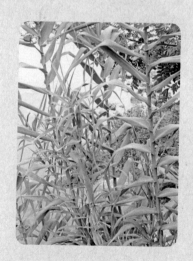
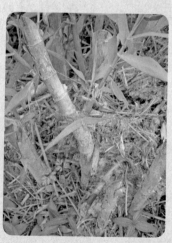

卤 地 菊

别　　名	黄花龙舌花、三尖刀、龙舌草、黄花草、黄花冬菊。
拉 丁 学 名	*Wedelia prostrate* (Hook. Et Arn.) Hemsl.
科属与特征	为菊科卤地菊的全草。多年生蔓草，地下茎分枝，节节生根，茎圆形，全体生硬短毛。叶对生，长椭圆形或披针形，叶前缘有 3 大裂齿。头状花序，总苞半球形，花冠筒形。结瘦果被密刚毛。生长于路边、园地，也有栽培。各地均有分布。
性味与功能	味酸甘，性平，无毒。清热解毒。
应　　用	咽喉肿痛，喘咳，乳痈，牙肿痛，百日咳，咳血，疔疮红肿。
用量与用法	全草 20～30 克，水煎服。外用捣烂敷患处。
用　　方	乳房红肿痛，用卤地菊叶及蒲公英等量加食盐少许捣烂敷患处。

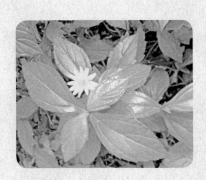 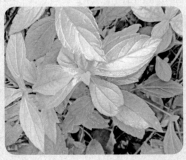

麦 冬

别　　名 麦门冬、马韭、羊荠、不死药、阶前草、书带草、家边草、沿阶草麦冬、竹叶麦冬、韭叶麦冬、大叶麦冬、寸冬。

拉丁学名 *Ophiopogon japonicus* (L.f) Ker-Gawl.

科属与特征 为百合科沿阶草的根块。多年生草本，地下具有细长匍匐枝，须根有部分膨大的肉质块根。叶丛生，窄线形。竹叶麦冬的叶与淡竹叶的披针形相似，韭菜麦冬的叶与韭菜叶的线形相似，其根均呈肉质块根，淡黄色，断面有细小木质，浅黄白色的心髓。顶生总状花序，每苞腋生 2 左右的花朵，色淡紫色或白色。结果为浆果球形，从绿到熟时蓝黑色。生长于山坡、林下。各地均有分布。

成　　分 主要含氨基酸、维生素 A、葡萄糖、多种甾体皂苷等。

炮　　制 麦冬用清水洗净，稍浸泡捞出，润透后抽去心，洗净晒干。

朱麦冬：将净麦冬，置容器内，加飞过的朱砂末入麦冬中密盖紧，将容器不断摇动，至麦冬外表均染上朱砂即可。

性味与功能 味甘微苦，性微寒，无毒。润肺生津，清心除烦。

应　　用 热病伤津、咳嗽、咽干口燥、肺痿、肺痈、四肢烦热、吐血、咯血、消渴、便秘、小便红赤等。

用量与用法 10～20 克，水煎服。

注 麦冬有多种：沿阶草麦冬、竹叶麦冬、韭叶麦冬、大叶麦冬、土麦冬、杭麦冬、川麦冬、甘肃麦冬、阔叶麦冬等多种。品种不同，功用基本相同。脾胃虚寒泄泻，外感风寒咳嗽忌服。

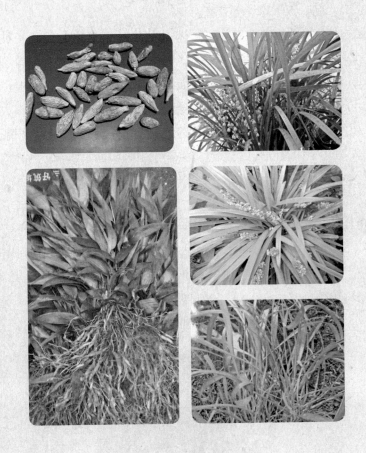

麦　秆

别　　　名　饭干草、野芒秆。

科属与特征　为多年生草本。根茎叶丛生一束二束，线状长披针形。叶缘有小锯齿，叶脉平行，叶可从茎基部撕裂到顶部成丝条。叶一面绿色，一面灰绿色，基部叶一段为红褐色。花茎从叶腋中抽出，直上，穗状花序，花小棕色。结小果类圆形，黑色光滑，质坚硬。根长小圆柱形，灰黄色。生长于山野或灌木林中。各地均有分布。

炮　　　制　将原药除去叶部分，取根用清水洗净，切段片晒干。

性味与功能　味淡微涩，性平。祛湿止痛。

应　　　用　风湿性关节炎，腰腿痛，腰椎间盘突出症，骨质增生，四肢无力，扭伤，跌打损伤。

用量与用法　20 ～ 60 克，水煎服。

用　　　方　腰闪挫伤痛，用麦秆 100 克全猪蹄煮服 2 ～ 3 次。

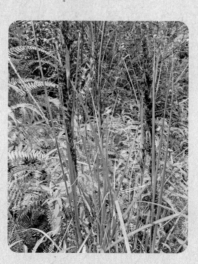

麦斛

别　　　名	石豆、石英、羊叶石枣、果上叶、一挂鱼。

拉 丁 学 名　*Bulbophyllum* Inconspicuum Maxim.

科属与特征　为兰科麦斛的假鳞茎根或全草。多年生常绿草本，根茎匍匐，地面着地处生根。茎上长卵圆形的假鳞茎，表面有沟形皱纹，每个鳞茎上生 1 片叶，革质，锥圆披针形，黄绿色，全缘。花白色带微红。生长于岩石、树干上的阴湿之处。各地均有少量分布。

炮　　　制　用清水洗净晒干或洗净置蒸笼内煮蒸 1 小时取出晒干。

性味与功能　味甘淡、微酸、性凉。滋阴降火，润肺止咳。

应　　　用　肺结核咳嗽，潮热心烦，咽喉痛，头痛，头晕，胃痛，风火牙痛，关节肿痛，咯血，遗精。

用量与用法　全草 10 ～ 20 克，水煎服。

用　　　方　牙齿浮肿痛，用麦斛 30 克加鸡蛋 2 枚煮服。

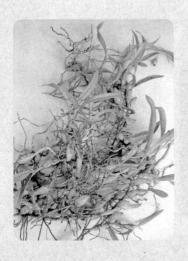
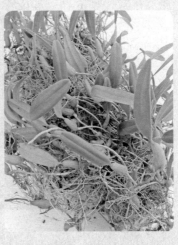

麦 芽

别　　　名	大麦芽、大麦蘖、麦蘖。
拉 丁 学 名	*Hordeum vulgare* L.
科属与特征	为发芽的大麦颖果。用大麦以水浸透，捞出置筐内上盖蒲包，一天洒水 3～4 次，待麦芽出，取出晒干，淡黄色。幼芽和麦粒相连一起，或麦粒已脱离，只余纤细弯曲的芽叶。各地均有。
炮　　　制	炒麦芽：将麦芽置热锅内，用文火炒至微黄色，取出摊晾。
性味与功能	味甘，性平，无毒。健胃化积。
应　　　用	积滞不化，腹胀痞满，不思食，呕吐泄泻，乳胀不消，吐酸水，妇女乳奶不退。
用量与用法	10～20 克，水煎服。
用　　　方	乳汁不用而过多，致乳房胀痛，用麦芽 30 克水煎服。
注	妊娠不宜多服，少乳汁不宜服。

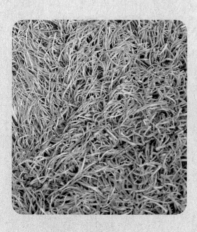

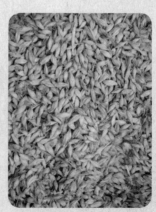

杧 果

别　　　名	芒果、檬果、庵罗果、庵罗果、香盖、莽果、沙果梨。
拉丁学名	*Mangifera indica* Linn.
科属与特征	为漆树科杧果的果实。常绿乔木，树皮灰褐色，叶簇生，叶革质，长圆状披针形，边缘无齿具波形。腋生圆状花序，萼片长椭圆形，花瓣5浅黄色。结核果肾脏形从绿至熟时黄色，外皮较柔薄，果肉内有类棱形的果核。低海拔的部分地区有栽培。
成　　　分	主要含杧果酮酸、阿波酮酸和多酚类化合物。
性味与特征	味甘酸，性凉，无毒。止渴，利尿。
应　　　用	口渴、小便短少，胃不舒，晕呕。
用量与用法	内服生食。
注	忌与大蒜同服。本品少数人食之，引致过敏。治疗按过敏处理。

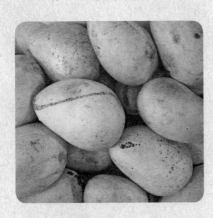 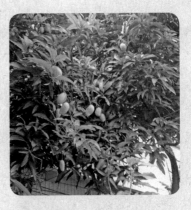

牡 丹 皮

别　　　名　丹皮、木芍药、花王、牡丹根皮、洛阳花。

拉丁学名　*Paeonia suffruticosa* Andr.

科属与特征　为毛茛科牡丹根皮。多年生落叶小灌木，叶互生，3
出复叶卵形，顶生或侧叶见 3 裂掌状。叶面深绿色，
底面淡绿色。花单生长于枝端，花大有红色、白色、
玫瑰色和紫色等。结果实为聚生果卵圆形，绿色。根
茎肥厚，外表灰褐色或紫棕色，内有木心黄白色。各
地均有栽培。

成　　　分　含牡丹酚、牡丹酚苷、芍药苷、挥发油等。

炮　　　制　将原药拣去杂质，除去木心，用清水洗净，切片晒干；
炒牡丹：将牡丹片入热锅内炒至黄焦色取出摊晾。

性味与功能　味辛苦微酸，性微寒。清热，凉血。

应　　　用　热入血分，骨蒸劳热，斑疹，吐血，鼻血，便血，经
水不通，跌打损伤。

用量与用法　6～15 克，水煎服。

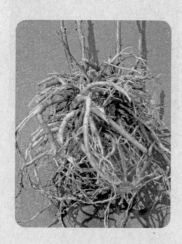

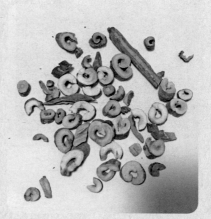

牡丹花

拉丁学名　*Paeonia suffruticosa* Andr.

成　　分　含黄芪苷。

科属与特征　同牡丹皮。

性味与功能　味苦淡，性平，无毒。调经活血。

应　　用　妇女月经不调，经行腹痛。

用量与用法　3～10克，水煎服。

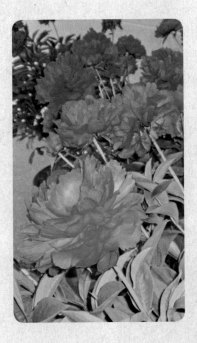
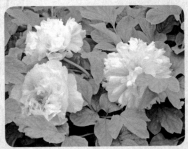
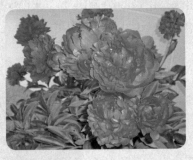

牡 蒿

别　　名	碗头青、油艾、臭艾、荠头蒿、水辣菜、布菜、蔚、土柴胡。
拉 丁 学 名	*Artemisia japonica* Thunb.
科属与特征	为菊科牡蒿的全草。多年生草本，茎直立，圆柱形，质坚硬。叶互生，基部楔形有羽裂，中部以上的叶为线形，全缘。叶面叶底均绿色。头苞花序，总苞球形，苞片卵形，花托球形，花冠管状。结瘦果椭圆形，无毛。内子极小难见，故人以为无子，称牡蒿。根多硬须。生长于山野、路旁边、荒地。各地均有分布。
炮　　制	取全草拣净杂质，用清水洗净，切段片晒干。
性味与功能	味苦微甘，性凉无毒。清热，解表杀虫。
应　　用	外感发热，潮热，小儿疳热，感冒，咳嗽，风热头痛，小便不利，疟疾，湿疹，疥疮。
用法与用量	6～15克，水煎服。外用适量煎汤洗患处。
用　　方	湿疹痒，用牡蒿60克水煎服。

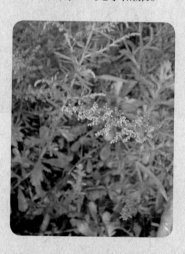

牡 荆 子

别　　名	牡荆实、荆条子、土柴胡、午时草、野牛膝、蚊香草、铺香柴。
拉丁学名	*Vitex negundo* L. var. *cannabifolia* (Sieb. Et Zucc.) Hand.-Mazz.
科属与特征	为马鞭草科牡荆的果实。落叶或小乔木，多分枝，有四方形。叶对生，掌状复叶，边缘有粗锯齿，叶面和底面均绿色，有微油点。侧生或顶生圆锥状花序，花冠淡紫色。结浆果黑色。果壳坚硬，内有黄白色种子数枚。生长于山野。各地均有分布。
性味与功能	味苦辛，性温。止咳，化痰，定痛。
应　　用	咳嗽、气喘，胃痛，疝气，中暑，湿痰，白浊。
用法与用量	6～15克，水煎服。
用　　方	妇女乳汁停液，致乳房胀痛，用牡荆子20克研末水酒调服。

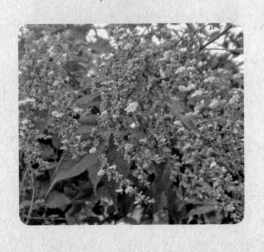

牡荆叶

别　　　名　梦子叶。

科属与特征　为马鞭草科牡荆子的叶。特征同牡荆子。

性味与功能　味辛苦，性平无毒。解表，除湿，止痛。

应　　　用　风寒感冒，腹痛吐泻，风湿痛，肢节酸痛，脚气，中暑，胃痛，痢疾，血淋，趾癣。

用量与用法　10～30克，水煎服。外用水煎汤洗患处。

用　　　方　足癣趾痒，用叶60克煎汤洗患处。

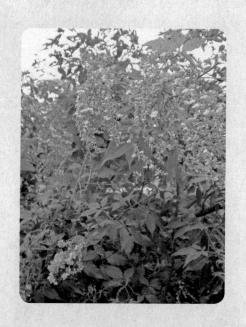

芹　菜

别　　　名	旱芹菜、香芹、蒲芹、药芹、野芹。
拉丁学名	*Apium graveolens* L. Var. Dulce DC.
科属与特征	为伞形科芹菜的全草，一年或二年生草本。茎圆柱形，有纵棱和节。叶从根地生，单数羽状复叶，倒卵形，柄长；叶3裂，三角状或五角状圆形，边缘有粗齿。侧生或腋生复伞形花序，花小，白色。双悬果，椭圆形。全株有强烈的香气。各地均有栽培。
成　　　分	茎叶主要含芹菜苷、佛手柑内酯、维生素 C、胡萝卜素等。
性味与功能	味甘苦微辛，性凉。平肝祛风，通淋。
应　　　用	头目眩晕、肝火旺、口苦咽干、面目红赤、血淋、小便淋痛、乳糜尿、疮肿、高血压等。
用量与用法	20～30克，水煎服或捣汁服。外用捣烂敷患处。

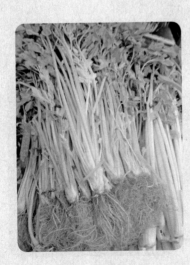 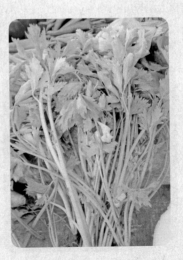

忍冬藤

别　　　名	千金藤、忍冬草、金银花藤、双花藤。
拉丁学名	*Lonicera japonica* Thunb.
科属与特征	为忍冬科金银花的藤。多年生常绿缠绕灌木，茎长圆柱形，多分枝，表面棕红色或灰绿色，光滑，有被茸毛。外皮易落，断面中空，浅黄色。叶对生，长卵形，全缘。叶面和叶底面被柔毛。腋生双对花朵，花萼短小，花初开白花，直至金黄色，亦有黄白相合。结浆果球形，熟时黑色。生长于山野、路旁。各地均有分布，现亦有栽培。
炮　　　制	拣去杂质，用清水稍浸泡，待润透，切片晒干。
性味与功能	味甘淡苦，微辛，性微寒。清热解毒，通络止痛。
应　　　用	外感发热，黄疸，咽喉肿痛，筋骨不利，腰酸腿痛，痈疮肿毒，疥癣，刀伤。
用量与用法	20～60克，水煎服。
用　　　方	腰腿疼痛，用忍冬藤30克，威灵仙20克水煎服。

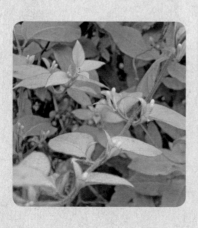
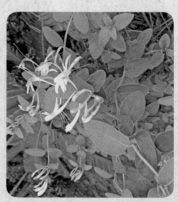

沙氏鹿茸草

别　　　名	白细芒、白山艾、白龙骨、白山笠、千层楼。
拉 丁 学 名	*Monochasma savatieri* Franch. ex Maxim.
科属与特征	为玄参科沙氏鹿茸的全草。一年生草本，茎基部生，多分枝，枝梗细硬，老时木质，具有四棱，全株密生灰白色绵毛。叶交互对生，叶背主脉凸起。顶生花序，花唇形，淡紫色。根须细软，灰黄色。生长于山冈草丛中。各地均有少量分布。
炮　　　制	将全草拣净杂质，用清水洗净，切段片晒干。
性味与功能	味淡微苦，性温。疏风燥湿。
应　　　用	风寒感冒，咳嗽，喘咳，四肢酸痛，风湿疼痛，腰痛，四肢无力。
用量与用法	10～30 克，水煎服。
用　　　方	咳嗽气喘，用沙氏鹿茸草 30 克水煎服。

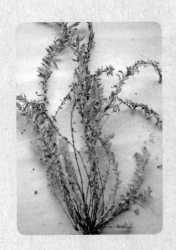
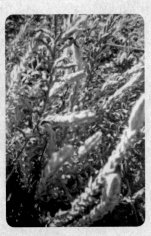

杉 木

别　　　名	杉柴、杉材、杉、沙木、正杉、刺杉、泡杉、广叶杉。
拉 丁 学 名	*Cunninghamia lanceolata* (Lamb.) Hook.
科属与特征	为杉科杉的树枝或心材。常绿乔木，树枝平展，树皮鳞片状，红褐色，内层棕红色。叶线状针形，先端锐尖，边缘有细锯齿，叶面光滑。花单性，雄花序圆柱状，基部有瓦状鳞片，雌花簇生枝梢，球状圆卵形，鳞片革质，褐色，种子有翅。各地均有分布。
成　　　分	主要含挥发油中的雪松油。
炮　　　制	取杉木的心材与枝，用清水净入水浸泡，取出盖麻布待软，切片晒干。
性味与功能	味辛，性微温。消胀痛，祛湿毒，下逆气。
应　　　用	心腹胀痛，气逆，声障咽痛，脚气肿胀，风湿毒疮，漆疮，小儿阴肿。
用量与用法	30～60克，水煎服。外用煎汤洗患处。

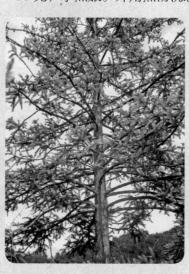

杉木根

别　　　名　杉柴根、杉树根。

科属与特征　为杉科，杉木的根。

炮　　　制　取杉柴小根茎或剥取根皮，用清水洗净，稍闷软，切片晒干。

性味与功能　味辛微涩，性温无毒。利尿，祛湿，止痛。

应　　　用　小便不利，淋病，腰脚疼痛，疝气，心腹痛，气喘，跌打损伤，疥疮。

用量与用法　30～60克，水煎服。

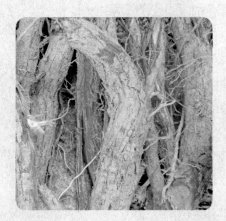 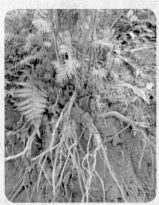

伸筋草

别　　　名	猫儿藤、金腰带、过山龙、火炭葛、石松、宽筋藤、狮子毛草。
拉丁学名	*Lycopodium clavatum* L.
科属与特征	为石松科伸筋草的全草。多年生草本，匍匐茎，蔓生，直立，分枝有叶疏生。营养枝多分叉，密生叶。叶针形，先端有芒状尾，全缘，质柔软，断面皮部浅黄色，中见木质白色。有孢子囊穗，孢子叶卵状三角形，边缘有不规则的锯齿；孢子肾形，浅褐色。生长于荒坡、林下。各地均有分布。
成　　　分	全体含石松碱、石松灵碱等生物碱。
炮　　　制	拣去杂质，筛去灰屑，切断片晒干。
性味与功能	味苦辛微涩。性温，无毒。祛风除湿，舒筋活血。
应　　　用	四肢麻木，腰膝酸痛，风湿病，肢脚伸屈不利，月经不调，带状疱疹，跌打损伤。
用量与用法	全草10～20克，水煎服。外用捣烂敷患处。
用　　　方	1. 四肢关节肿痛，用全草30克水煎加酒少许调服。 2. 带状疱疹，用全草研末调醋涂患处。

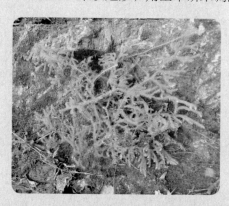
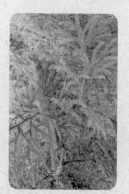

苏 铁

别　　名	凤尾蕉叶、番蕉、铁树、避火蕉、凤尾松、大凤尾。
拉丁学名	*Cycas revoluta* Thunb.
科属与特征	为苏铁科，常绿灌木。茎干圆柱形，粗壮，有明显叶痕，叶一般向外伸，羽状复叶，革质，线状披针形，先端渐尖锐。花单性，雄花序圆柱形；雌花序为半球茎头状体，密被褐色毡毛，侧生胚。种子扁卵形，红棕色。
成　　分	含苏铁苷、淀粉、蛋白质、氨基酸、糖类、苹果酸等。
性味与功能	味甘酸，微温。平肝理气，止咳化痰。
应　　用	肝胃不和，脘胁疼痛，胃痛，咳嗽痰多吐血，跌打损伤。
用量与用法	10～20克，水煎服。外用研末调敷患处。
用　　方	肝气郁结脘腹疼痛，用苏铁树叶20克水煎服。

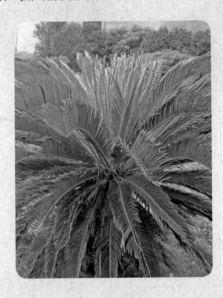

苏 铁 花

别　　　名　凤尾蕉花、铁树花、梭罗花。

科属与特征　同苏铁。

成　　　分　含蛋白质、胆碱、腺嘌呤、糖类。

性味与功能　味甘，性平。止血，祛痛。

应　　　用　吐血，咳血，腰脚痛，跌打损伤，遗精，白带。

用量与用法　15～30克，水煎服。

用　　　方　咳嗽痰血不止，用苏铁花30克，白及30克水煎服。

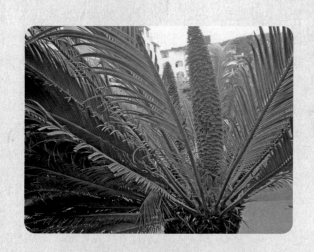

苏 叶

别　　　名	紫苏叶、红紫苏、紫苏。
拉 丁 学 名	*Perilla frutescens* (L.) Britt.
科属与特征	为唇形科紫苏叶和梗。一年生草本，茎直立，四棱方形，木质部，中央有白色髓，多分枝。叶紫色或紫褐色。叶对生，卵形或圆卵形，边缘有锯齿。叶面绿色或紫绿色。叶底面紫色及细油点。顶生或腋生总状花序，苞片卵形，全缘。花萼钟形；花冠管状，花紫色。结小坚果卵形，褐色。生长于园地，多数有栽培。各地均有分布。
炮　　　制	将原药拣去杂质及梗枝，筛去灰屑，取净叶即可。 紫苏梗：将苏梗用清水洗净，稍闷透，切片晒干。
性味与功能	味微辛甘，性温，无毒。解表，行气。
应　　　用	外感风寒，鼻塞头痛，恶冷发热，咳嗽，腹胀气逆，止霍乱转筋，胎动不安，解鱼蟹毒。
用量与用法	6～15克，水煎服。外用煎汤洗患处。
用　　　方	妇人胎动、心烦不安，用苏叶6克、枳壳6克水煎服。

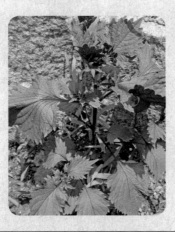

苏 子

别 名	紫苏子、白苏子、黑苏子。
科属与特征	为唇形科即紫苏果实。呈卵圆形或圆球形。表面灰棕色或暗棕色，有隆起的网状花纹。果皮薄，硬而脆，容易压碎。种仁黄白色，有油质。野生苏子粒小。栽培的比野生粒大。由紫苏果实成熟后割取全株晒干，打下果实，去杂质，再晒干。
炮 制	紫苏子：簸去杂质及灰屑后，用清水洗净，捞起晒干。炒紫苏子：取净的苏子置锅内，用文火炒至爆声，有香气，取出摊晾。
性味与功能	味辛、性温、无毒。利肺消痰，下气宽肠。
应 用	气管炎，咳嗽多痰，气粗喘促，气滞腹胀，便秘呕吐。
用量与用法	苏子6～12克，水煎服。
用 方	气虚咳嗽，用苏子10克、党参15克水煎服。

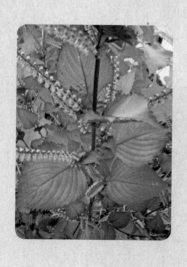
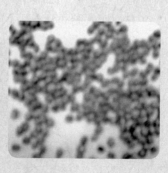

苋 菜

别　　　名	苋、红苋菜、白苋、人苋。
拉 丁 学 名	*Amaranthus* Paniculatus L.
科属与特征	为苋科苋的全草。一年生草本，茎直立，有分枝。叶互生，叶片菱状广卵形，叶有紫、红、绿或紫褐等色。花序穗状，花白色。结胞果椭圆形，种子小，黑褐色，扁圆形，光滑。根类肉质，圆锥形，有侧须，根乳白色。各地均有栽培。
成　　　分	叶主要含维生素C。
性味与功能	味甘微苦。性微寒。清热，利便。
应　　　用	痢疾，小便短少，大便秘结，血瘀不运。
用量与用法	适量煮汤服。外用捣敷或煎汤洗患处。
注	暑热天，服食苋菜，个别会引痧致吐。

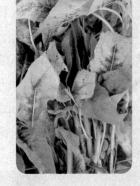

苋 根

别　　　名	地筋、苋菜头、苋菜根。
科属与特征	为苋科。即苋的根。
性味与功能	味甘淡，性微寒。活血，止痛。
应　　　用	阴冷痛，牙痛，阴囊肿痛，痔疮，崩漏，带下，跌打损伤。
用量与用法	30～60克，水煎服。外用捣烂敷患处。

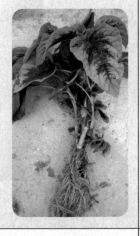

杏香兔耳风

别　　　名　朴地金钟、马蹄香、兔仔耳、地苦背、耳龟草、月金香、金边兔耳草、银茶匙、月下红。

拉 丁 学 名　*Ainsliaea fragrans* Champ.

科属与特征　为菊科杏香兔耳风的全草。一年生草本，茎直立或稍弯，不分枝。叶基部生，叶椭圆心形如兔耳，叶脉明显，叶柄较长，叶底面有黄色毛。顶生或茎上半部着生白花，稍有杏仁气味。根细长，淡黄色。生长于林阴下。各地均有少量分布。

炮　　　制　拣净杂质，用清水洗净，切段片晒干。

性味与功能　味辛，性温。疏风，止咳，祛瘀。

应　　　用　风寒感冒，咳嗽，咳痰带血，乳痈，症瘕，胸胁痞满。

用量与用法　6～12克，水煎服。外用适量捣烂敷患处。

用　　　方　中耳炎流脓水，用杏香兔耳风适量，鲜用捣汁滴耳。

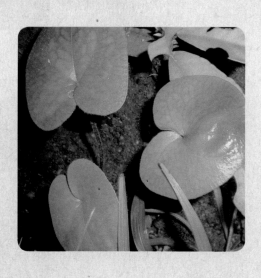

杏 子

别　　名	杏实、山杏、甜梅、咸仔。
拉丁学名	*Prunus armeniaca* L.
科属与特征	为蔷薇科杏的果实或山杏的果实。乔木，树及枝外皮暗红色。叶互生，卵圆形，边缘有细锯齿，叶绿色。花生长于小枝端，比叶提前开放。花瓣5片，淡红色或白色。结有核的肉果，卵圆形，侧边有浅槽，从绿至熟为蛋黄色，内1枚如铊螺形，外壳粗糙又坚硬，呈黑褐色。去壳内1粒，外皮淡黄色，肉乳白色的仁，即杏仁。
成　　分	主要含苹果酸、柠檬酸、胡萝卜素等。
性味与功能	味甘酸，性热。止渴，润肺。
应　　用	口渴干燥，胸中闷热，气喘。
用量与用法	10～20克，水煎服。
注[1]	1.《本草衍义》："小儿不可食，多致痈疖及上膈热。" 2.《食经》："不可多食，生痈疖，伤筋骨"。
注[2]	大便溏稀或阴虚咳嗽者忌服。

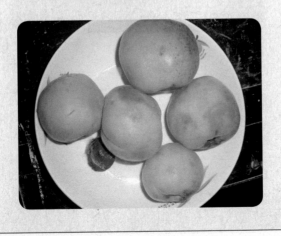

杏 仁

别 名	杏子、杏核仁、苦杏仁、木落子、杏、甜梅。
科属与特征	为蔷薇科。同杏子。
成 分	含苦仁甙、蛋白质、脂肪油等。
炮 制	将杏子仁筛去灰杂，置沸汤中稍烫，用手或脱皮机，脱去外皮，晒干剥去外皮。
性味与功能	味微甘苦，性温，有微毒。止咳，平喘，润肠
应 用	咳嗽多痰，气喘气促，胸腹烦闷，喉痹，便秘。
用量与用法	6～12克，水煎服。

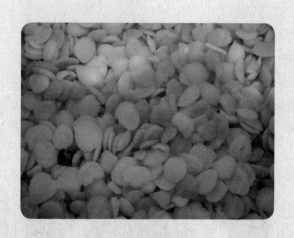

辛 夷 花

别　　　名	辛夷、木笔花、木兰、林兰、桂兰、紫玉兰。
拉 丁 学 名	*Magnolia denudata* Desr.
科属与特征	为木兰科辛夷的花式。落叶灌木，茎皮灰白色，小枝紫褐色。叶互生，短柄，椭圆形，全缘。叶面绿色，底面浅绿色，均光滑无毛。花于叶前先开放，花生小枝顶端，花冠6片，外面紫红色，内面白色倒卵形，心皮多数分离螺旋排列。结果实长椭圆形，干燥后形如毛笔。各地均有栽培。
成　　　分	花含挥发油中的柠檬醛、丁香油酚。
炮　　　制	除去杂质及枝梗晒干。
性味与功能	味辛，性温。通窍，祛风。
应　　　用	鼻塞，头痛，齿痛，鼻渊。
用量与用法	6～12克，水煎服。外用，研末塞鼻。

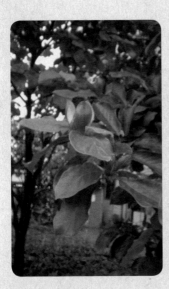
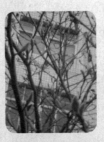
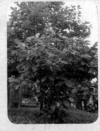
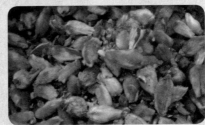

杨 梅

别　　名　机子、朱红、白杨梅、红杨梅、哈莓杨梅、白蒂梅、圣生梅。

拉丁学名　*Myrica rubra* (Lour.) Zucc.

科属与特征　为杨梅科杨梅的果实。常绿乔木，茎直立，多分枝，外皮灰白色或浅绿色。单叶互生，长椭圆形，革质，绿色或浅绿色。叶全缘，光滑无毛。花序丛生长于叶腋，圆柱形或长椭圆形，黄红色。结核果球形，从绿色至熟时红色，长由聚多囊状体密集而成球状。果核坚硬。生长于杂树林中，现以栽培为主。各地均有分布，以温热地多，药源充足。

成　　分　葡萄糖、柠檬酸、苹果酸、乳酸、草酸果糖等。

性味与功能　味甘酸，性热，无毒。生津和胃。

应　　用　烦渴、痢疾、泄泻、腹痛、呕哕、头痛、外伤等

用量与用法　10～20克，生食或浸酒服。

注　肝火旺者不宜食。

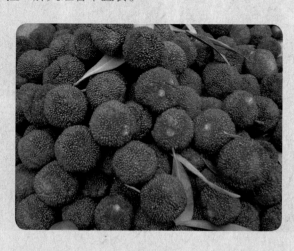

杨 梅 根

性味与功能 味辛微苦，性温。理气行血。

应　　用 脘腹疼痛，疝气，呕吐，吐血，崩漏，痔疮出血，十二指肠溃疡，跌打损伤，汤火伤。

用量与用法 根 20～60 克，水煎服。

用　　方 1.痔疮出血，用杨梅根 100 克炖老鸭食服。

2.疝气疼痛，用杨梅根 60 克水煎加酒少量服。

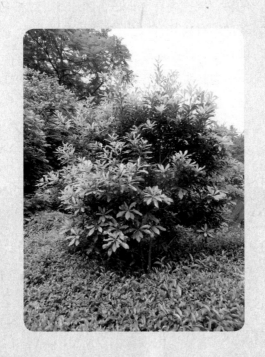

芸　苔

别　　　名 油菜、寒菜、红油菜、胡菜、青菜、苔菜。

拉 丁 学 名 *Brassica campestris* L.

成　　　分 主要含维生素 K、槲皮苷。

科属与特征 为十字花科油菜的嫩茎叶。一年生草本，茎直立，多分枝，粗壮，中空。叶呈琴状分裂，叶倒卵状椭圆形或长方形。花序散开的总状花序，花黄色。结长角形的果，果壳内有小种子，圆球形，红褐色至黑褐色。各地均有栽培。

性味与功能 味甘辛，性温无毒。行血消肿。

应　　　用 产后恶露腹痛，产后血晕，痔疮出血，血痢，腰腿痹痿，乳痈。

用量与用法 适量煮服。外用捣烂敷或煮汤洗患处。

注 疮、疖、痘疾和目疾忌服。

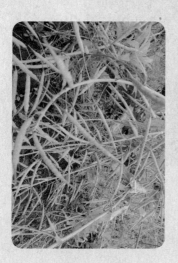
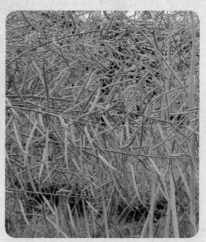

芸苔子

别　　　名　油菜子

科属与特征　为十字花科芸苔的子。种子圆球状形，光滑，红褐色或黑色。

成　　　分　蛋白质、脂肪、芸香苷。

性味与功能　味辛，性温。活血，理气，消肿。

应　　　用　瘀血腹痛，赤丹热毒，血痢，腰脚痿痹，腹胀便结，瘰疬，金疮痔疮，无名肿毒。

用量与用法　芸苔子 10～15 克，水煎服，或研细掺酒抹患处。

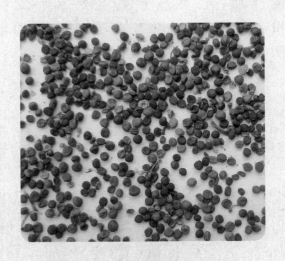

芸 香 草

别　　　名	诸葛草、香草、臭草、芸香、韭叶芸香草。
拉 丁 学 名	*Cymbopogoncitratus*.(Nees) A.Camus.
科属与特征	为禾本科香草的全草。多年生草本，秆丛生，茎细直立，节处较大，叶狭线形，灰绿色，双面无毛，有白粉霜。孪生总状花序，结颖果暗紫色，全草香气特异，久闻觉臭。故名香草又名臭草。生长于草地山坡，部分地区有少量分布。
成　　　分	全草含鞣质、蛋白质、苦味质、糖类、皂苷类等。
性味与功能	味微辛苦，性凉。解表，止咳，和胃。
应　　　用	风热感冒，扁桃体炎，关节疼痛，咳嗽气喘，脘腹疼痛。
用量与用法	10～20克，水煎服。

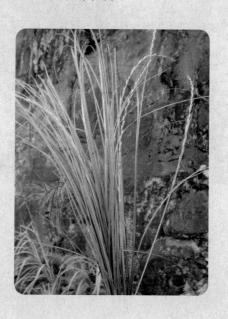

福建高山本草

苎 麻

别　　　名	苎根、野苎麻、无名精、白苎麻、红苎麻。
拉 丁 学 名	*Boehmeria nivea* (L.) Gaudich.
科属与特征	为苎麻科苎根的根，多年生草本。茎直立，有分枝，柔毛。单叶互生，边缘有粗锯齿。叶面绿色粗糙，叶底面白色绒毛。腋生圆锥花序，花小成束，黄白色或淡绿色。结瘦小果集合成小球状。生路旁、山坡或栽培。各地均有分布。
炮　　　制	除去茎根的泥土，拣去杂质，按大小分别，用水洗净、浸泡片时捞出，湿闷透软，切片晒干。
性味与功能	味甘淡微酸，性寒无毒。清热解毒，凉血止血。
应　　　用	心烦口渴，咽喉肿痛，小便淋沥，气管炎，疝气，血淋，吐血，咳血，血崩，下痢赤白，痈肿，疔疮，跌打损伤，鱼骨鲠刺。
用量与用法	根 10～20 克，水煎服。外用煎汤外洗患处。
用　　　方	痔疮出血，用苎麻根茎 60 克水煎服，或用 100 克煎汤洗患处。

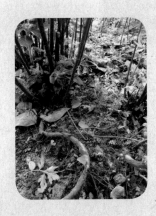
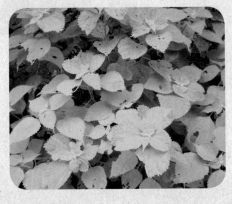

苎麻叶

科属与特征 为苎麻科苎根的叶，同苎麻。

成　　分 含黄酮甙中芸香苷、谷氨酸。

性味与功能 味甘性寒，无毒。凉血，止血。

应　　用 吐血，咯血，鼻血，便血，尿血，外伤出血，乳痈，
丹毒，妇女白带多。

用量与用法 10～20克，水煎服。

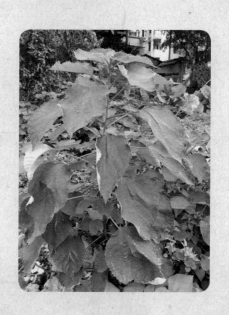

板 蓝 根

别　　　名	靛青根、大青根、兰靛根、靛根、菘兰、大兰。
拉丁学名	*Isatis indigotica* Fort.
科属与特征	为十字花科或爵床科马兰的根茎。二年生草本。茎直立，茎节明显有钝棱。叶互生，叶片长圆状，椭圆形，全缘或有不明显的细锯齿。阔总状花序，花小无苞，花萼绿色，花瓣黄色。结角果长圆形，内种子1枚。主根深长，外表灰黄色，断面灰白色。或爵床科马兰科。为多年生灌木叶对生。生长于山坡林地。各地均有分布。
成　　　分	主要含靛苷、靛红、氨基酸等。
炮　　　制	除去茎叶，拣净杂质，洗净，切片晒干。或干燥根，洗净用水湿润透，切片晒干。
性味与功能	味苦，性寒无毒。清热解毒，凉血止血。
应　　　用	肝病、疰腮、咽喉红痛、发热感冒、流感、流脑、乙脑、热毒斑疹、红眼、丹毒、吐血、鼻血、疮疹等。
用量与用法	根10～30克，水煎服。
用　　　方	腮腺炎，用板蓝根30克水煎服。

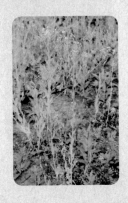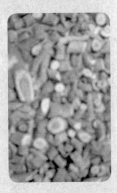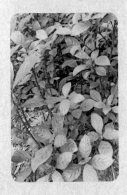

【福建高山本草】

败 酱 草

别　　名　　败酱、鹿肠、苦爷、苦苴、苦菜、野苦菜。

拉 丁 学 名　　*Patrinia villosa* Juss.

科属与特征　　为败酱科白花败酱或黄花败酱的全草。多年生草本，茎直立，上部有分枝。叶对生，叶片卵形，边缘有粗锯齿，或有3裂，基部裂片小。叶绿色或绿中有淡红色。聚伞花序，呈伞房状的圆锥花丛，花冠白色。结果实倒卵形。根茎横卧或斜生。生长于路边、山坡、园地。各地均有分布。

成　　分　　白花败酱、主要含挥发油；黄花败酱含齐墩果酸、多种皂苷等。

性味与功能　　味微苦，性平无毒。清热解毒，排脓祛瘀。

应　　用　　肠痈，下痢，目赤红肿，耳浓，瘀血痛，腰痛，赤白带下，丹毒，疥癣，蛇咬伤，阑尾炎。

用　　方　　阑尾炎，用败酱草、鬼针草各30克水煎服。

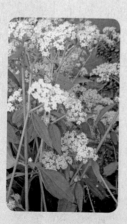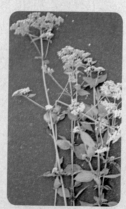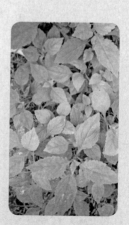

抱 树 莲

别　　　名	飞连草、抱石莲。
拉 丁 学 名	*Drymoglossum piloselloides* (L.) C. Presl.
科属与特征	为水龙骨科抱树莲的全草。多年附生草本，根壮茎细长，匍匐状，鳞片密集细小，卵形，边缘撕裂状。叶疏生，倒卵圆形，全缘，厚肉质。叶有孢子，叶线形，孢子扁圆形。一般生长在树上。各地均有少量分布。
性味与功能	味甘淡微涩，性微凉。清热，利湿，杀虫。
应　　　用	黄疸性肝炎，关节炎，腮腺炎，淋巴结核，结膜炎，乳腺炎，咳嗽咳血、疥癣，跌打损伤。
用量与用法	10～30克，水煎服。外用捣烂敷患处。

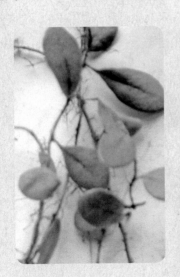
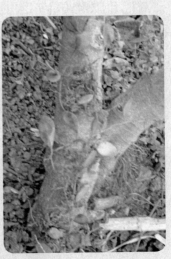

抱 石 莲

别　　　名	鱼鳖金星、瓜子金、山豆片草、镜面草、风不动。
拉丁学名	*Lepidogrammitis drymoglossoides* (Baker) Ching.
科属与特征	为水龙骨科抱石莲的全草。多年生草本，根状茎地下横走，茎部不齐的分枝。叶倒卵形或距圆状卵圆形，叶底面有鳞片，叶肉质，有孢子囊群。根细。生长于石壁、树上。各地均有分布，药源不足。
性味与功能	味淡微苦，性凉无毒。清热解毒，凉血。
应　　　用	胆痛，风湿，咽喉痛，咳嗽，疟腮，尿血，瘰疬，痈肿毒。
用量与用法	全草10～15克，水煎服。
注	抱树莲与抱石莲均是同水龙骨科形态相似，功效略同，不同处抱树莲附生在树干上，抱石莲是长在阴湿的岩石上。

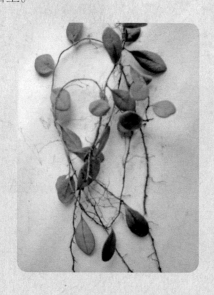

苞蔷薇根

别　　　名	铁门闩、猴局根、金柿根、七姐妹、猴绿先生、檰仙
	长春花、坤嫩、毛刺头、糖球子。
拉 丁 学 名	*Rosa bracteaea* Wendl.
科属与特征	为蔷薇科苞蔷薇的根。绿灌木，茎的茎部匍匐或横卧，
	被白色茸毛，有刺。单数羽状复叶，小叶倒卵形或椭
	圆形，边缘有小钝锯齿，叶面光滑，叶背中肋有小刺。
	花大白色。结果实球形，褐色，内有骨质浆果。生长
	于路边、溪旁，山坡林边。各地均有分布。
炮　　　制	取根用清水洗净，稍浸取出，待闷透，切片晒干。
性味与功能	味甘微涩，性温。补肾涩精，活血消疝。
应　　　用	腰腿酸软，遗精，白浊，风湿疼痛，脚气水肿，疝气
	肿痛，月经不调，子宫脱垂。
用量与用法	根 15～60 克，水煎服。
用　　　方	腰腿酸疼、四肢无力、头晕，用根 60 克炖猪脚，黄
	酒少量调服。

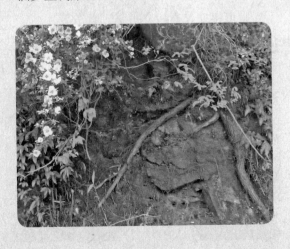

侧柏叶

别　　名　扁柏、侧柏、柏、丛柏叶、柏叶、香柏、黄心柏、片松、喜柏。

拉丁学名　*Platycladus orientalis* (L.) Franco.

科属与特征　为柏科扁柏的叶。常绿乔木，高达 20 米，多分枝，外皮红棕色，有鳞片状剥落。小枝扁平羽状。叶对生，绿色，亦有绿中带微红色。枝上花球形。结球果卵圆形，肉质，浅蓝色，最后熟至木质黑褐色而坚硬。种子椭圆形，无刺，浅黄色。各地均有分布。

成　　分　主要含侧柏酮、侧柏烯、香橙素、扁柏双黄酮、树脂、维生素等。

炮　　制　将侧柏叶，拣去粗枝和侧柏果，切为段片。侧柏炭：将净侧柏叶段置锅内，用高武火炒至焦黑色时，喷盐水炒干即可。

性味与功能　味苦辛微涩，性凉。凉血止血，祛湿止痛。

应　　用　咳血、咯血、吐血、鼻、尿血、便血、崩漏、咳嗽、骨节疼痛、痢疾、痄腮、烫伤等。

用量与用法　10 ～ 15 克，水煎服。

用　　方　子宫出血，用侧柏叶 30 克，仙鹤草 30 克水煎服。

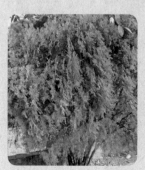
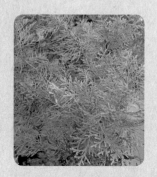

刺菠

别　　　名	托盘、空腹莲、饭包菠、饭消扭、泼盘、空腹妙。
拉 丁 学 名	*Rubus hirsutus* Thunb.
科属与特征	为蔷薇科空腹妙的根。落叶小灌木，茎细长柔软，外皮有刺。单数羽状复叶，边缘有锯齿。叶面和叶底面有绒毛，叶脉明显。小枝顶端有单生白色花，花瓣倒卵状椭圆形，结聚合果球形，熟时红色。生长于路旁、园沿、林边、山坡地。各地均有分布。
性味与功能	叶根味酸微涩，菠果酸甜，性平无毒。清热，止痛。
应　　　用	咽喉痛，风火头痛，感冒，中暑吐泻，黄疸，牙痛，鼻血。
用　　　方	牙龈肿痛，用刺菠根 30 克水煎服。

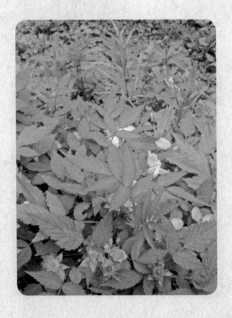

刺 秋

别　　　名	刺桐、茨楸、刺枫树、辣枫树、辣楸、云楸、乌不落、上山虎、丁木树。
拉丁学名	*Kalopanax septemlobus* (Thunb.) Koidz.
科属与特征	为五加科刺秋的根，落叶乔木。茎外皮灰褐色，小枝淡棕色，散生粗刺。叶互生，纸质，掌状5深裂，边缘有锯齿，叶柄细长。伞形花序，花微黄色或白色，花瓣5，卵形三角状。结果圆球状形，暗蓝色。生长于林丛中，也有栽培。各地有少量分布。
性味与功能	味苦微辛，性凉。祛湿止痛，清热解毒，凉血散瘀。
应　　　用	腰腿疼痛，风湿性关节痛，胸肋痛，咳嗽多痰，浮肿，肠风下血，月经痛，疡疮肿毒，痔疮，瘰疬，跌打损伤，骨折。
用量与用法	10～30克，水煎服。外用捣烂敷患处。

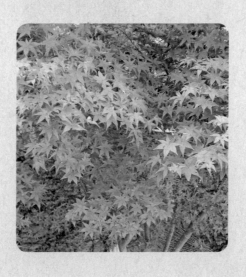

刺桐叶

别　　名	海桐叶、丁桐叶、钉桐叶。
拉 丁 学 名	*Erythrina variegata* L.
科属与特征	为豆科刺桐的皮。乔木，茎较高，茎干皮棕灰色，树干上有褐黑色锥形的刺，如鼓丁状。叶互生，3出复叶，或簇生枝顶，呈阔菱形，叶均全缘，叶面深绿色，底面淡绿色。总状花序，花大红色，花冠蝶形，结荚果串珠状，种子球形暗红色。部分地区有少量野生或栽培。
成　　分	含刺桐灵碱、有机酸、氨基酸。
炮　　制	将叶用清水洗净，切丝片晒干。
性味与功能	味苦辛，性平无毒。驱蛔化积。
应　　用	蛔虫，虫咬痛，小儿疳积。
用量与用法	6～12克，水煎服或研末服。

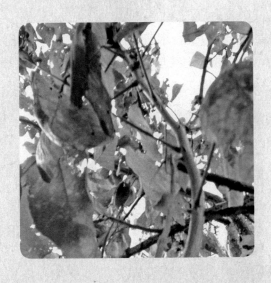

单枝白叶

别　　名	蜘蛛抱蛋、一叶飞天蜈蚣、土里蜈蚣、狸角叶、单枝竹。
拉丁学名	*Aspidistra elatior* Bl.
科属与特征	为百合科单枝白叶的全草。多年生草本，叶茎生，直立，椭圆状披针形或阔披针形。叶面深绿色，有光泽；叶背面绿色，有平行脉和深沟纹。花茎短紧靠地面顶生一朵花，船状卵形，暗紫色亦见白色。结浆果球形，绿色种子卵圆形。根茎横走有节，在节间有叶鞘抱茎。生长于灌林下、竹林中，荒坡。各地均有分布。
炮　　制	将原叶拣去杂质，用清水洗去泥沙，叶切段片，根切片晒干。
性味与功能	味辛微涩，无毒。活血止痛，清热利水。
应　　用	筋骨疼痛，腰酸脚痛，头痛，牙痛，跌打损伤，经闭腹痛，肺热咳嗽，伤暑热咳，尿道结石，大便泄泻，小便不利。
用量与用法	10～30克，水煎服。外用适量捣烂敷患处。
用　　方	跌伤或挫伤致全身筋骨疼痛，用单枝白叶30克水煎加酒调服。

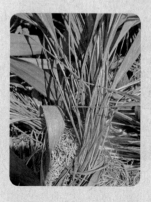
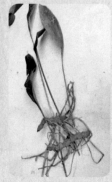

钓 兰

别　　　名	金边吊兰、八叶兰。
拉 丁 学 名	*Chlorophytum comosum* (Thunb.) Baker.
科属与特征	为百合科吊兰全草。多年生草本。叶从根茎长出，一丛中约 10 多叶，叶线形，叶中间绿色，边缘两边金黄色或见有黄色条纹。花茎长于叶，有的生长匍枝，在匍枝上又长一束钓兰。花小白色，花被轮状，裂 6 片，结蒴果三角形，种子平扁。根多肥厚呈纺锤状。各地有栽培作观赏。
性味与功能	味甘苦，微酸，性平。清热解毒，活血消肿。
应　　　用	热性咳嗽，音哑，吐血，闭经，耳痛，牙痛，无名肿毒，跌打损伤。
用法与用量	10 ～ 30 克，水煎服。外用捣烂敷或捣汁涂患处。

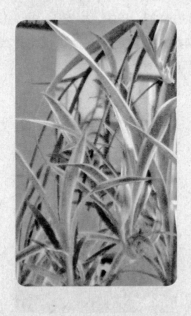

枫 杨

别　　名	枫柳皮、枫柳、柜柳、榉柳、溪杨、麻柳、元宝树、鱼虱子树、元宝柴。
拉丁学名	*Pterocarya stenoptera* C. DC.
科属与特征	为胡桃科枫杨的树皮，落叶乔木。外皮从红褐色，随树龄长久渐转为灰褐色。叶互生，羽状复叶，小叶20片左右，叶片椭圆形，边缘有小锯齿，叶面绿色，底面淡绿色有微毛。腋生葇荑花序，花柱单一，柱头2裂。结坚果而两侧小苞渐大成长圆形的果序挂垂下，外果皮较薄，内较坚硬。生长于溪河边岸，或园林栽培。各地均有分布。
成　　分	树皮含鞣质。
性味与功能	辛微苦，性大热，有毒。止痒，杀虫。
应　　用	牙痛，疥疮，皮癣，瘌痢头，汤火伤。
用量与用法	禁内服。外用适量皮煎汤洗患处或含漱后吐去，不内吞。

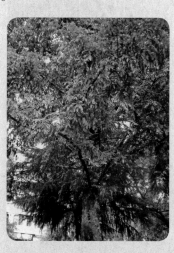

枫香树

別　　　名　枫树、槟柴、枫木、香枫、枫仔树、三角枫、大叶枫、槟树。

拉 丁 学 名　*Liquidambar formosana* Hance.

科属与特征　落叶乔木，茎直立，多分枝，外皮灰白色或灰褐色，粗糙。叶互生，叶掌状裂，裂片三角形，边缘有锯。腋生总状花序，有锈色细长毛，花单性，雌雄同株，雄蕊多数密生成球，雌花成圆球形的头状花序。结果成球形即"路路通"。生长于山坡地、路旁。各地均有分布。

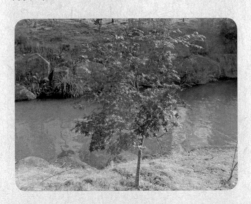

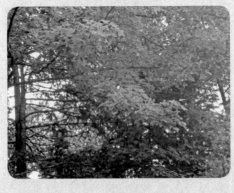

枫香树根

别　　　名	杜东根、枫果根。
科属与特征	为金镂梅科枫树根。特征同枫香树。
性味与功能	味苦，性平无毒。祛风湿，消肿痛。
用　　　方	风湿病，腰脚痛，痛疽，疔疮，乳痈。
用量与用法	根 30～60 克，水煎服。
用　　　方	疲乏无力、尿频尿淋，用枫树根 60 克水煎服，或与羊肉煎汤服。

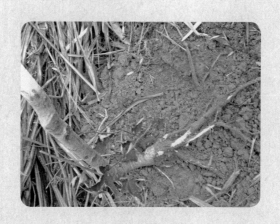

枫香树皮

别　　　名　枫皮、槟柴皮、枫香皮。

科属与特征　为金缕梅科，枫树茎干的外皮。

炮　　　制　取皮刮净杂质，用清水洗净，切段片晒干。

性味与功能　味辛微苦涩，性平。利水止痢。

应　　　用　痢疾，腹泻。

用量与用法　皮 30 ~ 60 克，水煎服。

用　　　方　痢疾或腹泻里急后重，用枫香树皮 100 克水煎服。

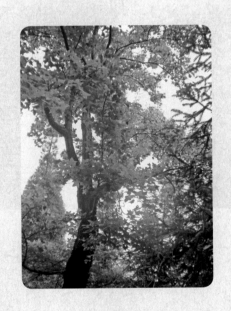

枫　叶

别　　　名　枫香树叶，槟柴叶。

科属与特征　为金缕科枫香树的叶。

成　　　分　含主要含挥发油。

性味与功能　味辛苦，性平。

应　　　用　腹泻，痢疾，鼻血，小儿脐风，痈肿。

用量与用法　15 ～ 30 克，水煎服。外用煎汤洗患处。

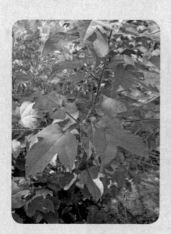
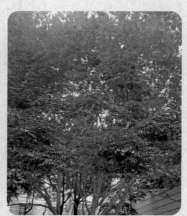

构

别　　　名	造纸树、绞板草、棉藤。
拉丁学名	*Papermulberry* 或 *Broussonetia* papyrifera.
科属与特征	为桑科构的叶或根。落叶木本，幼枝密生幼毛。叶互生，类心形有的有裂，边缘有锯齿，叶面糙粗，底面有毛。花腋生穗状，花绿色。结聚合果为圆形，红色。生长在山坡地，各地有分布。
性味与功能	味甘甜微寒，无毒。清热解毒，凉血止血。
应　　　用	痢疾，痈疽，疮癣，刀伤出血，蜂虫咬伤。
用量与用法	10～30克，水煎服。外用捣敷患处。

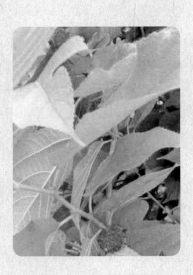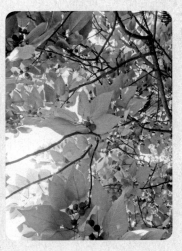

狗　脊

别　　　名	百枝、金毛狗脊、金毛狮子、猴毛头、扶筋、金毛猴、金丝毛、苟脊。
拉丁学名	*Cibotium barometz* (L.) J. Sm.
科属与特征	为蚌壳蕨科狗脊的根。多年生树蕨，根茎平卧，亦有直立，短而粗壮，全身被金黄色的绒毛。叶多数丛生成冠状，叶柄粗壮，褐色，均被金黄色绒毛和鳞片；叶片卵圆形，2回羽状复叶，小羽片披针形，深裂或全裂；叶面绿色，叶底面灰绿色，有孢子囊群。生长于沟边、林下、荒山。各地均有分布。
成　　　分	含淀粉、鞣质。
炮　　　制	采挖后除去泥沙、杂质，削去细根、绒毛，洗净，切片晒干。炒狗脊：取砂子置热锅内，炒至烫手时加狗脊片，用武文火炒至鼓起深黄色，取出筛去沙即得。制狗脊：将原药洗净，放清水浸泡半天，置蒸笼内蒸一天至黑色为度。
性味与功能	味甘微苦涩，性平。补肝肾，除风湿。
应　　　用	腰膝疼痛，头晕腰酸。寒湿痹痿，关节伸屈不利，尿频尿清，遗精白浊，跌打损伤。
用量与用法	10～20克，水煎服，或入丸、膏。
用　　　方	全身骨节酸痛，四肢无力，头晕，用狗脊500克浸酒服。

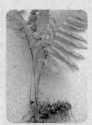 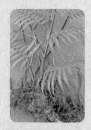

狗 尾 草

别　　　名	莠、犬尾草、犬尾曲、犬尾露。
拉 丁 学 名	*Setaria viridis* (L.) Beauv.
科属与特征	为禾本科莠的全草。一年生草本，秆直立，根须状。叶片扁平，线形。圆锥花序，微小颗粒相密聚一起，呈长圆柱形，柔软有茸毛，微弯或直立或序尾下垂，绿色至黄紫色。生长于路边、园沿、荒山。各地均有分布。
炮　　　制	全草拣去杂质，花序、秆、叶均切段入药。
性味与功能	味淡，性平无毒。清热，祛湿，平肝。
应　　　用	目红肿，眼赤，倒睫毛，目疾流泪，痈肿，疥疮。
用量与用法	全草 10～20 克，水煎服。

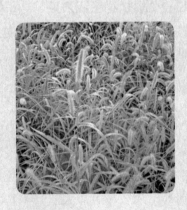 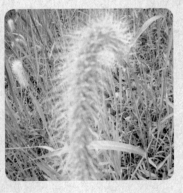

贯 众[1]

别　　　名	紫萁贯众、贯中、贯钟、高脚贯众、水骨菜、老虎牙。
拉 丁 学 名	*Osmunda japonica* Thunb.
科属与特征	为紫萁科紫萁贯众的根。多年生草本，根茎粗壮，横走或斜生。叶互生，叶片三角状阔卵形，边缘有微钝锯齿，主脉两侧密生孢子囊。根茎呈圆锥形或三角圆锥形，顶端有分枝，表皮棕褐色，密披叶柄残基及根须，质硬，断面呈一条黑线，有中空，有呈扁圆形。生长于林木、荒地、山谷中。各地均有分布。 狗脊贯仲：叶簇生，叶柄长，叶片厚纸质，2回羽裂，孢子囊群长形，生长于主脉两侧，褐色。根茎较短，密生棕色披针形大鳞片。贯众品种多，有鳞毛蕨科植物粗茎鲜毛蕨、蹄盖蕨科植物生我眉蕨、球子蕨科植物荚果蕨、紫萁科植物紫萁，乌毛蕨科植物乌毛蕨、铁蕨、狗脊蕨等多种根茎，均可作为贯众入药使用。
成　　　分	主要含鞣质和淀粉。
成　　　分	主要含绵马素、挥发油、树脂等。
炮　　　制	拣净杂质，除去残茎、毛及鳞片，用清水洗净，浸泡半天，盖麻布待软切片晒干。贯众炭：取贯众片置热锅内，炒至焦黑松脆即可。
性味与功能	味苦微涩、咸，性凉，有小毒。清热，解毒，杀虫，止血。
应　　　用	流行性感冒，风热感冒，时行疫气，蛔虫，钩虫，绕虫，吐血，便血，鼻血，咳血，痢血，血崩，带下，预防流感，脑膜炎，麻疹等。
用量与用法	10～20克，水煎服或入丸、散。

用　　方　支气管扩张咳血，用贯众炭 30 克，兖州扁柏 30 克水煎服。

注　孕妇、虚寒者忌服。

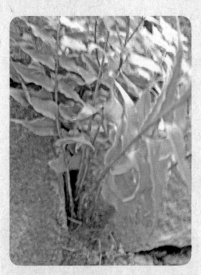

贯　众²

别　　名　狗脊贯众、大叶贯众、贯中。

拉丁学名　*Woodwardia japonica* (L.f.) Sm.

科属与特征　为鳞毛蕨科狗脊贯众。多年生蕨类，根茎直立。叶簇生，禾秆包。叶片矩圆状披针形，纸质羽状，如镰刀状，三角状耳形。羽片边缘有硬刺，并有孢子囊，圆形，黄褐色。根茎部密生黑褐色的鳞片，坚韧，断面淡黄色。生长于溪岩山谷、山坡、林下阴湿处。各地均有分布。

成　　分　同上。

炮　　制　将贯众拣净杂质，削去残留叶柄及毛皮，及清水中浸一天左右，取出盛装，用麻布盖，中途淋水，待闷透，切片晒干。

贯众炭：将贯众片入热锅内，用文武火炒至外表黑褐色时，见火星喷洒盐水，炒干。每10千克贯众用食盐 0.2 千克。

性味与功能　味苦微辛，性凉，有小毒。解毒散瘀，通淋。

应　　　用　预防流感，咽喉肿痛，淋巴结核，麻疹，水肿，崩漏，跌打损伤等。

用量与用法　根茎 15 ～ 20 克，水煎服。外用水煎洗。

注　贯众有多种，除上 2 种外如：峨眉蕨贯众、东北贯众、荚果蕨众、苏铁蕨贯众、乌毛蕨贯众、单芽贯众等，品种不同，功用基本相同。

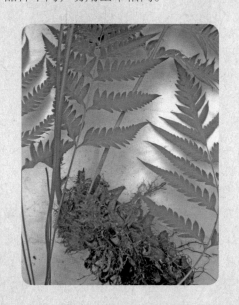

秆　心

别　　　　名	芒秆心。
性味与功能	味微甘，性寒。降火清心。
应　　　用	心烦口渴，热燥不眠，舌干咽痛，尿红赤。
用量与用法	20～60克，水煎服。

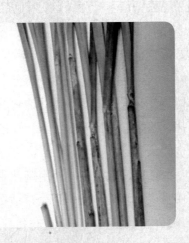

虎耳草

别　　　名	老虎耳、铜盖杯、耳聋草、猪耳草、耳朵草。
拉丁学名	*Saxifraga stolonifera* Curt.
科属与特征	为虎耳草科虎耳草的全草。多年生常绿草本，匍匐，枝红紫色。叶丛生在茎基部，圆形而厚，边缘有波状齿，浅裂疏生锯齿。叶面绿色，叶底面紫红色，有小圆点。花茎由叶腋抽出，为总状花序，小花瓣白色。结蒴果卵圆形，呈肾状，种子卵形。生长于阴湿地、溪沟边、石岩上，亦有栽培。各地均有分布。
性味与功能	味微苦辛，性凉，有小毒。清热解毒，凉血。
应　　　用	肺痈、咳嗽、百日咳、吐血、风疹、湿疹、聤耳、丹毒、痔疮等。
用量与用法	10～30克，水煎服。外用捣汁或捣烂敷患处。
用　　　方	1. 中耳炎，耳内流脓，用全草适量捣汁，加少许冰片滴耳内。或用全草30克与猪耳朵煮蒸服用。 2. 皮肤湿疹，用全草30克，地肤子10克水煎服。

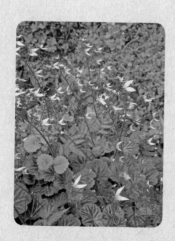
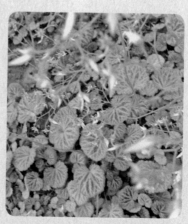

虎 杖

别　　名 苦杖、斑杖、土大黄、甘露苋、大虫杖、酸杖、土地榆、斑龙紫。

拉丁学名 *Polygonum cuspidatum* Sieb. et Zucc.

科属与特征 为蓼科虎杖的根茎。多年生灌木草本,茎直立,圆柱形,表皮见有红紫色斑点,中空。叶互生,近圆形。花单性,雌雄异株。腋生圆锥花序,花小而密,白色。结瘦果卵形,有棱,红褐色,光亮。根茎圆柱形,横卧在地下,木质,黄褐色,节明显,有纵皱纹,有紫色斑块,质坚硬,断面棕黄色,有菊花纹理。多生长于溪边、沟旁、山谷等。各地均有分布。

成　　分 含游离蒽醌、大黄素、鞣质。

炮　　制 采制去茎叶,拣去杂质泥土,洗净,切片晒干;干燥品,洗净,用清水浸泡片刻,取出用麻包盖,待闷软,切片晒干。

性味与功能 味苦微涩辛,性微寒,无毒。清热利湿,破瘀通经。

应　　用 肝病黄疸,身热烦躁,石淋,风湿腰腿痛,白浊,带下,积聚症瘕,痔漏出血,跌打损伤,汤火烫伤。

用量与用法 10～30克,水煎服,或浸酒入丸。外用研末用。

用　　方 1. 泌尿结石,用虎杖30克、金钱草30克水煎服。

2. 汤火烫伤,用虎杖研末调茶油涂。

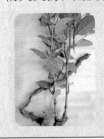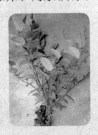

金扁柏

别　　　名	兖州卷柏、金不换、凤尾草、六月干、凤凰尾、鸡胶裂。
拉丁学名	*Selaginella involvens* (Sw.) Spring.
科属与特征	为卷柏科兖州卷柏的全草。多年生草本。茎直立，圆柱形，外表绿色或淡红色，茎上部3回羽状分枝。叶较密，排成4行，侧叶不对称，有单生孢子囊穗。叶绿色，至夏季由绿转浅红色，如晒干相似，故称"六月干"。生长在山谷、沟边、林下、岩石边。各地均有分布。
成　　　分	含海藻糖。
性味与功能	味甘淡微辛，性平无毒。止血凉血，化痰止喘。
应　　　用	吐血，鼻血，尿血，咳血，崩漏，咳嗽，气喘，肝炎黄疸，淋沥，水肿，带下，烫伤。
用量与用法	全草30～60克，水煎服。
用　　　方	功能性子宫出血，用扁柏100克洗净，置锅中，加水入鸡蛋2枚，外壳扎5～7孔，同蒸后捞出扁柏，再加冰糖调服。配食鸡蛋2枚。

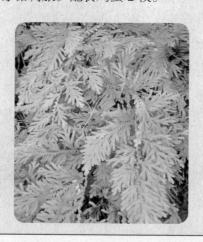

金边龙舌兰

别　　　名	龙舌兰、金边莲。
拉 丁 学 名	*Agave Americana* L.var.mariinata Hort.
科属与特征	为龙舌兰科金边龙舌兰的叶。多年生常绿草本，叶丛生，长椭圆形，绿色质厚，叶边缘有黄色边带和锯齿。花生长于花被管上，花黄色，肉质花茎有横纹，花柱钻形。结蒴果长椭圆形，内种子多枚黑色平扁。各地均有栽培。
成　　　分	主要含多种甾体皂苷。
性味与功能	味甘微辛。消咳，化痰，止血。
应　　　用	咳嗽，哮喘，多痰，肺结核咳血，吐血，胃出血，疮毒。
用量与用法	20～50克，水煎服。外用适量捣烂敷患处。

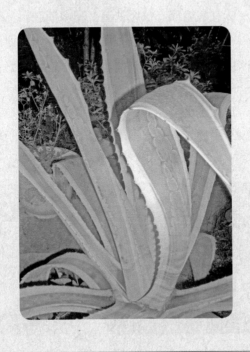

金刚藤

别　　名	菝葜、金刚刺、金刚根、刺藤头、红刺鹅头。
拉丁学名	*Smilax bockii* Warb.
科属与特征	为百合科菝葜的根茎。攀缘状灌木，茎圆硬，猪肝色，有疏刺。叶互生，革质，圆形至广椭圆形，全缘。叶面绿色，叶底面淡绿色。沿叶柄下部两侧有卷须2条。花单性，腋生伞形花序，苞片卵状披针形，花矩圆形，黄绿色。结浆果球形，红色。根茎横走，呈不规则的弯曲，突瘤肥厚，质硬，外皮褐色，断面红褐色或红白色。生长于山坡、路边、灌木林中。各地均有分布。
炮　　制	将原药拣净杂质，用清水洗净泥沙，置水中浸泡，取出盖麻布，待润透切片晒干。
性味与功能	味甘酸微涩。祛风祛湿，利水消肿。
应　　用	腰酸腿痛，风湿病，肌肉麻痹，大便泄泻，癌肿，小便不利，水肿，淋沥，肿毒，痔疮。
用量与用法	根茎10～60克，水煎服或浸酒服。
用　　方	1. 腰腿酸痛无力，用金刚藤100克加猪腰炖服。 2. 腰腿疼痛，伸屈不利，用金刚藤1 000克浸酒分次服。

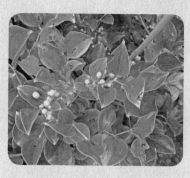
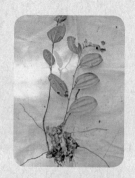

金刚纂

别　　　名	手树、八手、八角金盘。
拉 丁 学 名	*Fatsia japonic* (Thunb.) Decne.et Planch.
科属与特征	为五加科手树的叶或根。常绿灌木，茎光滑无刺，叶革质，8 深裂如八角。叶边缘有锯齿或波状，叶面绿色，叶底面淡绿色。花单性，腋生球形花序，花小白色。结浆果球形，熟时紫黑色。生长于山坡、路边，也有栽培。各地均有分布。
炮　　　制	将原药拣净杂质，根用清水洗净泥沙，置水中浸泡，取出盖麻布，待润透切片晒干。
性味与功能	味辛苦酸微涩。祛风祛湿，化痰止咳，活血镇痛。
应　　　用	腰酸腿痛，风湿病，咳嗽多痰，痛风，跌打损伤。
用量与用法	6～15 克，水煎服。

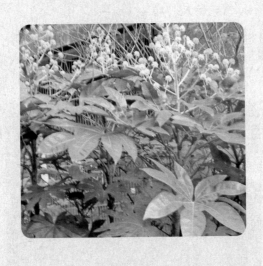

金 桔

别　　　名	山桔、牛奶桔、寿星桔、甘桔、金豆。
拉丁学名	*Fortunella margarita* (Lour.) Swinglei.
科属与特征	为芸香科金桔或金弹的果实或根。常绿灌木或小乔木，多枝，具有短刺。叶互生，叶片披针形或矩圆形，叶缘微波状。叶面光滑，稍革质，叶底面生有腺点。叶腋花单生，1 朵或 3 朵，萼片绿色，花瓣白色。结柑果，倒卵形或椭圆形，果皮平滑，有光泽，成熟至金黄色，果皮厚，有内瓢囊 5 ～ 6 瓣，有核子浅黄色。部分地区有分布。
成　　　分	含金桔苷。
性味与功能	味辛甘酸，性温无毒。理气化痰，解郁止痛。
应　　　用	饮食不化，胸胁胀痛，痰稠不化，百日咳，伤酒噎膈，疝气，睾丸肿痛。
用量与用法	根 10 ～ 40 克，果 10 ～ 20 克，水煎服。
用　　　方	1. 胃脘胀痛、噎膈，用金桔根 100 克纳入猪肚内炖服。 2. 疝气痛，用金桔根 20 克纳入猪小肚煎服。

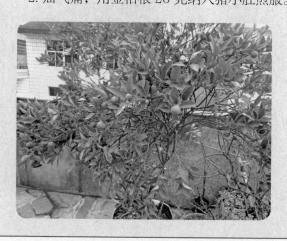

金楝子

别　　　名	苦楝子、川楝子、楝实、金铃子。
拉 丁 学 名	*Melia toosendan* Sieb. et Zucc.
科属与特征	为楝科苦楝子的果实。乔木，茎干直立，皮黄褐色。叶互生，羽状复叶，叶卵形，边缘有稀锯齿。腋生聚伞状花序，花微紫色。果核圆球形，黄色。果皮薄革质，核内有种子，椭圆形，黑色。生长于林中，也有栽种。各地均有分布。
成　　　分	主要含金楝素。
炮　　　制	炒金楝子，把整粒的金楝子轧开去核，取金楝子置热锅内，用麸皮拌炒至深黄色，取出摊晾，或金楝子内用黄酒拌，置锅或蒸笼内隔水蒸至透软，取出晒干。
性味与功能	味苦微辛酸，性寒，有小毒。疏肝解郁，杀虫止痛。
应　　　用	肝胁疼痛，胃脘胀痛，蛔虫扰痛，牙龈出血，疝气痛。
用量与用法	10～20克，水煎服或入丸散剂。
用　　　方	蛔虫腹痛，用金楝子15克，川椒15克，黄连10克水煎服。

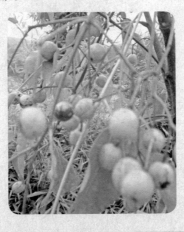

金锦香

别　　　名	金石榴、细架金石榴、金牛草、石榴草、葫芦草、金香炉。
拉 丁 学 名	*Osbeckia chinensis* Linn. ex Walp.
科属与特征	为野牡丹科金石榴的全草。多年生草本，茎直立，较粗壮，方形，有分枝。叶对生，广披针形略似竹叶，有纵脉3～5条突出，叶背基出，全株有粗毛。花枝从基顶或叶腋抽出，着生头状数朵花，总苞状，苞叶卵形，有绿毛。萼筒壶状，上端4裂，裂片披针形，花瓣4片紫红色。结蒴果壶形，内有种子数枚。生长于山坡、田岩、草地、旷野。各地均有分布。
炮　　　制	将全草用清水洗净，切段片晒干。
应　　　用	中气不足脱肛，泄泻，痢疾，便血，寒热口渴，脘腹胀痛，月经不调，带下赤白。
用量与用法	根或全草10～20克，水煎服。
用　　　方	下痢，脱肛不收，用全草30克水煎服。

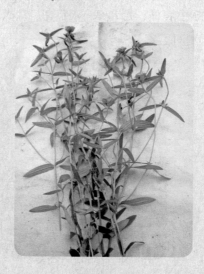

金钱草

别　　　名	连钱草、铜钱草、肉骨茜、肺风草、肉骨消、篇地香、十八缺、透骨风、过墙风、遍地金钱、九里香、金钱薄荷、透骨消。

别　　　名　连钱草、铜钱草、肉骨茜、肺风草、肉骨消、篇地香、十八缺、透骨风、过墙风、遍地金钱、九里香、金钱薄荷、透骨消。

拉丁学名　*Glechoma longituba* (Nakai) Kupr.

科属与特征　为唇形科活血丹全草。多年生草本，茎细长，有四棱，中空。一般匍匐在地，亦有上升直立。叶对生，叶片肾脏心形或心形边缘有圆齿。腋生花数朵，萼筒形，花冠淡紫色，筒状漏斗形。根须短。生长于田野、路旁，亦有栽培。各地均有分布。

成　　　分　含多量单帖酮、柠檬希、薄荷醇及多种氨基酸。

性味与功能　味苦辛，微涩，性微寒。清热解毒，利水消肿。

应　　　用　石淋，胆结石，肝病黄疸，下肢浮肿，小便不利，咳嗽，吐血，风湿病，淋浊，带下，湿疹。

用量与用法　全草 10～60 克，水煎服。

用　　　方　泌尿系结石，用金钱草 60 克 蜘蛛抱蛋 50 克水煎服，每日一次，连服 10 天。

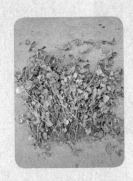
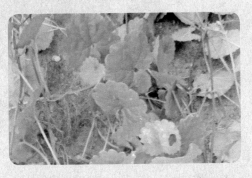

金锁匙

别　　　名	鹅脚板、苦爹菜、白花仔、异叶茴芹。
拉 丁 学 名	*Pimpinella diversifolia* DC.
科属与特征	为伞形科鹅脚板的全草。多年生草本，茎直立，茎上部分枝细长，有茸毛。基上叶，叶有裂，各裂片边缘圆锯齿，表面粗糙，叶脉明显。顶生复伞形花序，花白色或绿色。结双悬果球状卵形。生长于山坡、路边草丛中。各地均有少量分布。
性味与功能	味辛甘，性微湿，有小毒。祛风，化积，解毒。
应　　　用	风寒感冒，恶寒发热，痢疾，小儿消化不良，皮肤疹痒，疥疮，跌打损伤。
用量与用法	全草 10 ～ 20 克，水煎服。外用适量捣烂敷患处。

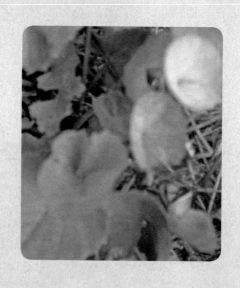

金 丝 草

别　　　名	笔仔草、黄毛草、猫仔草、牛尾草、猴毛草、胡毛草、笔毛草、眉毛草。
拉丁学名	*Pogonatherum crinitum* (Thunb.) Kunth.
科属与特征	为禾本科金丝草的全草。多年生簇生草本，秆直立纤细。叶平扁，线状披针形，两面和边缘有毛。在主秆和分枝的顶端单生穗状花序而柔软，穗轴纤细，节间短被有睫毛。小穗成对一具有柄，一具无柄，金黄色。金黄色，结实小花。生长于山坡、田埂、园岩等地。各地均有分布。
性味与功能	味甘淡，性凉。清热利水。
应　　　用	黄疸性肝病，身热口渴，感冒发热，小便红赤，消渴，肾病水肿，眼睛红肿，泄泻，尿血，淋浊。
用量与用法	全草 10 ～ 60 克，水煎服。
用　　　方	黄疸、身黄、目黄，用金丝草 60 克水煎常服。

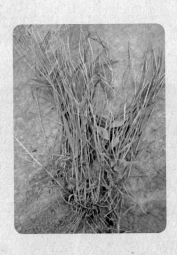
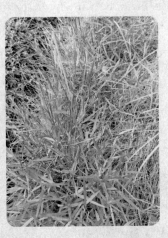

金线屈腰

别 名	虎头蕉、金线兰、金线虎头椒、金线莲、鸟人参、金不换、金蚕、金石松、什鸡单、金线蕨龙、金线郁消。
拉丁学名	*Anectochilus taiwanensis* Hayata.
科属与特征	为兰科植物金线兰的全草。多年生草本，根茎匍匐，茎节明显。叶互生，叶柄基部呈鞘状，叶片卵形，叶面有细鳞片状突起。叶底面暗红色，幼叶时叶脉为金黄色，老时叶脉橙红色。花开 2～3 朵，苞片卵状披针形，花淡红色，花瓣半卵圆形，偏斜，唇瓣的爪见两边撕裂，裂片狭长圆形，基部有疣状突起。生长于阴湿林下或竹下。各地均有少量分布。
炮 制	将原药用清水洗净晒干。
性味与功能	味甘淡、性平。祛风祛湿，养血舒筋。
应 用	腰腿疼痛，风湿病，三消病，癌肿，吐血，尿血，咳血，妇人白带，蛇咬伤。
用量与用法	3～6 克，水煎服。
用 方	1. 关节炎、腰膝肿痛，用金线屈腰 6 克炖猪瘦肉服。 2. 癌肿，用金线屈腰 10 克水煎常服，有良效。

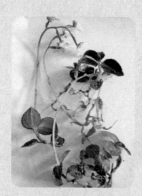

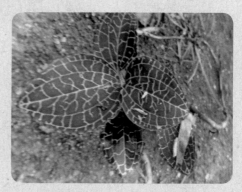

金 线 藤

别　　　名	竹园荽、鸡胶莽、海金沙草、蛤蟆藤、纺车藤、见根藤、藤吊丝、蔓蔓藤、金金藤。
拉 丁 学 名	*Lygodium japonicum* (Thunb.) Sw.
科属与特征	为海金沙科海金沙的全草。多年生攀缘草本。茎细弱匍匐淡红色。叶羽状复叶，边缘有锯齿，或有不规则的分裂，叶底面有淡黄色的孢子囊即是海金沙。生长于草丛、山坡地，各地均有分布。
成　　　分	主要含氨基酸、黄酮苷、糖类等。
性味与功能	味甘，性凉。清热解毒，利尿通淋。
应　　　用	外感发热，咳嗽，湿热黄疸，扁桃体炎，肠炎，痢疾，肾炎水肿，小便不利，结石，白浊带下，疮疮。
用量与用法	20～60克，水煎服。外用煎汤洗患处。

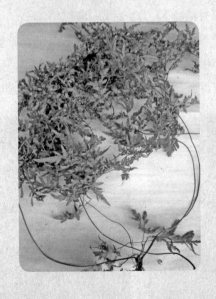

金 银 花

别　　　名	忍冬花、银花、双花、两宝花、苏花、鹭鸶花。
拉丁学名	*Lonicera japonica* Thunb.
科属与特征	为忍冬藤科金银花为忍冬藤所长的花蕾，呈长棒状，外表黄色、金黄色或黄白色，被有短柔毛及腺毛。茎部有细小的花萼5裂，裂片呈三角形，花冠唇形。生长于路旁、山野。各地均有分布或栽培。
成　　　分	含木樨草素、肌醇、皂苷、鞣质。
炮　　　制	金银花一般在5～6月间采摘花蕾，摘去杂枝和过多的叶，摊在竹篇上晾晒，但不容易干燥，易发黑。福建地区传统的炮制是置蒸笼里，隔水沸5～10分钟，待花变软，取出晒干。古老的用硫黄熏蒸法，颜色很鲜艳，但有毒，已取消不用。
性味与功能	味甘淡微苦，性微寒。清热解毒。
应　　　用	外感发热，风热感冒，咽喉红痛，咳嗽，疟腮，皮肤疖肿，痈疡，疥疮。
用　　　方	慢性阑尾肿痛，用金银花30克、金钢藤30克煎服。

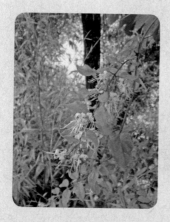
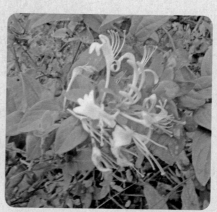

金樱子

别　　　名	刺榆子、刺辣子、刺梨子、糖果、山石榴、金罂子、山鸡头子、灯笼子、糖莺子、糖球、黄刺果。
拉 丁 学 名	*Rosa laevigata* Michx.
科属与特征	为蔷薇科金樱子的果实。常绿攀缘灌木，茎红褐色，有皮刺。三出复叶，互生，小叶革质，椭圆状卵圆形。花单生长于侧枝顶端，花梗粗壮，有直刺，花托膨大有细刺，萼片卵状披针形，成熟花托红色。结果实呈倒卵形，像花瓶状，外皮红黄色或暗红色，外皮有刺，质硬；剖开内壁有淡黄色绒毛，内有浅黄色的果核。生长于荒山、路边。各地均有分布。
成　　　分	含柠檬酸、苹果酸、鞣质、维生素等。
炮　　　制	将金樱子，去净毛刺，晒干。干品：拣去杂质，切成两瓣，用清水洗去内毛核，晒干。
性味与功能	味甘酸微涩，性平，无毒。固精涩肠，缩尿。
应　　　用	遗精，胞虚，泻痢，吐血，鼻血，尿血，肺虚咳喘，自汗盗汗，遗尿，小便不禁，崩漏带下。
用量与用法	10～60克，水煎服或入丸、膏及浸酒。
用　　　方	遗精久不愈，用金樱子 1 500 克去内毛核加水熬成稠黏膏状，每日早晚服二匙。

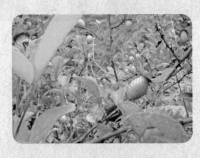

金樱子根

别　　名　金樱强、脱骨丹、刺辣子根。

拉丁学名　*Rosa laevigata* Michx.

科属与特征　为蔷薇科即金樱子的根部。呈圆柱形，大小不一。表皮红褐色或黑褐色，有纵直纹。木栓层呈片状，可以剥下。断面浅红色，有明显的放射纹。质坚硬。

炮　　制　鲜根：洗去泥沙，切片晒干。干根：用清水洗净，置水中浸泡 1～2 小时取出，盖上麻布，待软，切片晒干。

性味与功能　味酸涩，性平，无毒。固精，涩肠，祛湿止痛。

应　　用　遗精，遗尿，大便稀泄，四肢关节湿痛，胃痛，子宫脱垂，崩漏，汤火伤，跌打挫伤。

用　　方　1. 全身骨节酸痛，用根 60 克水煎服。

　　　　　2. 带状疱疹，用根磨醋涂患处。

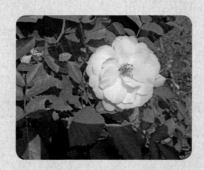
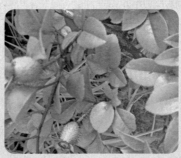

金腰袋

别　　　名	梦花、结香花、打结花、雪花树、喜花。
拉丁学名	*Edgeworthia chrysantha* Lindl.
科属与特征	为瑞香科喜花白花蕾。灌木，分枝多，有柔毛。叶互生，椭圆状披针形，叶全缘，叶面淡绿色，底面灰绿色，叶上下均有毛。顶生头状花序，花淡黄色，花萼圆筒形，花朵被有柔毛。结核果卵形。生长于山坡、山谷，也有栽培。各地均有分布。

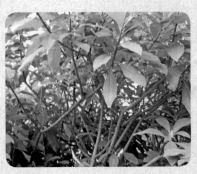

性味与功能	味淡微甘。性平无毒。滋阴，安神，明目。
应　　　用	阴虚火旺，音哑，虚淋，梦遗，结膜炎，青盲，多眵。
用量与用法	6～10克,水煎服。

金腰袋根

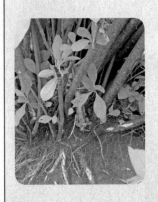

别　　　名	结香花根、喜花根。
科属与特征	为瑞香科，结香的根。特征同上。
性味与功能	味辛，性温，固精，止带。
应　　　用	遗精，梦遗，早泄，阳痿，白浊，白带，血崩。
用量与用法	10～20克，水煎服。

卷　柏

别　　　名　回阳草、不死草、长生草、石莲花、铁拳头、岩松、万年松。

拉 丁 学 名　*Selaginella tamariscina* (Beauv.) Spring.

科属与特征　为卷柏科卷柏的全草。多年生草本，茎短直立，根头多短须根，根上多分枝。各枝丛生，弯曲如掌卷。叶覆瓦状，各枝扇状，分羽形分枝，叶小交互排列，侧叶披针形状。有孢子囊穗生枝顶，孢子囊肾形，大小孢子的排列不规则。整株绿色或黄棕色。生长于岩石上。各地均有分布。

炮　　　制　鲜卷柏，去杂质和泥沙，用清水洗净晒干。炭卷柏，将洗净的卷柏，切段晒干，置锅中，用文武火炒至黄褐色时，见火星用清水喷洒，炒至焦黄色取出晾干，收存。

性味与功能　味辛微涩，性微温无毒。生用破血，炒炭止血。

应　　　用　经闭，腹痛，症瘕，跌打损伤；炭卷柏：咳血、崩漏、吐血、便血、尿血等。

用量与用法　生品 10 ～ 30 克，水煎服；炭 6 ～ 15 克，水煎服。

用　　　方　跌伤吐血不止，用生卷柏 60 克水煎取汁加冰糖调服。

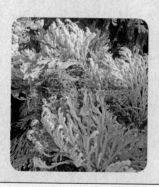

昆 布

别　　　名	黑昆布、海昆布、纶布、面其菜、鹅掌菜。
拉 丁 学 名	*Laminaria japonica* Aresch.
科属与特征	为海带科昆布的叶状体。多年生大形褐藻，根由树枝状叉状假根组成，多轮重叠成圆锥形。叶平扁，革质，羽状分裂，叶缘有锯齿，叶面有孢子囊，全株的柄部略扁圆状。生长于低潮线附近岩礁上。沿海地区均有分布。
成　　　分	昆布主要含藻胶酸、甘露醇、粗蛋白、灰分、钾、碘，氨基酸等。
性味与功能	味咸微苦，性寒无毒。软坚，散结，行水。
应　　　用	瘰疬，瘿瘤，水肿，睾丸肿痛，肢节痛，带下，瘘疮。
用量与用法	10～30克，水煎服。

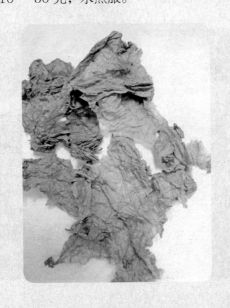

苦 丁 茶

别　　　名　大叶茶、波罗树、枸骨叶。

拉 丁 学 名　*Ilex latifolia* Thunb.

科属与特征　为冬青科，大冬青叶或枸骨叶，常绿乔木。茎干粗有裂，灰褐色。叶互生，革质，长椭圆形，边缘有锯齿，叶面光滑，深绿色。腋生伞形花序，花黄绿色。结核果球形，从绿至红色。

成　　　分　大冬青叶主要含熊果酸、蛇麻脂醇、熊果醇；枸骨叶含皂苷、鞣质、咖啡碱。

性味与功能　味苦甘，性寒。清热，止痛，除烦，止痢。

应　　　用　风热头痛，目红赤痛，热病烦渴，牙齿疼痛，耳鸣，痢疾。

用量与用法　10～20克，水煎服。

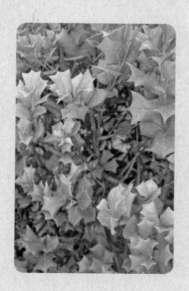 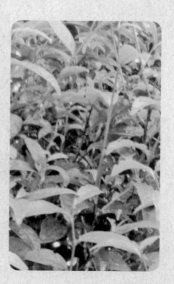

苦地胆

别　　　名	天芥菜、土柴胡、披地挂、地枇杷、铁扫帚、铁丁镜、一刺针。
拉 丁 学 名	*Elephantopus scaber* L.
科属与特征	为菊科苦地胆的全草。多年生草本，茎直立，圆柱形，根茎短粗，有白色粗毛。茎二分枝，粗糙而硬。单叶茎生，匙形，边缘有钝锯齿。茎上少叶而细。枝顶有头状花序，小花4朵；花托无毛，小花管状，色紫红。结瘦果有棱，顶端具有长硬刺毛。生长于路旁、荒地、园沿、山谷。各地均有分布。
成　　　分	豆甾醇、蛇麻脂醇、表无羁萜醇等。
性味与功能	味苦辛，性微寒，无毒。清热凉血，利水，解毒。
应　　　用	肝病黄疸，咽喉红痛，尿淋，咳嗽、气喘、鼻血，水肿，疔疮肿毒，虫蚊咬伤。
用量与用法	全草10～30克，水煎服。外用捣烂敷患处。
用　　　方	尿道炎，小便淋沥，用苦地胆30克水煎服。

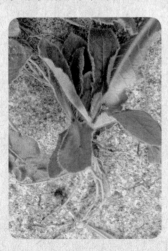

苦 瓜

别　　　名	锦荔枝、癞瓜。
拉丁学名	*Momordica charantia* L.
科属与特征	为葫芦科苦瓜果实。一年生攀缘草本,多分枝,有卷丝。叶圆形肾状,有裂片,边缘具波状齿,叶柄长。萼钟形,花冠黄色,花柱细长。胚珠多数结果长椭圆形,全体外表均钝圆不整齐的瘤状突起,浅绿色,熟时浅黄色,内部有囊聚排种子,椭圆形扁平,外表有凹凸不平的纹线。各地均有栽培。
性味与特征	味苦性寒,无毒。清热,明目,解毒。
应　　　用	烦热口渴,中暑,痢疾,眼睛红赤,热痢,丹毒。
用　　　方	1. 糖尿病,用苦瓜根 20 克,丝瓜根 20 克,白匏根 20 克水煎服。
	2. 扁桃体红肿痛,用苦瓜根 30 克煎服。

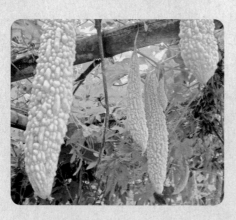

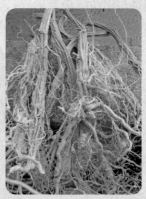

苦壶卢

别　　　名	白匏、苦匏、蒲卢、药壶卢、苦瓠、金葫芦。
拉丁学名	*Lagenaria siceraria* (Molina) Standl. Var. gourda Ser.
科属与特征	为葫芦科苦壶卢的果实。一年生攀缘草本，茎藤状有细毛，多分枝。叶互生，叶心状卵形，边缘有锯齿，叶面和底面有白软毛。花腋生有长柄，花瓣白色。结肉果如葫芦状。外皮乳白色有柔毛，至老熟微黄光滑，内种子多粒平扁，椭圆形。各地均有栽培。
性味与功能	味甘淡，性寒。利水，消肿，止渴。
应　　　用	小便不利，面目水肿，肢体肿浮，腹胀，黄疸，心烦口渴，小便淋沥，疥疮。
用量与用法	30～60克，水煎服。平时当菜肴煮食。

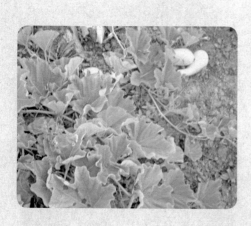
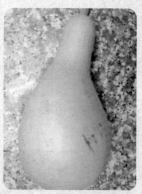

苦楝皮

别　　　名	苦楝、楝树、楝柴、楝枣树、翠树。
拉丁学名	*Meliae azedarach* L.
科属与特征	为楝科楝树的树皮。落叶乔木，茎直立，多分枝，外皮柴褐色，有细点。羽状复叶，叶互生，边缘有锯齿。叶面绿色，叶底面淡绿色。腋生圆锥花序，微紫色花。结核果卵圆形，亦有球形，外皮淡黄色，外皮薄，剖面黄白色，内有种子，黑褐色。根皮外面灰褐，有不规则的纵裂深沟纹，木栓层鳞片状，内层表面淡黄色，质坚韧不易折断。楝树生长于路旁、山脚下。各地均有栽种。
成　　　分	含多种苦味的三萜类成分。
炮　　　制	取皮洗净，用水浸泡，稍闷至微软，切片晒干。
性味与功能	味苦微涩，性寒有毒。燥湿，杀虫，止痛。
应　　　用	湿疹，风疹，恶疮，癣痒，蛔虫，绕虫，牙痛，蛇咬伤。
用量与用法	皮 10～15 克，水煎服。外用煎汤洗，或研末用茶油调敷。
用　　　方	皮肤湿疹痒，用苦楝皮 15 克，地肤子 15 克水煎服。

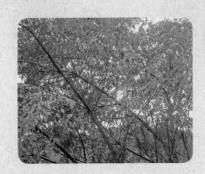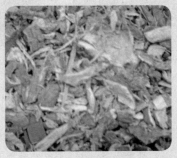

苦苣菜

别　　　名	苦菜、青菜、野苦马、苦荬、苦苣、天香菜。
拉 丁 学 名	*Sonchus oleraceus* L.
科属与特征	为菊科苦苣菜全草，多年生草本。茎直立，叶互生，披针形，边缘有羽状分裂，具尖齿状，茎生叶无柄。顶生头状花序，呈伞房状，总苞钟形，花为舌状，花苞圆筒状，内花舌为黄色。结瘦果椭圆形扁平，成熟后红褐色，冠毛细软白色，全株有乳汁。根须多，圆柱形。生长于路边、田野、园地。各地均有分布。
性味与功能	味苦微辛，性寒。清热，解毒，凉血。
应　　　用	痢疾，咽喉红痛，黄疸，血淋，痔疮，白带，疔疮肿毒。
用量与用法	全草10～30克，水煎服。外用适量捣烂敷患处。
用　　　方	1. 疔疮肿痛，用苦苣菜适量加少许盐捣烂敷患处。 2. 肝肿大硬化，用苦苣菜30克，半边莲30克水煎服。

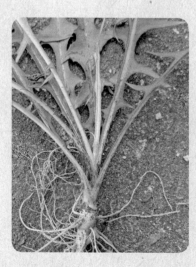
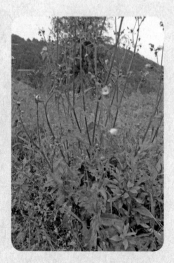

苦荬菜

别　　　名	荬菜、野苦菜，盘儿草。
拉丁学名	*Ixeris denticulate* (Houtt.) Stebb.
科属与特征	为菊科苦荬菜的全草，多年生草本。较细的葡茎，叶多着生长于基部，线状披针形，边缘有稀疏的羽状齿裂。头状花序，见伞房状的圆锥花丛，花呈舌状花，有白色亦有黄色。瘦果披针形，红棕色，冠毛1层，细软而色白。生长于山坡、田园地。各地均有分布或栽培。
性味与功能	味苦性凉。清热解毒。凉血止血，消肿止痛。
应　　　用	肺热咳，胸痛，咳嗽，阴囊湿疹，咳血鼻血，跌打肿痛，无名肿毒。
用量与用法	10～15克，水煎服，外用适量捣烂敷患处。
用　　　方	尿淋尿血，用苦荬菜30克，扁柏30克水煎服。

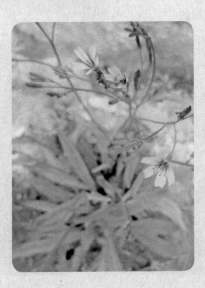

苦 参

别　　　名	苦骨、水槐、地槐、白茎、地槐、禄白、野槐、白萼、野槐子。
拉 丁 学 名	*Sophora flavescens* Ait.
科属与特征	为豆科苦参的根。灌木，茎枝绿色，叶互生，羽状复叶，长椭圆状披针形，全缘。顶生总状花序，花淡黄色，苞片线形，花萼钟状，花冠蝶形。结荚果线形，内种子黑褐色，类圆形。根圆柱形，质坚硬，皮灰棕色，断面黄白色。生长于山坡、路边、沙草地。各地均有分布。
成　　　分	主要含多种生物碱和黄酮苷。
炮　　　制	将根茎用清水洗净，盛装用布盖上，中途淋水，待软切片晒干。
性味与功能	味苦性寒。无毒。清热，燥湿，止痒。
应　　　用	咽喉红肿痛，黄疸，喘咳，肝病，泄泻，疳虫，梦遗，热性血痢，肠风下血，大便出血，皮肤疹痒，疮痢湿痒，汤火伤。
用量与用法	根 6～15 克，水煎服。外用适量煎汤洗患处。
用　　　方	皮肤疹点痒，用苦参 30 克，地肤子 20 克水煎服。

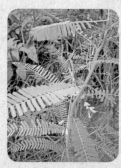
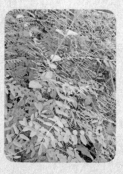

苦 参 子

别　　　名	苦参实、鸭胆子、苦豆。
拉丁学名	*Sophora flavescens* Ait.
科属与特征	为豆科，苦参的种子。特征同苦参。
成　　　分	主要含金雀花碱。
性味与功能	味苦性寒。止痢，驱虫。
应　　　用	痢疾，大便秘结，大便里急后重，急性菌痢，蛔虫痛。
用量与用法	6～10克，水煎服，或研末装胶囊内服用。

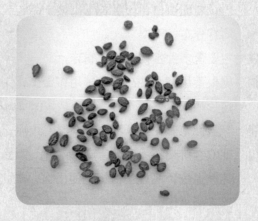

苦槠

别　　　名　苦椎、苦槠栲、苦粟子、苦锥。

拉 丁 学 名　*Castanopsis sclerophylla* (Lindl.) Schott.

科属与特征　为壳斗科苦槠的果实。乔木，树干外皮灰褐色，叶常年绿色，叶革质，有光泽，边缘有锯齿，叶面深绿色，底面淡绿色而有银灰色的鳞秕，叶卵状长椭圆形。花腋生或顶生穗状花序，花淡黄色。结果壳斗杯形或类球形，果初熟时有较软，有粗糙的外皮包着，至已成熟，大多果粒原包裹的外皮，开裂露出内的坚果或全部张裂，果自行脱落。坚果红褐色，去外壳内里的果内淡黄色，可分2瓣。生长于山野，也有栽培。各地均有少量分布。

炮　　　制　取苦槠的叶或外皮。用清水洗净切丝片晒干。

性味与功能　味苦微甘涩，性微寒，无毒。涩肠，祛瘀，止渴。

应　　　用　泄泻，痢疾，瘀血，口渴。

用量与用法　10～30克，水煎服。

注　槠有多种如苦槠、甜槠、米槠、槠粟等，均可加工成槠豆腐、粉丝、粉片等为菜肴。别有风味，食之不饥，令人健行。

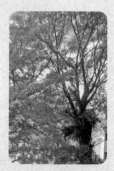 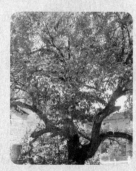 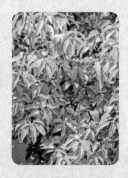

空 心 苋

别　　名 水雍菜、空心雍藤菜、空心莲子草、水花生、喜旱莲子草。

拉丁学名 *Alternanthera Philoxeroides* (Mart.) Griseb.

科属与特征 为苋科水雍菜的根或叶，一年生草本。茎基部匍匐，中空，有分枝。叶对生，倒卵状披针形。叶腋生头状花序，花瓣白色，结胞果扁卵形。生长于田地、水沟潮湿地。

性味与功能 味微苦寒。清热，解毒，凉血。

应　　用 肺痿，带状疱疹，咳嗽血，淋浊，疔疮，蛇咬伤。

用量与用法 30～60克，水煎服。外用适量捣烂敷患处。

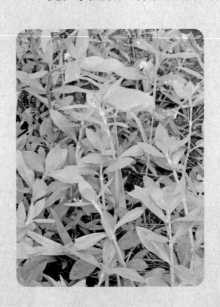

罗汉果

别　　　名	拉汉果。
拉 丁 学 名	*Siraitia grosvenorii* (Swingle) C. Jeffrey ex A.M. Lu et Z.Y. Zhang.
科属与特征	为葫芦科罗汉果的果实。多年生攀缘藤本，茎有纵棱，暗紫色。叶互生，长卵形，全缘。叶面绿色，底面暗绿色，嫩叶则暗棕色。花单性腋生，淡黄色，均被柔毛，花瓣5倒卵形。结瓠果，长圆形，幼时从绿到棕红色，成熟时转青色。部分地区有栽培。
成　　　分	含多量葡萄糖等。
性味与功能	味甘，性凉，无毒。清肺润肠。
应　　　用	咳喘，百日咳，痰火咳嗽，便秘。
用量与用法	10～20克，水煎服
用　　　方	气喘咳嗽，用罗汉果2枚煎，蜜调服。

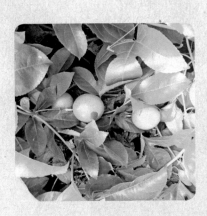 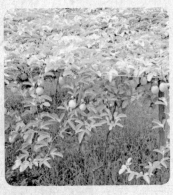

罗裙带

别　　　名	文兰树、秦琼剑、千层喜、万年青、扁担叶、郁蕉、海蕉。
拉丁学名	*Crinum asiaticum* L. var. sinicum (Roxb. ex Herb.) Baker.
科属与特征	为石蒜科文殊兰的叶，多年生草本。叶聚生茎秆顶，叶长如剑形，全缘。叶面深绿色，叶底淡绿色。顶生伞形花序，花白色，花被管纤萎裂6片，线形。结果淡黄色扁圆形。鳞茎肉质。生长于村边、溪旁，也有栽培。
成　　　分	主要含氨基酸、生物碱。
性味与功能	味微辛酸，性凉，有毒。散瘀，止痛，清肿。
应　　　用	跌伤肿痛，扭伤疼痛，骨节酸痛，骨折，头风痛，脘腹痛，痈疽肿毒。
用量与用法	叶10～20克水煎服。外用，叶捣敷患处。
用　　　方	1. 脚扭伤肿痛，用罗裙带叶入热锅炒软，或用湿纸包裹入炭火灰中热至软，趁热敷包患处。如法多次才有效。 2. 皮肤初溃，用罗裙带适量捣汁，涂患处。
注	本品叶与根茎有毒内服慎用，外用为主。

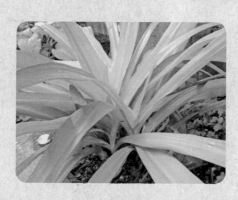

茅膏菜

别　　名	虎尿、捕虫草、食虫草、柔鱼草。
拉丁学名	*Drosera peltata* Sm. ex Wild.
科属与特征	为茅膏菜科茅膏菜的全草。多年生柔弱小本草，茎直立，纤细，单一或上部分枝。根生叶，较小，圆形，花时枯凋谢。茎生叶互生，有细柄，叶片弯月形，边缘及叶面有细毛，分泌黏液，有时呈露珠状，能捕小虫。枝梢普生短总状花序，花细小，白色，狭长倒卵形。结蒴果室背开裂，种子细小，椭圆形，有纵条。根球形与赤小豆大小。生长于林下、草丛半阴湿地。各地均有少量分布。
炮　　制	将原药全草，拣去杂质，用清水洗净，切段片晒干。
性味与功能	味甘微辛，性平无毒。清热解毒，止血镇痛。
应　　用	外感发热，扁桃体炎，赤白痢疾，吐血，风湿性腰腿痛，胃气痛，小儿疳积，跌打损伤。
用量与用法	全草 10～15 克，水煎服。外用全草适量捣烂敷患处。
注	《南方主要有毒植物》："茅膏菜有毒部位是叶。中毒症状：叶的水液接触到皮肤，引起皮肤烧灼痛和发炎。解救方法：用水或鞣酸液洗涤后敷硼酸软膏。误食可参照氢氰酸中毒解救方法对症治疗。"

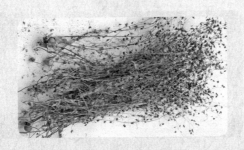

玫 瑰 花

别　　　名	红玫瑰、刺玫瑰、徘徊花。
拉丁学名	*Rosa rugosa* Thunb.
科属与特征	为蔷薇科玫瑰的花。茎直立，多分枝，红褐色，有刺。叶对生，枝尾为三出复叶，小叶5～9叶，椭圆形，边缘有细锯齿。叶面暗绿色，叶底面灰绿色。花单生或数朵簇生，有暗橙红色、紫红色，亦有白色、桃红色花朵。花梗短，有绒毛，花托及花萼有腺毛。结瘦果扁球形，暗红色。各地均有栽培。
成　　　分	主要含香茅醇、橙花醇、丁香油酚。
炮　　　制	拣去杂质，除去枝梗，花柄及蒂，晒干。
性味与功能	味甘淡，微苦涩，性温无毒。舒肝解郁，散瘀止痛。
应　　　用	肝胃气痛，胸胁胀满，腹中冷痛，恶心呕吐，消化不良，大便稀薄，肝郁吐血，咳嗽痰血，乳癖肿痛。
用量与用法	6～10克，水煎服。
用　　　方	1.肝气郁结，胸闷不舒，用玫瑰花20克泡开水当茶饮。 2.肝胃不和，上腹痛，用玫瑰花15克、郁金20克水煎服。 3.乳房胀痛或结核，用玫瑰花20克、元胡10克、佛手12克水煎服。

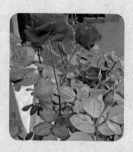
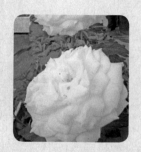

茉 莉 花

别　　　名	茉莉、没利、末丽、木梨花、小南强、奈花。
拉 丁 学 名	*Jasminum sambac* (L.) Ait.
科属与特征	为木樨科茉莉的花。常绿灌木,枝茎圆柱形。单叶对生,椭圆形，绿色，全缘，下面脉腋有黄色簇生毛。顶生或腋生聚伞花序, 通常有花 3 朵, 花白色, 花萼管状, 花冠管细,花谷不结实,芳香。多数温暖的地区有栽培。
性味与功能	味甘辛微苦，气芳香，性热，无毒。理气和中。
应　　　用	腹胀腹痛，结膜炎，疮毒，茉莉根用于头痛，失眠，跌打损伤。
用量与用法	花 6 ～ 12 克，水煎服或泡茶服。
**　注**	茉莉根有毒，内服应慎用。

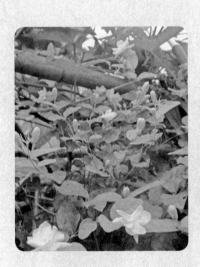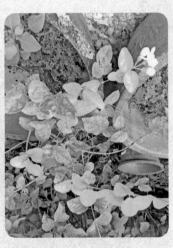

闹 羊 花

别　　名　羊踯躅、踯躅花、惊羊花、黄蛇豹花、黄杜鹃花、羊不食草、黄花映山红、搜山虎、黄株标。

拉 丁 学 名　*Rhododendron molle* G.Don.

科属与特征　为杜鹃花科羊踯躅的花。落叶灌木，单叶互相生，椭圆形，绿色，全缘有毛，底面有白色短毛。顶生总状花序，花金黄色，花冠漏斗状，花瓣5裂椭圆形。结蒴果长椭圆形，内种子多数细小。生长于山坡，灌木林中。各地有少量分布。

成　　分　花主要含毒性成分的石南素、浸木毒素。

性味与功能　味辛微，性温。有大毒。祛湿，镇痛。

应　　用　风湿痛，肢体麻痹，跌打损伤，顽痰，顽癣，手术麻醉。

用量与用法　花1～2克，水煎服或入丸药服或浸酒。

**　　　注**　有毒，内服慎用。

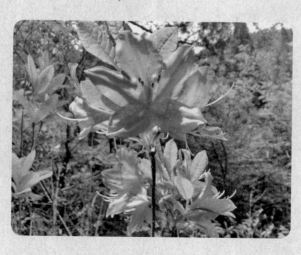

爬墙虎

别　　名	三角枫、三角尖、土鼓藤、尖角枫、山葡萄、狗尾蛇、常春藤。
拉丁学名	*Hedera nepalensis* K. Koch var. Sinensis (Tobl.) Rehd.
科属与特征	为五加科常春藤的茎叶，多年生藤本。茎枝有柔毛，附他物如墙头体或树干而长。叶互生，革质，叶三角状卵形，3裂，先端尖，基部楔形。顶生伞形花序，花萼5齿，花瓣卵圆形，黄绿色。结浆果圆球形红色。多攀附生长于树干、岩石或墙体上。各地均有分布。
成　　分	主要含鞣质、常春藤苷、胡萝卜素、糖类等。
性味与功能	味苦，微寒无毒。祛风，利湿，清肝，解毒。
应　　用	风湿病，腰脚疼痛，风湿麻痹，肝病毒，头晕头痛，口眼㖞斜，鼻血，刀伤，狗咬伤，痈疽肿毒。
用量与用法	茎叶10～30克，水煎服。外用适量煎汤洗或捣烂敷患处。

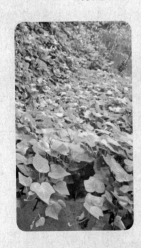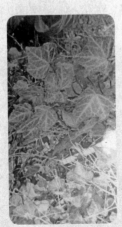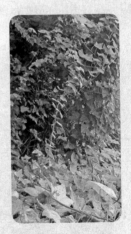

枇杷叶

别　　名　杷叶。

拉丁学名　*Eriobotrya japonica* (Thunb.) Lindl.

科属与特征　为蔷薇科枇杷的叶。常绿小乔木，茎直立，多分枝。单叶互生，叶片革质，长椭圆形，边缘有锯齿。叶面绿色，叶底面浅绿色，有被盖淡棕色茸毛，叶侧脉明显。顶生圆锥花序，密被茸毛，花白色。结浆果圆形或近圆形，外皮从绿到黄。结果数枚，圆形或扁形，棕褐色。野生长于山坡、林中。现各地均有栽培。

炮　　制　将枇杷叶，刷净茸毛，清水洗净，切丝片晒干。蜜炙枇杷叶，取丝片加炼蜜适量，再入适量的开水拌匀，盖锅中用文火炒至不黏手为度。

成　　分　含挥发油、金合欢醇、酒石酸、柠檬酸、苹果酸、维生素、鞣质。

性味与功能　味苦微辛，性凉无毒。清肺，化痰，止咳。

应　　用　咳嗽痰多，气喘，痰涎壅滞，咳血，鼻血，喑哑，哕逆。

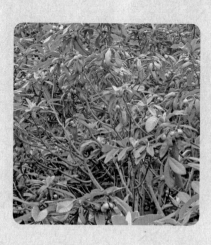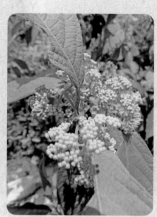

用量与用法　10～20克，水煎服。

用　　方　1. 小儿咳喘久不愈，用枇杷叶15克、金线吊葫芦12克水煎服。

2. 经常音哑不开，用枇杷叶20克、木蝴蝶15克水煎服。

3. 黄疸性肝炎，用枇杷根60克、猪瘦肉炖服多次。

枇 杷 根

别　　名　枇杷树根。

科属与特征　为蔷薇科枇杷的根。特征同枇杷叶。

性味与功能　味苦，性平。止咳，镇痛。

应　　用　慢性咳嗽，虚劳咳嗽，腰脚疼痛。

用量与用法　30～60克，水煎服。

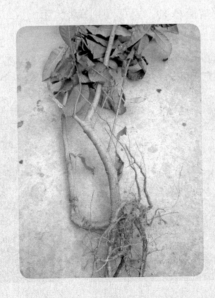

苹

别　　　名	田字草、田山芝、大萍、四叶草、四蝶草、水浮钱、四面金钱草。
拉丁学名	*Marsilea quadrifolia* L.
科属与特征	为苹科苹的全草。多年生草本，根状茎，匍于泥水中，细长柔软。叶有细柔的长柄，叶均四小叶，十字形对生，纸质，小叶倒三角形，叶全缘。叶面绿色或红色，底面紫红色。结孢子果卵形或圆形，有孢子囊群。生长于水田或浅水池中。各地均有分布。
性味与功能	味甘微咸，性寒无毒。清热，利水，止血。
应　　　用	风火目红，小便不利，水肿脚气，肾炎，肝炎，鼻血，尿血，吐血，血淋，崩漏，疮痈，跌打损伤。
用量与用法	10～60克，水煎服。
用　　　方	经常流鼻血，用苹50克水煎服。

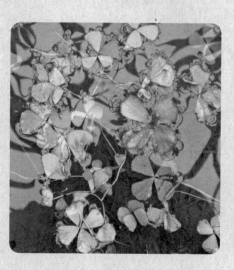
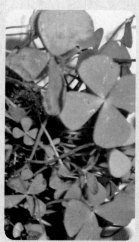

泡 桐 皮

别　　名　桐皮、白桐皮、水桐树皮、紫花桐、泡桐、白桐、白花桐、花桐。

拉丁学名　*Paulownia fortunei* (Seem.) Hemsl.

科属与特征　为玄参科泡桐或毛泡桐的皮。落叶乔木，茎直立多分枝，灰褐色，光滑。叶互生，亦有对生，长圆状卵形，全缘，叶上下面均有灰白色的茸毛。花序圆锥状，花萼钟形，花冠白色，花朵大。结蒴果木质，长圆形，内种子数枚扁圆形。

成　　分　主要含丁香苷。

炮　　制　桐皮刮去表皮粗皮，洗净待闷润透，切片晒干.

性味与功能　味苦性寒。清热，除湿，祛瘀。

用量与用法　15～30克，水煎服。

泡 桐 根

别　　名　白桐根、紫花桐根、白花桐根。

科属与特征　为玄参科泡桐或毛泡桐的嫩根或根茎皮。

炮　　制　取根大小分开，用清水洗净，浸1小时取出，盖麻包

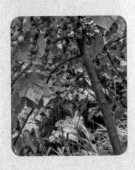
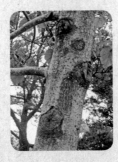
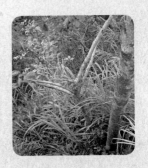

待润透，切片晒干。

性味与功能 味苦，性寒。祛风湿，消肿毒。

应　　用 风湿性腰腿痛，筋骨疼痛，肠风下血，痔疮。

用量与用法 15～30克，水煎服。外用煎汤洗患处。

用　　方 腰腿酸痛，用桐根茎皮60克水煎服。

泡桐花

别　　名 白桐花，紫花桐花、白花桐花。

科属与特征 为玄参科，是毛泡桐或泡桐白花。特征同泡桐皮。

性味与功能 味微苦，性凉。清热，止咳，消肿。

应　　用 肺热咳嗽，咽喉肿痛，腮腺炎，结膜炎，肠炎、鼻炎、中耳炎，疮疖红肿。

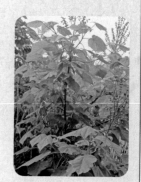

用量与用法 6～20克，水煎服。外用捣烂敷患处。

泡桐果

科属与特征 为玄参科，是毛泡桐或泡桐白的果。特征同泡桐皮。

应　　用 咳嗽，气喘，多痰。

用量与用法 20～30克，水煎服。

**　　注** 量大能引头晕呕吐。

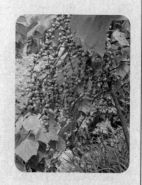

苘 麻

别　　　名	白麻、野苎麻、孔麻、六麻、青麻。
拉丁学名	*Abutilon theophrasti* Medic.
科属与特征	为锦葵科苘麻的全草或根或叶。一年生草本,茎直立,有软毛。叶互生,圆心形,边缘具圆齿,两面密生柔毛。花单生长于叶腋,花萼绿色,下部呈管状,花瓣黄色。结蒴果成熟后裂开,种子肾形,褐色。生长于路边、田野、荒地,也有栽培。各地均有分布。
成　　　分	主要含芸香苷。
性味与功能	味苦,性平。清热解毒,止痛。
应　　　用	全草,痢疾,浓耳,耳鸣,痈疽肿毒,关节酸痛。苘麻根:应用于痢疾,小便淋沥。
用量与用法	10～20克,水煎服。

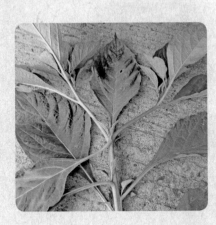
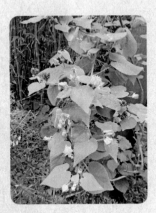

茄　子

别　　　名	茄、东方草、落苏、昆仑瓜。
拉 丁 学 名	*solanum melongena* L.
科属与特征	为茄科茄的果实。一年生草本，茎直立，多分枝。叶互生，叶缘有波状浅裂，叶暗绿色。侧生聚伞花序，花冠紫蓝色，残片长卵形。结浆果，长椭圆形或长锤形，深紫色，白色或淡红色，外皮光滑。根茎粗壮。各地均有栽培。
成　　　分	含胡芦巴碱、水苏碱、胆碱、龙葵碱等。
性味与功能	味甘，性凉。清热，活血，消肿。
应　　　用	肠风泻血，乳痈，疮痈疸，痔血。
用量与用法	20～50克，水煎服。外用敷患处。

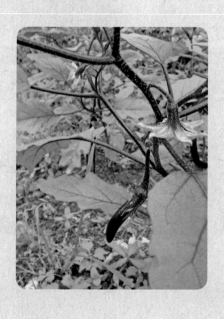

茄　根

别　　　名　茄茎、茄头、茄母。

科属与特征　为茄科茄的根和茎。根弯曲质坚实，表面灰棕色，有黄白色的点状皮孔，断面黄白色，纤维性。各地均有栽培。

炮　　　制　取根茎去杂质，洗净切段片晒干。

性味与功能　味甘辛，性寒有小毒。活血，止痛。

应　　　用　尿血，便血，血痢，血淋，腿软；风痹，齿痛，痢疾。

用量与用法　10～20克，水煎服。

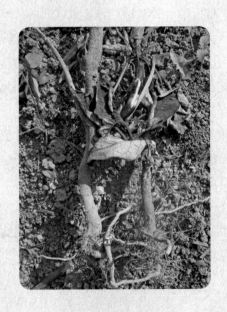

青　蒿

别　　　名	蒿、白染良、草蒿、香蒿、三庚、野兰蒿。
拉 丁 学 名	*Artemisia annua* L.
科属与特征	为菊科青蒿或黄花蒿的全草。一年或二年生草本。茎直立，圆柱状，表面有细槽，有分枝，黄绿色，断面纤维状，黄白色，易折断，中部有白髓。叶互生，羽状分裂或浅裂。头状花序，排成总状圆锥花序，总苞半球形，花冠管状，花柱丝状。结瘦果椭圆形，褐色。生长于溪河沿边，水湿边地。各地均有分布。
成　　　分	含挥发油、青蒿碱、维生素 A。
炮　　　制	除去杂质、残根，用水湿软切段，晒干。鳖血青蒿：用加工青蒿小段，置锅中文火微炒微黄，用已配好的鳖血加温水调匀，倒锅内稍闷伴匀，再用文火炒干（每青蒿 10 千克，用 15 头鳖的血）。
性味与功能	味苦微辛，性寒无毒。清劳热，除暑湿。
应　　　用	温病，暑热，虚劳低热，口渴自汗，疟疾寒热，头眩身重，泻痢，黄疸。
用量与用法	15 ～ 20 克，水煎服。或研末或为丸。
用　　　方	手足心低热不退，青蒿 30 克、黄芪 30 克、当归 30 克水煎服。

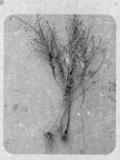

青木香

别　　　名	马兜铃根、土青木香、独行根、蛤蟆藤、白一条根。
拉 丁 学 名	*Aristolochia debilis* Sieb. et Zucc.
科属与特征	为马兜铃科马兜铃的根。多年生草本，茎直立，有纵沟纹。茎叶丛生，有柄，边缘有锯齿，叶长圆形。头状花序排成总状，花黄色。根呈圆柱形，略弯曲，表面黄褐色或灰棕色，粗糙不平，有纵皱纹及须根，易折断，断面不平坦，外皮浅黄色；有木部放射状排列，形成层环，黄棕色。生长于灌木林中。各地均有分布。
炮　　　制	取根部，除去杂质、须根、泥土，新鲜切片。或干燥根，用水湿透切片，晒干。
性味与功能	味辛苦，性凉，有微毒。理气，解毒。
应　　　用	脘腹胀满，胃痛，疝气痛，积聚，痢疾，痈肿，疔疮，皮肤瘙痒。
用量与用法	6～15克，水煎服。外用磨汁外涂。
用　　　方	1. 胃痛腹胀、呕逆不舒，用青木香20克、艾叶10克水煎服。 2. 高血压，用青木香30克水煎服，有一定效果。

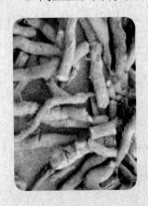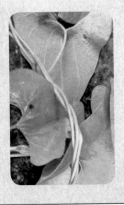

青 皮

别 名	青橘皮、四开、青柑皮、花青皮、个青皮。
拉 丁 学 名	*Citrus reticulata* Blanco.
科属与特征	为芸香科是福橘或朱橘未成熟的果皮。个小称"青皮子"，中等大称"个青皮"，大者剖为4片称"四开"。本品形状不一，如四开裂为4片，多为长椭圆形，外皮青绿色或黑绿色，内灰白色。"个青皮"为不规则的圆球形，表面深灰色或黑绿色。结实，剖开断面淡黄色，有果瓤。各地均有栽培。
炮 制	青皮，用水稍浸泡，捞出待软，切片晒干；醋青皮，用青皮片用醋拌，待醋收尽，置锅中文武火炒至深黄色取出晾干。
成 分	含挥发油、黄酮苷。
性味与功能	味苦辛，微酸，性微温。疏肝理气，祛积止痛。
应 用	肝气郁结，胸胁胀痛，胃脘气痛，食积不化，呕逆嗳气，乳房肿痛，疝气肿痛，疝气疼痛，痰核肿结，气逆喘咳等。
用量与用法	6～15克，水煎服。
用 方	两胁胀痛，不能侧卧，用青皮15克、白芍15克水煎服。
注	气虚或脾胃虚衰者勿服。

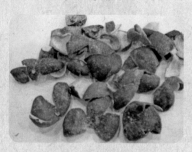

青　葙

别　　　名	草蒿、昆仑草、鸡冠苋、牛尾苋、犬尾鸡冠花、野鸡冠花。
拉 丁 学 名	*Celosia argentea* L.
科属与特征	为苋科青葙的根茎或叶。一年生草本，茎直立，有棱，绿色或红紫色。叶互生，披针状，全缘，茎顶或分枝末端。单生穗状花序，圆锥形，花着生密集，从淡红色至灰白色。结胞果球形，内种子小黑色，有光泽即青相子。生长于路边、荒野山林、园沿荒地。各地均有分布。
成　　　分	含多量草酸。
性味与功能	味苦，性微寒，无毒。燥湿，杀虫，止血。
应　　　用	湿疹，风湿疼痛，皮肤瘙痒，疮疥，刀伤出血。
用量与用法	全草 15～30 克，水煎服。外用适量煎汤洗患处。
用　　　方	脚癣、皮肤痒，用全草 10 克水煎取汤洗患处。

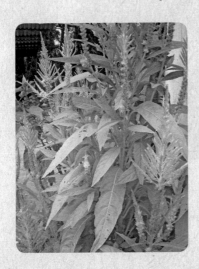
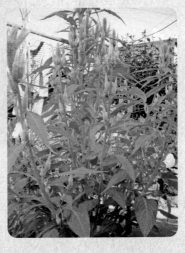

青葙子

别　　　名	青相子、牛尾花子、犬尾鸡冠花子。
科属与特征	为苋科即青葙的种子。又是苋科鸡冠花的种子。扁圆形，外表黑色，平滑，有光泽，侧面有一凹点，种皮薄而脆，易碎。内面白色，为鸡冠花的种子。两者外形略有相似，亦作青葙子，其功用相似，两者均作青葙子使用。
成　　　分	含脂肪、硝酸钾、烟酸。
性味与功能	味甘淡，微苦，性平无毒。清肝明目。
应　　　用	肝火上升，头晕目眩，目赤红肿，迎风流泪，翳膜庶晴，高血压，鼻血，疥痒。
用量与用法	9～15克，水煎服。
用　　　方	肝火头痛头晕，用青葙子15克、杭菊花15克水煎服。

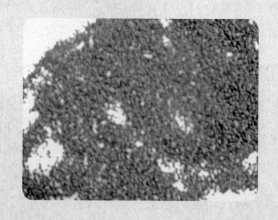

松　节

别　　　名	油松节、松郎头、松柴节、松名。
拉 丁 学 名	油松 *Pinustabulaeformis* Carr. 马尾松 *Pinusmassoniana* Lamb.
科属与特征	为松科。松节为油松、马尾松的枝干的结节，常绿乔木。茎直立，树皮灰褐色，呈鳞龟甲状裂，红褐色或灰褐色。枝轮生。叶针形，2～3年叶成一束，绿色。花单性，均为松球花序，淡黄绿色，簇生长于前一年的小枝顶端。雌蕊结球序卵形，逐成多数球鳞成螺旋状紧密排列。松果卵形。松节均是采伐时锯取之，表面黄棕色至红棕色，而油润，质坚硬，因火燃点烧旺，黑浓烟。
炮　　　制	用利器劈碎，用水洗净，浸泡取出润透，切片晒干。或置蒸笼内蒸透切片晒干。
性味与功能	味苦辛微酸，性温无毒。通络舒筋，燥湿止痛。
应　　　用	筋骨疼痛，鹤膝风，痹痿，脚痹湿痛，跌打损伤。
用量与用法	10～30克，水煎服或浸酒服。
用　　　方	1.腰膝麻痹，伸屈不利疼痛，用松节浸酒服用。 2.风湿性关节炎、腰膝肿痛，用松木顶底根30克炖酒服。

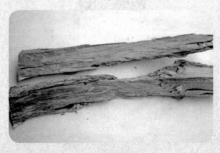

松　根

别　　　名　　马尾松根。

科属与特征　　为马尾松或同属的根白皮或幼根。

性味与功能　　味苦，性温，无毒。祛痛，止血，益气。

应　　　用　　腰腿疼痛，风湿骨痛，牙齿，吐血，呕血，跌打损伤。

用量与用法　　20～60克，水煎服。

用　　　方　　跌打损伤吐血，用松根去粗皮切片炒黑研末，每日3
　　　　　　　次每次6克，酒冲服。

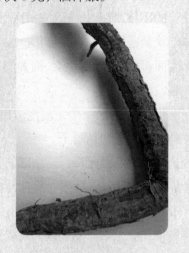

松　球

别　　　名　　松实、松柴蛋、松元。

科属与特征　　为松科的油松或马尾松等的青嫩球果。

成　　　分　　种仁含脂肪、蛋白质、碳水化合物。

性味与功能　　味苦，性温无毒。补气，祛风，润燥。

应　　　用　　体虚少气，风痹，肠燥便难，痔疮。

用量与用法　10～15克，水煎服。外用煎汤洗患处。

**　　　注**　《纲目拾遗》："松球，即山松所结卵球，初青，久则裂作鳞甲形，片片四开而坠。入药取青嫩者。"

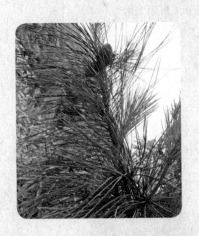 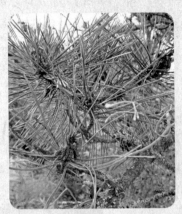

松 花 粉

别　　　名　松柴花粉。

科属与特征　为马尾松或油松的花粉。是在每年3～5月份，松木开花时，将雄花摘下晒干，搓下的花粉。为淡黄色的细粉，质轻，易飞扬，手捻之有润滑感。

炮　　　制　收松花粉取细箩筛轻筛去杂质，晒干或微烘干。

性味与功能　味甘淡，性温无毒。润肺，益气，止血。

应　　　用　胃、十二指肠溃疡，头目眩晕，久痢不止，诸疮湿烂，创伤出血，婴儿湿疹。

用量与用法　3～6克，水煎服。外用调涂患处。

昙　花

别　　　　名	金钩莲、琼花、凤花。
拉 丁 学 名	*Epiphyllum oxypetalum* (DC.) Haw.
科属与特征	为仙人掌科昙花的花，灌木。茎直立，圆筒形，小枝平扁形。如叶片边缘波状。花多在晚间开放，花开期短，只数小时，花较大，白色。结果长圆形有汁，红色，内种子数枚黑色。部分地区有栽培。
性味与功能	味淡性平。润肺，化痰，止痛。
应　　　用	咳嗽，多痰，气喘，肺痿，咳血，吐血，胸腹胀痛。
用量与用法	10～15克，水煎服。

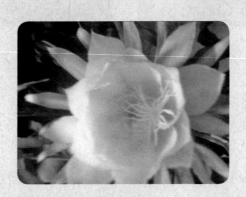

细帮花

别　　　名	赤孟瓜。
性味与功能	味淡微涩，性平有小毒。祛风止痛。
应　　　用	头面痛，牙齿痛，牙齿蛀痛。
用量与用法	15～30克，水煎药服。
用　　　方	牙齿虫蛀痛，用细帮花30克，猪瘦肉煮服。
注	只用根，叶与果实禁用。曾有一小儿，把果子误当乌饭果食中毒死亡。

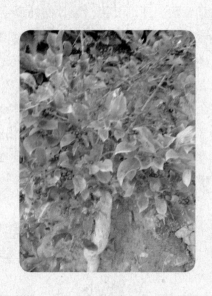

细　辛

别　　名 小辛、细草、北细辛、烟袋、锅花、细参。

拉丁学名 *Asarum heterotropoides* Fr. *Schmidt. var. mandshuricum*
(Maxim.) Kitag.

科属与特征 为马兜铃科华细辛或辽细辛的根茎或全草。多年生草
本，茎直立，类肉质，外表微红绿色。叶通常2叶，
肾状心形，全缘，表面淡绿色，脉上有短毛，叶底面
被有柔毛，叶柄长。花单生长于叶腋下，花被筒壶状，
微红紫色。顶端3裂，裂片向外反卷；结蒴果肉质，
半球形。根茎横走，根节上有多数细长根。生长于山
坡林下，灌丛阴湿处。各地均有分布。

成　　分 主要含甲基丁香油酚、黄樟醚。

炮　　制 将全草除去杂质，用清水洗净切段片晒干。

性味与功能 味辛性温。祛散风寒，通窍止痛，化痰温肺。

应　　用 风寒感冒，鼻塞不通，头痛，风湿痹痛，牙齿疼痛，
咳嗽多痰，痰饮喘促。

用量与用法 3～6克，水煎服。外用适量。

注 细辛多种有北细辛、华细辛、大花细辛、花叶细辛、
圆叶细辛、长花细辛、茨菇细辛、盆草细辛等，其功
效大抵相同。

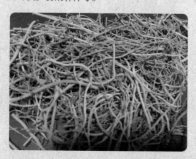
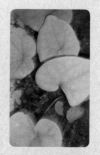

线叶金鸡菊

别　　名	除虫菊。
拉丁学名	*Coreopsis lanceolata* L.
科属与特征	为菊科，线叶金鸡菊的叶或全草。多年生草本，茎直立有短绒毛。上部分枝。叶对生，3裂。叶片线状披针形全缘。叶面绿色。腋生或顶生头状花序，总苞片2裂，每列8枚。花黄色。结瘦果椭圆形。生长于山野，路旁。部分地区有分布，亦有栽培。
成　　分	含大花金鸡菊苷、线叶金鸡菊苷等。
炮　　制	全草去除杂质、泥沙及残根，用清水洗净，切段片晒干。
性味与功能	味辛微苦，性平。清热解毒，化瘀消肿。
应　　用	痈疽红肿，无名肿毒、乳腺炎，刀伤。
用量与用法	外用适量捣烂敷或煎汤洗。

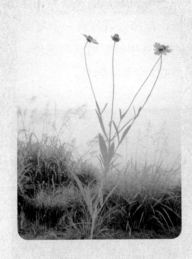
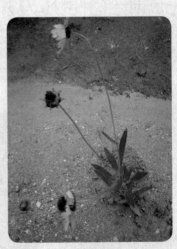

鱼腥草

别　　　名	臭摄、臭蕺、红橘朝、蕺菜、猪母耳、臭菜。
拉丁学名	*Houttuynia cordata* Thunb.
科属与特征	为三白草科鱼腥草的全草。多年生草本，茎下部伏地，节上生根，亦有直立，扁圆柱形，折断有纤维状。茎浅红色或绿色，有节。叶互生，心形，叶全缘，绿色或紫绿色。茎顶端有穗状花序，总苞片长方倒卵形，大小不一，白花。结蒴果卵圆形，多枚种子，卵形。全草腥味重。生长于阴湿的园岩、水边。各地均有分布，亦有栽培。
成　　　分	含鱼腥草、月桂醛、黄酮类等。
炮　　　制	全草去除杂质、泥沙及残根，用清水洗净，切段片晒干。
性味与功能	味辛微苦，性凉无毒。清肺止咳，清热解毒。
应　　　用	肺炎，肺痈，气管炎，咳嗽痰血，咳痰腥臭，痈疽红肿，淋病，白带，痔疮，湿疹，乳腺炎，中耳炎。
用量与用法	全草 10～60 克水煎服。外用捣烂敷或煎汤洗。
用　　　方	咳嗽痰腥臭，用鱼腥草 60 克煮猪肺食。

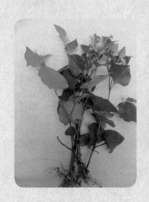 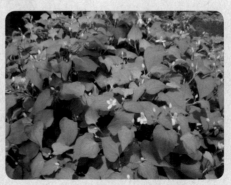

夜 交 藤

别　　　名	首乌藤。
拉丁学名	*Polygonum multiflorum* Thunb.
科属与特征	夜交藤即何首乌藤，藤茎细长，圆柱形。外皮紫褐色，有节和纵皱纹，见小斑点红褐色。质硬，易折断，断面暗红色，当中呈放射纹，白色的髓。
炮　　制	鲜品去叶和杂质，切斜片晒干。干品用清水洗净，浸泡片刻，取出稍闷软，切段或切斜片晒干。
性味与功能	味苦微涩。性温无毒。安神，通络。
应　　用	失眠头晕，多汗，贫血，全身酸痛，关节伸屈不利，瘰疬，痔疮，疥癣。
用量与用法	10～30克，水煎服。外用煎汤洗患处。

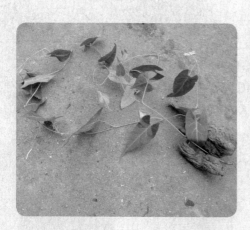
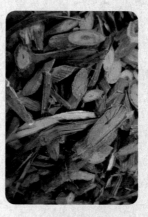

夜关门

别　　　名	马帚、马鞭草、苍蝇翼、夜合草、光门竹、南山草、千里及、截叶铁扫帚、白关门草。
拉丁学名	*Lespedeza cuneata* (Dum. Cours.) G. Don.
科属与特征	为豆科关门草的全草。小灌木。茎直立，枝细长。3出复叶互生，而密聚集枝上，线状楔形。叶面灰绿色，叶底面被灰色丝毛。花朵生长于叶腋，花冠蝶形，黄白色。结细小荚果。生长于路边、山坡、园荒地。各地均有分布。
成　　　分	含黄酮类、酚性、鞣质等。
炮　　　制	全株拣净杂质，用清水洗净，切片或段片晒干。
性味与功能	味淡微苦辛，性平无毒。益肾，清肺，散瘀。
应　　　用	腰酸头晕。遗精白浊，遗尿，夜盲，盗汗，肾炎，糖尿病，视力减退，咳嗽，哮喘，目赤，胃痛，泻痢，乳痈，跌打损伤，刀伤。
用量与用法	全草 15～40 克，水煎服。外用适量捣烂敷患处。
用　　　方	长期不眠，全草 30 克、花生叶 30 克水煎服。

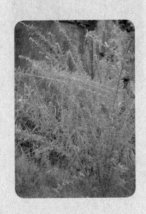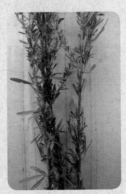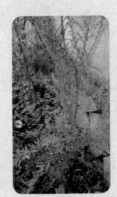

油茶根皮

别　　　名	茶子树、茶油树、楂、梣树、山油茶。
拉 丁 学 名	*Camellia oleifera* Abel.
科属与特征	为山茶科油茶的根皮。常绿灌木或小乔木，枝干较光滑，外皮黄褐色，小嫩枝有微毛。叶互生，椭圆形，革质，边缘有锯齿。顶生或腋生白花。结蒴果类球形，外壳开裂内有种子 1 ～ 3 枚，种子外壳光滑，褐色，去壳茶籽土黄色。根茎黄褐色，坚韧。各地均有栽培。
炮　　　制	将根茎取下外皮，用清水洗净，切丝片晒干。
性味与功能	味苦性平，有小毒。活血，消肿，接骨。
应　　　用	脚扭伤，骨折，汤火伤，皮肤痒。
用量与用法	根皮有毒，忌内服。外用研末敷患处。

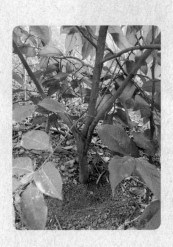 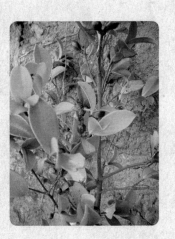

油 茶 籽

别　　　名　茶子心、茶油子、茶籽。

科属与特征　为山茶科油茶籽，油茶的种子。特征同油茶根皮。

成　　　分　主要含脂肪油、山茶苷、皂苷等。

性味与功能　味苦性平，有小毒。行气止痛。

应　　　用　食滞腹痛，腹胀，泄泻，皮肤瘙痒，汤火烫伤。

用量与用法　3～10克，水煎服。外用煎汤洗或研末敷患处。

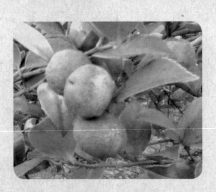

油 茶 油

别　　　名　山茶油、楂油、梣树子油。

科属与特征　为山茶科。即油茶籽炸出的油。

成　　　分　主要含脂肪油。

性味与功能　味甘性平。润肠，杀虫，解毒。

应　　　用　大便闭结，肠梗阻，腹痛气胀，疥癣，汤火伤。

用量与用法　20～30克，冷开水冲服。外用涂患处。

用　　　方　痔疮肿痛，取油茶油，用消毒棉花适量，沾茶油贴
　　　　　　　　痔处。

油 草

别　　名	油麻。
拉丁学名	*Leptochloa chinensis* (L.) Nees.
科属与特征	为禾本科千金子的全草。一年生的草本，茎直立，节明显，秆丛生，叶互生，平扁线形，边缘有小锯齿，叶舌膜质。顶生小穗白色花或微紫色。结颖椭圆形。根簇生细长。野生路旁、田边。各地均有分布。
性味与功能	味淡性平，无毒。活血，消肿，散瘀。
应　　用	症瘕，积聚，痰结，久热不消。
用量与用法	10～20克，水煎服。

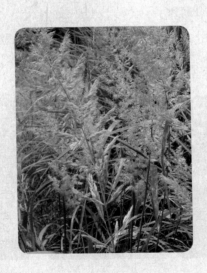

油　杉

别　　　名　罗柴、杜松、松罗、唐杉、水松。

拉丁学名　*Keteleeria fortunei* (Murr.) Carr.

科属与特征　为松科植物油杉的根皮和叶。乔木，树皮粗糙，灰暗色，有纵裂，枝条向外开展，树冠塔形，枝条淡红褐色。叶条形，在侧枝上排成 2 列。叶面有光泽绿色，叶底面淡绿色。花雌雄同株。结球果圆柱形，直立，淡褐色，种鳞近圆形，种子有翅。部分地区有少量分布。

性味与功能　味淡微酸，性平。消肿解毒。

应　　　用　疽痈疮肿。

用量与用法　外用适量捣敷患处。或研末用茶油调涂。

注　油杉属渐危物种，为国家封禁保护植物。

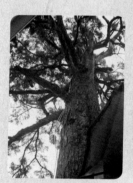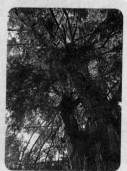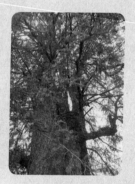

油 桐

别　　　名	油桐柴，桐柴，桐只，油桐根。
拉丁学名	*Aleurites fordii* Hemsl.
科属与特征	为大戟科桐柴的果实。落叶乔木，茎直立，多分棱，外皮灰绿色。叶互生，卵状心脏形，革质，全缘，亦见浅裂，绿色。花比叶先开放，小枝顶部密集锥状聚伞花序，萼片绿色，花瓣白色，覆瓦状排列，茎部具橙红色的斑点与条纹。结核果球形，顶端有尖。外表坚硬不平有棱线，黑褐色。内有种子2～4枚，每粒种子又有坚硬外壳，内显种子卵圆形，灰白色，刮之有油脂。根有大小，外皮褐黑色，根厚，断面白色。生长于山坡、园地多栽种。各地均有分布。
炮　　　制	采收成熟的果实，堆积让其腐烂，挖出带壳种子，置阳光下晒干，打去外壳，收集种子晒干。 根，用清水洗净大小分开，稍浸取出，待闷透切片晒干。
性味与功能	味甘微辛涩，性寒有大毒。消肿解毒。

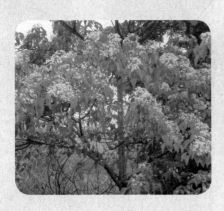

应　　用　油桐子有毒，我地一般不作内服，外用于毒疮，疥癣。
　　　　　根，消食化痰杀虫，食物不化，胸腹胀满，小便不利，
　　　　　咳喘痰壅，瘰疬。

注　误食桐子、桐油中毒，引呕吐腹痛、泄泻、头晕、目
　　　昏花等即用糯米煮稀饭用红糖调服即解。

油 桐 花

别　　　名　油桐花、桐子花、桐柴花。
科属与特征　为大戟科油桐子树的花。特征同桐子树。
应　　　用　湿疹，热毒疮，天泡疮，疮疹痒，烧伤。
用量与用法　外用煎汤洗患处。

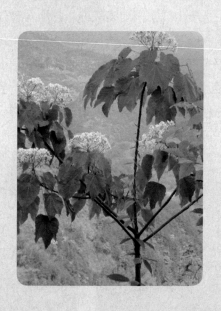

郁 金

别 名	玉金、黄郁金。
拉丁学名	*Curcuma longa* L.
科属与特征	为姜科郁金、莪术或姜黄的根块。多年生宿根草本，叶基生，叶片长圆形。总状穗形花序，花萼筒状，白色，花冠 3 裂片，粉白色。根粗壮，地下块根长卵圆形，灰褐色，断面黄色。
成 分	主要含挥发油、樟脑、姜黄烯、姜黄素等。
炮 制	将郁金用清水洗净，稍浸泡，取出盛装，盖上麻布，待软切片晒干。
性味与功能	味微辛苦，性平无毒。解郁止痛，祛瘀止血。
应 用	胸肋疼痛，脘腹胀痛，肝气郁结，鼻血，吐血，咳嗽血，血淋，黄疸。
用量与用法	10～30 克，水煎服。
用 方	胃长期胀痛，用郁金 50 克，香附 30 克水煎服，或郁金 60 克，砂仁 30 克入猪肚内煎服。

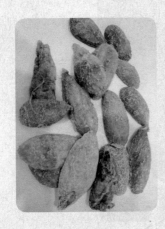
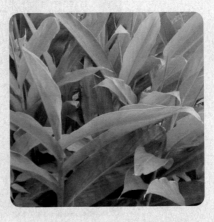

郁　金　香

别　　　名	郁香、紫述香、红兰花。
拉 丁 学 名	*Tulipa gesneriana* L.
科属与特征	为百合科郁金香的花。多年生草本，叶基生，叶片带状披针形。花梗直立，花瓣6片紫红色或鲜黄色，有斑点或有黄色条纹。结蒴果，内种子数枚。地下根为鳞茎，卵圆形，淡黄色。各地有栽培。
成　　　分	主要含水杨酸、矢车菊双苷、精氨酸等。
性味与功能	味微苦，性平无毒。安神，除臭。
应　　　用	不眠，胸闷，心腹恶气，①《本草拾遗》："主一切臭，除心腹间恶气鬼疰，入诸香药用之"。②《开宝本草》："主蛊野诸毒，心气鬼疰鸦鹘等臭。"根：《现代实用中药》："为镇静药。治脏躁症。"
用量与用法	3～6克，水煎服。

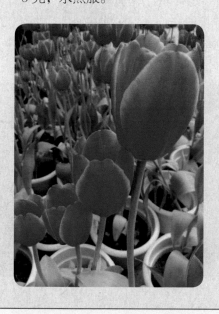

斩 龙 草

别　　名	羽叶千里光、阿贡千里光。
拉丁学名	*Senecio argunensis* Turcz.
科属与特征	为菊科羽叶千里光的全草。多年生草本，茎直立，单生或丛生，上多分枝。叶羽状分裂，边缘有齿裂，叶椭圆状披针形。叶面深绿色。底面淡绿色。基部叶有柄，中部叶无柄。顶生头状花序，花多数，总花苞半球状，苞片长椭圆形。舌状花冠黄色，结瘦果椭圆形。生长于山坡，林边。斩龙草主要分布于东北或华南一带。现部分地区均有引种。
性味与功能	味苦，性寒有小毒。清热解毒，清肝明目。
应　　用	咽喉红痛，目赤肿痛，赤痢，湿疹，痈疽疔疮。
用量与用法	生品 10 ～ 15 克，水煎服。外用捣烂敷患处。

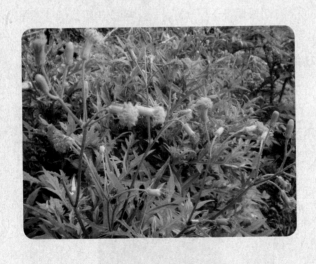

泽　兰

别　　　名 虎兰、小泽兰、红梗草、地瓜儿苗、虎蒲、风药、蛇王菊、接古草。

拉丁学名 *Lycopus lucidus* Turcz. var *hirtus* Regel.

科属与特征 为唇形科地瓜儿苗的茎叶。多年生草本，茎直立，方形，有四棱角，有节，每侧面有一纵沟，易折断，中空或白髓。茎表面绿色或浅绿色。叶交互对生，披针形，边缘有粗锐的锯齿。腋生轮伞状花序，花多而小，萼钟形，花冠钟形，白色。结小坚果扁平。地下根茎横走，有多环节，外表淡白色。生长于山坡、田园荒地及灌木草丛处。各地均有分布。

成　　　分 含挥发油、黄酮苷、葡萄苷、树脂等。

炮　　　制 在夏秋茎叶浓茂时割取全草，去净泥沙，用清水洗净，切段晒干。干燥品，应拣净杂质，除去残根，用清水洗净，稍闷润软，切段晒干。

性味与功能 味苦微辛，性微温。活血止痛。

应　　　用 血瘀腹痛，经闭，症瘕，肝硬化，跌打瘀伤，面目水肿，金疮，痈肿。

用量与用法 全草 10～30 克，水煎服，或研末或为丸。外用捣烂敷患处。

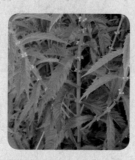

扁 豆

别　　　名	南扁豆、蛾眉豆、藤豆、白扁豆、羊眼豆。
拉丁学名	*Dolichos lablab* L.
科属与特征	为豆科白扁豆的种子。一年生缠绕草本，出复叶，全缘，斜卵形。腋生总花序，一般有 2～4 朵聚生长于花序，花萼钟状，花冠蝶形，白色或淡紫色。结荚果或长椭圆形，扁平微弯，扁豆子多枚，扁圆形，有浅红色、白色和黑褐色，平滑，一边侧面有半月牙状的种阜，白色或黄色，种子皮剥去可分二半有子叶。根须灰褐色，软韧。各地均有栽培。
成　　　分	含蛋白质、脂肪、碳水化合物、铁、钙、磷、镁等。
炮　　　制	成熟果荚晒干打出种子再晒干。生扁豆，拣去杂质筛去灰屑晒干，捣碎用，炒扁豆用细沙置沙中待入生扁豆用文武火炒至鼓起取出筛去沙摊晾。
性味与功能	甘淡，性平无毒。健胃开脾，消暑化湿。炒用健脾止泻，生用清暑养胃。
应　　　用	脾虚厌食，呕吐，泄泻，水停消渴，女子带下，小儿疳积。扁豆花：中暑呕吐，痢疾，泄泻，脘腹不舒。
用量与用法	10～30 克，水煎服，或研末入丸散。
用　　　方	糖尿病口渴疲乏用白扁豆根 50 克水煎服。

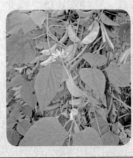

扁 豆 花

别　　　名　白扁豆花、南豆花。

科属与特征　为豆科白扁豆的花。特征同扁豆。各地均有栽种。

性味与特征　味甘淡无毒，性平。健脾胃，清暑湿。

应　　　用　脾虚腹泻，痢疾，下痢脓血，暑热神昏，带下赤白。

用量与用法　6～15克，水煎服。

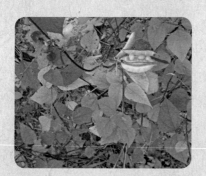
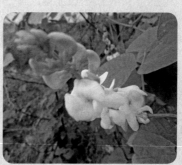

扁 秆 头

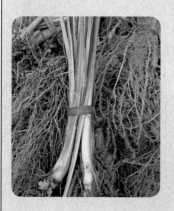

性味与功能　味淡微涩，性微温。
健脾化积。

应　　　用　消化不良，腹胀，小
儿厌食，乳糜尿。

用量与用法　20～30克，水煎服。

用　　　方　小儿积滞，用扁秆头
20～30克水煎服。

柏子仁

别　　　名	柏子、柏仁、柏实、侧柏子。	
拉 丁 学 名	*Platycladus orientalis* (L.) Franco.	

科属与特征　为柏科侧柏的种仁。柏树特征同上侧柏叶条，柏子仁
即侧柏的种仁。粒小长椭圆形，外表黄棕色，断面乳
白色含油脂较多。

成　　　分　主要含脂肪油、皂苷。

炮　　　制　柏子仁霜，将净柏仁粉碎细，用吸油纸5～6层，将
柏仁细粉包裹，进行压榨，去油，再换吸油纸，再压，
如法多次。至柏仁松散无油为度。

性味与功能　味甘微辛，性平无毒。益心安神，润肠敛汗。

应　　　用　心悸胸闷，惊惕不安，失眠，多梦，便秘，皮肤干燥，
自汗，盗汗。

用量与用法　6～15克，水煎服。

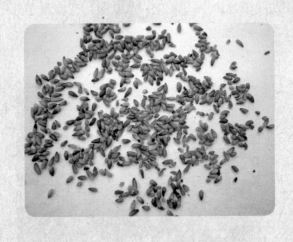

茶　叶

别　　　名	苦茶、茶、茶、槚、茗、蔎、腊茶、芽茶、细茶、酪奴、名茶等多种茶名。
拉丁学名	*Camellia sinensis* (L.) O. Ktze.
科属与特征	为山茶科茶树嫩茶叶。常绿色灌木，多分枝。茶叶为茶树嫩茶叶，单叶互生，长椭圆状披针形，边缘有锯齿，细叶柔软，老叶革质。叶深绿，有光泽，平滑无毛，羽状网脉。花腋生，花白色，近圆形。结蒴果扁圆三角形，黑褐色。
成　　　分	主要含嘌呤类生物碱、以咖啡碱为主。可可豆碱、茶碱、挥发油、鞣质、三帖皂苷、维生素 C、鞣酸等。
性味与功能	味甘微苦，性凉，无毒。消食化痰，醒目除烦。
应　　　用	食积，痰涎雍滞，头痛，嗜睡，暑，肠泄，心烦口渴，头晕痢疾。
用量与用法	茶叶 15～30 克，水煎服，或泡服。外用适量煎汤外洗。
注	不可与土茯苓、威灵仙同服。

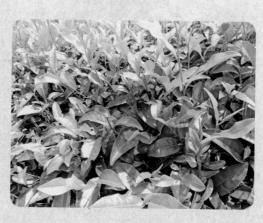

茶　根

别　　　名　茶树根，老茶根。

科属与特征　茶根即茶叶树根，外表棕褐色，或灰褐色，断面红棕色，质坚韧。

性味与功能　味苦微涩，性平。通脉利水，解毒。

应　　　用　冠心病，心律不齐，高血压，口疮，牛皮癣。

用量与用法　30～60克，水煎服，要用老品种茶根，要越老效果明显。

用　　　方　心律不齐，心房颤抖，用老茶根 60 克水煎服。

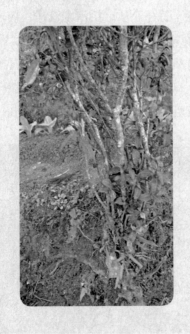

穿根藤

别　　　名	白墙托、匍匐九节、爬墙虎、白花风不动、白乒抛。
拉丁学名	*Psychotriaser pens* L.
科属与特征	为茜草科匍匐九节的枝叶和根。平卧灌木，多枝，茎木质散状，黑褐色，节明显，节上着根，攀附石上或树上。叶对生，卵形，或卵状矩圆形。顶生圆锥花序，萼倒圆锥形，花冠白色。结小核果近球形，棕褐色。生长于山野间石上或树上。各地均有分布。
成　　　分	主要含脂族醇、豆甾醇。
炮　　　制	取全草拣净杂质，用清水洗净，切段片晒干。
性味与功能	味微辛苦，性微温。祛湿，止痛，消肿。
应　　　用	风湿病，腰腿痛，咽喉肿痛，头痛，痈肿，跌伤，疥疮。
用量与用法	20～60克，水煎服。外用适量捣烂敷患处。
用　　　方	风湿性腰腿酸痛，用穿根藤茎叶60克水煎入酒调服。

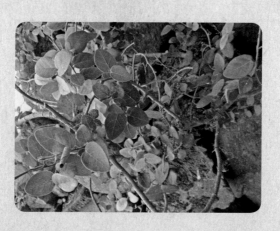

穿破石

别　　名	破石、柘根、九层皮、黄蛇、假荔枝、奴柘、老鼠刺。
拉丁学名	*Cudrania cochinchinensis* (Lour.) Kudo et Masam.
科属与特征	为桑科小柘树根。茎直立或攀拔状灌木，外皮灰褐色，有刺。单叶互生，倒卵状披针形，革质，全缘。花草性，头状花序单生或成对，花瓣楔形不相等。结瘦果。根圆柱形，粗细不一，外皮柱皮黄色，薄如纸，易脱落，质坚硬，断面黄色，有针孔状，中心有小髓。生长于溪边、灌木林中。各地均有分布。
成　　分	主要含黄酮苷、糖类、氨基酸、有机酸、酚类。
炮　　制	用清水洗净，入水浸泡，取出盖麻布，待软切成斜薄片晒干，鲜根要用清水洗净切片晒干。
性味与功能	味淡微苦，性平无毒。祛湿活血。
应　　用	风湿性关节痛，腰脚疼痛，急慢性肝病，胃腹痛，虚劳黄肿，疟腮，咳血，闭经，白带，跌打损伤，扭伤。
用量与用法	根 15～60 克，水煎服。
用　　方	1. 风湿腰脚痛，用穿破石 60 克猪瘦肉煮用黄酒少许调服。 2. 腰腿酸痛或跌打伤痛，用穿破石 60 克与猪瘦肉煮服。
注	孕妇忌服。

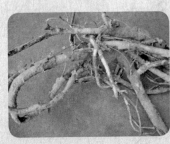
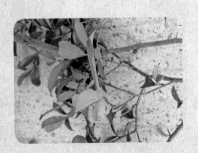

穿 山 龙

别　　　名 南蛇藤、金银柳，金红树、蔓性落霜红、过山风、香龙草、红穿山龙、果山藤。

拉 丁 学 名 *Dioscorea nipponica* Makino.

科属与特征 为卫矛科南蛇藤的根。多年生缠绕木质藤本，茎长，圆柱形，不能直立，而匍地或缠绕他物。叶互生，叶长椭圆形，全缘无缺。叶面绿色，底面淡绿色，类革质。腋生花序。结浆果球形，从绿到红至黑色。根入地深长，圆柱形，外皮薄，为褐色，里层黄色，断面乳白色，有纤维木心。生长于山坡、山野等地。各地均有分布。

炮　　　制 取根用清水洗净，切片晒干。干品宜大小分开稍浸，待软切片晒干。

性味与功能 味甘淡，性温。舒筋，活血，祛湿。

应　　　用 筋骨疼痛，腰挫伤痛，腰腿酸痛，牙痛，头晕，跌打损伤，风湿性关节炎。

用量与用法 根 20～60 克，水煎服。

用　　　方 腰挫伤痛不能转侧，用穿山龙 60 克炖酒服，余渣擦患处。

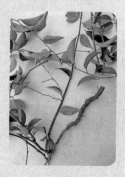
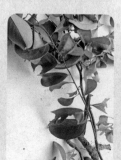
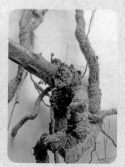

草海桐

别　　　名	海桐草、羊角树。
拉 丁 学 名	*Scaevola frutcscens* Forst. F. ex Vahl.
科属与特征	为草海桐科的叶皮。茎直立的灌木或小乔木，茎丛生，中空。叶一般集生长于枝顶上，叶片卵形螺旋状丛生，叶面绿色底面淡绿色，边缘全缘。花生长于枝顶或叶腋，花瓣5偏向一边，花白色。结核果，类圆形，乳白色，各地有分布和栽培。
炮　　　制	将原药，叶用清水洗净晒干。皮根用清水洗净切片，晒干。
性味与功能	味甘淡，性平，有毒。祛湿止痛。
应　　　用	腰腿痛，风湿性关节痛，脚气病，扭伤。
用量与用法	叶、皮10～20克，水煎服。

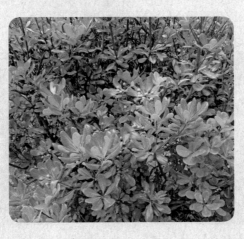

草 石 蚕

别　　　名	地蚕、土蛹、土虫草、甘露儿、宝塔菜。
拉 丁 学 名	*Stachys sieboldii* Miq.
科属与特征	为唇形科草石蚕的根块。多年生草本，茎直立，方形有四棱，叶对生，叶片卵形或长椭圆形，边缘有圆锯齿。花集结成穗状总花序，生长于枝顶，花萼钟形，花冠淡红紫色。结小坚果，黑色。根茎螺丝形如蚕。生长于潮湿地。各地均有少量分布和栽培。
成　　　分	全草含水苏碱、胆碱、水苏糖。
炮　　　制	将原药，用清水洗净晒干。
性味与功能	味甘微辛，性平无毒。滋养，清肺，止咳。
应　　　用	虚劳咳嗽，风热感冒，身体虚瘦，小儿疳积。
用量与用法	15～30 克，水煎服。
用　　　方	虚热咳嗽，用草石蚕 60 克水煎服。

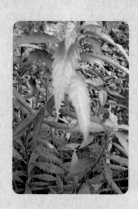
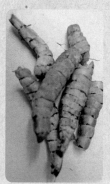
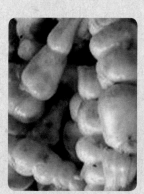

春林菊

别　　　名	泽兰、花骨草、祥瑞草、天柴杖。
科属与特征	为菊科春林菊的全草。多年生草本，茎直立，小枝有细毛和紫色斑点。叶对生，卵状披针形，边缘有锯齿，叶上下面有短毛。顶生总状花序，花白色。结果圆柱形。生长于林丛中，山坡地。各地均有分布。
性味与功能	味辛苦，性温。祛风止咳，理气止痛。
应　　　用	外感头痛，咳嗽，脘腹疼痛，胃痛，胸肋痛，月经痛。
用量与用法	10～30克，水煎服。

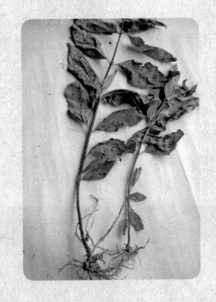

独 活

别　　　名	大活、独摇草、独滑、毛当归、土当归。
拉丁学名	*Angelica pubescens* Maxim.f. biserrata Shan et Yuan.
科属与特征	为伞形科毛当归、牛尾独活、软毛独活、重齿毛当归的根茎。独活有多种，是多年生草本。茎直立，3出羽状复叶，边缘有不整齐的锯齿，两面有短柔毛。侧生或顶生复伞形花序，有小花 20 左右朵，花白色.结双悬果长圆形。各地均有分布。
成　　　分	毛当归根主要含当归醇、当归酸性、当归素、油酸、少量挥发油。
炮　　　制	将原药拣净杂质，大小分开用清水洗净，闷透切片晒干。
性味与功能	味辛苦，性温。祛湿止痛，祛风散寒。
应　　　用	腰脚酸痛,风湿性关节痛,风寒湿痹,头痛,目痛,齿痛,气管炎。
用量与用法	根 15 ～ 16 克，水煎服，或入丸散。
用　　　方	齿痛连头痛，用独活 20 克，细辛 6 克水煎服。

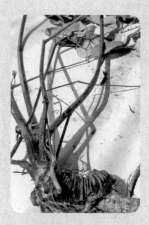
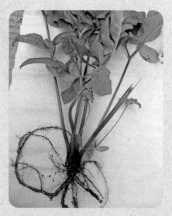

独角芋

别　　　名	红芋头、红水芋、红半夏。
拉丁学名	*Caladium bicolor* (Ait.) Vent.
科属与特征	为南星科独角芋的块茎，多年生草本。叶片盾形或三角形，全缘，叶柄长，由茎生，光滑。叶面绿色，见其有红紫色彩晕，近叶处为黄白色，叶底淡绿色。肉状花序。块茎扁球形。生长于溪谷阴湿地。各地均有少量分布。
炮　　　制	与制半夏方法相同。
性味与功能	味辛苦，性温有毒。止痛，解毒，消肿。
应　　　用	胃痛，牙痛，风湿性腰脚痛，跌打肿痛，腮腺肿痛，湿疹，疮疽疖肿，虫蛇咬伤。
用量与用法	3～10克，水煎服或研末服。外用酒调敷患处。
注	本品有毒慎用，孕妇忌服。

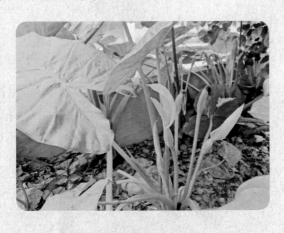

独 角 莲

别　　　名　犁头尖、野慈姑、野半夏、玉如意、剪刀草。

拉 丁 学 名　*Typhonium giganteum* Engl.

科属与特征　为天南星科独角莲的根块茎，多年生草本。叶根生，戟状箭形，全缘或有波状。叶脉平行，叶柄圆柱形，肉质。花梗长，肉质，绿色有紫斑纹，肉穗花序，顶端延长见其为紫色如棒状。结浆果。根为块茎，卵状椭圆形，被有黑色小鳞片。生长于山野潮湿处。各地均有少量分布。

炮　　　制　与制半夏相同。

性味与功能　味辛甘，性大温有毒。止痛消肿。

应　　　用　跌打损伤，青紫肿痛，瘰疬，毒蛇咬伤。

用量与用法　外用捣烂敷患处。

**　　　注**　独角莲的根块茎即"禹白附"。

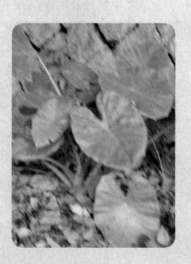

独 脚 金

别　　　名	独脚柑、疳积草、金锁匙。
拉 丁 学 名	*Strigaasiatica* (L.) O.Kuntze.
科属与特征	为玄参科独脚金的全草，一年生草本，茎直立，少分枝。叶互生，线形或披针形，叶绿色，边全缘。腋生或顶生穗状花序，花有黄色、白色、红色和蓝色。萼管状，花冠唇有弯曲。结蒴果椭圆形，内种子多枚。生长于田埂、山坡地。各地均有少量分布。
炮　　　制	将全草用清水洗净，切段片晒干。
成　　　分	主要含氨基酸、酚类、有机酸。
性味与功能	味甘淡微苦，性平。清热，健脾，化积。
应　　　用	低热口渴，消化不良厌食，疳积，黄疸，夜盲，虫积。
用量与用法	10～15克，水煎服。

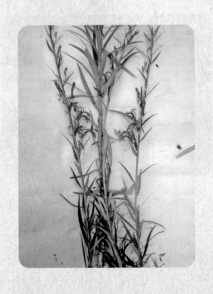

茯　苓

别　　　名	茯灵、茯神、伏苓，云苓、松苓、茯兔。
拉 丁 学 名	*Poria cocos* (Schw.)Wolf.
科属与特征	为多孔菌科伏苓的菌核。多是不规则圆球形等各种形态大小不一，表面黑褐色或棕褐色，内里白色或微红色等。寄生长于朽木的根上，亦有栽种。部分地区均有分布。野生资源不足。
成　　　分	主要含 B-花苓聚糖、三萜类化合物乙酰茯苓酸、蛋白质、脂肪、葡萄糖、卵磷脂等。
性味与功能	味甘淡，性平，无毒。健脾和胃，渗湿利水，养心安神。
应　　　用	胃不舒，不思饮食，积滞，惊悸，健忘，泄泻，小便不利，水肿，痰涎雍滞，胸闷不舒，头目眩晕。
用量与用法	10～20克，水煎服，或入丸剂散剂。

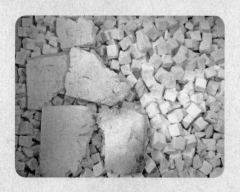

茯　神

别　　　名	木神。
科属与特征	茯神与茯苓相同，所不同的是茯神体是有松根穿过，断面白色有红棕色白木心。

性味与功能 味甘淡，性平无毒。安神定志，健脾利水。

应　　用 惊悸不眠，心神不定，健忘，脘腹胀痛，小便不利。

用量与用法 10～20克，水煎服。

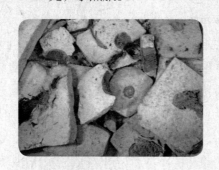

茯 苓 皮

别　　名 苓皮。

科属与特征 为多孔菌科，即茯苓的外皮。大小不一，表面棕褐色或黑褐色，凹凸不平，皮内面白色或乳白色或棕白色，质松软，有弹性。

性味与功能 味甘淡性平，无毒。利水消肿。

应　　用 肌肤肿胀，小便不利，水肿，四肢面目水肿。

用量与用法 10～30克，水煎服。

用　　方 治水肿，用茯苓皮30克，川椒目20克水煎服。

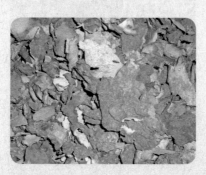

费　菜

别　　　名	养心草、回生草、倒山黑豆、七叶草、血草。
拉 丁 学 名	*Sedum aizoon* L.
科属与特征	为景天科费菜的全草。多年生肉质草本，茎直立，圆柱形。叶互生，倒长椭圆形，叶片边缘有齿。顶生聚伞花序，花橙黄色。结果见其星芒状开展，红色或棕色，种子倒卵形，褐色。生长于山沟阴湿地，也有栽培。各地均有分布。
炮　　　制	将原药拣净杂质，用清水洗净，切段片晒干。或将全草用清水洗净置蒸软取出晒干或鲜用。
性味与功能	味酸性平。安神，止血，消肿。
应　　　用	心悸，不眠，胸闷，吐血，咳血，便血，尿血，衄血，跌打损伤。
用量与用法	10～30克，水煎服。
用　　　方	1.心悸胸闷不眠，用养心草30克，花生叶30克水煎服。 2.心悸不眠，用养心草60克，桂圆7粒煎服加冰糖调服。外用捣烂敷患处。

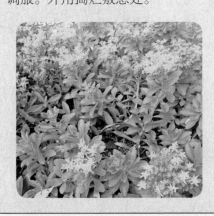

枸　杞

别　　　名	甘枸、红青椒、杞子、甜菜子、苟起子、血杞子、杞子豆。
拉 丁 学 名	*Lycium barbarum* L.
科属与特征	为茄科，常年草本。蔓生滋生，全缘。花腋生，花冠漏斗状，花白色。结果为浆果，长圆形，红色。生长在山坡地，也有栽培。各地均有分布。
成　　　分	主要含胡萝卜素、维生素 B_2、酸、抗坏血酸等。
性味与功能	味甘甜微寒，无毒。补肝滋肾，明目润肺。
应　　　用	头目眩晕，腰酸膝软，目未多泪，肺燥咳嗽，遗精白浊。
用量与用法	10～30克，水煎服，或浸酒服。
用　　　方	腰酸头晕目昏，用枸杞200克，牛奶根150克浸酒常服。

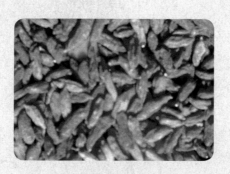

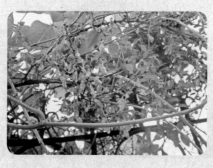

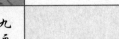

枸 骨 根

别　　　名	猫儿刺、老鼠刺、功劳根、木蜜、十大功劳、枢木。
拉 丁 学 名	*Ilex cornuta* Lindl. ex Paxt.
科属与特征	为冬青科枸骨的根，常绿灌木或乔木。叶互生，直方形，革质，边缘有硬刺。叶面绿色，叶底淡黄绿色。花白色，腋生，花萼杯状，4 花瓣倒卵形。结核果椭圆形，鲜红色。野生或部分地区有栽培。
性味与功能	味微苦微酸，性寒清风火，益肝肾。
应　　　用	头痛眩，目红痛，咳嗽，腰膝软，肢节痛，腮腺炎，牙痛。
用量与用法	15 ～ 50 克，水煎服。

枸 骨 叶

别　　　名	枸骨刺、八角茶、散血丹、猫儿刺、老鼠刺。
科属与特征	为冬青科枸骨的叶。特征同枸骨根。
成　　　分	含皂苷、鞣质、咖啡因。
性味与功能	味苦，性平无毒。补肝益肾，养血祛湿。
应　　　用	腰膝无力，肺虚咳嗽，劳伤血虚，风湿痹痛，口渴，跌打损伤。
用量与用法	10 ～ 20 克，水煎服或浸酒。外用捣烂敷患处。

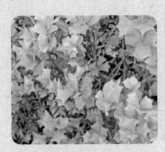
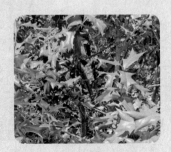

枸骨子

別　　　名	枸骨刺子。
科属与特征	为冬青科即枸骨的果实。外形类圆形，表面褐色。顶端见花柱残痕，果内有分果 4 枚，果坚硬，黄棕色。
成　　　分	含脂肪油、生物碱、鞣质、皂苷等。
性味与功能	味苦性凉。滋阴，强筋，活络。
应　　　用	阴虚内热，筋骨酸痛，头晕腰酸，淋浊，白带。
用法与用量	6～12克，水煎服。

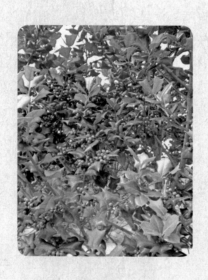

骨节草

别　　　名	犬问荆、洗碗草、接骨筒、笔杆草、木贼草。
拉 丁 学 名	*Equisetum palustre* L.
科属与特征	为木贼科犬问荆的全草。茎多年生草本,茎丛生细弱,有棱及深沟,常有轮生的分枝,分枝倾向上内曲,叶鞘齿三角状卵形,先端深褐色,边缘淡白色。顶生孢子囊序,长圆形,此节黄色,叶底有孢子囊。根茎匍匐状,细长,亦有块茎,黑褐色。生长于水田、沟边、阴湿地。各地均有分布。
成　　　分	含生物碱、乌头酸、胸腺嘧啶、甲砜等。
性味与功能	味甘淡微苦,性平。疏风,明目,活血。
应　　　用	目疾迎风流泪,肠风痔血,目翳,便血,崩漏,跌打损伤。
用量与用法	10～30克,水煎服。
用　　　方	湿疹肤痒,用骨节草30克、蝉衣10克水煎服。

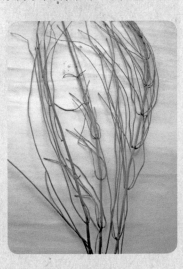

骨 碎 补

别　　名 猴姜、石毛姜、猴里姜、石岩姜、过山龙、石良姜、崖姜、飞来凤。

拉丁学名 *Davallia fortunai* (kunze) J.Sm.

科属与特征 为水龙骨科槲蕨的根茎。附生草本。根状茎内质，横向生长，密被黄褐色鳞片。叶类革质，灰褐色，叶片披针形，羽状深裂，有孢子囊，深黄色排叶两侧，一般附生长于树上，石壁上。各地均有分布。

成　　分 含葡萄糖、淀粉、柚皮苷等。

炮　　制 除去杂质、杂叶、泥沙，洗净切片，干品用水浸泡片刻湿软，切片晒干。炒骨碎补，用骨碎补段片备用，然后在热锅放入砂粒，武火炒热，将段片放锅内用文武火炒至起深黄色取出，筛去沙喷些盐水再炒干。

性味与特征 味苦微涩，性温无毒。补肾，活血，止痛。

应　　用 肾虚腰膝酸痛、风湿疼痛、头目眩痛、耳鸣、骨折、伤痛、跌打损伤、齿痛、脱发等。

用量与用法 10～30克，水煎服或入丸散。外用捣烂敷患处。

用　　方 1. 牙痛牵引头痛，用骨碎补30克、桑白15克、蒺藜15克水煎服。

2. 头晕耳鸣腰酸，用骨碎补300克浸酒常服。

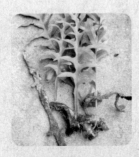
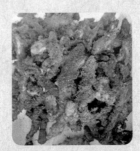

钩　陈

别　　　名	双钩藤、钩藤、吊藤、钓钩藤。
拉丁学名	*Uncaria rhynchophylla* (Miq.) Miq. ex Havil.
科属与特征	为茜草科钩藤的双钩或单钩，常绿木质藤本。小枝四方形，光滑，有钩状于叶腋间，表面红棕色，有两个钩或单钩，光滑。叶对生，卵状披针形或椭圆形，全缘，托叶深裂。顶生头状花序，很像绒球。花冠黄色，管状，先端有裂，裂片近圆形，外面被粉状柔毛。结蒴果倒卵状椭圆形，被疏柔毛，内种子数枚，细小两端有翅。根肥厚，外皮淡黄色，质软。生长于溪边、山谷、疏林下。各地均有分布。
成　　　分	含异钩藤碱、钩藤碱、柯南因碱等。
炮　　　制	剪取带钩茎枝，拣去老梗、杂质，用清水洗净晒干。
性味与功能	味甘微苦，性平。平肝，熄风。
应　　　用	头目眩晕，卒中瘫痪，口眼㖞斜，头痛不眠，心悸，小儿惊痫，子痫，肢节拘急，全身麻木。
用量与用法	10～20克，水煎服，或入丸散剂。
用　　　方	高血压，肝火亢盛，头晕目眩，用钩陈20克、栀子20克水煎。

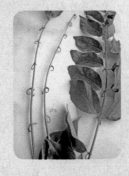
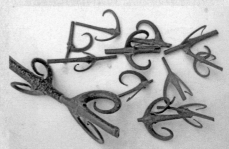

挂 兰

别　　　名　匍匐兰、吊兰、树蕉瓜、折鹤兰。

拉 丁 学 名　*Chlorophytum comosum* (Thunb.) Baker.

科属与特征　为百合科吊兰的根，多年生草本。叶基部长出，一丛中约 10 叶，叶长披针形，叶中间绿色，边缘两边白色；亦有中间白色，边缘两边是绿色，又有全株叶均绿色。都均有生长匍枝，在尾部又长一束吊兰。花小淡白色。根多肥呈纺锤状；灰褐色。各地有栽培作观赏。

性味与功能　味甘苦，微酸，性平。化痰，止嗽，解毒，活血。

应　　　用　咳嗽多痰，气管炎，疔疮，痔疮，无名肿毒，烧伤，骨折。

用法与用量　10 ～ 30 克，水煎服。外用捣烂敷或捣汁涂患处。

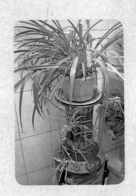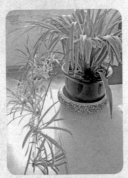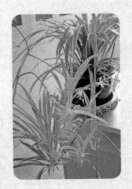

挂 菜 草

别　　　名　芥菜草。

性味与功能　味淡微苦，性凉。清热，解毒，止咳。

应　　　用　咽喉肿痛，口腔溃痛，肺热咳嗽。

用量与用法　20～60 克，水煎药服。

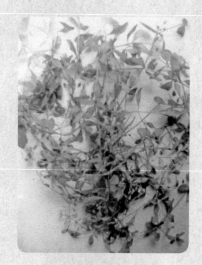

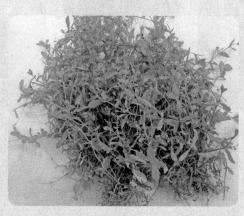

孩儿掏伞

性味与功能　味微辛，性温。活血，祛瘀，止痛。

应　　　用　内伤疼痛，跌打损伤，外伤肿痛。

用量与用法　10～15克，水煎服。

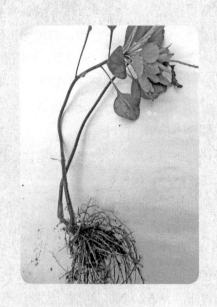

厚　朴

别　　　名	赤朴、川朴、筒朴。
拉 丁 学 名	*Magnolia officinalis* Rehd. et Wils.
科属与特征	为木兰科厚朴的根皮或茎皮。落叶乔木，茎直立，树枝紫褐色或灰褐色。叶互生，椭圆卵形，叶全缘，淡黄绿色。叶与花同时开放，白色花，花梗短较粗，花瓣肉质，匙形，白色。聚全果，卵圆形，种子三角形，外皮红色。厚朴种类较多有靴角朴、根朴、筒朴、枝朴之分。部分市县有，分布量少。
成　　　分	主要含厚朴酚、桉叶醇。
炮　　　制	将川朴用清水洗净，入水稍泡取出，闷软，用刀刮去外粗皮洗净，切片晒干.
	姜制川朴：先取生姜捣烂取汁放容器内，加朴片稍闷，入热锅内，用文火炒至姜汁吸尽，取出去渣摊晾。每10千克川朴，用生姜1.2千克。
性味与功能	味苦辛，性温。宽中，祛湿，下气。
应　　　用	胸腹胀满，痰饮喘咳，腹痛呕吐，胃气不和，泄泻，痢疾，肺气胀满。
用量与用法	10 ～ 15 克，水煎服。
注	孕妇不可大量或多服。

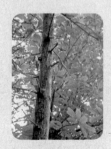 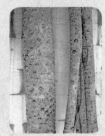 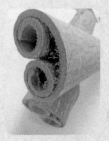

厚朴花

别　　　名	朴花、调羹花、川朴花。
拉 丁 学 名	*Magnolia officinalis* Rehd. et Wils.
科属与特征	为木兰科，厚朴的花蕾。花如毛笔头，棕红色，花瓣肉质，像匙状。特征同厚朴。
炮　　　制	将蓓蕾拣净杂质和枝梗，筛去灰土，晒干。
性味与功能	味微辛苦，性温。宽中化湿。
应　　　用	胸闷，脘腹胀满，嗳气，便稀尿浊。
用量与用法	6～12克，水煎服。

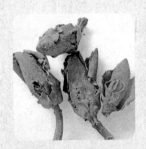 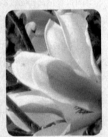 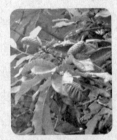

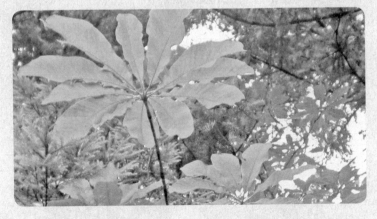

胡　椒

别　　　　名	玉椒、浮椒、白胡椒、黑胡椒。
拉 丁 学 名	*Piper nigrum* L.
科属与特征	为胡椒科胡椒的果实。茎藤状，多节，节处较膨大。叶互生，革质，阔卵形，先端尖，叶边缘全缘。叶面深绿色，底面绿色，叶脉明显。茎节上侧生穗状花序，每花有杯苞片，无花被、花丝短。结浆果球状成穗且稠密，果幼时绿色，熟时红绿色。剪下果穗晒干或烘干为黑胡椒；如果熟红时收取，入水中浸几天，除去外皮，晒干为白胡椒。生长于荫蔽的树林中。部分地区有，一般是引种，福建省量少。
成　　　　分	含挥发油、胡椒脂碱、胡椒碱、胡椒新碱。
炮　　　　制	将原药拣去杂质，筛去灰土，用时研磨粉入药。
性味与功能	味辛，性热。温中散寒，止泻祛痛。
应　　　　用	胃痛，心腹冷痛，反胃呕吐，寒痰食积，泄泻，冷性痢疾，齿痛，解鱼蕈毒。
用量与用法	2～5克，水煎服，或研末调服。
用　　　　方	久泻不止，用白胡椒7粒，全蝎3头，用伏龙干50克煎熬，取汤煎上药服。

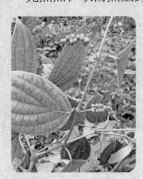

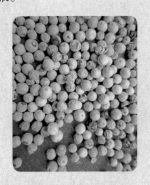

胡萝卜

别　　　名	红萝卜、黄萝卜、红芦服、丁香罗菔。
拉 丁 学 名	*Daucus carota.*
科属与特征	为伞形科胡萝卜的根。一年生草本，茎直立，多分棱。叶为回羽状，裂片披针形，绿色，叶有长柄，茎部较大。花小，淡黄色，亦有白色花，为复伞形花序。结果为矩圆形。根粗壮，肉质，呈圆柱形，外面和断面均呈红色或黄红色。各地均有栽种。
成　　　分	根主要含胡萝卜素、番茄烃及维生素 B_1、维生素 B_2 等。
性味与功能	味甘微辛，性平无毒。暖肾壮阳，健脾补中。
应　　　用	肠胃气胀不舒、消化不良、少腹不温、咳嗽、久痢等。
用量与用法	30～60克，水煎服，可炖肉食或生食。

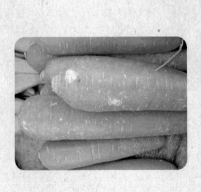
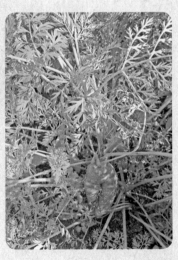

胡 毛 蕨

性味与功能　味淡微涩。益气。祛湿，利水。

应　　用　四肢无力，风湿性关节炎，腰脚酸痛，水便不利，肿
胀，尿黄。

用量与用法　20～60 克，水煎服。

用　　方　尿不利腹胀，用胡毛蕨 60 克，芒萁心 30 克水煎服。

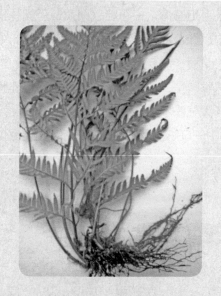

胡荽

别　　　名	香菜、目虱菜、香荽、胡荽菜。
拉 丁 学 名	*Coriandrum sativum* L.
科属与特征	为伞形科，一年生草本。茎直立，中空，全株无毛，主根细，有多分支，茎有棱。叶互生，柄长，叶羽状分裂。顶生复伞形花序，花小，色白。结果实类球形，根须白花。全株有强香味。各地均有栽培。
成　　　分	主要含维生素 C、王醛和芳樟醇等。
性味与功能	味辛微甘，性温无毒。散气消食，发汗透疹。
应　　　用	饮食不化、腹胀、麻疹不透发、大小便不畅、身热头痛等症。
用量与用法	10～20 克，水煎服
用　　　方	荨麻疹、痒，用胡荽 30 克煮面食。

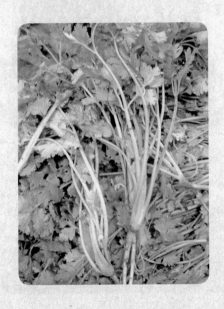

胡荽子

别　　　名　芫荽子、香菜子、目虱菜子。

科属与特征　为伞形科植物胡荽的菜子。呈圆球形，淡棕色，表面粗糙，有棱绒，果实比较坚硬，手捣碎很香。各地均有栽种。

成　　　分　主要含挥发油、脂肪、果糖等。

性味与功能　味辛微酸，性温无毒。透疹暖胃。

应　　　用　胃脘闷胀、鼻塞不通、疹点不透等。

用量与用法　10～12克，水煎服。外用适量炖酒或菜油抹之。

用　　　方　麻疹出疹期已到不透，用胡荽子炖酒全身擦一遍，疹已透出，就不要再用。

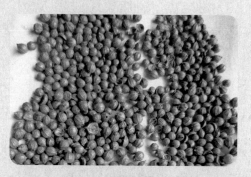

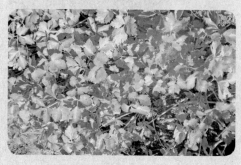

胡颓子

别　　　名	牛奶子、咸匏头、瓶匏、田蒲、咸匏、半含春、甜棒 捶、灯蒲、王婆奶。
拉 丁 学 名	*Elaeagnus pungens* Thunb.
科属与特征	为胡颓子科胡颓子的果实。灌木，枝干有刺，褐色。 叶长圆形，革质，边缘波状。花3朵簇生，银白色， 花被漏斗形，花柱无毛。果实椭圆形，熟时棕红色。 生长于灌木林中，山坡。各地均有分布。
成　　　分	花主要含挥发油。
性味与功能	味酸涩，无毒。除烦，止泻，定喘。
应　　　用	消化不良，咳嗽，气喘，痢疾，烦热，痔疮，腰部扭伤。
用量与用法	10～15克，水煎服。

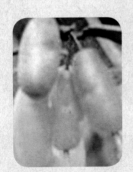 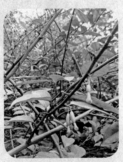 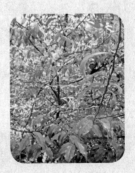

胡颓子根

别　　　名　咸匏根。

拉丁学名　*Elaeagnus pungens* Thunb.

科属与特征　同上呈圆柱形，外表皮淡黄色，断面即黄白色木质，质坚硬，纤维性强，茎叶特征同胡颓子。

性味与功能　根味酸微涩，性平无毒。祛风利湿，止血，清热。

应　　　用　风湿性关节痛、腰腿痛、咳嗽、咽喉肿痛、咳血、咯血、月经过多、泻泄、积滞等。

用量与用法　根 10 ～ 20 克，水煎服，或浸酒服。

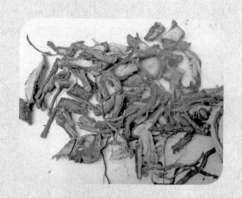

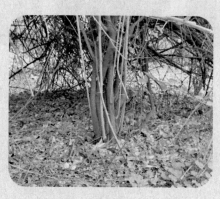

胡 枝 子

别　　　名	荆条、鹿鸣花、野花生、假花生、夜含草。
拉 丁 学 名	*Lespedeza bicolor* Turcz.
科属与特征	为豆科胡枝子的根皮。落叶灌木，多分枝，3复叶，小叶卵形或椭圆形，全缘，叶面绿色，叶底面淡绿色。腋生总状花序，小苞片狭卵形，黄褐色，外面披白疏柔毛，花冠紫色。结荚果斜倒卵形。
炮　　　制	全株根叶茎用清水洗净，切段片晒干。
性味与功能	味甘微苦，性平无毒。润肺止咳，益肾通淋。
应　　　用	咳嗽、百日咳，头晕，淋沥，鼻血，乳痈，蛇咬伤。
用量与用法	10～30克，水煎服。外用适量捣烂敷患处。
用　　　方	经常失眠多梦，用胡枝子30克水煎服。

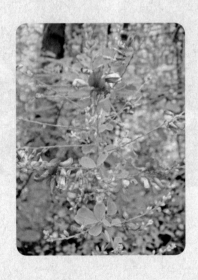

急性子

别　　　名　凤仙子、金凤花子。

拉丁学名　*Impatiens balsamina* L.

科属与特征　为凤仙花科凤仙花的种子。特征同凤仙，种子类扁圆形，棕色。较坚硬。各地均有分布。

成　　　分　主要含凤仙甾醇、蛋白质、多糖、蛋白质、氨基酸、挥发油等。

性味与功能　味苦辛。性温有小毒。软坚，散结，活血。

应　　　用　痞块，肝脾肿大，积块，闭经，顽痰不化，噎嗝，下骨硬，胎衣不下，疮肿，跌打肿痛。

用量与用法　6～10克，水煎服。

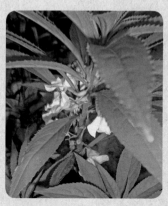
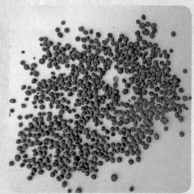

韭　菜

别　　　名	韭、草钟乳、起阳草、长生韭、壮阳草。
拉丁学名	*Allium tuberosum* Rottl. ex Spreng.
科属与特征	为百合科韭的地上叶或根。多年生草本，根茎白色，花叶从茎生，叶长线形，扁平，先端锐尖，全缘，光滑无毛。顶生伞形花序，总苞片膜质，白色，茎部合生，花被6裂，白色裂成长圆形，花药黄色。蒴果倒心状三棱形，绿色。种子黑色扁平；略成半圆形，边缘具棱。根丛多白色。全株具有强烈的香气。各地均有栽培。
成　　　分	主要含苷类、硫化物。
性味与功能	味辛微酸性温无毒。温中，行气，止血。
应　　　用	脘腹冷痛，反胃噎嗝，蛔虫痛，吐血，鼻血，齿血，尿血，下痢赤白，痔漏，脱肛，跌打伤痛。
用量与用法	捣汁饮服或炒熟服。
用　　　方	1.口眼㖞斜，用韭菜根须适量捣烂，加茶油放火上微蒸，趁热用手抹涂患侧，由下向上推涂，每日3～5次。 2.水蛭钻入人身皮肤内，用韭菜叶适量炒蛋成饼样，贴水蛭钻口处片刻，水蛭自动而出。

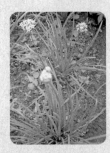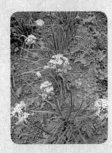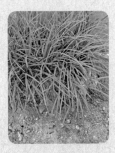

绞股蓝

别　　　名	七叶胆、五叶参、甘茶蔓、遍地生根。
拉丁学名	*Gynostemma pentaphyllum* (Thunb.) Makino.
科属与特征	为葫芦科绞股蓝的茎叶。多年生草本，茎软弱，有细纵棱，节处有卷须。叶互生，又指状复叶，长圆状披针形，边缘有浅波状钝齿。腋生圆锥花序，花萼管短分裂，裂片三角形；花冠白色，花小。结浆果球形，熟时呈黑色。种子宽卵形，有疣状凸起。生长于山野、岩坡等。各地均有少量栽培。
成　　　分	主要含苷类、糖类、色素、甾醇。
炮　　　制	将原药拣去杂质，用清水洗净，切段片晒干。
性味与功能	味苦、性寒。清热解毒，化痰止咳。
应　　　用	肝病，肾病，咳嗽，泄泻，痰多咳喘，高血脂。
用量与用法	10～20克，水煎服或研末冲服。

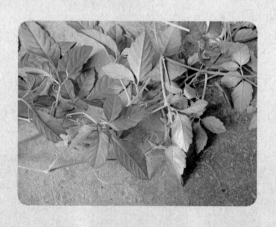

茭 白

别　　　名	绿节、菰芛、菰首、茭粑、甘芛、菰蒋草、茭芛、茭草。
拉 丁 学 名	*Zizania latifolia* (Griseb.) Stapf.
科属与特征	为禾本科菰的菌瘿，多年生草本，秆直立，叶基生，叶片平扁，线状披针形。叶面深绿色，光滑；叶底淡绿色，粗糙。簇生圆锥花序。结颖果，外有颖壳，剥去外壳内为乳白色圆柱形或锥长圆形的茭芛，肉质。老的不但含纤维多，而且内有黑芝麻点。其根茎，须根粗壮。生长于田间、沼水之地。各地均有栽种。
性味与功能	味甘性凉，无毒。清热，除烦，利尿。
应　　　用	目红赤，黄疸，烦热口渴，痢疾，便秘，尿短赤，解酒毒，催乳。
用量与用法	30～60克，水煎服。
注	本品性滑，脾胃虚寒腹泻者勿食。

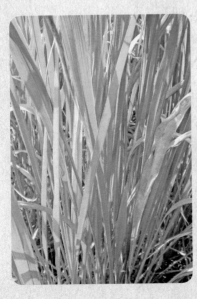
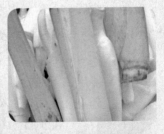
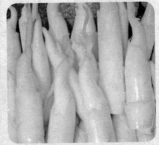

姜　黄

别　　　名	黄姜。
拉 丁 学 名	*Curcuma longa* L.
科属与特征	为姜科姜黄或郁金的根茎。多年生草本，叶根生，叶片椭圆形。有稠密穗状花序，苞片阔卵圆形，每苞片内有小花，花冠3裂。结蒴果类球形。根粗壮，地下的根块茎呈扁卵形或纺状如生姜，但少分叉，外表黄棕色，内为黄色，有角质光泽，表面有须根痕和环状节，质坚硬。各地均有野生或栽培。
成　　　分	主要含挥发油、姜黄素、果糖、葡萄糖等。
炮　　　制	将姜黄用清水洗净，入热水中煮至透心，趁软切片，晒干。
性味与功能	味辛苦，性温。理气止痛，祛瘀通经。
应　　　用	胸心疼痛，脘腹胀痛，食积疼痛，腰脚痛，妇女闭经，少腹痛，症瘕血块。
用量与用法	16～20克，水煎服，或入丸药、散剂。
用　　　方	牙齿疼痛难忍，用姜黄20克，花椒15克水煎含服。
注	体虚，无血瘀，气滞者忌服。

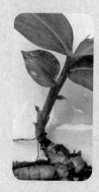
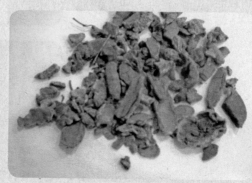

荔　枝

别　　　名　荔支、丽枝、勒枝。

拉丁学名　*Litchi chinensis* Sonn.

科属与特征　为无患子科荔枝的果实。常绿乔木。树干直立，多分枝。叶互生，羽状复叶，草质，多光滑，矩圆状披针形，全缘。顶生圆锥花序，花小，淡青色或淡黄色，花柱绒状。结果球形，外果皮粗实，熟时红赤色，果肉乳白色，半透明，核长卵形，红赤色，光滑，断面红白色。低海拔市县有栽培。

成　　　分　主要含葡萄糖、蛋白质、蔗糖、柠檬酸、苹果酸、脂肪、维生素等。

性味与功能　味甘微酸，性温，无毒。补血，止痛。

应　　　用　血虚头晕，胃脘疼痛，脾虚下血，呕逆，瘰疬，牙痛，月经不调，外伤出血。

用量与用法　果肉 15 ～ 20 克，水煎服或浸酒饮服。

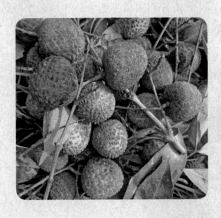
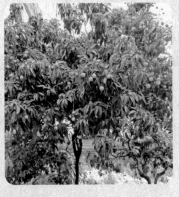

荔 枝 壳

科属与特征 即荔枝外壳。

性味与功能 味微苦涩。祛湿止血。

应　　用 湿疹痢疾，血崩，疹点不透发。

用量与用法 壳 10～20 克，水煎服或入散剂。

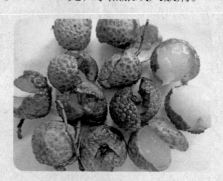

荔 枝 核

科属与特征 即荔枝果实去肉，取种子荔枝核。

性味与功能 味甘涩，性温无毒。理气止痛。

应　　用 心腹疼痛、疝气疼痛、妇人血气刺痛等。

用量与用法 10～15 克，水煎服或研末入丸散服。

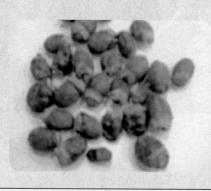

络 石 藤

别　　　名	络石、石龙藤、石薜荔、合掌藤、钳壁藤、风石。
拉 丁 学 名	*Trachelos permum jasminoides* (Lindl.) Lem.
科属与特征	为夹竹桃科络石藤的茎叶。常绿攀缘木草，茎圆柱形，多分枝，弯曲攀缘而长，茎红褐色，节多，略膨大，质坚韧，断面黄白色。叶对生，卵状披针形，叶全缘。叶面深绿色，底面浅绿色。腋生聚伞花序，白色花，为管圆柱形。结蓇荚果长圆柱形，种子线形而扁，浅褐色。生长于荒山坡地或庭院栽培攀树、石或墙壁而上。各地均有分布。
成　　　分	主要含牛蒡苷、橡胶肌醇、罗汉松树脂肪苷、络石糖苷等。
炮　　　制	拣去杂质用清水洗净，稍闷透，切段片晒干。
性味与功能	味微苦酸涩，性平无毒。通络，祛湿，止血。
应　　　用	腰脚疼痛，湿痒，四肢伸屈不利，筋脉拘急，肌肉痒痛，风火牙痛，肺痿，咳血，吐血，痈疽，跌打损伤。
用量与用法	全草10～30克，水煎服或浸酒服。外用研末调涂。
用　　　方	1. 全身关节酸疼，伸屈不利，用络石藤100克炖猪脚骨服。 2. 喉痒吞咽不利，用络石藤100克煎浓汁慢慢咽服。

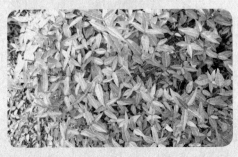

柳　枝

别　　　名	柳条、垂柳、杨柳。
拉丁学名	*Salix babylonica* Linn.
科属与特征	为杨柳科垂柳的枝条。多年乔木，柳枝长而向下垂，叶披针形，边缘具有细锯齿，叶面绿色，叶底面白绿色。花叶同时开放，总梗有毛。结蒴果绿褐色，熟后开裂，种子有绵毛。生长于低洼湿地。各地均有栽种。
炮　　　制	将柳枝用清水洗净，切片晒干。
成　　　分	主要含水杨苷。
性味与功能	味苦微辛、性寒。祛风利湿，利尿消肿。
应　　　用	腰脚疼痛，小便不通，尿淋白浊，肝病，牙齿痛。
用量与用法	20～30 克，水煎服。
用　　　方	小便混浊不清，用柳条 30 克水服。

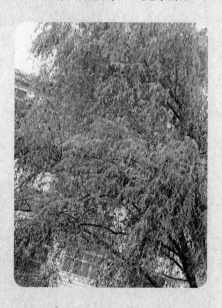

柳　根

别　　名　杨柳须、红龙须、杨柳根。

科属与特征　柳根即杨柳的根及根须。

炮　　制　取根茎用清水洗净，软透，切片晒干。

性味与功能　味苦性寒。通淋、祛湿、止痛。

应　　用　淋沥、白浊、风湿性关节痛、黄疸、水肿、牙痛。

用量与用法　10 ~ 30 克，水煎服。

用　　方　牙齿肿痛，用柳根 50 克、蒺藜 20 克水煎服或用根炖瘦肉服。

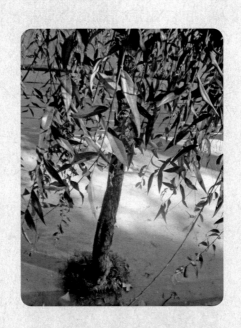

柳 杉

别　　　名	天柴、长叶柳杉、孔雀杉。
拉丁学名	*Cryptomeria fortunei* Hooibrenk.
科属与特征	为杉科，柳杉的根皮。树干通直，外皮红褐色，有纵条沟纹，枝条较多，叶螺旋状排列。雄花腋生矩圆形，雌花枝顶生类球形，均为鳞片组苞成球状。每鳞片有稍平扁的种子1～2枚。根较坚红褐色。各地均有分布。
成　　　分	主要含扁柏双黄酮、杉树脂酚等。
炮　　　制	取柳杉根茎，刮去外层粗皮，剥取根皮，用清水洗净，切丝片晒干。
性味与功能	味苦涩微酸，性凉。祛毒，止痒。
应　　　用	皮肤湿疹，皮癣，疮疥。
用量与用法	外用适量煎汤洗患处。

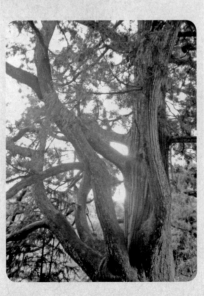

柳叶白前

别　　　名	白前、石兰、嗽药、水柳、溪柳、鹅管白前。
拉丁学名	*Cynanchum stauntonii* (Decne.) Schltr. ex Levl.
科属与特征	为萝藦科白前的根茎。多年生草本。茎直立，单叶对生，叶片披针形至线状披针形，边缘反卷。腋生聚产花序，花萼绿色，花冠紫色。结蓇葖果角状，种子多数顶端有白色细绒毛。根茎呈管状有节，表面浅黄色至黄棕色，有细纵皱纹，节部膨大；常有分枝密生须根，根断面类白色。生长于山谷阴处或沙滩，江边沙土处。部分地方有分布。
炮　　　制	将白前拣净杂质，用清水洗净稍浸，取出待软，切段片晒干。蜜制白前：先将蜜置锅内加水少许煮沸，入白前段片用文火炒至者黄色不黏手为度，取出摊晾。
性味与功能	味甘微辛苦，性温无毒。降气，止咳，化痰。
应　　　用	咳嗽，痰涎壅滞，咳喘，阴虚发热，湿疹。
用量与用法	10～15克，水煎服。

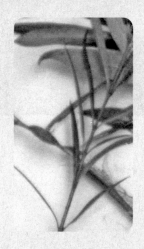 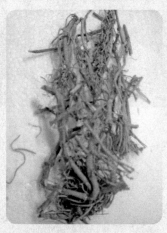

闾山竹

别　　　名 离山竹。

科属与特征 为常绿灌木。茎直立，圆柱形，茎实，有节，有分枝。叶单叶互生，长披针形，似竹叶，全缘，叶脉3条平行直出。叶面、叶底均绿色。腋生管状花序，花丝黄色，花瓣紫红色。结浆果球形，从绿至黑色。根肉质类白色。生长于山野，林下或栽培。各地均有分布。

性味与功能 味微苦，性平。舒筋活络，祛湿止痛。

应　　　用 筋骨伸屈不利，腰腿疼痛，风湿性关节炎，跌打损伤。

用量与用法 10～20克，水煎服。

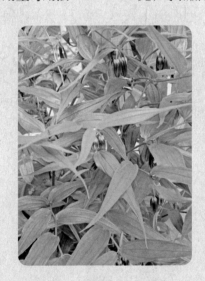
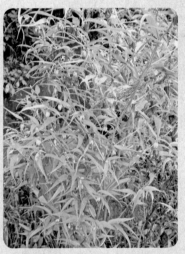

美人蕉根

别　　　名	美人蕉、小芭蕉头、观音姜、兰蕉、红蕉、虎头蕉、凤尾蕉。
拉丁学名	*Canna indica* L.
科属与特征	为美人蕉科美人蕉的根。多年生草本，地上枝丛生，块状根茎。单叶互生，叶大而长，具有柄的叶柄，卵状长圆形，叶全缘。总状花序，花单生或成对生，萼片绿白色或带红色，花冠红色。结蒴果卵状长圆形，绿色，具柔软刺状物。各地均有栽培。
炮　　　制	美人蕉根，鲜用去残茎叶，用清水洗净切片晒干。
性味与功能	味苦微辛涩，性寒有小毒。清热，祛湿，止血。
应　　　用	痢疾，咳血，尿血，血崩，月经不调，痈疽红肿，传染性慢急性肝炎。
用量与用法	根 9～15 克，水煎服。外用捣烂外敷。

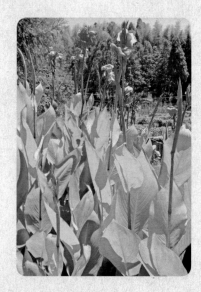
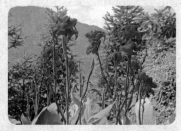
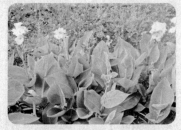

南 瓜

别　　名　金匏、金瓜。

拉丁学名　*Cucurbita moschata* Duchesne.

科属与特征　为葫芦科南瓜的果。一年生蔓生藤本，茎有棱线，外被刺毛，中空，节梢大。叶互生，圆卵形，边缘成裂、波状弯曲，有锯齿，叶浅绿色。花腋生，黄色，花冠钟状，漏斗形。结大匏果，外皮从绿到黄色。瓜蒂坚硬，呈三角形。瓜外表面有深纵沟。瓜瓤黄色与种子相聚结合一起。根质实，呈黄白色，有纵沟断面放射纹。各地均有栽种。

成　　分　瓜果主要含瓜氨酸、精氨酸、天门冬素、胡萝卜素、维生素 B、葡萄糖、蔗糖等。

性味与功能　味甘微酸，性温无毒。补中益气。

应　　用　手脚疲软，经络不舒，小便不利。

叶、根：利湿，通乳汁，糖尿病，淋病，黄疸。

南瓜子：驱绦虫，杀蛔虫，糖尿病。

南瓜蒂：疗疮，肿毒。

南瓜藤：治胃痛、月经不调等。

用　　方　带状疱疹，用南瓜叶 60 克煎汤外洗。

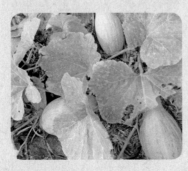

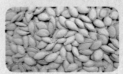

南天竹

别　　　名	南方竹、白天竹、观音竹、天竹仔、杨桐、大椿、蓝田竹、阑天竹。

拉丁学名　*Nandina domestica* Thunb.

科属与特征　为小檗科南天竹的根。常绿灌木，茎直立，少分枝，平滑无毛。叶对生，羽状复叶。顶尾小叶有 3～5 片，椭圆状披针形，叶较厚，全缘，革质，深绿色，冬季转红色。顶生圆椭花序，花瓣白色。结浆果球形，鲜红色，内有种子 2 粒。生长于灌木林中，多栽培园院中。

成　　　分　根主要含生物碱。

性味与功能　味苦性寒。清热，祛湿，止痛。

应　　　用　发热咳嗽，头痛咽干，湿热黄疸，关节痛，腰腿痛，坐骨神经痛，吐血，瘰疬，跌打损伤。

用量与用法　15～30 克，水煎服。外用，擦患处。

用　　　方　跌打伤肿痛，用根适量煎酒擦患处。

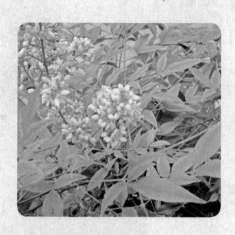
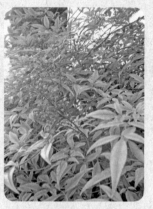

【福建高山本草】

南天竹子

别　　　名　天烛子、小铁树子、红杷子、红枸子。

科属与特征　为小檗科南天竹的果实。果实球形，外皮暗红色或棕红色，光滑顶端有突点。种子扁圆形。

成　　　分　主要含南天竹碱。

性味与功能　味酸甘微涩，性平。止咳，清火。

应　　　用　咳嗽，气喘，百日咳，慢性咳喘，下疳溃烂，目红。

用量与用法　6～10克，水煎服。

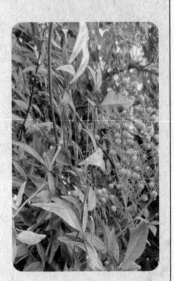

南天竹叶

别　　　名　南方竹叶、南竹叶、天竹叶。

科属与特征　为小檗科，南天竹的叶。

成　　　分　含抗坏血酸。

性味与功能　味苦，性寒。清热，止血，镇咳。

用　　　方　外感风热，头痛，目红肿痛，鼻血，尿血，咳嗽，百日咳。

用量与用法　10～15克，水煎服。

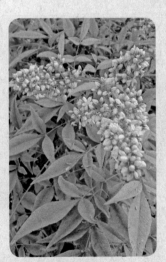

南　星

别　　　名	天南星、老蛇杖，虎掌南星。
拉 丁 学 名	*Arisaema heterophyllum* Blume.
科属与特征	天南星科天南星的根块茎，多年生草本。茎直立，圆柱形。叶柄肉质，有花纹，如蛇状盘绕。叶成大片，全裂成小片如掌状复叶，长披针形。叶脉羽状，绿色。花序轴肥厚，结果聚成一簇，为浆果红色或紫色。根茎扁球形，外皮褐色，去粗皮均白色。生长在阴湿等坡地。各地均有分布。
成　　　分	根块主要含三萜皂苷、安息香、氨基酸和淀粉等。
性味与功能	味苦辛，性温，有毒。化痰祛风，消肿散结。
应　　　用	卒中，口眼㖞斜，痰涎壅滞，气喘，痰浊头晕，半身不遂，惊风癫痫，瘰疬，跌打损伤。
用法与用量	块茎6～12克，水煎服（要炮制用）。外用可适量生用。
用　　　方	瘰疬，用生南星研末调醋涂患处。

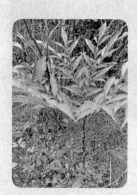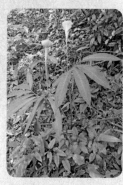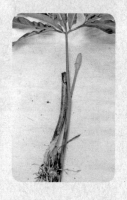

柠　檬

别　　　名	黎檬子、宜母子、里木子、梦子、宜母子。
拉 丁 学 名	*Citrus limonia* Osbeck.
科属与特征	为芸香科黎檬的果实。灌木，茎有硬刺。叶互生，椭圆状矩圆形，边缘有钝锯齿，革质。腋内簇生花，萼杯状，花5瓣，线状矩圆。结果类球形，从深绿至淡黄色或红色，内有囊8～10瓣，瓣内有种子数粒。部分地区有栽培。
成　　　分	柠檬果主要含橙皮苷、柚皮苷、柠檬酸、苹果酸、奎宁酸等。
性味与功能	味酸，性微温；生津，祛暑。
应　　　用	口干口渴，清暑，哕呕，安胎。
用法与用量	6～12克，水煎服，或泡服。

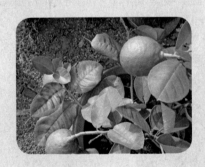 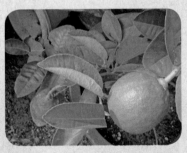

柠 檬 叶

别 名	梦子叶、母子叶、檬叶。
科属与特征	为芸香科，柠檬的叶。特征同柠檬。
炮 制	取叶用清水洗净，切丝片晒干。
性味与功能	味辛甘，性温。祛气，止咳。
应 用	脘腹胀痛，呕恶，腹泻，咳嗽，气喘。
用法与用量	10～15克，水煎服。

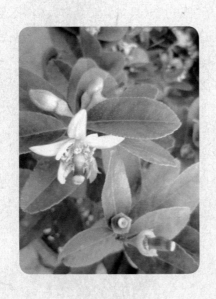

荠 菜

别　　　名	荠、鸡心菜、荠只菜、蒲蝇花、上已菜、护生草、净肠草、假水菜。
拉丁学名	*Capsella bursa-pastoris* (L.) Medle.
科属与特征	为十字花科荠菜的全草。一年生草本，茎直立，纤细有分枝，黄绿色。叶丛生，羽状深裂，茎生叶绒状披针形，边缘有锯齿。顶生总状花序，绿色，花白色，十字形开放。果呈倒三角形，扁平，种子细小。根须状分枝，灰黄色，断面乳白色。生长于庭园、路边。各地均有分布。
性味与功能	味甘涩微辛，性平无毒。利水，止血，清肝。
应　　　用	小便淋沥、痢疾、水肿、目红肿痛、吐血、尿血、子宫出血、便血、咳血等。
用量与用法	全草 15～30 克，水煎服。
用　　　方	全身红疹痒或疹块不消，用荠菜 30 克水煎服。

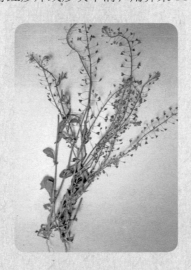

前　胡

别　　　名	水前胡、姨妈菜、白花前胡、野芹菜、岩川芎。
拉 丁 学 名	*Peucedanum praeruptorum* Dunn.
科属与特征	为伞形科前胡的根茎，多年生草本。茎直立。叶基部生，3复叶羽状分裂，边有锯齿。腋生或顶生复形花序，花萼短三角形，花瓣广卵形，白色。结果双悬果，椭圆形，较光滑。根茎圆锥形。生长于山坡、丛林下。各地均有分布。
成　　　分	主要含前胡苷、挥发油、甘露醇等。
炮　　　制	将前胡去芦头和杂质，用清水洗净，稍闷，待软切片晒干。蜜炙前胡：取前胡片，置热锅内，用文火炒至微黄，入炼蜜拌炒至不黏手为度，取出摊晾。
性味与功能	甘辛微苦，性微寒。宣风祛痛，止咳化痰。
应　　　用	伤风感冒，风热头痛，骨节酸疼，胸膈烦闷，痰热咳喘，反胃呕逆。
用量与用方	3～18克水煎服。或入丸药、散剂。

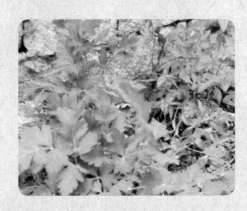 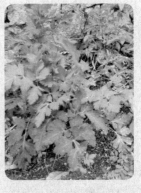

荞　麦

别　　　名　乌麦、花荞、甜荞、荞子。

拉丁学名　*Fagopyrum esculentum* Moench.

科属与特征　为蓼科荞麦的种子。一年生草本，茎直立，有分枝，光滑。叶互生，三角形或五角形，叶脉被乳头状突起。腋生或顶生伞房花序，花白色，亦有粉红色。结瘦果三角状卵形，棕褐色光滑。部分地区有栽种。

成　　　分　主要含水杨胺，4-羟茎甲胺等。

性味与功能　味甘微酸，无毒，性平微寒。健脾开胃，消积去秽。

应　　　用　脘腹胀痛、大便稀泄、白浊、白带、淋沥、丹毒、瘰疬、汤火烧伤等。

用量与用法　荞麦子煎服，但不宜多食否则会头眩晕。

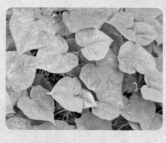

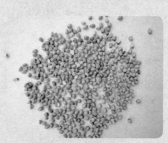

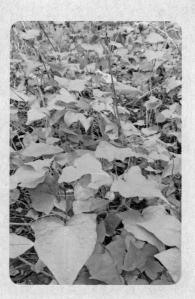

秋 海 棠

别　　　名	八月春、断肠花、断肠草、相思草。
拉 丁 学 名	*Begonia evansiaua* Andr.
科属与特征	为秋海棠科秋海棠的花。多年生草本，茎直立，光滑有节，微紫，红色。叶互生，卵形，先端尖，边缘有细锯齿。叶面淡绿色，有细刺毛，叶底面和叶柄均有紫红色。腋生小珠芽，花粉红色。结蒴有3翅。地下茎为块茎。各地均有栽培。
成　　　分	主要含草酸。
性味与功能	味苦酸涩，性寒无毒。活血，解毒。
应　　　用	咳血，崩漏，疮癣。
用量与用法	6～10克，水煎服。外用取花适量捣烂擦患处。

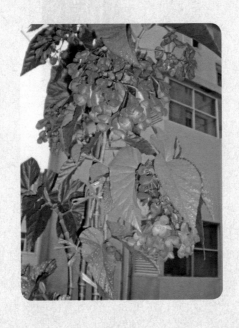

秋海棠叶

别　　　名　海棠叶。

科属与特征　为海棠科海棠的茎叶。特征同秋海棠。

性味与功能　味酸微涩，性微寒。清热，消肿。

应　　　用　扁桃体肿痛，疮疖肿痛，跌打损伤。

用量与用法　10～15克，水煎服。外用适量捣烂敷患处。

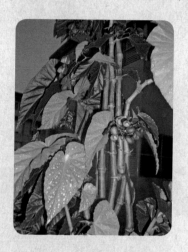

秋海棠根

别　　　名　一口血、大红袍、秋海棠根。

科属与特征　为秋海棠科秋海棠根。特征同秋海棠。

性味与功能　味苦酸涩，性寒。清热，化瘀，止血。

应　　　用　咽喉肿痛，痢疾，跌打肿痛，胃痛，吐血，咯血，鼻
　　　　　　血，血崩，月经不调，白带，淋浊，瘰疬。

用量与用法　10～15克，水煎服。外用适量捣敷患处。

秋　葵

别　　　名	黄秋葵、洋茄、毛茄、羊豆角、黄蜀葵、咖啡黄葵。
拉丁学名	*Abelmoschus esculentus* L.Moench.
科属与特征	为锦葵科秋葵的果。即洋茄，一年生草本，茎直立，分枝较少。叶互生，掌状复叶四裂，裂片长椭圆形，边缘波齿。叶面深绿色，底面淡绿色，有短毛。花腋生，黄色内面基部暗紫色，花 5 瓣，类喇叭状。结肉果外皮有 10 棱，形如大辣椒状，绿色，断面乳白色有黏液，种子白色扁形。根发达入土较深。近年部分地有栽培。
成　　　分	黏液中纤维素。蛋白质、多糖、脂肪、维生素 C、维生素 B_1、维生素 E 等。
性味与功能	味淡，黏滑，性寒。益胃，清热，利尿。
应　　　用	咽喉肿痛，消化不良，小便淋沥，乳汁少，月经不调。
用量与用法	20～60 克，水煎服。或当菜肴煮或烫食。

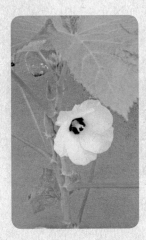
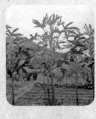
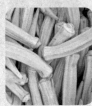
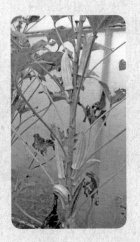

牵牛子

别　　名	牵牛花、黑丑、白丑、黑牵牛、白牵牛、打碗花、喇叭花。
拉丁学名	*Pharbitis nil* (Linn.) Choisy.
科属与特征	为旋花科牵牛的种子，一年生攀缘草本。茎蔓，多分枝，缠绕状。叶互生，心形有2裂3尖，两侧裂片心形。腋生花，漏斗状，紫菜色或桃红色。结蒴果圆形，内种子多枚，白色或黑褐色。生长于山野、路边，也有栽培。各地均有少量分布。
成　　分	主要含牵牛子苷、没食子酸等。
炮　　制	炒牵牛子。取净牵牛子入热锅内用文武炒至微鼓起即可，或喷酒炒干。
性味与功能	味辛苦，性寒，有小毒。泄水，通便，杀虫。
应　　用	小便不利，肿胀，肾病水肿，腹鼓胀，大便结，喘满咳嗽，痰多胸闷，脚气，虫积。
用量与用法	10～20克，水煎服。或入丸散。

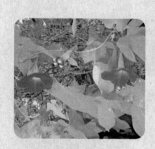
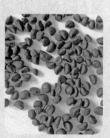
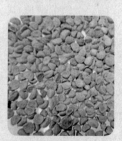

茜 草

别　　名	茜草根、血见愁、活血丹、土丹参、四方红根仔、染蛋藤、鸭蛋藤。
拉丁学名	*Rubia cordifolia* L.
科属与特征	为茜草科茜草的根。多年生攀缘草本。茎四方形，有棱，生倒刺，茎细弱。叶4片轮生，有长柄，叶卵状心形，全缘，表面粗糙，叶面和底面有逆刺。腋生或顶生圆锥状聚产花序，花小，花冠卵状，披针形，淡黄色。结浆果小球形，肉质，由红色至成熟转紫黑色。根细长，支根较多，圆柱形而弯曲，黄赤色。生长于山野、村边、灌木丛中。各地均有分布。
成　　分	茜草根主要含紫茜素、茜素、茜叶色素等。
炮　　制	将原药拣去枝叶和芦苗，取根用清水洗净，切段片晒干。 茜草炭：将净茜草段片置热锅内，用文火炒至焦黑，见火星用清水喷洒，炒干摊晾。
性味与功能	味苦微咸，性平无毒。祛瘀通经，行血止血。
应　　用	瘀滞肿痛，风湿痹痛，黄疸，咳嗽气喘，吐血，尿血，血崩，便血，月经不调，症瘕，痔漏，蛇咬伤，跌打损伤。
用量与用法	根6～15克，水煎服，或入丸散。
用　　方	月经不通腹痛，用茜草30克水煎加酒少许调服。

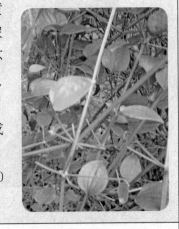

砂 仁

别　　名	缩砂、缩砂仁、缩砂密、阳春砂、壳砂。
拉 丁 学 名	*Amomum villosum* Lour.
科属与特征	为姜科缩砂或阳春砂的种子。阳春砂为多年生草本，茎直立叶 2 列无柄，叶片线状披针形，叶面光滑绿色，叶底面淡绿色有微毛，叶全缘，叶鞘开放抱茎，花茎由根茎向上抽出，具有鳞片叶花序穗状，花萼管状，结蒴果球形，熟时红棕色，种子多数。生长于热带林下，山谷阴湿地，也有栽种。福建省部分地区有少量栽培。
成　　分	主要成分含挥发油、樟脑、龙脑、柠檬烯、乙酸龙脑酯。
性味与功能	味辛微苦甘，性温无毒。祛气，和胃，止呕。
应　　用	脘腹胀满，胃痛，积滞不化，呕吐，肠胃不舒，痢疾，妊娠胎动。
用量与用法	6 ～ 12 克，水煎服。
注	阴虚火旺者忌用。

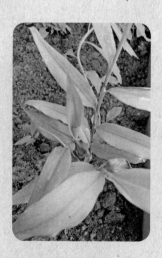
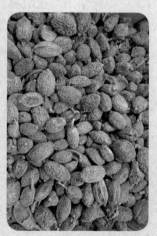

胜红蓟

别　　　名	路遇香、白花草、咸虾花、臭草、胜红药。
拉 丁 学 名	*Ageratum conyzoides* L.
科属与特征	为菊科植物藿香蓟全草。一生年草本。茎直立多分枝，枝绿色或带淡紫色。叶对生，上部互生。叶倒卵状，边缘有锯齿。顶端有头状伞形花序，花小稠密，蓝色或白色，结瘦果黑色有芒状冠毛。生长于路边、荒地。各地均有分布。
成　　　分	含氨基酸、有机酸、黄酮苷、挥发油。
性味与功能	味辛苦，性平。清热解毒，活血止痛。
应　　　用	外感发热，扁桃体炎，咽喉肿痛，腰腿痛，风湿疼痛，痈疽肿毒，崩漏，外伤出血。
用法与用量	10～30克，水煮服。外用捣烂敷患处。

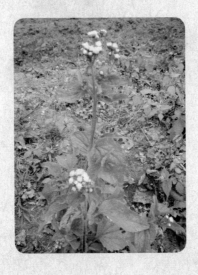

柿 蒂

别　　名	柿丁、柿子蒂、柿萼。
科属与特征	为柿科柿的宿存的花萼。乔木，茎直立，枝秆浅棕色。叶互生，侧卵圆形，革质，全缘。叶面暗绿色，叶底灰绿色，叶脉明显。聚伞花序、花浅黄色。结果为卵圆球形，从绿到熟透红色而软的浆果，果蒂取下即为柿蒂。
成　　分	主要含羟基三帖酸、熊果酸、葡萄糖等。
性味与功能	味涩苦，性温无毒。降逆止呕。
应　　用	呕哕、嗳气、咳逆、血淋等症。
用量与用法	10 ～ 15 克，水煎服。

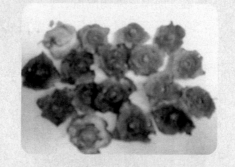

柿 根

科属与特征	为柿科柿的根。特征同柿蒂。
成　　分	主要含强心苷、皂苷、蒽苷、鞣质等。
性味与功能	味微苦涩，性平，无毒。清热，凉血，止血。
应　　用	吐血，痢疾便血，痔疮，妇人血崩。
用量与用法	20 ～ 30 克，水煎服。

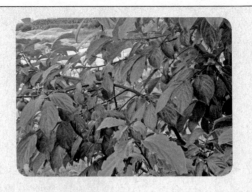

柿　子

拉 丁 学 名	*Diospyros Kaki* L.f.
科属与特征	为柿科柿的果实。特征同柿蒂。
成　　　分	含蔗糖、葡萄糖、果：未成熟，含鞣质。
性味与功能	味涩，熟时味甘，性凉。清热，润肺，止渴。
应　　　用	肺痿，下痢，口渴，咳嗽，吐血，口疮。
用法与用量	2～3个生服，内服。
用　　　方	桐油中毒，用柿子3～4个服用。
注	《本草拾遗》："饮酒食红柿令人心痛，易醉；柿不能与蟹同服。否则引大痛泻。"

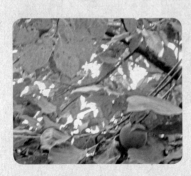

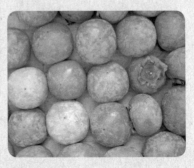

茼 蒿

别　　名	艾蒿菜、义菜、鹅菜、同蒿菜、蓬莱菜、蒿菜、菊花菜、同蒿。
拉丁学名	*Chrysanthemum coronarium* L.
科属与特征	为菊科植物同蒿的茎叶。一生年草本。茎直立光滑柔软，叶互生。叶倒卵状披针形，边缘有不规则的羽状分裂。枝端有头状花序，黄色或黄白色，总苞管状，花有多层。结瘦果三棱形。各地均有分布。
成　　分	含丝氨酸、苏氨酸、丙氨酸、酪氨酸、亮氨酸、天冬氨酸、天门冬素。
性味与功能	味辛甘，性平。和胃，利尿，化痰。
应　　用	谷食不化，小便不利，痰涎浓滞，偏坠气痛。
用法与用量	20～60克，水煮服。一般作菜肴食。

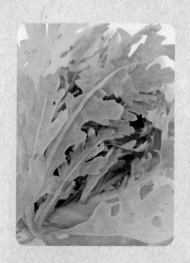
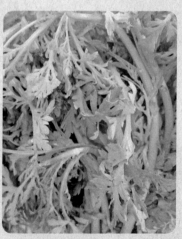

威灵仙

别　　名 灵仙、铁脚灵仙、嗒嗒藤、九里火、九草阶、风车、老虎须。

拉丁学名 *Clematis chinensis* Osbeek.

科属与特征 为毛茛科威灵仙的根式。攀缘性灌木。茎细长，茎有棱，黑褐色。叶互生，羽状复叶，卵状披针形，全缘。叶脉明显，有细毛，叶低面光滑。顶生或腋生圆锥花序，白色。结瘦果扁平状卵形。根细长，多丛生，圆柱形，外皮黑褐色，易断，断面木部黄白色。生长于山坡、杂草丛中。各地均有分布。

成　　分 主要含皂苷、糖类、甾醇、氨基酸、酚类、有机酸。

性味与功能 味苦辛，性温有小毒。通络祛湿。

应　　用 腰膝酸痛，肢脚伸屈不利，痛风，脚气，疟疾，症瘕，牙齿肿痛，咽喉肿痛，诸骨鲠咽。

用量与用法 根 10～20 克，水煎服，或浸酒服。外用捣烂敷患处。

用　　方 牙痛面肿，用威灵仙 30 克、桑白 20 克水煎服。

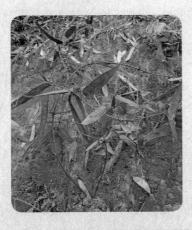

香　附

别　　　名	莎草、香附米、香附子、莎头、雀头香、苦姜头、雷公头、三棱草根。
拉丁学名	*Cyperus rotundus* L.
科属与特征	为莎草科莎草的根茎。多年生本草，茎呈锐三棱形，叶窄绒形短于秆，绿色。穗状花序，小穗绒形，有多花朵。结小坚果圆状倒卵形，根茎呈纺锤形，表面棕褐色或黑色，有纵皱纹及有隆起的环节。节上有棕色毛状鳞片及残留根痕，质坚实。生长于潮湿沙地。各地均有分布。
成　　　分	含葡萄糖、果糖、淀粉、挥发油。
炮　　　制	香附炮制有制香附、四制香附、醋香附、盐香附。如醋香附：将香附加醋闷一夜，待醋吸尽，盖锅中，用文武火炒至深黄色，取出晾干。盐香附：取香附入锅内，用武火炒至外表黑色，内用深褐色喷盐水，炒干。每10千克香附，用醋2千克，或用盐0.2千克。
性味与功能	味微苦辛，性微温，无毒。疏肝解郁，理气止痛。
应　　　用	胸胁胀痛，肝胃不舒，痰饮积聚，呕吐，脚气水肿，尿血，吐血，便血，崩漏，月经不调。
用量与用法	10～20克，水煎服或入丸散。

用　　　方
1. 心腹疼痛、嗳气不适，用香附20克、降真香15克水煎服。
2. 疝气疼痛，用香附15克、金铃子15克、黄芪30克水煎服。

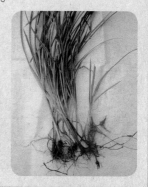

香 蒲

别　　　名	蒲、甘蒲、蒲黄草、板枝、蒲包草、芦烛、芦油烛、金簪草。

拉 丁 学 名　*Typha angustata* Boryet Chaub.

科属与特征　为香蒲科长苞香蒲的全草。多年生草本，茎直立，叶狭线形。花小，集合成圆柱状的穗状花序，花被退化后成鳞片或茸毛。结小坚果。根茎横走，有须根。生长于水边、湿地。各地均有分布。

成　　　分　主要含多种维生素。

炮　　　制　将全草用清水洗净，切段片晒干。

性味与功能　味微辛苦，性凉。利尿，凉血。

应　　　用　小便不利，脾胃燥热，胸膈不舒，乳痈。

用量与用法　10～50 克，水煎服。

注　香蒲品种较多功效相同。

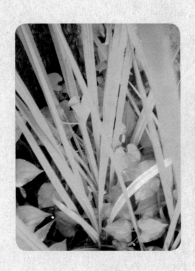
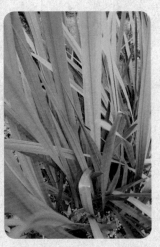

香 薷

别　　名	香菜、香茸、香戎、蜜蜂草、海州香薷、紫花香菜。
拉 丁 学 名	*Mosla chinensis* Maxim.
科属与特征	为唇形科海州香薷的全草。多年生草本，茎直立，四棱形，多分枝。叶对生，披针形，叶全缘或有微锯齿。叶面深绿色，叶底淡绿色，有柔毛。顶生或有腋生轮伞形密聚花穗，花冠唇形，淡紫红色。结小坚果，红棕色，卵圆状。主根淡红色。生长于山野。各地均有少量分布。
成　　分	主要含挥发油、黄酮苷、甾醇、酚性。
炮　　制	将全草拣去杂质和根须，用清水洗净，稍闷软，切段片晒干。
性味与功能	味辛甘微苦。性微温。消暑，祛湿，温胃。
应　　用	暑感风寒，头痛鼻塞，脘腹胀痛，呕吐腹泻，暑热咏嗽，小便不利，脚气水肿。
用量与用法	6～15克，水煎服。

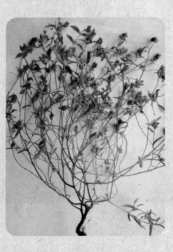

香蕈

别　　名	香菇、香菰、香信。
拉丁学名	*Lentinus edodes* (Berk.) sing.
科属与特征	为侧耳科香菇的子实体。实菌体的根茎部寄生长于他体，茎柄圆柱形，肉质，灰白色，柔韧。菌盖圆形，表面暗褐色，有不规则的裂纹，底面灰白色，均是分叉的菌褶。多为人工种培或寄生长于柯、桐、栗的树干上。各地有培植。
成　　分	主要是碳水化合物、水分、粗纤维、钙、磷、铁、维生素等。
性味与功能	味甘淡，性平无毒。益胃、祛风。
应　　用	胃虚，食欲不振，小便不禁，痘疹不透，风感鼻塞。
用量与用法	10～20克，水煎服。

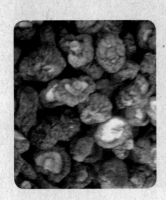 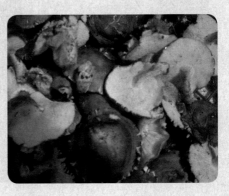

香　橼

别　　　名	香圆、枸橼、香橼柑、枸橼子、香泡树。
拉丁学名	*Citrus medica* L.
科属与特征	为芸香科，香圆的果实。常绿小乔木，枝有硬刺。叶互生，革质，叶较大，长圆形，边缘有锯齿。腋生或顶生总状花序，花有8朵左右，丛生，花瓣5片，白色，外面淡紫色。结柑果卵圆形，类黄色，内种子8～12粒。各地有栽培。
成　　　分	主要含苹果酸、柠檬酸、橙皮苷、鞣质、维生素C等。
性味与功能	味酸甘，微苦辛，性温。理气，止痛，祛痰。
应　　　用	脘腹胀痛，胸膈气阻，痰饮咳嗽，呕噫呃气。
用量与用法	6～12克，水煎服。

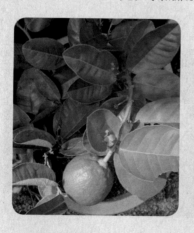
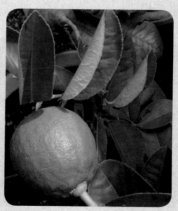

香 芋

别　　　名	团芋。
拉丁学名	*Steudnera henrgana* Engl.
科属与特征	为天南星科香芋的根块。多年宿根草本，叶根出，叶柄较长且软滑，叶长椭圆形，而薄边全缘，淡绿色，光滑。花序柄短，肉质，花佛焰苞张开。结浆果卵状。根块茎长卵圆形，须根较多。生长于沟边、林下阴湿地。部分地区有少量分布。
性味与功能	味辛，性温，有毒。祛湿，散瘀，止痛。
应　　　用	风湿性病，腰腿痛，类风湿，胃痛，外伤出血，跌打损伤。
用量与用法	3～10克，水煎服。外用捣烂敷患处。
注 [1]	槟榔芋又名香芋，为芋头中的上品食物。与本品名的香芋有不同，有毒。宜辨别。
注 [2]	孕妇禁服。

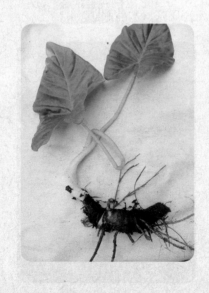

香　樟

别　　　名	樟木、樟柴、樟木树、黄樟。
拉 丁 学 名	*Cinnamomum. camphora* (L.) Presl.
科属与特征	为樟科，黄樟的茎秆。常绿乔木，茎直立，多分枝，外皮灰褐色。叶互生，革质，矩圆状卵形。叶面深绿色，叶底面淡绿色。呈圆锥花序或聚伞形花序，花小，浅绿色。结果实球形，黑色。根大小不一，圆柱形，有弯曲，外表棕黑色，质坚韧，断面黄棕色，有环状纹理，有樟脑香味。生长于路旁、河边。各地均有栽种。
成　　　分	主要含挥发油中的黄樟醚、水芹烯、桂皮醛等。
性味与功能	味微辛，性温。消食止痢，散寒止痛。
应　　　用	消化不良，肠炎痢疾，胃寒胀痛，风湿腰脚痛，百日咳，跌打损伤。
性味与功能	味微辛，性温无毒。祛风防湿，活血止痛。
用量与用法	10～30克，水煎服。

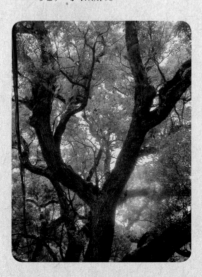

香 樟 根

别　　　名	樟柴根、樟木根、土沉香。
科属与特征	为樟科，樟柴的根。特征同香樟。
炮　　　制	根茎桉大小分开，入水浸泡待软，切片晒干。
性味与功能	味辛微苦，性温无毒。理气，祛湿，止痛。
应　　　用	脘腹胀痛，筋骨疼痛，风湿痒痛，牙痛，吐泻，跌打损伤，疹癣，脚汗，狐臭。
用量与用法	根 20～30 克，水煎服。果与叶另可入药。
用　　　方	疝气少腹痛，用香樟根 60 克水煎服。

香樟叶：用于止血。外伤出血，研末敷患处。

香樟果实：具有解表，除热，止咳的作用，10～15 克，水煎服，用于麻疹不透发，感冒咳嗽，痢疾。

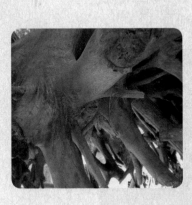 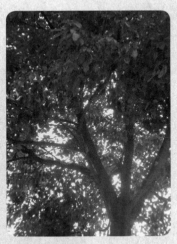

星宿菜

别　　名 红根草、红筋仔、水柯、矮荷子、杜二娘、定经草。

拉丁学名 *Lysimachia fortunei* Maxim.

科属与特征 为报春花科星宿菜的全草。多年生草本。茎常分枝，有黑色细点，根茎出匍枝，茎部略红色。叶互生，倒披针形，表面有黑褐色腺。花序长总状，苞片三角状披针形，花冠白色。结蒴果球形。生长于路旁、水边湿地。各地均有分布。

炮　　制 将全草用清水洗净，切段片晒干。

性味与功能 味苦涩微酸，性平。活血散瘀，祛湿止痛。

应　　用 跌打伤痛，骨折，风湿性关节炎，腰腿疼痛，小便不利，目赤红肿，肝病黄疸，腹胃疼痛，疟疾，经闭，瘰疬，蜈蚣咬伤。

用量与用法 10～20克，水煎服。外用捣烂敷患处。

用　　方 全身浮肿，小便不利，用星宿菜40克水煎服。

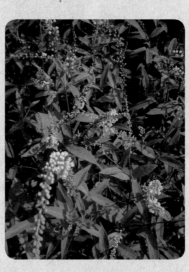

茵　陈

别　　　名	茵陈蒿、绵茵陈、绒蒿、马先、茵陈。
拉 丁 学 名	*Artemisia scoparia* Waldst. et Kit.
科属与特征	为菊科茵陈蒿的幼茎叶。多年生草本，茎直立，表面有纵条纹，紫黄色，多分枝，枝秆光滑，被有灰白色细柔毛。叶化羽状裂，生绒形或毛管状，绿色。头状花序，多数花朵 4 片，淡绿色，均为管状花。结瘦果长圆形。生长于路边、山坡、溪河边。各地均有分布。
成　　　分	主要含蒿属香豆精、绿原酸、精油等。
炮　　　制	将原药拣去质，用清水洗净，切段片晒干。
性味与功能	味苦微辛，性凉。清热解毒，平肝利湿。
应　　　用	肝病黄疸，小便不利，头身发热，关节不利，湿疹疮毒等。
用量与用法	全草 15 ～ 30 克水煎服。
用　　　方	湿热黄疸、脚酸无力，用茵陈 60 克，黄芪 30 克水煎服。
注	本地亦有用土茵陈，效果相似。寒湿者或热甚者忌服。

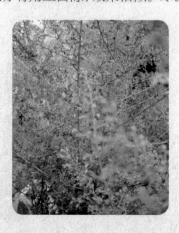

柚

别　　　名	柚子、老苞、胕、抛。
拉丁学名	*Citrus grandis* (L.) Osbeck.
科属与特征	为芸香科柚的果实。乔木，叶长圆，边缘有锯齿，叶暗绿色。花簇生或单生，白色。果较大，椭圆形，果皮光滑而厚、黄绿色，果肉淡白或黄或红色，味甜或酸。各地均有栽培。
成　　　分	主要含新橙皮苷、柚皮苷、枳属苷、维生素及挥发油等。
性味与功能	味甜酸、性凉。宽中，解酒。
应　　　用	脘腹气胀，痰气咳嗽，解酒毒。
用量与用法	适量的果肉，煎服或生食。

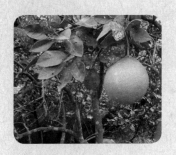

柚　叶

科属与特征	为芸香科柚的叶。特征同柚。
性味与功用	味辛性温，祛风祛湿。
应　　　用	腰膝疼痛，腹胀胃痛，头痛乳痛，冻疮。
用　　　量	10～20克，水煎服。

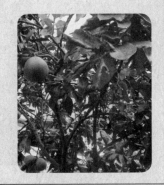

柚　根

科属与特征　为芸香科柚的根。特征同柚。

性味与功能　味辛性温，无毒。祛风理气，止痛散寒。

应　　用　胃寒胀痛、咳嗽头痛、小肠疝气等症。

用　　量　20～30克，水煎服。

用　　方　胃疼腹胀，用根茎50克水煎服。

柚　皮

别　　名　气柑皮、老苞皮、柚子皮、橙子皮。

科属与特征　为芸香科，柚的皮。特征同柚。

性味与功能　味辛甘，微苦，性温无毒。理气，解郁，化痰。

应　　用　脘腹胀满，胸肋疼痛，宿食积滞，气郁胸闷，咳喘，疝气。

用量与用法　10～30克，水煎服。

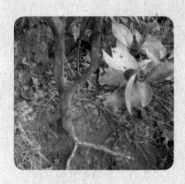
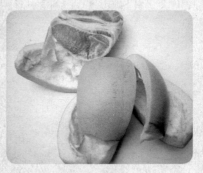

洋　葱

别　　　名	玉葱、番葱。
拉 丁 学 名	*Allium cepa.* L.
科属与科征	为百合科洋葱的鳞茎，多年生草本。茎圆柱形，中空。叶层层包茎，叶片露外为绿色，叶下部包内部分白色，中部长花茎圆柱形。顶生伞形花序，花粉红色。结蒴果，内有数枚种子，黑色扁形。鳞茎大，类球形，外皮包红色的薄膜。切断面层层红白相隔，有强烈香气。各地均有栽种。
成　　　分	主要含硫醇、三硫化物、阿魏酸、咖啡酸、多糖等。
性味与功能	味微辛辣，有强烈香气，性温。抗炎，利尿，祛痰。
应　　　用	泄泻，痢疾、小便不利、多痰，白带，滴虫、创伤。
用法与用量	20～60克，水煎服或生食。外用捣烂涂患处。

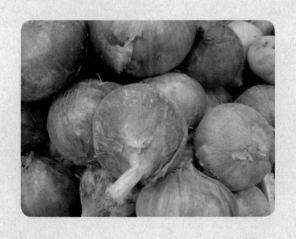

洋金花

别　　名	曼陀罗花、山茄花、颠茄、胡筒花、大闹阳花、南洋金花。
拉丁学名	*Datura metel* L.
科属与特征	为茄科曼陀罗的花。一年生草本，茎直立，圆柱形。叶互生或有对生，叶片长卵形，叶脉明显网状，边缘有三角锯齿或全缘。花腋生或枝顶生，花萼筒状，淡黄绿色，花冠漏斗形，如喇叭状白色。结蒴果圆球形，淡褐色，内有多枚种子。生长于山坡草地。各地有少数分布。
成　　分	主要含天仙子碱。
性味与功能	味辛微甘，性温有毒。定喘，止痛，镇惊。
应　　用	咳嗽，哮喘，腰脚风湿痛，脚气，跌打疼痛，痈疮肿痛，惊痫。
用法与用量	0.3～1克，水煎服。外用研末调涂。
注	高血压，青光眼，发热，心动过速，肝肾功能不全，体虚等患者禁用。内服宜慎。

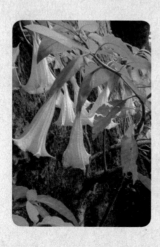
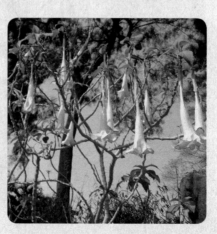

洋 芋

别　　　名	马铃薯、土豆、洋乌蛋、阳芋、山药蛋、洋番薯。
拉 丁 学 名	*Solanum tuberosum* L.
科属与特征	为茄科马铃薯的块茎。一年生草本,茎多分枝。叶互生, 羽状复叶,椭圆状卵形,叶脉明显,全缘。枝顶生花 聚伞花序,花白色或紫色。结浆果球形。地下根茎椭 圆形,外皮薄,淡黄色,内乳白色。各地均有栽种。
成　　　分	含水分、淀粉、糖、纤维、氮物质等。
性味与功能	味甘淡,性平。补气,健脾,消炎。
应　　　用	疟腮,汤火烫伤,肠胃不舒。
用量与用法	适量煎服。外用磨汁敷患处。
用　　　方	腮腺肿大,用洋芋磨醋搽患处。

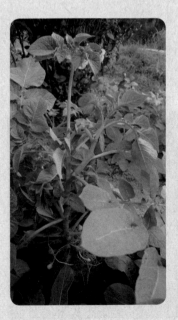

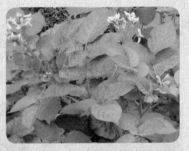

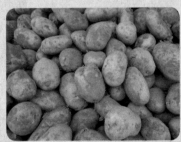

枳椇子

别　　　名	树蜜、木蜜、白石木子、背洪子、拐枣、还阳藤、木珊瑚、鸡爪子、龙爪、枳枣、万寿果。
拉 丁 学 名	*Hovenia duleis* Thunb.
科属与特征	为鼠李科枳椇的果实或种子。乔木，枝暗红色。叶互生，卵形，边缘有锯齿，叶淡红色。顶生或腋生聚伞形花序，花瓣倒卵形，绿色。结果类圆形，较肥大肉质，红褐色，种子扁圆，红色。野生或栽种，部分地区有少数分布。
成　　　分	主要含葡萄糖、苹果酸钙。
性味与功能	味甘酸、性平无毒。止渴，利尿，醒酒。
应　　　用	口渴、心胸烦闷、口渴，痰火滞胸，大小便不利，解酒毒。
用量与用法	10～20 克，水煎服。

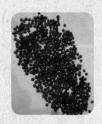 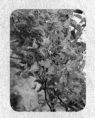 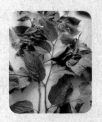

枳椇根

别　　　名	风湿性关节炎，腰腿痛，劳伤咳嗽，咳血，吐血。
科属与特征	为鼠李科枳椇的根。特征同枳椇子。
用量与用法	20～100 克，水煎服。
用　　　方	酒精中毒或酒醉，用果或叶 30 克水煎服。

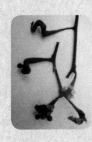

枳　壳

别　　名	绿衣、江枳壳、川枳壳。
拉丁学名	*Citrus aurantium* L.
科属与特征	为芸香科酸橙的果实。枳壳又分为绿衣枳壳、酸橙枳壳、代代花枳壳。本地一般为绿衣枳壳。是灌木或小乔木枸橘的未成熟的果实。圆球形，外表黄绿色，有皱纹，顶端有花落残痕，茎部果柄残留，果皮厚，切面黄白色，内囊8瓣，有黄白色，气味香辛。各地均有栽培。
成　　分	主要含挥发油、黄酮苷。
炮　　制	将原药拣净杂质，用清水洗净，盛装待软切片晒干。炒枳壳：先取麦麸入热锅内见其冒烟，入枳壳炒见黄色，取出筛去麦皮放凉。每5千克枳壳用麦皮3千克。
成　　分	主要含黄酮苷和挥发油、维生素C等。
性味与功能	味苦辛，性微温。破气祛痰，消积止痛。
应　　用	胃腹胀痛、胸痞呕气、饮食不化、下痢脱肛、子宫脱垂、便秘水肿等症。
用量与用法	10～20克，水煎服。
用　　方	腹胀痛呕气，用枳壳15克，土木香10克水煎服。

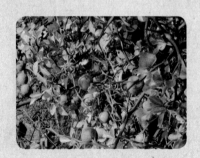
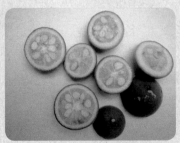

枳　实

别　　　名　香圆枳实、绿衣枳实、酸橙枳实。

拉 丁 学 名　*Citrus aurantium* L.

科属与特征　芸香科香圆、枸橘和酸橙的细果。小乔木。茎三棱形，光滑有刺。叶互生，革质，叶缘有不明显的锅齿，叶角质上下面光滑。花排列成总状花序，花白色。结柑果类圆形，深绿色至橙黄色，横断面黄棕色，果皮厚，瓤囊数枚种子。

炮　　　制　盐炒枳实，取枳实片入热锅内炒至深黄色，喷盐水炒干。

成　　　分　主要含挥发油、黄酮苷、新橙皮苷等。

性味与功能　味苦酸，性微温。消积止痛，行气化痰。

应　　　用　胃腹胀痛，痰涎壅滞，食积便秘，上气喘咳。

用量与用法　10～15克，水煎服。

用　　　方　胃腹胀痛，用枳实15克、鸡内金10克水煎服。

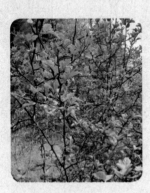
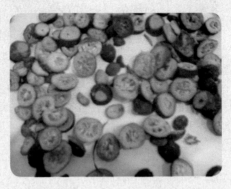

栀 子

别　　名	支子、黄支、黄栀子。
拉丁学名	*Gardenia jasminoides* Ellis.
科属与特征	为茜草科栀子的果实。常绿灌木，茎直立，多分枝。叶对生或三叶轮生，革质，长圆状披针形，全缘，两面光滑。花单生长于枝端或叶腋，花白色；萼管倒卵形；花冠圆柱形，有多裂片倒卵状长圆形。结果长椭圆形，有翅状纵棱，黄绿色至黄色，内囊鲜黄色，有子。根外皮黄色，断面灰白色，坚韧。生长于山坡、灌木林中，有栽培。各地均有分布。
成　　分	含黄酮类栀子素、果胶、鞣质、栀子苷。
炮　　制	果成熟时采摘，除去果柄及杂质，晒干或烘干。亦可将生栀放入沸水中，加明矾少许烫，取出晒干。山栀仁：取净栀子，用剪刀从中间对剖开，剥去外皮取仁，晒干。炒栀子：取净栀子，置热锅内用文火炒至外表黄褐色，取出摊晾。 焦栀子：取净栀子，置锅内，用武火炒至外表焦黑，见火星用盐水喷洒灭尽，炒干取出摊晾。每 10 千克栀子，用盐 0.2 千克。
性味与功能	味苦微酸，性寒无毒。清热泻火，凉血止血。
应　　用	心火致心烦不眠，肝火致头痛，目赤红肿，咽喉肿痛，肝炎黄疸，尿赤短沥，口干烦渴，吐血，鼻血，尿血，扭伤肿痛。
用量与用法	栀子仁：10～30 克，水煎服或捣外用；栀子根：10～60 克，水煎服。
用　　方	1.火致头痛、头晕，用栀子 30 克加鸡蛋 1～2 枚水

　　煎服。

2. 牙肿痛，用栀子 30 克水煎服。

3. 脚扭伤或腰扭伤，用栀子仁 30 克、乳香 15 克、没药 15 克酒熬取液内服,余液搓患处,将渣敷患处一宿。

4. 肝炎黄疸，用根 100 克, 山稔 100 克水煎坚持服。

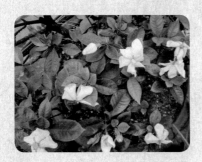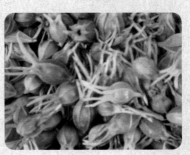

栀 子 根

别　　　名	栀子花根、黄支根、山支根、黄栀根、枝子根。
科属与特征	为茜草科，山栀的根。特征同上。
炮　　　制	将根茎用清水洗净，大小分开入水浸泡半小时，取出覆盖麻布，待软切片晒干。
性味与功能	味苦性寒。清热，解毒，凉血。
应　　　用	肝火头痛，头晕，牙齿肿痛，黄疸，急慢性肝炎，吐血，鼻血，痢血口舌疮，肾炎水肿，跌打损伤。
用量与用法	10 ～ 60 克，水煎服。
用　　　方	牙肿痛,用栀子根 50 克,老鼠刺 20 克水煎药服。

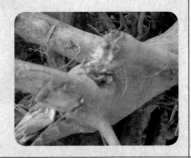

福建高山本草

柞 树 皮

别　　　名　橡碗、蒙栎、脱头储、青冈标、小叶斛树。

拉 丁 学 名　*Quercus mongolica* Fisch.

科属与特征　为壳斗科蒙栎的皮。落叶灌木或乔木，树外皮灰褐色，有纵裂，小枝较光滑。叶互生，叶片大倒卵形，叶脉明显，叶边缘波状纯齿。花生长于叶腋。结壳斗环杯形，内存坚果 1 枚，部分露出壳外，果外壳光滑褐色，内果实淡黄色。生长于疏林中。各地均有分布。

炮　　　制　将柞树取外皮，刮去外粗皮。用清水洗净，切丝片晒干。

性味与功能　味微辛，苦涩。清热，利湿，解毒。

应　　　用　黄疸，腹泻，痢疾，阿米巴，痔疮。

用量与用法　10 ～ 30 克，水煎服。

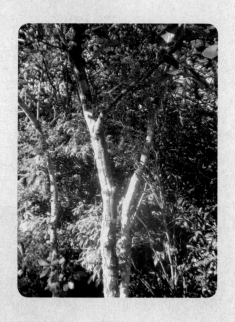

柞 树 叶

别　　　名　柞柴叶。

科属与特征　为壳斗科蒙栎的叶。柞树的叶，特征同柞树皮。

应　　　用　腹泻，痢疾，积滞，痈疽肿毒，痔疮。

用量与用法　6～20克，水煎服。外用捣敷患处。

用　　　方　痔疮用柞树叶煎汤洗或研细末用茶油调涂患处。

注　柞树的果实与苦槠一样，可加工成槠豆腐等作为菜肴食用。

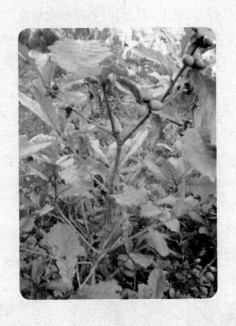

蚤休

别 名	七叶一枝花、重楼、重楼金钱、草河车、七层塔、重台草、八角盘、孩儿掬伞、三层草。
拉丁学名	*Paris polyphylla* Smith var. *yunnanensis* (Franch.) Hand.-Mazz.
科属与特征	为百合科七叶一枝花的根茎。多年生草本，茎直立，圆柱形，光滑，绿色或青紫或紫红色，茎有的有白色花纹波。叶轮生茎中部和顶部，叶均为7叶，椭圆状披针形，全缘。叶面绿色，叶底淡绿色。花顶生黄绿色。结蒴果球形，暗黄色，内种子红色。根茎肥大，有环状重层结节和根须，外皮褐色，断面乳白色。生长于林下或河溪坡地。各地均有分布。
成 分	主要含蚤休苷、薯蓣皂苷。
炮 制	将蚤休剪去残须，用清水洗净，切片晒干。
性味与功能	味辛苦，性寒有毒。解毒，消肿，止咳，熄风。
应 用	瘰疬，无名肿毒，喉痹，咳喘，气管炎，疮疽，小儿惊风，蛇虫咬伤。
用量与用法	3～10克，水煎服或丸药，散剂。外用捣敷或磨汁涂患处上。
注	体虚无实症和孕妇忌用。

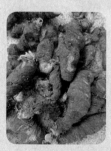 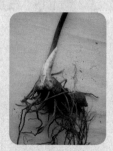 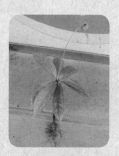

桉 叶

别　　　名	灰叶桉、桉树叶、蓝桉叶、玉树、灰杨柳、兰油木。
拉 丁 学 名	*Eucalyptus robusta.*
科属与特征	为桃金娘科蓝桉的叶，乔木。茎干暗红色。叶互生，革质，蓝绿色，卵状披针形，镰刀状。腋生伞形花序，花灰白色。结成蒴果长椭圆形，如杯状。各地路旁均有栽培。
炮　　　制	折取老叶，用清水洗净，切丝片晒干。
成　　　分	叶主要含挥发油。
性味与功用	味微苦辛涩，性平。清热解毒，收敛止痒。
应　　　用	外感咳嗽、肠炎下痢、湿毒痈肿、丹毒、荨麻疹、足溃疡等。
用量与用法	10～15克，水煎服。外用适量煎汤洗患处。

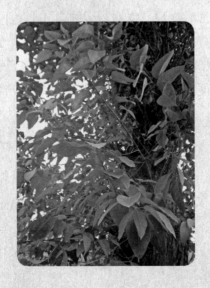

笔 筒 草

别　　　名	木贼草、锉草、土木贼、节节菜、接骨草、通气草、土木贼。
拉 丁 学 名	*Equisetum yamosissimnm. Dwsf.*
科属与特征	为木贼科笔筒草的全草，多年生草本。茎直立，单生或丛生，有肋棱，灰绿色，粗糙，有小疣状突起。茎节处黑褐色，中部以下多分枝。叶轮生，退化连接成筒状鞘，似漏斗状，亦有棱。顶生孢子囊穗紧密，矩圆形，无柄，有小尖头如笔尖。根基黑褐色，生少数黄色须根。生长于溪边、路边及沙地。各地均有少量分布。
性味与功能	味甘微苦涩，性平无毒。清热，止血，利尿。
应　　　用	咳嗽，目赤肿痛，赤白云翳，眼睛昏花不明，鼻血，便血，尿血，血崩，牙肿痛，小便不利，肾病水肿，跌打损伤。
用量与用法	10～30 克，水煎服。外用适量捣烂敷患处。
用　　　方	小便淋沥不通，用笔筒草 60 克水煎服。

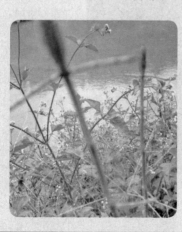 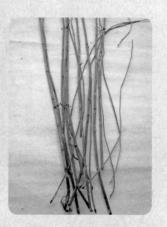

荸荠

别　　名	水芋、乌芋、乌茨、荸脐、地粟、马蹄、母梨、时薛、马薯。
拉丁学名	*Heleocharis dulcis* (Burm. f.) Trin.
科属与特征	为莎草科荸荠的球茎。多年水生草本，茎直立圆柱形，不分枝，中空，表面光滑，绿色。顶生穗状花序，直立线状圆柱形，淡绿色，形如笔尾，花数朵。结小坚果。地下葡萄茎的末端，结扁圆球状的粒子，外皮红褐色或黑褐色，内乳白色。
成　　分	含荸荠英、水分、淀粉、蛋白质、脂肪。
炮　　制	荸荠粉，将原药洗净磨浆汁经沉淀，取出晒干。或削去外皮生食。
性味与功能	味甘性寒，无毒；清热，化积。
应　　用	温热口渴，咽喉肿痛，声音不扬，目红，黄疸，食积不化，尿淋。
用量与用法	60～120克，水煎服，或捣汁服或外用。

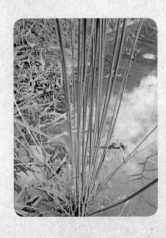
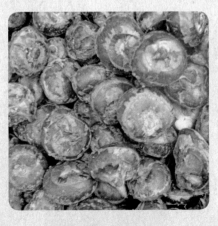

臭牡丹

别　　　名	臭梧桐、臭灯桐、假真珠梧桐、梧桐仔、小梧桐、野梧桐、臭八宝、臭枫桐、臭珠桐、大红袍。
拉丁学名	*Clerodendrum bungei* Sterd.
科属与特征	为马鞭草科臭牡丹的叶或茎，落叶小灌木，有臭气。叶对生，广卵形，边缘有锯齿。叶面深绿色，粗糙，有短毛。底面淡绿色，脉上有短柔毛。顶生头状聚伞花序。花淡紫红色，花萼细小漏斗形，有裂，裂片三角状卵形。花冠下部合生成细管状。结核果球形，外围有宿存的花萼。生长于林边、山沟、旷野、荒地，亦有栽培。各地均有分布。
成　　　分	主要含生物碱。
炮　　　制	取茎叶用清水洗净，切段片晒干。根洗净闷透，切片晒干。
性味与功能	味辛，性温，有小毒。祛湿解毒，散瘀消肿。
应　　　用	关节疼痛，湿疹，腰脚痹痛，乳腺肿痛，四肢酸软，牙痛，瘰疬，痈疽，脱肛，痔疮。
用量与用法	10～30克，水煎服。外用煎汤洗患处。
用　　　方	1. 叶经常服用可降血压。 2. 痔漏、脱肛，用臭牡丹根30克合猪大肠炖服。

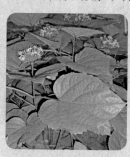
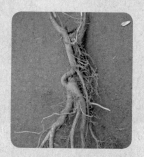

蚕 豆

别　　名	茶豆、胡豆、佛豆、南豆、马齿豆、仙豆、寒豆、湾豆、竖豆。
拉丁学名	*Vicia faba* L.
科属与特征	为豆科蚕豆的种子或叶。一年生草本，茎直立，方形，中空。叶互生，羽状复叶，椭圆形，全缘。花腋生，萼钟形，花冠蝶形，花瓣白色，有淡紫色条纹。结荚果长圆形，外皮绿褐色，内种子数枚，矩圆形。部分地区有栽培。
成　　分	主要含蛋白质、巢菜碱苷、磷脂、胆碱等。
性味与特征	味甘微辛，性平无毒。健脾，利水。
应　　用	噎嗝，嗝食，小便不利，水肿，脚气，水泻；蚕豆叶：治咳血，咯血，吐血；蚕豆茎：胃出血，咳血，肠出血，痔血，尿血，血痢，腹泻，烫伤。
用量与用法	种子适量煎服，或磨粉服。叶或茎 10 ～ 30 克，水煎服。
注	本品性滞多食致腹胀。

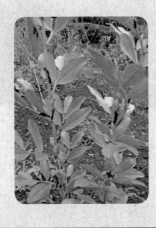
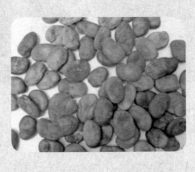

倒挂金钟

别　　　名　吊钟海棠、灯笼海棠、灯笼花。

拉 丁 学 名　*Fuchsia hybrida* Voss.

科属与特征　为柳叶菜科倒挂金钟的花，多年生草本。茎直立，淡红色，有节，每节有叶对生，叶卵状披针形，叶中脉淡红色，叶面绿色，底面淡绿色。腋生伞形花序，花钟状如灯笼形；花开分裂时有 4 裂，花瓣鲜红色或白或淡紫色，花蕊长出体外。各地均有栽培观赏。

性味与功能　味辛酸，微麻。活血，清毒。

应　　　用　乳腺肿痛，皮肤痒，痤疮，外皮疹痒。

用量与用法　根 6～15 克，水煎服。外用取叶或花或根适量捣敷。

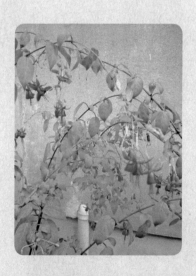
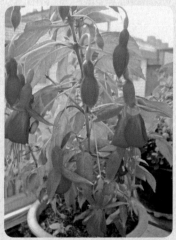

倒扣草

别　　　名	土牛膝、牛舌大黄、白基牛膝、鸡骨草、虎鞭草、鸭脚节、黏身草。
拉丁学名	*Achyranthes aspera* L.
科属与特征	为苋科粗毛牛膝的全草。一年生草本，茎直立，多分枝，圆柱形，紫红色，常有黄褐色纵行纹，茎节膨大。幼枝呈四方形，有纵棱，青绿色或紫红色，有白色短毛。叶对生，矩圆状倒卵形，叶脉明显，全缘，两面有毛茸。顶生穗状花序，花绿色。结细小蒴果，长圆形，浅褐色。其根即土牛膝。根圆柱形，灰棕色，周围着生多数不一的须根，有细密的纵纹。质较柔软，断面黄棕色。生长于山坡、丛林等地。各地均有分布。
炮　　　制	将原药拣去杂质，用清水洗净，待闷透，切段片晒干。
性味与功能	味苦酸，微辛，性平无毒。清热解毒，利水活血。
应　　　用	外感发热，咽喉肿痛，痢疾，风湿关节痛，淋病，小便不利水肿，尿结石，慢病，跌打损伤。
用量与用法	10～30克，水煎服。外用捣烂敷或煎汤洗患处。
用　　　方	1.跌打损伤肿痛，用全草捣烂加黄酒适量煮，擦敷患处。 2.腰脚酸痛，用根30克和猪脚或瘦肉炖服。
注	孕妇忌用。

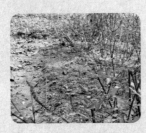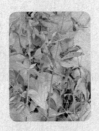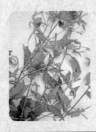

浮 萍

别　　　名	紫背浮萍、萍、水萍、田萍、藻、田山芝、水花、萍子草、水白、九子萍、小萍子。
拉 丁 学 名	*Spirodela polyrrhiza* (L.) Schleid.
科属与特征	为浮萍科紫背浮萍或青萍的全草。多年生漂浮植物，叶状茎扁平，倒卵形。叶上面绿色，叶底面紫红色，一般有 3 ～ 4 片相连在一起，中央下垂 10 余根纤维状须根，有明显的纸管束一条，束端有根帽。花序白色或淡绿色。生长于水田、池塘中。各地均有分布。
成　　　分	青萍主要含多种水溶维生素、黄酮类、糖、蛋白质、甾类、碘、溴等。紫背浮萍主要是碘、溴、氯化钾、醋酸钾。
性味与功能	味辛酸苦，性寒无毒。清热解毒，解表行水。
应　　　用	风邪热病，斑疹不发，皮肤瘙痒，风疹，疥疮，丹毒，小便不利，水肿，粉刺汗斑。
用量与用法	3 ～ 20 克，水煎服。外用煎汤洗患处。
用　　　方	1. 小便癃闭不通，用浮萍 30 克水煎服。 2. 疔红肿痛，用浮萍适量加蜂蜜少许捣敷患处。

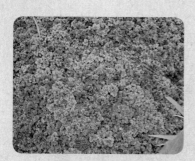
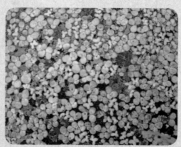

浮 小 麦

别　　名	浮麦、浮水麦。
拉 丁 学 名	*Triticum aestivum* L.
科属与特征	为禾本科小麦的干瘪轻浮的小麦。呈长圆形，腹部中有较深纵沟，黄色或浅黄色，略皱。顶端有黄色柔毛，颗粒子有的干瘪，轻软，少数有稃。各地均有分布。
炮　　制	将原药拣净杂质，漂洗净晒干。
性味与功能	味甘咸，性凉。补心敛汗。
应　　用	心烦心悸，盗汗，自汗，潮热。
用量与用法	10～20克，水煎服。
用　　方	盗汗多汗，用浮小麦60克，乌枣20克，桂圆20克水煎服。
注	应经将干瘪小麦子用水淘后，捞取浮在水上的小麦子，为浮小麦。若沉下水里麦子，不作浮小麦。

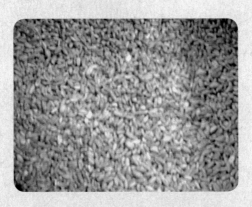

高 良 姜

别　　　名	良姜、小良姜、膏凉姜、佛手根、蜜姜、花叶良姜。	
拉丁学名	*Alpinia officinarum* Hance.	
科属与特征	为姜科高良姜的根，多年生的草本。茎直立，丛生。叶2列线状披针形，叶全缘或有微锯齿，叶抱茎绿色。顶生总状花序，花萼筒状，花冠管漏斗状，花淡红色。结蒴果球形或锥圆形，从乳白至橘红色，种子有假皮。根茎圆柱形，有节，根横走，棕红色。生长于山坡、灌木丛中。各地均有少量分布。	
成　　　分	主要含挥发油、黄酮类、山柰酚等。	
炮　　　制	将良姜去杂质，用清水洗净，入水浸泡片刻，取出待软，切片晒干。	
性味与功能	味辛性温。温胃，散寒，止痛。	
应　　　用	脾胃虚寒，脘腹胀痛，食积滞气，呕吐，腹泻，吐清水。	
用量与用法	6～10克，水煎服。	

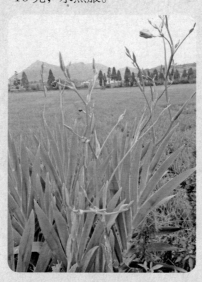

高　粱

别　　　名	芦穄、芦粟、粟秫、蜀黍、荻粱。
拉丁学名	*Sorghum vulgare* Pers.
科属与特征	为禾本科蜀黍的种子。一年生草本，茎圆柱形，有节。叶互生，长狭披针形，边缘有纤毛，茎分枝轮生圆锥状花序。结小穗有数10颖果粒，成熟后类圆形，红褐色。各地均有栽种。
成　　　分	主要含葡萄糖苷、葡萄糖等。
性味与功能	味甘微涩，性温，无毒。健脾，止泻。
应　　　用	消化不良，下痢，小便不利，大便泻，霍乱。
用量与用法	30～60克，水煎服。

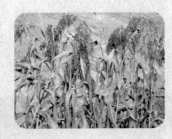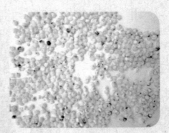

高 粱 根

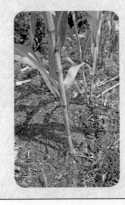

别　　　名	蜀黍根、瓜龙、芦粟根。
科属与特征	为禾本科蜀黍的根。特征同高粱。
性味与功能	味甘,性平。镇咳平喘,祛痛止血。
应　　　用	咳嗽，气喘，脘腹痛，心气疼痛，小便不利，咳血，崩漏，妇女产后出血。
用量与用法	10～30克，水煎服。

桂　花

别　　　名　木犀花、桂、九里香、岩桂。

拉丁学名　*Osmanthus fragrans* Lour.

科属与特征　为木犀科木犀的花。常绿小乔木或灌木，树皮灰白色
或灰褐色。叶对生，长圆椭状披针形，革质，全缘或
有锯齿。花叶腋簇生，花萼裂片齿状，花瓣淡黄色或
黄色，结核果椭圆形。各地均有栽培。

炮　　　制　将桂花拣净杂质，阴干或略晒干，密封贮存，防止有
效成分挥发，或潮霉。

成　　　分　主要含芳香物质。如芳樟醇、橙花醇等。

性味与功能　味辛甘苦，性温，无毒。理气，化痰，止痛。

应　　　用　腹胀痛，气冲奔豚，痰涎咳喘，胃脘痛，风虫牙痛，
血痢，口臭。

用量与用法　3～10克，水煎服或泡服。

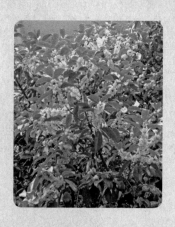
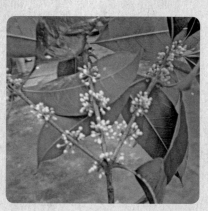

桂　圆

别　　名	龙眼肉、龙眼干、宝丸、圆眼。
拉丁学名	*Dimocarpus longan* Lour.
科属与特征	为无患子科桂圆的果实。常绿乔木。枝干外皮灰褐色，粗糙。叶互生，革质，卵状披针形，全缘，深绿色。顶生或腋生圆锥花序，花小，黄白色。结果圆球形，外皮淡黄色或暗黄色，果肉白色，肉质半透明，内有黑褐色种子1枚，光滑。园林栽培，主产低海拔的地域等。
成　　分	果肉主要含葡萄糖、蔗糖、酸类、氮物、蛋白质和脂肪等。
性味与功能	味甘甜，性温。补益心脾，养血安神。
应　　用	体虚气弱，头晕目眩，失眠健忘，疲乏多汗，惊悸怔忡，气虚咳喘，血崩。
用量与用法	15～20克，水煎服。
注	痰火或感冒发热慎服。

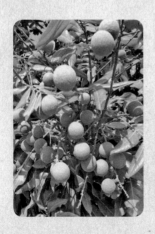 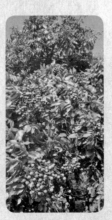 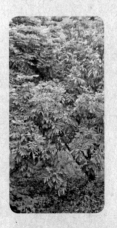

栝萎根

别　　　名	天花粉、括萎根、山金匏根、瓜萎、括萎。
拉丁学名	*Trichosanthes kirilowii* Maxim.
科属与特征	为葫芦科栝萎的根。多年生草质藤本，茎有棱，有卷须。叶互生，宽卵状形。边缘深裂，有波形疏齿。花冠白花，扇状侧三角形。果实球形，先绿至橙黄色，外皮有的皱缩、有的平滑，果瓤橙黄色，诸多种子与黄瓤聚黏成团。根块呈不规则的圆柱形，表皮淡黄色。断面白色，质重粉性状多。生长于山坡、草丛中，各地均有分布。
成　　　分	果实主要含三萜皂苷、氨基酸、糖类；子主要含油酸、甾醇类化合物；根主要含淀粉和多种氨基酸等。
炮　　　制	拣去杂质，用清水洗净，按大小分开，置水中浸泡0.5～2小时，取出，盖上麻包，待湿润透，切片晒干。
性味与功能	味微苦酸，性微寒。生津润燥，排脓消肿。
应　　　用	肺燥咳嗽，肺痈咳血，口干舌燥，痈疮肿毒，痔疮等。
用量与用法	根10～20克水煎服。
注	孕妇禁用。

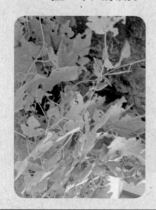

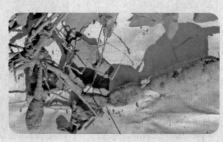

栝蒌实

别　　名　瓜蒌、蒌瓜、山金匏、地楼、天瓜、泽姑、柿瓜。

科属与特征　为葫芦科，栝蒌的果实，特征同栝蒌根。

炮　　制　把鲜蒌实整个用刀横切成 0.3 ～ 0.5 厘米厚片，置太阳下晒干或烘干。

性味与功能　味微苦，性寒。清热祛痰，宽胸散结。

应　　用　肺热喘咳、胸痹胸痛、痰涎壅滞、肺痈、肠痈等。

用量与用法　10 ～ 30 克，水煎服。

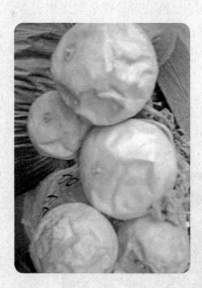
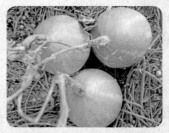
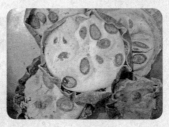

栝蒌仁

别　　名　栝蒌子、栝楼仁、瓜蒌仁。

科属与特征　为葫芦科,栝蒌的种子。特征同栝蒌。蒌仁种子平扁,表面略光滑,棕褐色,外皮较厚,内种仁乳白色,富有油脂。

成　　分　主要含皂苷、有机酸、脂肪油、树脂等。

炮　　制　炒蒌仁,将蒌仁入热锅内,用文火炒至鼓起,取出摊晾。蒌仁霜,取蒌仁碾细末,入锅内微热,取出用粗纸或用吸油纸包实,压榨去油,见外包纸油湿透,再换纸包压,如法多次至油纸无油迹即可。

性味与功能　味甘微苦,性平。止咳,化痰,润肠。

应　　用　咳嗽,痰饮壅滞,肠燥便秘,口干口渴,妇女乳少,赤白痢疾,痈肿。

用量与用法　6～10克,水煎服,或入散、丸药。

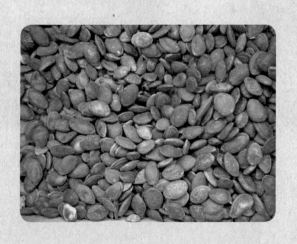

鬼针草

别　　　名	盲肠草、跳虱草、黏花草、咸丰草、三叶鬼针草。
拉 丁 学 名	*Bidens pilosa* L.
科属与特征	为菊科鬼针草的全草。一年生草本。茎直立，有4棱，多分枝，外表深绿色至深褐色。叶对生，亦有互生，2回羽深裂，披针形，边缘有心规则钝齿。头状花序，总苞杯形，花黄色。结瘦果长钱形，有短毛，顶端冠毛芒刺状。生长于荒山、路边、园林、荒地、沟旁。各地均有分布。
炮　　　制	拣去杂质，洗净，切段片晒干，筛去芒刺。
性味与功能	味微苦，性平无毒。清热祛毒，散瘀消肿。
应　　　用	腹痛，胃痛，肾病，泄泻，咽喉红痛，肝病，跌打损伤。
用量与用法	全草15～100克，水煎服。
用　　　方	1. 阑尾炎，胆囊炎或慢性腹痛，用全草100克水煎服。
	2. 全身疲乏无力，四肢疼，用全草60～100克用猪脚煮服。

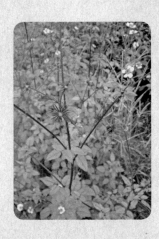 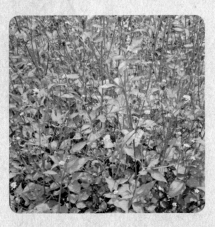

鬼 羽 箭

别　　　名	克草、黑草。
拉 丁 学 名	*Buchnera cruciata* Ham.
科属与特征	为玄参科鬼羽箭的全草。一年生草本，茎直立而上较高，茎圆柱形，茎上端略四方形，中空。叶对生，有根上部分生的叶呈阔倒卵形，若茎上生的叶，比较稀，对生，呈椭圆形，叶均全缘，叶两面绿色。顶生穗状花序，花蓝紫色，结蒴果扁状矩圆形。内有多枚细小种子。
性味与功能	味苦，性寒无毒。清热解毒。
应　　　用	伤寒，斑疹，疹点，癫痫，风毒肿痛。
用量与用法	10～15克，水煎服。

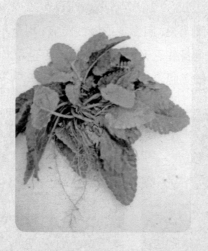

海 带

别　　名 海草、海马蔺、大叶藻、海带草。

拉丁学名 *Laminaria japonica* Aresch.

科属与特征 为大叶藻科大叶藻大叶藻的全草。多年生沉水草本，叶基部上生，深绿色，线状平扁，柔软而滑。肉穗状花序，花小，子房长圆形。根茎横走，较柔韧。沿海地区有分布。

成　　分 主要含碘、蛋白质、水分、脂肪、灰分、粗纤维、大藻素、维生素 B_2 等。

炮　　制 将海带用淡清水洗净，切丝片晒干。

性味与功能 味咸，性凉。软坚，化结，利水。

应　　用 淋巴结核，瘰疬，症瘕，水肿，脚气。

用量与用法 10～30克，水煎服。

注 脾胃虚寒，胀痛少服。

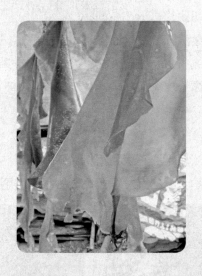

海 金 沙

别　　　名	金线藤、海金沙草、铁丝草、竹园荽、鸡胶莽、铁线藤。
拉 丁 学 名	*Lygodium japonicum* (Thunb.) Sw.
科属与特征	为海金沙科海金沙成熟的孢子。多年生攀缘草本，茎细弱，呈铜线色，状圆光滑。叶为 2 回羽状复叶，纸质，两面均被细柔毛，能育羽片卵状三角形，边缘有锯齿或不规则的分裂，羽片的背面生长孢子囊盖，鳞片状聚集一起。根茎细而匍匐，被细柔毛。生长于山野，路边。各地均有分布。
成　　　分	主要含脂肪油、海金沙素等。
炮　　　制	在立秋前后孢子成熟采取，过早过迟易脱落。选晴天清晨露水末干时，割下茎叶，放在容器内晒干。然后用手搓揉、抖动，使背上的孢子脱落，用细筛筛去茎叶及杂质，收取即为海金沙。根茎叶，拣净杂质，洗净切段片晒干。
性味与功能	海金沙味甘，性凉无毒。清热解毒，利水通淋。
应　　　用	湿热黄疸，感冒发热，咳嗽，咽喉肿痛，肠炎，筋骨疼痛，肾炎水肿，泌尿系结石，小便短赤，皮肤湿疹，带状疱疹。
用量与用法	全草 20～60 克,水煎服,海金沙粉 3～10 克,水煎服。
用　　　方	1.泌尿系结石，用海金沙 60 克、鸡内金 30 克水煎服。 2.妇人乳房红肿，用海金沙根 50 克酒水各半煎服。

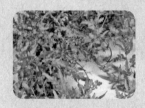
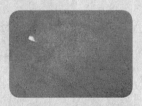

海桐皮

别　　　名	刺桐皮、丁皮、钉桐皮、海桐、空桐树、山芙蓉、鼓桐皮。
拉 丁 学 名	*Erythrina variegata* L. var orientalis (L.) Merr.
科属与特征	为豆科刺桐的皮。乔木，茎较高，茎干皮棕灰色，树干上有褐黑色锥形的刺，如鼓丁状。叶互生，3出复叶，或簇生枝顶，呈阔菱形，叶均全缘，叶面深绿色，底面淡绿色。总状花序，花大红色，花冠蝶形，结荚果串珠状，种子球形暗红色。部分地区有少量野生或栽培。
成　　　分	含刺桐灵碱、有机酸、氨基酸。
炮　　　制	将桐皮用清水洗净，稍闷软，切块片晒干。
性味与功能	味苦辛，性平无毒。祛风祛湿，通经活络，杀虫。
应　　　用	腰腿疼痛，风湿性关节炎，麻痹麻木，痢疾，风毒肿痛，疥癣。
用量与用法	10～15克，水煎服。

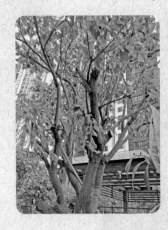
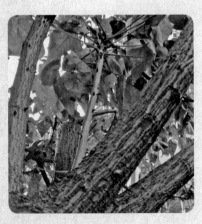

海 芋

别　　　名	观音莲、狼毒头、天荷、隔河仙、尖尾野芋头、独脚莲、野芋、木芋头、广东万年青。

拉丁学名　*Alocasia odora* (koxb) c. Koeh.

科属与特征　为天南星科海芋的根茎，多年生的本草。茎粗壮，叶互生，呈阔卵形且大，叶均全缘，或微波状，叶面深绿色，底面淡绿色，叶柄粗壮，抱茎。腋内长佛焰苞，肉质花序，结浆果红色。生长在山野间，或栽培。各地有分布。

成　　　分　含粗蛋白质、水分、粗脂肪、粗纤维。

炮　　　制　将根茎用清水洗净，稍闷软，切块片晒干。

性味与功能　味辛，性温，有大毒。祛风，利湿，祛毒。

应　　　用　风寒头痛，腰腿疼痛，风湿性关节炎，麻痹麻木，赤白带下，痔疮，风毒肿痛，疥癣。

用量与用法　3～10克，水煎服。外用捣烂敷患处。

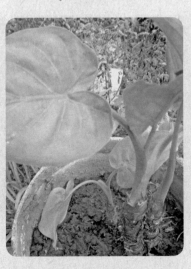

海　藻

别　　　名　乌菜、海带花、落首、羊栖菜、玉海草。

拉 丁 学 名　*Saygassum fusiforme* (Harv.) Setch.

科属与特征　为马尾藻科羊栖菜的全草。多年生褐藻，茎圆柱形带弯，直立，多分枝而短。叶状突出外长，叶全缘，肉质黄褐色。生长于浅海岩石上。沿海地区均有分布。

成　　　分　羊栖菜主要含甘露醇、粗蛋白质、灰分、藻胶酸、钾、碘等。

炮　　　制　将海藻用淡水洗净，略漂取出稍晾，切段片晒干。

性味与功能　味咸微苦，性微寒。软坚散结，祛痰利水。

应　　　用　瘰疬，瘿瘤，小便不利，水肿，脚气，疝气，睾丸肿痛。

用量与用法　10～30克，水煎服。

用　　　方　颈淋巴结肿大，用海藻30克，昆布30克，黄独30克水煎常服。

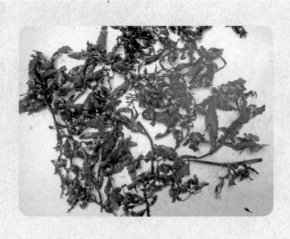

荷 叶

别 名	莲蓬叶。
拉 丁 学 名	*Nelumbo nueifera* Gaertn.
科属与特征	为睡莲科莲的叶。夏季采收后除去叶柄，晒半干可对折，晒干，呈半圆形或圆盾形，灰绿色，叶底面灰黄色，全缘，叶脉明显由中心向外放射，质脆易碎。部分县市有分布。
成 分	荷叶碱、莲碱、柠檬酸、苹果酸、草酸、鞣酸等。
炮 制	以水洗净，剪去蒂，切丝即可。荷叶炭的炮制用莲蓬制式法。
性味与功能	味苦微涩咸，性平无毒。清暑止血。
应 用	暑湿、头目重眩、水气水肿、吐血、鼻血、咳血、血崩、尿血、便血、血淋等。
用量与用法	6～15克，水煎服或入丸散。

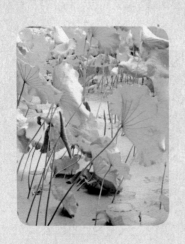
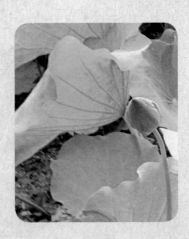

荷叶蒂

别　　名　荷蒂、荷鼻、莲蒂。

科属与特征　为睡莲科。荷叶基部连同叶柄周围叶片及叶蒂剪下，为类圆形或菱形，面紫褐色，底面黄褐色。叶脉由中央向外射出，干燥荷蒂质轻而脆。

成　　分　含莲碱、荷叶碱。

性味与功能　味甘苦，性平。清暑，和血，安胎。

应　　用　暑热泄泻，胸闷心烦，血痢，尿血，胎动不安。

用量与用法　10～15克，水煎服。

用　　方　咳嗽出血、胸闷，用荷叶蒂20克，白茅根20克水煎服。

荷　花

别　　名　莲花、水花。

科属与特征　为睡莲科莲的花蕾。特征见莲子。

成　　分　主要含槲皮素、异槲皮苷、多种黄酮类。

性味与功能　味苦甘，性凉。解郁，止血，祛湿。

应　　用　心烦胸闷，惊痫，心悸，损伤吐血，疮疮。

用量与用法　3～9克，水煎服。外用捣烂敷患处。

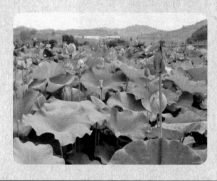

桧　叶

别　　　名	柏桧柴、圆柏、桧、真珠柏、红心柏、刺柏。
拉丁学名	*Sabina chinensis* (L.) Ant.
科属与特征	为柏科，圆柏的叶。常绿乔木，树干外皮灰褐色，去外皮，内均是红褐。叶对生或轮生。幼枝叶针形，老枝叶呈鳞片状相互叠生，叶灰绿色。枝叶中生花序，花淡黄色。结浆果类圆形，灰白色，内有种子3粒左右，有棱，卵形。各地均有栽种。
成　　　分	主要含扁柏双黄酮、芹菜素、树脂、挥发油等。
性味与功能	味微辛苦涩。性温，有微毒。祛风除秽，活血止痛。
应　　　用	外感风寒，鼻塞头痛，风湿病，腰腿痛，皮肤肿结，荨麻疹。
用量与用法	10～15克，水煎服。外用适量煎汤洗。
用　　　方	麻疹感受邪气或秽气，用桧木劈成小块，放炭灰中，安放在患者房间中，让其香温之气，促麻疹透发。

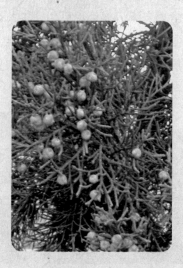

继 花

别　　　名	薛丁花、清明花、纸未花、铁柴、继木、硬柴花、铁树子、刀烟木。
拉丁学名	*Loropetalum chinense* (R. Brown) Oliv.
科属与特征	为金缕梅科继花的花。落叶灌木，外皮淡棕色，全株有短柔毛。叶互生，卵状椭圆形，全缘。花萼短，花瓣条形，淡黄白色。结蒴果球形，种子椭圆形，白色。生长于山坡、杂林、路沟边。各地均有分布。
成　　　分	主要含异槲皮苷、槲皮素等。
性味与功能	味微甘涩，性平。清热，消暑，止咳，止血。
应　　　用	痧暑腹痛，腹泻，咳嗽，咳血，鼻血，血崩，痢疾。
用量与用法	10～30克，水煎服。
用　　　方	痧暑迫腹痛、腹泻，用继花30克水煎服或加冰糖少许调服。

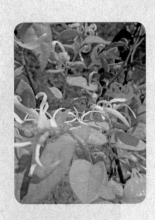 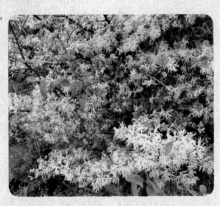

继花根

别　　　名　薛丁花根、继木根、硬柴花根。

科属与特征　为金缕科继花根。特征同继花。

炮　　　制　将根用清水洗净，稍闷软，切片晒干。

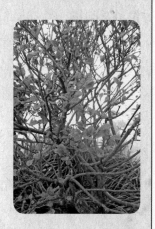

性味与功能　味苦涩。祛湿，活络，止痛。

应　　　用　腰脚痛，关节痛，四肢酸软，腹痛腹泻，牙齿疼痛，咳血，脱肛，白带，跌打损伤。

用量与用法　30～60克，水煎服。

用　　　方　牙肿痛，用根茎60克，阴阳蛋2粒煎药服。

继花叶

别　　　名　白清明花叶，薛丁花叶、硬柴花叶。

科属与特征　为金缕科继花叶。特征同继花。

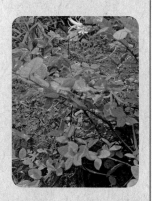

性味与功能　味微甘苦涩，性微凉。清热，止泻，活血。

应　　　用　暑热腹泻，腹痛呕吐，眼睛红痛，咽喉痛，刀伤出血。

用量与用法　10～30克，水煎药服。外用煎汤洗患处。

积雪草

别　　　名	连钱草、马蹄草、崩土碗、乞食碗、老鸦碗、蚶壳草。
拉丁学名	*Centella asiatica* (L.) Urban.
科属与特征	为伞形科积雪草的全草。多年生草本，茎光滑柔软，浅绿色或浅紫绿色，节上生根。单叶互生，圆形或肾形，边缘有钝锯齿，绿色。叶上面光滑，叶底面有细毛，长柄。腋生伞形聚生头状花序，花瓣红紫色，卵形。结双悬果扁圆形，光滑。生长于路边、沟边、园岸、田埂等地。各地均有分布。
成　　　分	主要含多种苷类如异参枯尼苷、积雪草苷、玻热米苷、参枯尼苷等。
性味与功能	味苦微辛，性寒，无毒。清热解毒，利湿消肿。
应　　　用	暑痧腹胀，腹痛，泄泻，呕吐，头痛目赤，喉肿，小便淋沥，血淋，吐血，咳血，无名肿毒，跌打损伤。
用量与用法	全草 10～30 克，水煎服。外用适量捣烂敷患处。
用　　　方	1. 痧暑腹痛，用鲜积雪草 30 克捣烂泡开水服。 2. 外伤肿痛，用积雪草适量捣红糖敷伤肿处。

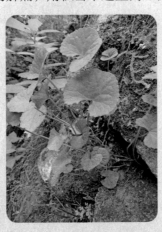

豇豆

别　　　名	长豆、角豆、饭豆、腰豆、羊角、八月豇、六月豇。
拉 丁 学 名	*Vigna siueusis* (L.) Savi.

科属与特征 为豆科豇豆的种子。一年生草本。茎缠绕，叶互生 3 出复叶，菱卵形。花序比叶短，着生花数朵，花冠蝶形，白色或紫色。结荚果，内种子多枚，肾形或球形。各地均有栽培。

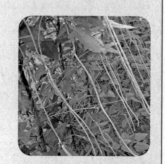

成　　　分 含大量淀粉、维生素、蛋白质、烟酸、脂肪等。

性味与功能 味甘咸，性平；滋阴，健胃。

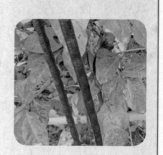

应　　　用 消渴，遗精，小便频数，食积胀腹，泻痢。

用量与用法 20～60 克，水煎服。

豇豆根

别　　　名 长豆根、角豆根。

科属与特征 为豆科，豇豆的根茎。特征同上。

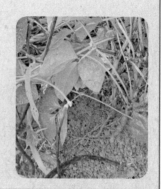

性味与功能 味微苦，性平。健脾益气。

应　　　用 食欲不振，小儿脾胃虚经，妇女白带，淋浊。

用量与用法 30～60 克，水煎服。

莱菔

别　　名	芦菔、荠根、芦肥、萝卜、罗服、紫松、土酥。
拉丁学名	*Raphanus sativus* L.
科属与特征	为十字科莱菔的根。一年生草本，茎粗壮，有分枝，根生叶丛生成琴形羽状分裂，边缘有锯齿。枝顶端生总状花序，萼片线状，长椭圆形，绿色，花瓣白色、淡紫色或粉红色。长果角圆柱形，内种子多枚。根肥厚，长椭圆形，肉质白色，大小不一。各地均有栽培。
成　　分	主要含糖类如葡萄糖、蔗糖、果糖。
性味与功能	味辛甘，性凉。化痰，消积，和血。
应　　用	咳嗽多痰，咽干音哑，气喘，食积腹胀，吐血，鼻血，消渴，头痛。
用量与用法	20～90克，水煎服。
用　　方	口舌溃烂，用鲜莱菔捣汁抹患处。

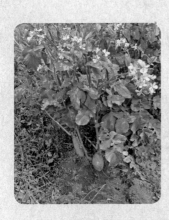
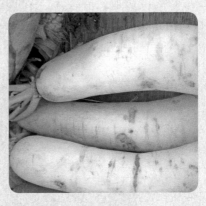

莱菔子

别　　　名	罗服子、萝卜子。
科属与特征	为十字花科莱菔的子。一年生草本，茎直立，多分枝有纵棱，根生叶丛生，叶琴形羽状分裂，绿色，有粗毛，边缘有锯齿状或全缘，茎分枝顶端生总状花序，萼成线状长椭圆形，绿色。花瓣倒卵状楔形，具有白色、粉红色或淡紫色。结长角果圆柱形，肉质，内种子10多枚，全卵圆形，红褐色即莱菔子，圆形，肉质白。各地均有分布。
成　　　分	含脂肪油、挥发油。
炮　　　制	莱菔子，簸去杂质，洗净晒干。炒莱菔子，将莱菔子置热锅内用文火炒至鼓起微黄取出摊晾。
性味与功能	味甘微辛，性凉无毒。化痰热，消积滞。
应　　　用	咳嗽多痰，音哑不扬，咽喉不舒，食积胀满，吐血，鼻血，消渴。
用量与用法	根30～60克，水煎服或捣汁服。子6～12克，水煎服或入丸散。

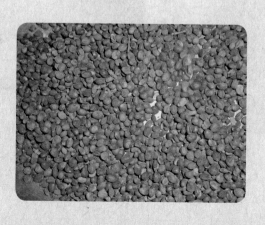

莲 子

别　　　名	荷，芙蕖，水芝、莲蓬子。
拉 丁 学 名	*Nelumbo nucifera* Gaertn.
科属与特征	为睡莲科莲的种子。多年生草本，根茎肥厚横走，有根须，根外皮浅黄色，有节，节文稍缩，断面乳白色，中有多余纵行管的空洞。叶圆盾形，叶柄生长于叶背中央，圆柱形，中空，表面有疏刺毛，叶全缘。叶面暗绿色，光滑，底面浅绿色。花顶生，花瓣多数，圆状椭圆形，层层相为大花，粉红色或白色。结果在花托里，即莲蓬，倒椭圆形，平顶有小孔 20 ～ 30 个，孔内有种子，果壳坚硬，暗褐色，革质，去外壳内即莲子，乳白色，内有芯绿色。生长于池塘内。部分地区有栽培。
成　　　分	含多量的淀粉、棉子糖、蛋白质碳、水化合物等。
炮　　　制	割取莲蓬，取出果实晒干，去果壳为莲子肉，带果壳为石莲子。去尽杂质，捣碎去皮和心用，或将石莲子置锅内水煮后取出，切开去皮，晒干，
性味与功能	味甘微涩，性平无毒。清心、益肾、补脾。
应　　　用	心烦热，口干燥，不眠，夜寐多梦，遗精，脾虚泄泻，痢疾，淋浊，妇人白带。石莲子止呕，痢疾，噤口痢。
用量与用法	10 ～ 30 克，水煎服或入丸散。
注	对外感前后，腹胀，尿红便秘及刚分娩产妇勿服。

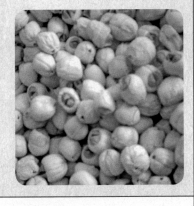

莲　房

别　　名	莲蓬壳，莲壳。
科属与特征	为睡莲科莲房即莲在秋季成熟的花托。到时割取，除去内存果实即莲子，梗晒干即莲房，呈倒圆锥形，顶面圆形平，外表面灰绿色，晒干呈灰褐色或紫红色，有纵纹，顶面有多个已取出莲子留下的孔洞。部分地区有栽培，收取。
成　　分	含蛋白质、碳水化合物、粗纤维、抗坏血酸等。
炮　　制	除去杂质切片用。莲房炭，取莲房置锅内上覆盖口锅，锅覆盖封处，用黄泥将周边敷密封上，用白纸贴在锅上，用文火烧煅至见到锅上白低呈焦黄色，莲房炭即成，去锅取出摊晾。
应　　用	月经过多，血崩，血淋，胎漏下血，产后胎衣不下，瘀血腹痛，痔疮血，带下，脱肛，湿疮。
用量与用法	6～12克，水煎服或入丸散。外用研末调涂。
用　　方	1.妇人乳头开裂，疼痛不愈，用莲房研细末调陈茶油外涂。 2.血崩，用莲房炭15克研末用开水送服。

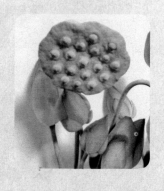

莲　须

别　　　名　莲蓬须、石莲须、莲蕊须。

科属与特征　为睡莲科莲的雄蕊为莲须。在夏季盛开时采取雄蕊阴干即得。干燥雄蕊呈线状小圆柱形，多数扭曲，黄色或浅棕色，内有黄色的花粉，花丝状扁，质轻。

成　　　分　含槲皮素、木犀草素、生物碱等。

性味与功能　味甘涩，性平无毒。益肾，涩精，止血。

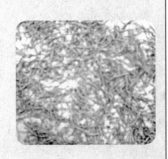

应　　　用　肾虚泄精，精遗滑泄，晦暗，吐血，鼻血，血崩，痔疮出血带下。

用量与用法　10～20克，水煎服或研末入丸散。

莲　心

别　　　名　莲子心，莲薏。

科属与特征　为睡莲科是莲子内的绿色胚芽。在秋季采收莲子时或干燥莲子时取出莲心。干燥心呈棒状，顶端青绿色有2个分枝一长一短，紧密粘贴在一起，质脆易断。

性味与功能　味苦性寒。清心，除热，止血。

应　　　用　心烦，口干燥，吐血，遗精，目赤红肿。

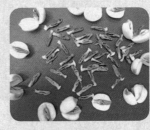

用量与用法　3～10克，水煎服。

用　　　方　小儿夜啼，用莲心7枚，茶叶7枚用乳汁稍泡服。

狼 把 草

别　　　　名	乌杷、乌阶、郎耶草、田边菊。
拉 丁 学 名	*Bidens tripartita* L.
科属与特征	为菊科狼把草的全草。一年生草本，茎直立，略方形，多分枝，节上易生根，光滑。叶对生，羽状复裂，下部叶羽状深裂，披针形，边缘有不齐的大锯齿。叶绿色或浅红色。顶生头状花序，球形，总苞片 2，椭圆形，绿色。花黄色呈筒柱状，花小。结瘦果倒卵状扁平，两侧边缘有一小刺，有芒状毛。生长于路边、路旁、田埂。各地均有分布。
成　　　　分	含挥发油、木犀草素、鞣质、黄酮类等。
性味与功能	味苦性凉。清热，解毒，养肺，凉血。
应　　　　用	扁桃体炎，气管炎，肠炎，肺结核，咳嗽，咳血，盗汗。
用量与用法	10～20克，水煎服。
用　　　　方	咳嗽咽痛，用狼把草30克水煎加蜂蜜调服。

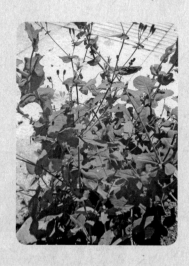
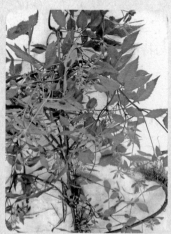

狼　毒

别　　　名	川狼毒、续毒、山丹花、断肠草、打碗花、闷头花、一把香。
拉 丁 学 名	*Euphorbia ebacteolata* Hayata.
科属与特征	为瑞香科月腺大戟或瑞香大戟的根。多年生草本，茎丛生，基部木质，淡红色。叶互生，线形，全缘。叶面绿色，底面淡绿色。顶生头状花序，花多枚，萼筒状，花冠有黄、白或紫红色，瓣片倒卵形。结果卵形。根圆柱形，大小不一，肉质。生长于山坡、林下。各地均有少量分布。
成　　　分	含有毒的有机酸、狼毒苷、和酚性、氨基酸，甾醇等。
炮　　　制	将原药用清水洗净，切片晒干。酸制狼毒：将片置热锅内，用文火炒至深黄色喷入米醋炒干。
性味与功能	味苦辛，性微寒，有毒。逐水，破积，化痰。
应　　　用	小便不利水肿，胸腹肿胀，积聚不化，心腹疼痛，痰涎壅滞，咳嗽气喘，瘰疬，顽疮疥癣。
用量与用法	1～3克，水煎服，或入丸散。外用磨汁敷患处。
注	狼毒有大毒，内服慎用，孕妇、体弱者忌用。

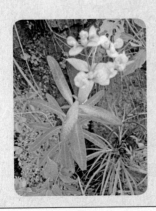
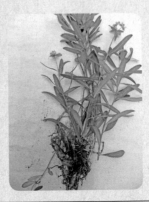

凌霄花

别　　名	藤萝花、随胎花、紫葳、瞿陵、陵苕、凌霄、藤萝草、上树蜈蚣、倒挂金钟。
拉 丁 学 名	*Campsis grandiflora* (Thunb.) K. Schum.
科属与特征	为紫葳科紫葳的花。落叶木质藤本，茎棱状网裂，黄褐色。叶对生，羽状复叶，叶前端较大，卵状披针形，边缘有锯齿。顶生聚伞花序，花大，花萼绿色，花冠漏斗形，花冠黄赤色。结细长的蒴果，如豆荚状，内种子多粒。生长于溪谷、或攀缠墙、石壁或树茎上。各地均有分布。
性味与功能	味酸微辛，性凉。有毒。活血，散瘀，跌打损伤。
应　　用	肝郁头痛，血热风痒，症肿，血结经闭，崩漏。
用量与用法	3～9克，水煎服。外用适量捣烂敷患处。
注	体虚气弱或孕妇忌服。

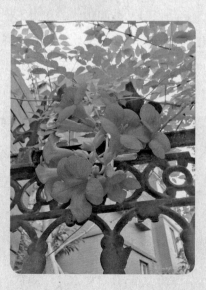

栗 子

别　　　名	板栗、栗果、针锥、撰子、毛栗、毛板栗。
拉丁学名	*Castanea mollissima* Bl.
科属与特征	为壳斗科栗的种仁。落叶乔木，茎直立，多分棱，树皮灰暗色。单叶互生，薄革质，叶脉明显，长圆状披针形。叶面深绿色，叶底面淡绿色，有白色茸毛，边缘有锯齿。花序淡黄褐色，总苞球形，外面生尖锐毛刺，内有坚果 2～3 枚，外皮深褐色，内子肉浅黄色。各地均有栽种。
成　　　分	含碳水化合物、蛋白质、脂肪、淀粉、维生素 B 等。
炮　　　制	除去外壳取果肉，洗净晒干。
性味与功能	味甘甜，性温无毒。健脾，补肾，止血。
应　　　用	泄泻，反胃，咳嗽，腰酸脚软，吐血，便血，鼻血，跌打肿痛。
用量与用法	20～30 克，水煎服或生食熟食。小儿不可多食，生食难消化，熟食可致肠胃滞气胀满。

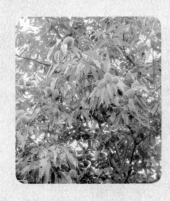
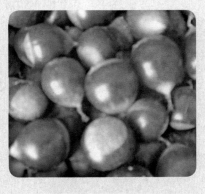

栗 树 根

科属与特征　为壳斗科栗的根。特征同栗子。

性味与功能　味甘淡，性平。

应　　用　牙肿痛，疝气痛，血痹。

用量与用法　20～50克，水煎服。

用　　方　牙齿肿痛，用栗子树根30克煮猪瘦肉服。

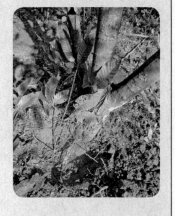

栗 壳

科属与特征　为壳斗科栗子的外果皮。特征同栗树根。

性味与功能　味甘涩，性平。凉血，止呕。

应　　用　泻血，衄血，便血，呕吐，痢疾，腹泻，瘰疬。

用量与用法　10～30克，水煎服。

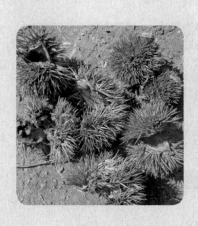

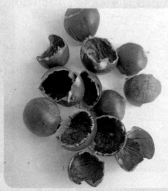

凉粉草

别　　名	仙人冻、冻菜、仙人草、仙草。
拉丁学名	*Mesona chinensis* Benth.
科属与特征	为唇形科凉粉草全草。一年生草本，茎下部匍地，上面直立，有柔毛。叶对生，卵形，叶脉明显，边缘有锯齿，叶双面均有毛。腋生总状花序，花小，轮生，花冠淡红色。结小坚果椭圆形。各地均有栽培。
性味与功能	味甘淡微涩。性凉。清热，祛暑。
应　　用	中暑，口渴，小便少赤，风热感冒，高血压。
用量与用法	30～60克，水煎服，或加工为冷饮服。

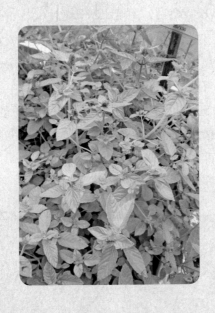

桑　白

别　　名　桑白皮、桑树根、桑皮。

拉丁学名　*Morus alba* L.

科属与特征　为桑科桑树根皮。外表淡黄色或灰白色，有的见红黄色斑点。有纵向裂纹，纤维质，质韧难折断。

成　　分　含伞形花内脂、东茛菪素、黄酮等。

炮　　制　新鲜时将根的棕色栓皮刮去，纵向剖开，用木棒轻锤击，使心与皮分开取皮洗净切段丝片晒干。

蜜炙桑白皮：用蜂蜜入锅内加少量水用文火煮沸，下桑白丝片，炒至黄色，不粘手为度，取出摊晾。每10千克桑白，用蜜1.5千克。

性味与功能　味甘微苦酸，性平无毒。清肺止咳，行水消肿。

应　　用　肺热咳嗽，气促嗽喘，小便不利，口渴，水肿，咳血，脚气，风湿麻木。

用量与用法　10～30克，水煎服。外用煎汤洗患处。

用　　方　牙齿肿痛，用桑白皮30克、白蒺藜20克、绿鸭蛋2枚煎服。

注　风寒咳嗽忌服。

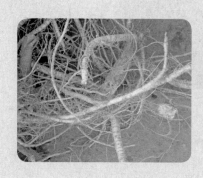
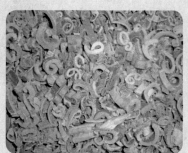

桑寄生

别　　　名	桑树寄生、寄生树、寄生草、冰粉树。

拉丁学名 *Taxillus chinensrs* (DC.) Danser.

科属与特征 为桑寄生科。桑寄生、槲寄生和毛叶桑寄生的枝叶。

1. 槲寄生：小灌木，枝圆柱形状，黄绿色或绿色，略带肉质，叉状分枝，节膨大。叶对生，生长于枝端节上，无叶柄，椭圆状披针形，黄绿色，全缘，有光泽，叶脉明显。花生枝端2叶的中间，浅黄色；花被钟形。结浆果圆球形，熟时黄色或橙红色。果皮有黏性，种子侧扁状。常寄生长于榆树、柳树、枫树、杨树上。各地均有分布。

2. 桑寄生：小灌木，老枝灰黄色，小枝灰暗色。单叶互生或对生，革质，卵圆形，全缘，叶脉不明显。腋生伞状花序，花萼近球形，与子房合生。结浆果椭圆形。桑寄生寄生长于桑、梓、油茶、龙眼、沙梨等树上的寄生物。

成　　　分 含槲皮素、扁蓄苷。

炮　　　制 将原药拣去杂质，用清水洗净，稍泡待润透，切斜片晒干。

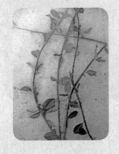
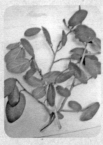
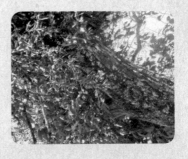

性味与功能　味苦微甘，性平无毒。补肝肾，除风湿，安胎，益血。

应　　用　腰酸膝软，腰骨疼痛，手足无力，脚气，风寒湿痹，胎动腹痛，下痢出血，产后乳汁不下，子宫脱垂。

用量与用法　10～20克，水煎服，或浸酒服。

注　寄生在杨、柳、枫、桦和榆树上是槲寄生；在枇杷、油茶、梨和桃木上为桑寄生。

桑　叶

别　　名　桑、家桑、桑树叶、桑葚树、蚕叶。

科属与特征　为桑科桑的叶。落叶乔木或灌木，茎直立，多分枝，茎枝灰绿色或灰黄色。叶互生，卵形或椭圆形，边缘有粗锯齿。花黄绿色。腋生聚合果，肉质，有柄，椭圆形，紫黑色。各地均有栽培。

炮　　制　桑叶拣去杂质，搓碎去梗。蜜桑叶：取蜜置锅内加少许水稍沸，投入净桑叶用文火炒至不粘手为度取出摊晾。

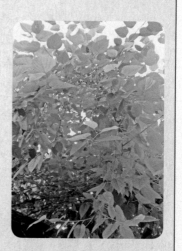

性味与功能　味苦酸辛，性寒无毒。清热解毒，凉血明目。

应　　用　外感发热，风湿咳嗽，口渴，头痛，目赤，咽干口燥，牙周肿痛。

用量与用法　10～20克，水煎服。外用煎汤洗患处。

桑葚

别　　　名　桑实、乌葚、黑葚、桑葚子。

科属与特征　为桑科，桑树的果穗，呈长圆形，表面紫红色或紫黑色。果穗由聚多个瘦果聚合而成，果稍扁卵圆形，外具膜质苞片，胚乳白色。各地均有分布。

成　　　分　糖、鞣质、苹果酸、胡萝卜素等。

炮　　　制　将采取的桑葚，拣去杂质，晒干或置蒸笼内，隔水用武火略蒸，取出晒干。

性味与功能　味甘甜微酸，性微凉，无毒。补肝益肾。

应　　　用　肝肾阴虚，头晕目眩，耳鸣目眩，关节不利。

用量与用法　10～20克，水煎服或入丸散。

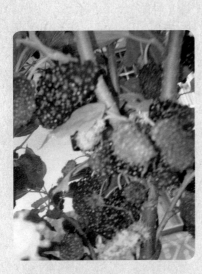
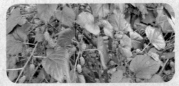
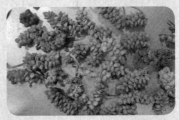

桑　枝

别　　　名	桑条。
科属与特征	为桑科，桑的嫩枝。特征同上条。
成　　　分	桑枝含鞣质、果糖、葡萄糖、蔗糖、木糖、桑酮等。
炮　　　制	取桑枝用清水洗净，入水稍浸，取出闷软，切斜片晒干。炒桑枝：用枝片入热锅内，用文火炒至深黄色即可。酒桑枝：取桑枝片置热锅内，炒至黄色，喷黄酒再炒至老黄色，取出摊晾（每10千克桑片，用黄酒1千克）。
性味与功能	味微苦辛，性平。祛风湿，利水气。
应　　　用	风湿性关节炎，腰腿痛疼，鹤膝风，手足麻木，高血压，小便不利，脚气肿。
用量与用法	10～60克，水煎服。
用　　　方	风湿肢脚痛膝肿，用酒桑枝60克，防杞30克水煎服。

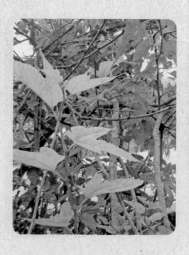
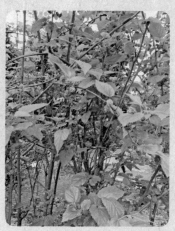

射　干

别　　　名　乌扇、夜干、鬼扇、乌火、凤翼、金咬剪、蝴蝶花根。

拉丁学名　*Belamcanda chinensis* (L.) DC.

科属与特征　为鸢尾科射干的根茎，多年生草本。茎直立，叶2列扁平，广剑形，绿色，叶脉平行。顶生总状花序，二叉分歧，苞片卵形至卵状披针形，花被片椭圆形，橘黄色并有暗红色斑点。结蒴果椭圆形，成熟种子黑色，近球形。根茎鲜黄色，或灰褐色；有环状皱纹及根痕，须根多数。生长于田野、山坡、山间，也有栽培。各地均有分布。

成　　　分　含射干定等。

炮　　　制　取根茎，用清水洗净，除去须根，切片晒干。

性味与功能　味苦微辛，性寒，有小毒。清火解毒，降逆祛痰。

应　　　用　咽喉肿痛，咳痰，疟腮，痰涎壅结，瘰疬，喉痹咳逆，妇人经闭，痈肿疮毒。

用量与用法　6～15克，水煎服。

用　　　方　扁桃体炎、咽喉肿痛，用射干15克、马勃12克水煎服。

注　脾胃虚弱无实火者忌用。

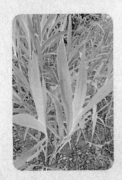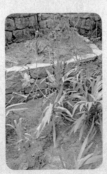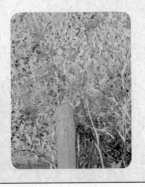

桃　仁

别　　　名	白桃、山桃、蜜桃、苦桃、毛桃、桃仁。
拉丁学名	蔷薇科植物桃 *Prunus persica* (L.) Batsch 或山桃 *Prunus davidiana* (Carr.) Franch.
科属与特征	为蔷薇科桃、山桃种仁。落叶小乔木,茎直立,多分枝,枝干绿色或红褐色,外皮光滑,亦有散在小点。叶互生,叶片倒卵状披针形,边缘有细锯齿。花单生,淡红色。结核果近球形,有短绒毛,果肉黄白色或粉红色。核外壳坚硬,有不平深粗纹,去外壳内有种子1枚,薄外皮,红棕色,有纵皱纹,红白色,圆扁卵形即桃仁。各地均有栽种。
成　　　分	含苦杏仁苷、挥发油、脂肪油。
炮　　　制	拣去外壳杂质,将种仁置容器中,用沸开水烫5～10分钟,去水搓去外皮,晒干簸去皮即可。
性味与功能	味苦性平,无毒。破血,祛瘀,滑肠。
应　　　用	瘀血肿痛,妇人经闭,症瘕,大便血结,血瘀膀胱,血燥便秘,子宫血肿,阑尾肿痛,跌打损伤。桃叶治,头风头痛,湿疹,癣疮。
用量与用法	6～15克,水煎服,或研末入丸散。外用捣烂或研末调涂患处。
注	孕妇忌服。

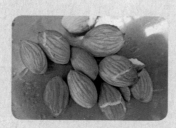
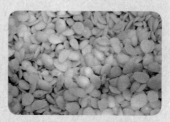

桃　根

别　　　名　桃树根。

科属与特征　为蔷薇科桃或山桃的根或根皮。

炮　　　制　取根去泥沙，用清水洗净，待湿润透，切片晒干。

性味与功能　味苦，性平无毒。祛湿，行血，消肿。

应　　　用　肝炎黄疸，腰酸脚痛，吐血，鼻血，月经不通腹痛，
痔疮，痈肿。

用量与用法　30～60克，水煎服。

用　　　方　痔疮肿痛或出血，用桃根100克，苎麻根60克煎
汤洗。

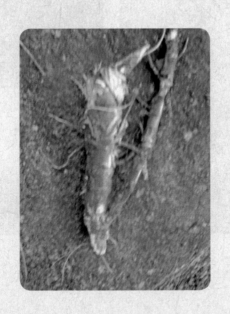

桃　花

别　　　　名　桃树花。

科属与特征　为蔷薇科，桃或山桃的花。

成　　　　分　含山柰酚、香豆精。

性味与功能　味苦，性平。利水，活血。

应　　　　用　脚气，水肿，二便不利，气郁胸烦，痰饮，积滞，月
　　　　　　　经不通胀痛。

用量与用法　3～10克，水煎服。

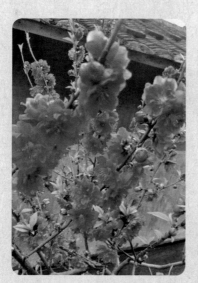
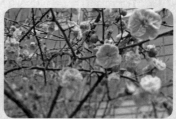
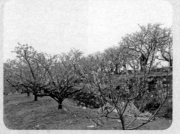

桃金娘根

别　　名	山稔、岗稔、山多奶根、山稔子、山稔根、岗稔根、石恩、石干司。
拉丁学名	*Rhodomyrtus tomentosa* (Ait.) Hassk.
科属与特征	为桃金娘科桃金娘的根。灌木，枝有柔毛。叶对生，椭圆形，全缘，近革质。聚伞花序，花玫瑰色。结果为浆果，球形，成熟时紫黑色。根坚韧，暗红色。生长在荒山，杂林山中、山路、山坡等地。
成　　分	根主要含酚类、鞣质。
性味与功能	味微酸辛涩，性平。祛风除湿，疏肝清热。
应　　用	肝病、风湿腰脚痛、胃脘痛、口干尿频、月经过多、痔疮等症。
用量与用法	20～30克，水煎服或炖瘦肉服。
用　　方	黄疸性肝炎，用桃金娘根50克，黄胆润50克水煎服。

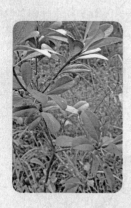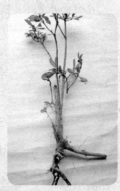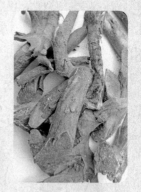

铁包金

别　　名	黄鳝藤、熊柳、土黄芪、答把、水朴陈、花眉跳架、鼻朴子、老鼠塔、光叶纹、厝箕藤、勾儿茶、铜身铁骨。
拉丁学名	*Berchemia lineata* (L.) DC.
科属与特征	为鼠李科老鼠耳的根。多年生缠绕性灌木，枝条呈缠绕状，质柔而韧。叶互生，长椭圆形，全缘。叶脉明显，有皱纹，略有光泽。顶生花序，花白色而小，排成圆锥形。结果长椭圆形，如枸杞状，初呈绿色，熟时变红紫黑色。地下根表皮黑色，有皱纹，断面髓金黄色，故名"铁包金"。生长于山野、林地。各地均有少量分布。
炮　　制	取根拣去杂质，用清水洗净，入水稍闷取出盖麻包，待润透，切片晒干。
性味与功能	味苦微涩，性温无毒。通经活络，祛湿止痛。
应　　用	风湿疼痛，腰膝无力，全身烦疼，胃痛，头痛，咳嗽，咳血，吐血，黄疸，水肿，淋浊，痛肿，跌打损伤。
用量与用法	10～30克，水煎服。
用　　方	1. 胃炎、上腹闷胀痛，用铁包金根30克水煎服。 2. 腰或肢节疼痛或挫伤痛，用铁包金60克，煮猪脚服用。
注	孕妇忌服。

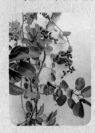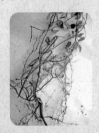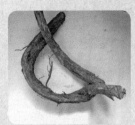

铁冬青

别　　名	救必应、四季青、冬青柴、九层皮、过山风。
拉丁学名	*Ilex rotunda* Thunb.
科属与特征	为冬青科铁冬青树皮或根皮。常绿乔木或灌木，茎直立，多分枝，红褐色。小枝灰白色，有棱。叶互生，卵圆形至椭圆形，全缘。叶面有光泽，叶脉明显，纸质。花单性，伞形花序，花绿白色，卵状矩圆形。结核果球形，熟时红色。顶端有宿存柱头。生长于溪边、疏林中。各地均有少量分布。
炮　　制	将铁冬青树，刮去外粗皮，取二重皮洗净，切丝片，晒干或鲜用。
性味与功能	味苦性寒、无毒。清热，祛湿，止痛。
应　　用	外感发热，咽喉痛，腹泻，肝病，风湿腰腿痛，胃痛，跌打损伤，烫火伤。
用量与用法	皮 10～30 克，水煎服。外用适量捣烂敷患处。
用　　方	跌打损伤肿痛，用铁冬青二层皮 20 克研末用黄酒送服，亦可鲜皮炖黄酒搓后再敷患处。

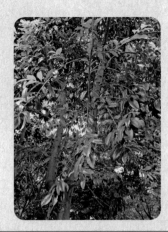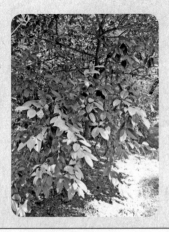

铁 海 棠

别　　　名	麒麟花、海棠、万年刺、刺海棠。
拉丁学名	*Euphorbia milii* Ch. des Moulins.
科属与特征	为大戟科铁海棠的叶、茎和根。多年生肉质灌木，茎攀缘状或直立，灰褐色，茎有硬刺。叶互生，矩圆匙形，叶全缘绿色。聚伞形花序，花类喇叭状，红色或桃红色。结蒴果。各地有少数栽培。
炮　　　制	将原药拣净杂质，剪去刺，取叶茎或根，用清水洗净，切片晒干。
性味与功能	味甘苦微涩，性凉，有小毒。清热解毒，利水排脓。
应　　　用	肝病黄疸，小便不利，水肿腹胀，血积，横痃，疮疡热毒。
用量与用法	10～20克，水煎服。外用适量捣烂敷患处。

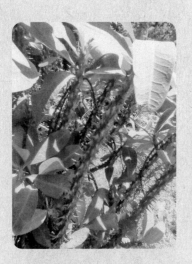
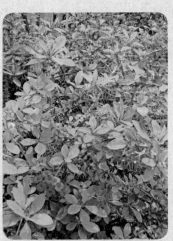

铁龙骨

性味与功能　味微苦涩，性凉。祛风，利湿，止痛。

应　　　用　感冒，腰腿痛，坐骨神经痛，腰挫伤痛，关节伸屈不利。

用量与用法　30～60克，水煎服。

用　　　方　坐骨神经痛或腰腿痛，用铁龙骨60克，铜身铁骨60克与猪尾骨同煮常服。

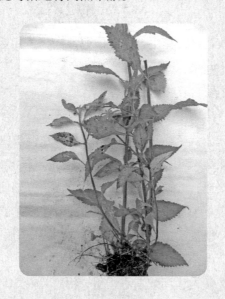

铁苋

别 名	野六麻、人苋、玉碗捧真珠、野黄麻、半边珠、六合草，山黄麻、野苦麻、野麻草、撮斗撮金珠，粪斗草、半边珠、海蚌含金珠。
拉丁学名	*Acalypha australis L.*
科属与特征	为大戟科铁苋菜的全草。一年生草本，茎直立。叶互生，卵菱形，绿色，双面有稀毛，边缘有齿。腋生穗状花序，花生长于叶中苞片内，苞片合时如蚌形。结小蒴果，种子卵形，淡褐色。
成 分	主要含苷类、生物碱、鞣质等。
炮 制	将全草用清水洗净，切段片晒干。
性味与功能	味微苦辛涩，性凉。清热，利水，止血。
应 用	咳嗽气喘，牙周红肿，大便结，尿淋，腹泻，痢疾，咳血，吐血，崩漏，腹胀，皮疹，外伤出血。
用量与用法	全草 10 ～ 30 克，水煎服。孕妇忌服。
用 方	1.肠炎、痢疾，用铁苋菜 30 克水煎服。
	2.湿疹，用全草适量煎汤外洗。
	3.慢性腹泻或痢不止用，用野六麻 50 克，鸡胶裂 30 克煎服。

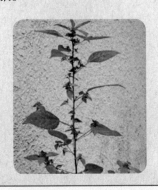

通 经 草

别　　名	银粉背蕨、金丝草、止惊草、铜丝草、铜丝芒。
拉 丁 学 名	*Aleuritopteris argentea* (Gmel.) Fee.
科属与特征	为中国蕨科银粉背蕨的全草。多年生草本，茎直立，叶丛生，叶柄长，细如金丝，褐色，有光泽，中空有绿心，茎部被有鳞片，余无毛，有光泽。叶片五角掌状，2～3羽状分裂或至深裂，线状长椭圆形，营养叶有微锯齿。叶面绿色，叶底面被有黄粉，叶面稍厚，叶片边缘有孢子囊，褐色。根，红棕色，边亮黑色，披针形鳞片，褐黑色须根众多。各地均有少量分布。
炮　　制	取全草拣净杂质，用清水洗净，切段片晒干。
性味与功能	味苦微湿，性平。止咳，活血。
应　　用	咳嗽，咳血，月经不调，经闭腹痛，赤白带下。
用量与用法	全草10～30克，水煎服。
用　　方	闭经、腹痛、白带腥臭，用通经草50克水煎加红糖调服。

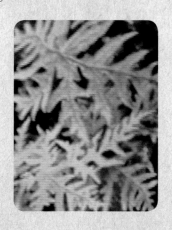

蚊 母 树

别　　　名	蚊子树、米心树、中华蚊母、墓漂柴、漂柴。
拉 丁 学 名	*Distylium racemosum* Sieb.et Zucc.
科属与特征	为金楼科蚊母树的根或皮，常绿灌木或乔木。茎干皮灰褐色，去外层粗皮，内层淡红色，不容易折断，断面纤维性。小枝有鳞垢，老枝秃净。叶互生，革质，椭圆形或倒卵椭圆形。叶面深绿色，底面淡绿色，有鳞垢，后变秃净，边全缘。总状花序，总苞卵形，花萼筒状，花瓣红色。结蒴果卵圆形，内种子卵圆形，深褐色。生长于山野、灌木林中。各地均有分布。
炮　　　制	取根或皮，用清水洗净，稍浸取出待软，切丝片或薄片晒干。
性味与功能	味辛微苦，性平。利水祛湿，活血止痛。
应　　　用	手足水肿，风湿腰脚痛，癌肿，跌打损伤。
用量与用法	10～20克，水煎服或研末服。外用捣烂敷患处。

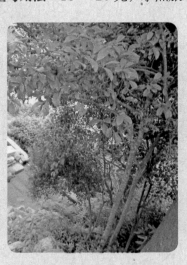
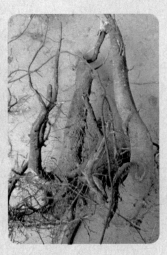

莴苣

别　　　名　莴菜、莴苣菜、千金菜、莴笋。

拉 丁 学 名　*Lactuca sativa* L.

科属与特征　为菊科莴苣的茎叶。一二年生的草本，茎直立，呈棒槌状，形如笋，故称莴笋。叶基部丛生互生，长椭圆形或披针形，边全缘或有裂齿。顶生头状花序，苞圆筒形，苞片如瓦多层排列，花黄色。结种子黑褐色或灰白色。莴笋品种较多，有尖叶莴笋、紫叶莴苣、白叶莴笋、花叶莴笋等。大部分地区有栽培。

性味与功能　味微甘苦，性微寒。清热，利尿，通乳，止血。

应　　　用　痰火膈热，小便不通，妇女乳汁不通，尿淋尿血。

用量与用法　30～60克，煎或煮服。外用捣烂敷患处。

**　　　　注**　多食、常食可致目痛，有目疾者忌服。

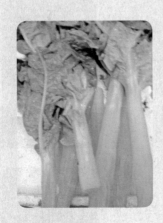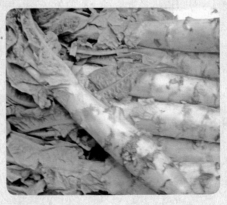

夏枯草

别　　名	麦夏枯、铁色草、棒头柱、棒柱头花、燕面、铁线夏枯草、六月干。
拉丁学名	*Prunella vulgaris* L.
科属与特征	为唇形科，多年生草本。茎直立，四角形，全株有细毛。叶对生，椭圆状披针形，全缘，有的有锯齿。顶生轮伞花序，呈穗状，花萼唇形，花冠紫色或白色。果穗生长圆柱形或宝塔形，棕色或紫黑色。结小坚果，褐色。生长于路旁、山坡、园岩。各地均有分布。
成　　分	三帖皂苷、金丝桃苷、维生素、胡萝卜、生物碱、挥发油等。
炮　　制	取原药去杂质，残根用清水洗净，切段晒干。
性味与功能	味苦微辛，性寒无毒。散结养肝。
应　　用	瘰疬，乳腺肿硬，降压，头目眩晕，眼睛红痛，羞明流泪，肝病黄疸，口眼㖞斜，肺结核，白带，崩漏。
用量与用法	10～60克，水煎服或煎膏。外用适量煎汤洗或捣烂敷患处。

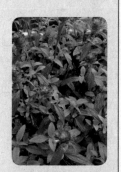

用　　方	1. 颈生瘰疬，用夏枯草2500克置锅中用文武火煎至浓稠，取出，每日3次服2匙，并可外敷患处。

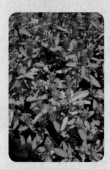

2. 高血压，用夏枯草30克、草决明30克煎服。

3. 眼皮湿疹，用夏枯草100克煎服并洗患处。

鸭跖草

别　　　名	鸡舌草、竹叶草、鸭仔草、回头舅、竹仔菜、兰花草、淡竹叶菜、碧蝉花、耳环草、水竹节草。
拉 丁 学 名	*Commelina communis* L.
科属与特征	为鸭跖草科鸭跖草的全草。一年生草本，茎圆柱形，茎下部呈匍匐状，节常根生，节与节相距较长，肉质。叶互生，卵状披针形，绿色。总状花序，深蓝色，花被绿白色。结蒴果椭圆形。生长于路沟边、田野间。各地均有分布。
炮　　　制	拣去杂质，洗净，切断片晒干。
性味与功能	味淡微苦，性寒无毒。清热，解毒，利水，凉血。
应　　　用	疟腮，肝病，尿淋，肾病，风热感冒，水肿，脚气，疟疾，鼻血，尿血，血崩，痈疽疔疮。
成　　　分	主要含鸭跖黄酮苷、鸭跖兰素等。
用量与用法	全草10～20克水煎服。外用捣烂敷患处。
用　　　方	扁桃体炎、咽喉红肿痛，用鸭跖草50克煎汤频服。

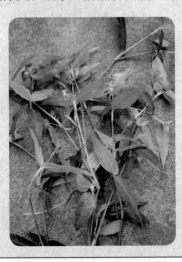

鸭嘴癀

别　　　名	调经草、旱田草。
拉 丁 学 名	*Lindernia ruellioides* (Colsm) Pennell.
科属与特征	为玄参科旱田草的全草。一年生草本，茎柔弱，伏地，有分枝。叶对生，倒卵状矩圆形，边缘有锐利小锯齿。顶生总状花序，小花有柄，绿色。花冠淡黄色，基部筒状。结蒴果圆柱形。生长于田地、沟边。各地均有分布。
炮　　　制	全草拣去杂质，用清水洗净。切段片晒干。
性味与功能	味淡微苦，性平。清热解毒，活血祛瘀。
应　　　用	口角烂疮，腹泻，痢疾，乳痈，月经不调，痛经，瘰疬，跌打损伤。
用量与用法	10～60克，水煎服。外用炖酒敷患处。
用　　　方	脚扭伤肿痛，用鸭嘴癀60克用酒煎服，并擦伤痛处。

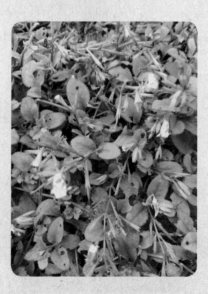

鸭掌柴皮

别　　名	鸭脚木皮、西加皮、鸭脚皮、鸭母爪、五指通。
科属与特征	为五加科鸭掌柴皮，乔木或灌木。茎直立，多分枝，外皮灰暗，质地疏松。掌状复叶，椭圆形或长卵圆形，革质。伞状花序，花小，色白。结核果球形。根淡黄白色，断面乳白色。生长于山坡、杂林中，也有栽培。各地均有分布。
成　　分	主要含氨基酸、酚类、有机酸。
炮　　制	将鸭掌柴的外皮剥下，切丝片晒干。
性味与功能	味苦涩，性凉。祛风祛湿，舒筋活络。
应　　用	流感，发热. 扁桃体红肿痛，风湿性关节炎，跌打肿痛，烧伤。
用量与用法	10～15克，水煎服。外用适量用红酒捣烂敷患处。
用　　方	四时关节酸痛，用鸭掌柴皮25克水煎加酒少许调服。
注	孕妇忌服。

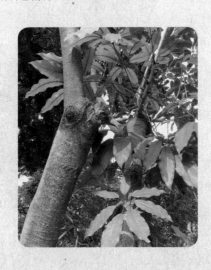

鸭脚木叶

别　　　名	鸭母爪、鸭母树叶。
成　　　分	主要含酚类、有机酸、氨基酸等。
炮　　　制	将叶用清水洗净，切丝片晒干。
科属与特征	为五加科即鸭掌柴叶。特征同鸭掌柴皮。
性味与功能	味辛微苦涩，性微温。祛湿止痛，活血消肿。
应　　　用	风湿性腰腿痛，风湿骨节痛，外伤肿痛，跌打骨折，外伤出血，烧伤。
用量与用法	10～20克，水煎服。外用捣烂敷患处。

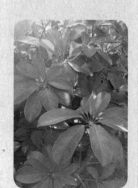

鸭脚木根

别　　　名	鸭母爪、鸭母树根。
科属与特征	为五加科鸭掌柴的根。特征同鸭脚柴皮。
炮　　　制	干根：洗净泥沙，用清水淋软，切片晒干。
性味与功能	味淡微苦，性平。散热，止痛，消肿。
应　　　用	热病痧气，外伤肿痛，跌打损伤。
用量与用法	6～10克，水煎服。
注	孕妇忌用。

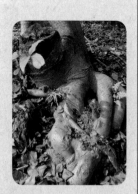

烟　草

别　　名	土烟草、相思草、返魂草、八角草、穿墙草、延命草、仁草。
拉丁学名	*Nicotiana tabacum* L.
科属与特征	为茄科烟草的叶。一年生草本。茎干直立粗壮，基部木质化，上部分枝被有黏质毛。叶卵形或短圆形，边缘带微波状，表面绿色，被黏毛。花顶生圆锥花序或总状花序，花有苞和柄；萼绿色，长圆形，裂片披针形，花冠漏斗形。结蒴果球形。生长于村边，山野或路旁。各地均有分布和栽培。
成　　分	主要含生物碱、苹果酸、柠檬酸、脂肪、芸香苷、无机质、尼古丁（烟碱）等。
炮　　制	将全草用清水洗净，切丝片晒干或烘干。
性味与功能	味辛微苦，性温，有毒。散瘀止痛，杀虫解毒。
应　　用	风湿脚痛，跌打损伤，牙痛，瘰疬，结块红肿，妇女月经不调，疔疮痈毒，犬咬伤，湿疹，皮炎。
用量与用法	6～15克，水煎服。外用适量捣烂敷患处。
用　　方	无名肿毒或红肿疼痛，用野烟叶加红糖，捣烂敷患处。

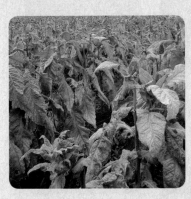
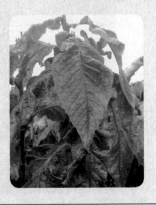

盐肤木根

别　　名	猴盐根、铺林盐根、泡木根、耳八蜈蚣、五倍根、文蛤根、盐麸木根。
拉丁学名	*Rhus chinensis* Mill.
科属与特征	为漆树科盐麸木根。落叶灌木，茎直立，多分枝，外皮灰褐色。羽状复叶，互生，总叶柄和叶轴有显著的翅，卵状椭圆形，叶脉明显，边缘有粗圆锯齿。顶生圆锥花序，序顶密生棕褐色柔毛，花小，乳白色。生长于山坡、荒山、灌木林中。各地均有分布。
炮　　制	用清水洗净，大小分开，用清水稍泡取出，盖麻布，待闷透，切片晒干。
性味与功能	味酸或微涩，性凉。疏风，祛湿，止痛。
应　　用	感冒发热，咳嗽，腰腿痛，乳痛，腹泻，风湿疼痛，腹胀痛，癣疮，跌打肿痛。
用量与用法	根 10～60 克，水煎服。外用研末调敷或洗患处。
用　　方	1. 跌打伤肿痛，用盐肤木根 60 克煮猪瘦肉服。 2. 腰脚酸痛，用盐肤木根 100 克煎汤服或合猪脚服。

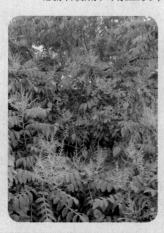
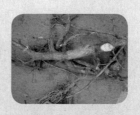
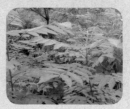

盐肤子

别　　名　铺林盐子、假五味、盐梅子、泡木树、五倍子树子、肤木、盐麸子、木附子、猴盐柴、天盐。

拉丁学名　*Rhus chinensis* Mill.

科属与特征　为漆树科盐麸子。落叶灌木，茎直立，多分枝，外皮灰褐色。羽状复叶，互生，总叶柄和叶轴有显著的翅，卵状椭圆形，叶脉明显，边缘有粗圆锯齿。顶生圆锥花序，序顶密生棕褐色柔毛，花小乳白色，结子扁圆形。生长于山坡、荒山、灌木林中。各地均有分布。

成　　分　主要含鞣质、没食子酸、柠檬酸、酒石酸、脂肪、树脂等。

性味与功能　味酸咸，性凉。生津、化痰、止泻、敛汗。

应　　用　口干，咳嗽，多痰，盗汗，黄疸、痢疾，腹泻，癣疮，解酒毒。

用量与用法　子 10～20 克，水煎服。外用，研末调敷。

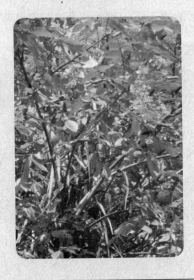

益 母 草

别　　名	益母、茺蔚、红花艾、益母蒿。
拉 丁 学 名	*Leonur heterophyllus* Sweet.
科属与特征	为唇形科益母草的全草。一年生草本。茎直立，四方形，有分枝，枝茎有微毛。叶对生，叶片有浅裂，边缘有锯齿或全缘。叶面绿色，叶底面浅绿色，而被有短柔毛。腋生轮伞状花序，花萼钟形，花冠唇形，淡红色或紫红色。结小坚果褐色，三棱状。生长于山坡、田园荒地、溪边等。各地均有分布。
成　　分	主要含益母草碱、水苏碱等多种生物碱、维生素 A、芸香苷等黄酮类。
炮　　制	全株拣去杂质，用清水洗净，稍闷透，切段片晒干。
性味与功能	味辛微苦，性凉无毒。活血，止血，利水。
应　　用	瘀血腹痛，胎漏难产，胎衣不下，月经不调，尿血，便血，血崩，痢疾下血，小便不通。
用　　方	产后恶露不下，用益母草 60 克水煎加少许红酒调服。

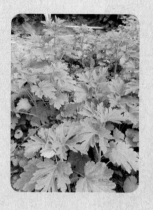
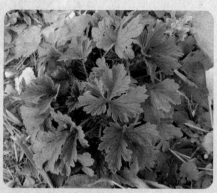

益 智 仁

别　　　名	益智、益智子、摘丁。
拉 丁 学 名	*Alpinia oxyphylla* Miq.
科属与特征	为姜科益智果实。多年生草本，茎直立，叶丛生，叶2列具短柄，叶披针形，叶面深色，底面淡绿色，两面均无毛，边缘有经细锯齿，顶生总状花序，花序轴棕色，花萼筒状，花药线形，结蒴果椭圆形，表面有纤维束线条，外皮灰棕色，皮薄内种子集结成团，灰黄色。生长于阴湿林下。部分地区有少数栽培。
炮　　　制	炒益智，将益智入热锅内为，炒至外壳焦黄，取出摊晾。盐炒益智：将益智仁，入热锅内炒至黄色，入盐水取出摊晾（每10千克益智仁，用盐2.5千克）
性味与功能	味辛微苦，性温。暖肾，温脾，涩精。
应　　　用	冷气腹痛，脾胃寒痛，多唾沫，虚寒吐泻，遗精，遗尿，小便不尽。
用量与用法	3～10克，水煎服。
注	阴虚火旺，血燥者忌服。

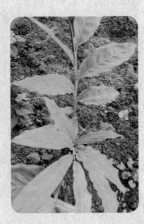
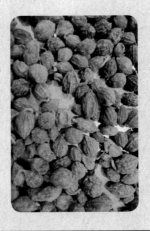

圆羊齿

别　　　名	凤凰蛋、金鸡蛋、飞天蜈蚣、肾厥、石黄皮、石上丸、金鸡尾、神仙对坐。

拉丁学名 *Nephrolepis cordifolia* (L.) Presl.

科属与特征 为骨碎补科圆羊齿的球块茎。多年生附生或陆生蕨类植物，羽状复叶，簇生，叶片狭披针形，有小叶片数 10 对，小叶背面边缘有孢子囊群生长。根状茎上，卵圆形半透明的块根，呈类圆球形，表皮黄色，内含水多，很像黄皮果，故名"石黄皮"，生长于溪边，灌木丛，林下的石隙中。各地均有分布。

炮　　　制 取球状块根，除去鳞片用清水洗净，入热水中烫过或蒸笼蒸，取出晒干。

性味与功能 味甘淡，微涩酸，性凉。清热利湿，清热止咳。

应　　　用 感冒发热，咳嗽，肠炎，睾丸炎，小儿疳积。

用量与用法 10～20 克，水煎服。

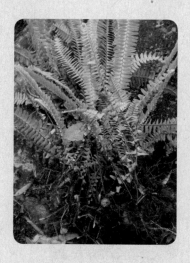
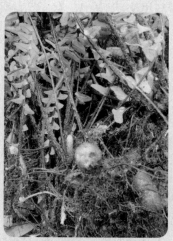

菝葜

别　　　名	金刚骨、金刚藤、山梨儿、铁菱角、普贴、沟谷刺、硬饭头。
拉 丁 学 名	*Smilax china* L.
科属与特征	为百合科菝葜的根块茎。灌木攀缘状，茎有稀疏倒生刺。叶互生，广椭圆形，革质，全缘，叶脉 4～5 条，叶光滑绿色。腋生伞形花序，花淡黄色。结浆果球状，红色。根茎横走，肥大有突出结节，质硬，外紫褐色，断面黄棕色。生长于山野、土坡。各地均有分布。
成　　　分	含多种皂苷、生物碱、氨基酸、有机酸、糖类。
炮　　　制	将原药用清水洗净，取出盖麻布，待闷软，切片晒干。
性味与功能	味甘酸，性温。祛湿止痛，利水消肿。
应　　　用	腰腿疼痛，四肢麻木，风湿性关节炎，崩漏，痢疾，小便不利，水肿，血淋，痔疮，肿毒。
用量与用法	10～30 克，水煎服。外用煎汤洗患处。

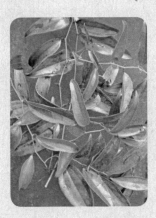 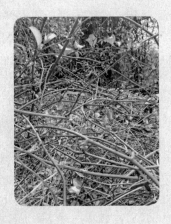

萆薢

别　　　名	百枝、白菝葜、粉萆薢、硬饭团、山田薯、赤节、竹木。
拉丁学名	*Dioscorea hypoglauca* Palibin.
科属与特征	为薯蓣科粉背薯蓣、山萆薢草的根块。多年生缠绕藤本，藤茎。叶互生，三角状心形或卵状披针形，边缘波状，叶深绿色。腋生穗状花序，花序基部的花一般2～3朵聚集一起。结蒴果成熟后反曲下垂，翅较宽，表面褐色，成熟后顶端开裂，内种子有薄膜状的翅，着生长于每室之中央。根茎横走，近于地面竹节状，外表棕褐色，断面乳白色，有粉性，有不规则筋脉花纹。生长于山坡林下、山谷中。各地均有分布。
炮　　　制	将原药拣净杂质，除去细根须，用清水洗净，入水浸泡1小时取出，盖麻布待闷透，切片晒干。
性味与功能	味苦甘微酸，性平，无毒。通淋利湿。
应　　　用	腰脚酸痛，风湿痹痛，全身麻痹，手足伸屈不利，小便淋沥，遗精，小便不清。
用量与用法	10～30克，水煎服或入丸、散。
用　　　方	小便淋浊不清，用萆薢60克水煎服。

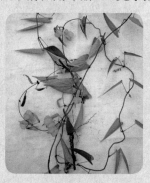

菠　萝

别　　名	凤梨、梨菠萝、地菠萝、草菠萝、番梨。
拉 丁 学 名	*Ananas comosus.*
科属与特征	为凤梨科菠萝的果实。茎短，叶丛多，叶剑形有锯齿或有全缘，叶面绿色，底面粉绿色，边缘红绿色。叶如莲坐状排列。叶丛中抽出花序，状如松球，花瓣长椭圆形。上端尖紫红色，下部白色，结聚花果肉质。凤梨原产巴拉圭一带，现部分地区有栽培。
成　　分	主要含果糖、葡萄糖、柠檬酸、蛋白质、维生素等。
性味与功能	味甘微酸涩、性平无毒。解暑除烦，生津止渴。
应　　用	感冒，咳嗽，烦热，胸闷，心烦，口燥，咽干，腹泻。
用量与用法	10～30克，水煎服或适量食用。
注	患溃疡病、肾病和凝血功能障碍的禁服。发热、疮疽、疥癣不宜多食。

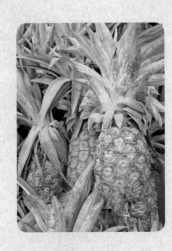
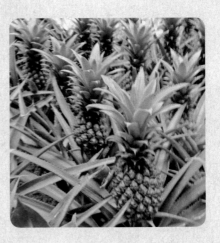

常　山

别　　　名	鸡骨常山、恒山、黄常山、甜柴、流痰柴、七叶、翻胃草。
拉丁学名	*Dichroa febrifuga* Lour.
科属与特征	为虎耳草科黄常山的根。落叶灌木，茎枝圆形，有节，黄棕色。叶对生，椭圆形或长方状倒卵形，边缘有锯齿，两面有黄棕色短毛。枝顶或上部叶腋着生伞房花序，花浅蓝色；苞片线状披针形，早落；花萼管状；花瓣蓝色，卵形。结浆果圆形。根圆柱形，常分歧、弯曲，表面黄棕色，有细纵纹，断面黄白色，质坚硬而重，形如鸡骨。生长于林阴湿地、溪边。各地均有分布。
成　　　分	主要含黄常山碱、异退热碱等。
炮　　　制	将原药除去茎苗及须根，用清水洗净，稍浸，捞起盖麻布，中途淋水，待闷透切斜片晒干。
	醋制常山：取净常山片置锅内加醋拌匀，稍闷用文武火炒至深黄色，取出摊晾。每10千克常山，用醋2千克。
	酒炙常山：取净常山片置锅内加黄酒拌闷，用文武火炒至焦黄色，取出摊晾。每10千克常山，用黄酒2千克。
性味与功能	味苦辛，性微寒，有小毒。截疟，祛痰。
应　　　用	寒热往来，疟疾，瘰疬，痰涎壅滞，癫痫。
用量与用法	6～15克,水煎服或入丸、散。
注	体虚、孕妇忌服。忌葱、忌鸡肉。

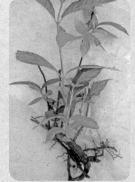

粗叶悬钩子

别　　　名　大叶刺菠，寒梅、八月泡、九月泡、老虎泡、大破布刺。

拉 丁 学 名　*Rubus alceaefolius* Poir.

科属与特征　为蔷薇科悬钩子的叶或根。攀缘灌木。枝干和叶均有小钩刺，叶互生，叶心脏状圆形，叶面黄绿色，叶底绿色，叶有裂缺粗糙。顶生或腋生总状花序，花白色。结聚合果，类球形，肉质从淡绿到红色，全株密被锈色毛。生长于山野、路旁。各地均有分布。

性味与特征　味甘淡微酸苦，性平。清热，活血，止痛。

应　　　用　口疮，乳痛，肝病，肝脾肿大，胃痛，头痛。

用量与用法　10～30克，水煎服。

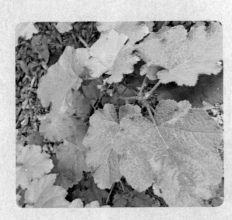
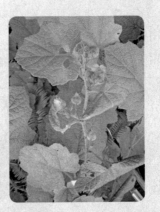

粗 叶 榕

别　　名	粗叶牛乳、空腹牛乳仔、大毛树、大牛乳。
拉 丁 学 名	*Ficus hirta* Vahl.
科属与特征	为桑科粗叶榕的根。落叶灌木或为小乔木，茎干直立，分枝较少，枝密生黄色棕毛。叶互生，长椭圆状披针形，如扇形，前端两缺。叶面绿色，底面淡绿色，叶粗糙，疏生粗短毛。花成对茎生。结果球形，暗紫红色。生长于山谷林阴处，各地均有分布。粗叶榕与五指毛桃，有同称粗叶榕，似有同点，但又有不同之处，宜别。
性味与功能	味甘微苦，性温。补气，祛湿，活血。
应　　用	疲劳脚软，四肢无力，腰脚疼痛，风湿痛，睾丸肿痛，瘰疬，妇人闭经，产后瘀血疼痛，白带。
用量与用法	30～60克，水煎服。
用　　方	肢体无力，腰腿酸痛，用根90克煎猪脚食。

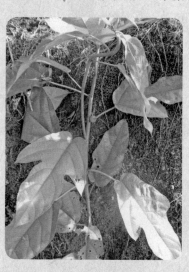

淡竹叶[1]

别　　　名	麦冬竹叶、林下竹、土麦冬、淡竹米、山鸡米、竹叶麦冬。
拉丁学名	*Lophatherum gracile* Brongn.
科属与特征	为禾本科淡竹叶全草。多年生草本，茎丛生，细长直立，中空，表面有微细纵纹，基部木质化。叶互生，叶片披针形，全缘，两面有小毛刺。叶脉平行明显，中脉在背面突起明显，叶鞘光滑或一边有纤毛。顶生圆锥形花序。分枝较少，小穗疏生，茎部有少的刺毛。结颖果圆形，先端具有短芒。根茎稍木质化。茎、须根中部常膨大为纺锤形的块根。生长于山坡、林下及阴湿地。各地均有分布。
炮　　　制	将竹叶拣去杂质和须根，洗净切段片晒干。
性味与功能	味甘淡微辛，性寒无毒。除烦清心。
应　　　用	心烦口渴，小便红赤，牙龈肿痛，心烦不眠，咳血，小儿惊痫。
用量与用法	竹叶6～15克，水煎服。
用　　　方	小儿夜啼不眠，用竹叶6克、灯心草3克水煎服。

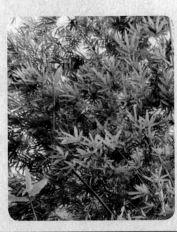

淡 竹 叶²

别　　　名	竹叶、水竹叶、甘竹叶、钓鱼竹。
拉丁学名	*Phyllostachys nigra* (Lodd.) Munro var. *henonis* (Mitf.) Stapf ex Rendle.
科属与特征	为禾本科钓鱼竹的叶。多年生常绿乔木，茎直立，圆筒形，绿色或浅绿色，有节，茎秆上半截的节间有互生竹枝，而长叶1～3片，狭披针形。叶片质薄，叶脉明显，边缘一侧无齿，对侧小锯齿，表面绿色，背面淡绿色，4～5月长笋期。各地均有分布。
成　　　分	主要含三萜化合物、糖类、有机酸、氨基酸等。
性味与功能	味甘淡微辛，性凉无毒。清热，除烦，利尿。
应　　　用	心烦口渴、咳逆、痰饮、音哑、小便短赤、面赤、吐血、衄血、口舌糜疮。
用量与用法	竹叶10～15克，水煎服。
注	麦冬竹叶、韭菜竹叶，其功能与淡竹叶相似，临床均有应用。

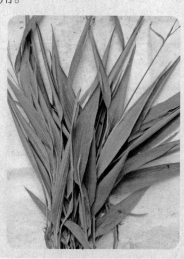

断 肠 草

别　　　名　句吻、钩吻、野葛、毒根、胡蔓藤、大茶药、梭葛草、大泡叶。

拉 丁 学 名　*Gelsemium elegans* (Gardn. et Champ.) Benth.

科属与特征　为马钱科胡蔓藤的全草。常绿木质藤本，茎圆柱形，枝光滑，小枝有细纵纹。叶对生，卵状长圆形至卵状披针形，全缘。顶生或腋生 3 歧分枝的聚伞花序，花黄色呈喇叭形，花冠漏斗状，花内有淡红色斑点，裂片卵形。结蒴果卵状椭圆形，分裂为 2 裂的果瓣，种子多数有翅。根呈圆柱形，外皮灰棕色，有细纵纹。有多数横向裂隙，支根痕少数，质坚不易折断，断面皮部灰棕色，木部淡黄色，有放射状的导管，呈小空洞。其根名"大茶药根"，供药用。生长于向阳山坡、灌木林或草丛中。各地均有少量分布。

性味与功能　味辛苦，性温，有大毒。攻毒，消肿，止痛。

应　　　用　湿疹，瘰疬，痈肿，疥癣，脚膝痹痛，神经痛，跌打损伤，胃癌。

用量与用法　外用少量研末调敷患处。

注　本品有剧毒，只作外用，切忌内服，但亦有内服用量极少宜炮制用，不用为宜。断肠草根茎及叶均有剧毒，尤以嫩叶毒性最强。中毒症状主要眩晕、视物模糊、瞳孔散大、呼吸麻痹、全身肌肉松弛、腹绞痛、腹泻、呕吐、腹胀、胃肠道出血，严重者易致死。抢救方法：应当立即采取综合治疗：早期洗胃、催吐、导泻、输液对症治疗。中药可用三黄汤（黄芩、黄连、黄檗、甘草）煎汤灌服或韭菜汁或金银花连叶捣烂榨汁或新鲜羊血灌服急救（有地方亦有用断肠草内服治疗胃癌有一定的疗效，但用量与煎法未作说明）。

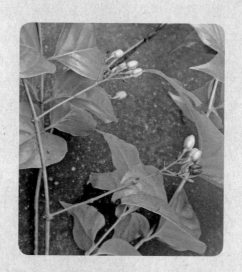

梵 天 花

别　　名	三角枫、犬踒迹、野茄、虱麻头、五龙会、粘花衣、假棉花。
拉 丁 学 名	*Urena procumbens* L.
科属与特征	为锦葵科梵天花的全草。灌木，茎直立，有分枝。茎圆柱形，棕褐色，质坚硬，中心有髓，枝多见星状短柔毛。叶互生，有深裂，倒卵形，边缘有小锯齿。花是腋生、单生或稍丛生。花瓣粉红色，椭圆形。结蒴果扁球形，具钩状刺毛。生长于山坡、路边、荒地。各地均有分布。
成　　分	主要含氨基酸、有机酸、黄酮类、酚类等。
炮　　制	叶采摘去杂质，洗净鲜用或干用。根用清水洗净，切厚片晒干。
性味与功能	味甘微苦，性温，有小毒。祛风祛湿，活血祛瘀。
应　　用	叶：痢疾，腹泻，疮疡，毒蛇咬伤；根：风湿性关节炎，腰腿痛，吐血，脱肛，月经不调，白带，跌打损伤。
用量与用法	鲜叶用 20 ～ 30 克；根 30 ～ 60 克，水煎服。外用适量捣烂敷患处。

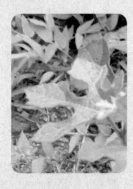
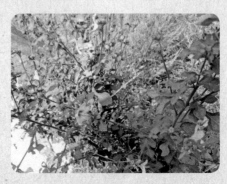

梵 天 花 根

别　　　名　犬跤迹根、假棉花根。

科属与特征　为锦葵科梵天花根。特征同梵天花。

性味与功能　味甘微苦，性温。祛风利湿，活血通络。

应　　　用　风湿性腰腿痛，筋骨酸痛，手足无力，水肿，月经不
　　　　　　　调，痛经，脱肛，跌打损伤。

用量与用法　30～60克，水煎服。外用适量捣烂敷患处。

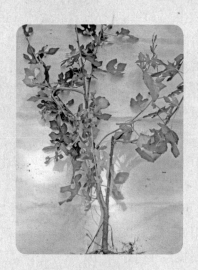

焊头菊

别　　名	焊头锡、通锤草、桔并草。
性味与功能	味微辛苦，性微温。活血止痛。
应　　用	刀伤，外伤出血，骨折，外伤疼痛。
用量与用法	10 ～ 30 克，水煎服。外用捣烂敷患处。
用　　方	皮肤刀伤或跌裂破，出血不止，用焊头菊适量捣烂敷患处。

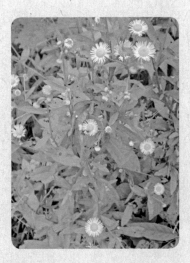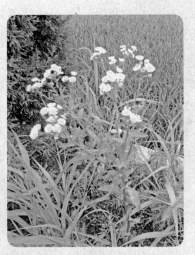

铧头草

别　　　名	白花地丁草、犁头草、地黄瓜、宝剑草。
拉丁学名	白花地丁 *Viola patrinii* DC.
	长萼堇菜 *Viola inconspicua* Bl.
科属与特征	为堇菜科，白花地丁草的全草。多年生草本。叶丛生，从基部出。长椭圆状披针形，边缘有钝齿，叶柄细长紫红色。花茎长于叶，花白色或微风紫色。结蒴果矩圆形，种子小淡黄黑色。主根粗较长。生长于路边，田野。各地均有分布。
炮　　　制	去泥沙，用清水洗净，切段片晒干。
性味与功能	味微辛苦，性凉。清热，解毒，利水，活血。
应　　　用	黄疸，小便不利，目红，肠痈，淋浊，带下，痈疽，疥癣，创伤。
用量与用法	全草 10～30 克，水煎服。外用适量捣烂敷患处。

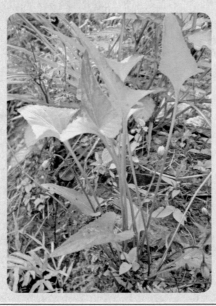

淮　山

别　　　名	山药、淮山药、鸡骨淮、薯蓣、山蓣。
拉 丁 学 名	*Dioscorea opposite* Thunb.
科属与形态	为薯蓣科薯蓣根块。多年生缠绕草本，茎细长，蔓藤状有棱。叶对生，叶片三角状卵形，通常3裂，叶脉7～8条明显，叶柄细长。花小，黄绿色，穗状花序。蒴果有3翅，种子扁卵圆。根圆柱形，表面黄褐色，断面白色，粉质。大多栽种在园地上。
成　　　分	主要含淀粉、皂苷、胆碱、糖蛋白、氨基酸、维生素C等。
炮　　　制	鲜挖淮山应用清水洗净泥沙，切去根头，用竹片刮去外皮，晒干或烘干。粗大干品：应放在清水中浸泡1～2小时，取出用麻包盖，中途淋水，待闷透，切片晒干或烘干。炒山药：先将麦麸放热锅中炒至烫手时，投入淮山片，用文火不断炒淮山至淡黄色为度，取出筛去麸片，摊晾。

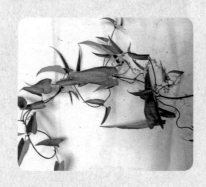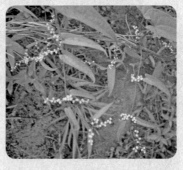

性味与功能　味淡微甘，性平无毒。健脾益肾，滋阴益肺。

应　　　用　脾虚便溏、腰酸头晕、安神定志、肺虚咳嗽、健脾化积、消渴口燥、小便频数、遗精带下等症。

用量与用法　10～30克，水煎服，或研末调服。

用　　　方　小儿脾虚，不思食，用淮山、茯苓、扁豆、芡实各等份和大米研末做米糊常食。

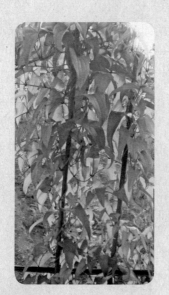
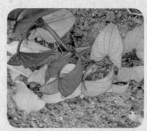
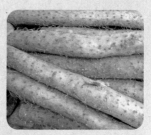

黄 豆

别　　　名	豆、黄大豆。
拉 丁 学 名	*Glycine max* (L.)Merr.
科属与特征	为豆科大豆黄色的种子。其特征与黑豆相同。
成　　　分	与黑豆相同。
性味与功能	味甘性微温。健脾下气，润肠消水。
应　　　用	积滞腹胀，疳积泻痢，大便干燥，乳汁不通，疮痈肿毒。
用量与用法	30～60克，水煎服，或磨粉服。外用捣烂敷患处。
用　　　方	生疗肿痛，用生黄豆捣少许盐敷患处。

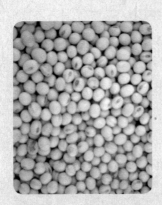 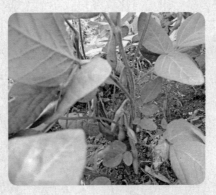

黄 弹 叶

拉丁学名 *Clausena lansium* (Lour.) Skeels.

科属与特征 为芸香科黄皮果的叶。常绿小乔木或灌木。叶互生，羽状复叶，椭圆形或卵形，全缘，硬纸质。叶面深绿色，底面绿色。腋生或顶生圆锥花序，花黄白色，萼片短三角形，花瓣5匙形，密被淡黄色柔毛。各地均有少数栽培。

成　　分 含氨基酸、黄酮苷、酚类。

炮　　制 取叶去杂质，用清水洗净，切段片晒干。

性味与功能 味辛，性凉。清热解表，理气利湿。

应　　用 温热病发热，头痛，全身酸痛，咳嗽气喘，感冒，流感，疟疾，腹脘胀痛，小便不利，黄肿，疔疮。

用量与用法 10～50克，水煎服。外用煎汤洗患处。

用　　方 小便不利，下腹胀痛，用黄弹叶30克，水煎取汁加酒调服。

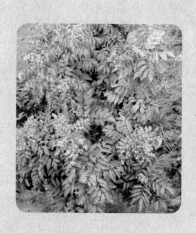

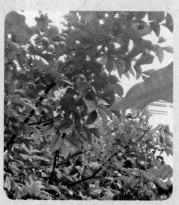

黄 瓜

别　　　名	刺瓜、王瓜、胡瓜。
拉丁学名	*Cucumis sativus* L.
科属与特征	为葫芦科黄瓜的果实。一年生攀缘状草本，茎长有6棱。叶互生，类三角状，广卵形。叶双面均淡黄色，叶缘有锯齿。茎、叶全株均布有短刺毛。腋生花数朵，花冠5裂，黄色。结瓠果圆柱形，有青、黄、淡黄色，外皮有短刺瘤，内种子多粒，平扁椭圆形，白色。各地均有栽培。
成　　　分	含葡萄糖、甘露糖、木糖、果糖、氨基酸、维生素等。
性味与特征	味甘，性凉。清热，利水。
应　　　用	口干烦渴，咽喉肿痛，眼红，温热病，汤火烫伤。
用量与用法	适量煮服或生服。

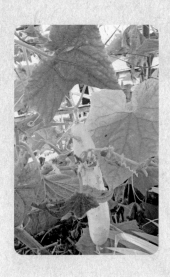
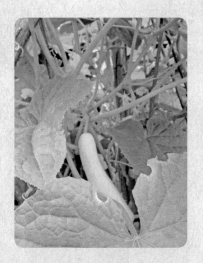

黄果茄

别　　名 刺茄、黄水茄。

拉丁学名 *Solanum xanthocarpum* Schrad. Wendl.

科属与特征 为茄科黄果茄的果子或根。多刺伏卧草本，茎叶有硬刺或星状毛。单叶互生，椭圆形或卵形，边缘深波状或深裂。花侧生聚伞花序，花萼有小刺，花冠钟状，蓝紫色，外面有茸毛。结浆果球形，黄色或红色，未成熟时淡绿色。生长于路旁、林边、溪河边。各地均有少量分布。

成　　分 含澳洲茄胺、龙葵胺、葡萄糖、甾醇类。

炮　　制 取根茎或果实用清水洗净晒干。

性味与功能 味苦辛，性温。清热利湿，消瘀止痛。

应　　用 睾丸肿痛，头疮，牙痛，风湿痛，痈疽肿毒。

用量与用法 6～12克，水煎服。

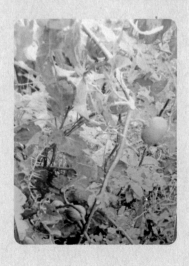
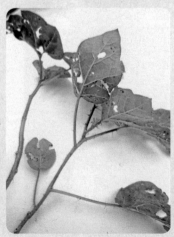

黄花菜

别　　名	金针、金针菜、真金花、萱草。
拉丁学名	*Hemerocallis citrina* Baroni.
科属与特征	为百合科萱草的根或花。多年生草本，叶基生，狭长，全缘。中脉在叶底面凸出。叶腋抽出花茎，茎顶有分枝，开数朵花，由绿色至成熟成黄色。花被深裂如漏斗喇叭形，未开花时为棒形，顶尾部稍尖。结蒴果椭圆形，种子黑色。根簇生，肉质；根端膨大成纺锤形。生长于园地、山坡，主要栽培。各地均有分布。
炮　　制	花摘取拣去杂质及枝梗，置蒸笼内略蒸，取出晒干或置热锅内略烫，取出晒干。 根：拣净杂质，用清水洗去泥沙，切段片晒干。
性味与功能	味甘微辛，性平，有小毒。平肝养血，利尿祛湿。
应　　用	头目眩晕，贫血，营养不良性水肿，吐血，鼻血，小便不利，淋病，黄疸，月经量少，腰腿疼痛，关节肿痛，乳痈肿痛，乳汁分泌不足。
用量与用法	10～30克，水煎服或炖猪肉服。
用　　方	1.妇女产后乳汁少，用黄花菜50克合鸡肉炖服。 2.腰腿疼痛或关节痛，用黄花菜根100克和猪脚一个、冰糖50克炖服。

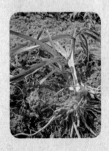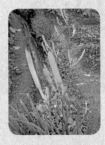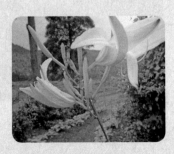

黄花稔

别　　　名	土黄芪、黄花仔、乏力草。
拉 丁 学 名	*Sida acuta* Burm. F.
科属与特征	为锦葵科黄花稔的根或叶。亚灌木，茎直立，多分枝，茎淡红或灰绿色。叶互生，类披针形，边缘有锯齿。叶面绿色，底面淡灰绿色。腋生花数朵或1朵，花萼管状，花瓣5片，黄色。结蒴果扁球形。生长于山野、路旁。各地均有分布。
炮　　　制	取根茎用清水洗净，稍浸待软，切片晒干。
性味与功能	味微辛苦，性凉。疏风，清痢，止痛。
应　　　用	感冒，肠胃炎，痢疾，乳痈，疮疖，跌打损伤，外伤出血。
用量与用法	10～30克，水煎服。外用适量捣烂敷患处。

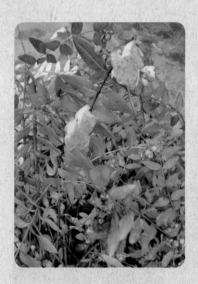
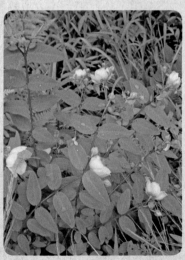

黄花远志

别　　　名	黄花鸡骨、小荷苞、鸡肚子果、黄金卵。
拉丁学名	*Polygala arilata* Bueh-Ham.
科属与特征	为远志科黄花远志根。落叶灌木，茎直立，圆柱形，少分枝，叶互生长椭圆形，全缘，顶生总状或圆锥形花序，花黄色，有红晕。花萼2轮，花瓣3，结平扁果，成熟时红褐色，内种子2枚，黑色。生长于杂木林，沟边。部分地区有少量栽种。
性味与功能	味甘微辛，性微温。祛风湿，利水肿，活经血。
应　　　用	感冒，祛痰，风湿腰脚痛，肠胃炎，水肿，肝病，咳嗽，月经不调，子宫脱垂，跌打损伤。
用量与用法	15～30克，水煎服。

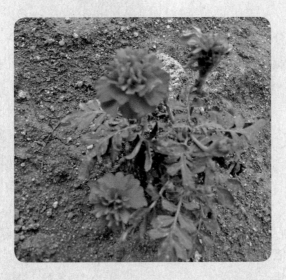

黄　精

别　　　名	山姜、救荒草、山姜姆、黄芝、鹿竹、野生姜、黄精姜。	

拉丁学名 *Polygonatum sibiricum* Red.

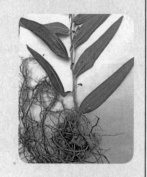

科属与特征 为百合科黄精的根茎。多年生草本。茎圆柱形，光滑无毛。有的有散生褐色斑点。叶无柄，互生，革质，椭圆形，有卵状椭圆形，两面均光滑无毛，叶脉明显。腋生花多朵，呈伞形，花被绿白色，筒状。结浆果球形，成熟时暗紫色，种子圆球形。根茎呈不规则的圆形似鸡头，或结节形貌如姜形，有丛须，表面黄色或黄棕色。生长于林下、山坡草地。各地均有分布。

成　　分 含糖、黏液质、淀粉。

炮　　制 1. 制黄精：将黄精用清水洗净，装入蒸笼内隔水用武火蒸7小时左右，次日取出，晒八成干，把原蒸煮时沥下的余汁，拌入蒸笼内，再蒸再晒至黑褐色，味甜不辣即可，取出切片晒干。

　　　　　　 2. 酒制黄精：用清水洗净，清水浸泡2～3小时，捞入蒸笼内隔水蒸6～8小时，次日取出晒至八成干，置容器内加黄酒拌匀，闷润4～5小时，如上法再蒸再晒1次，取出切片晒干。每10千克黄精，用黄酒2千克。

性味与功能 味甘性平，无毒。润肺补肝，益肾强筋。

应　　用 肺虚咳嗽，肺结核，咳血，虚损寒热，病后体虚，四肢无力，脾虚肌瘦面黄，风湿疼痛，肾虚腰酸腿软。

用量与用法 10～30克，水煎服或入丸、散、膏。外用适量。

黄 连

别　　名	王连、支连、土黄连、鸡爪连。
拉丁学名	*Coptis chinensis* Franch.
科属与特征	为毛茛科黄连的根茎。多年生草本，根茎有分枝。叶基生，叶片卵状三角形，全裂，裂片再作羽状分裂，边缘具针刺状细齿，两侧裂片斜卵形。叶面沿脉被短柔毛，叶底面无毛。有多枝伞形花序，生花4～8朵。苞片披针形，萼片椭圆状卵形，黄绿色。结蓇葖，种子长，褐色。根茎有分枝稍弯曲，形如鸡爪，有的结节膨大，形如连珠，外表黄褐色，断面整齐，金黄色。野生长于高山林阴下，也有栽培。各地均有少量分布。
成　　分	主要含小檗碱、黄连碱、黄柏酮等。
炮　　制	将原药拣净杂质，去泥沙，用时捣碎或用清水洗净，稍闷透，切斜片晒干。 酒炒黄连：将黄连斜片入锅内黄酒拌匀，待酒收尽时，用文火炒至深黄色，取出摊晾。每10千克黄连，用黄酒1千克。 姜汁黄连：先取姜汁，将黄连片置锅内加姜汁拌匀，待吸尽，用文火炒干，取出摊晾。
性味与功能	味苦性寒，无毒。泻火，解毒，燥湿，平虫。
应　　用	热病心烦，热毒，热火腹痛，肠炎下痢，吐血，鼻血，便血，咽喉肿痛，牙龈肿痛，火积，蛔虫腹痛，目睛红赤，湿疹，口疮，汤火烫伤。
用量与用法	3～15克，水煎服或外用。

用　　方　1. 牙齿肿痛，用黄连 10 克、毕拔 6 克水煎服。

2. 目红赤痛，用黄连磨人乳滴眼。

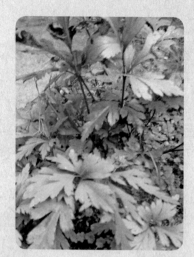 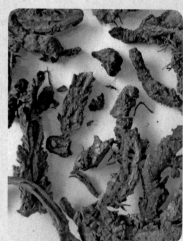

黄皮果

别　　　名	黄弹、黄皮子、黄弹子、黄段、黄冒。
拉丁学名	*Clausena lansium* (Lour.) Skeels.
科属与特征	为芸香科黄皮果的果实。常绿小乔木或灌木，叶互生，羽状复叶，椭圆形或卵形，全缘，硬纸质。叶面深绿色，底面绿色。腋生或顶生圆锥花序，花黄白色，萼片短三角形，花瓣5匙形，密被淡黄色柔毛。结浆果球形，黄褐色。各地均有少数栽培。
性味与功能	味甘酸，性微温。化痰止咳，消食理气。
应　　　用	咳嗽多痰，痰饮气喘，呕吐痰水，食积不化，胸膈满痛。
用量与用法	10～30克，水煎服。

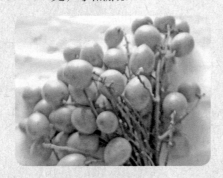

黄皮根

别　　　名	为芸香科，即黄皮果的根。
炮　　　制	将原药用清水洗净，稍闷软，切片晒干。
性味与功能	味辛微苦，性温；利尿，止痛。
应　　　用	肝病黄疸，小便黄短，胃脘疼痛，疟疾。
用量与用法	20～60克，水煎服。

黄蜀葵花

别　　名	野芙蓉、野甲花、土黄芪、三胶破、棉花葵、溪麻、夜合、野甲花、胡毛核、金花捷报、黄葵、秋葵、黄蜀葵、小棉花、棉花葵、侧金盏。
拉丁学名	*Abelmoschus manihot* (L.) Medic.
科属与特征	为锦葵科黄蜀葵的花。一年生草本，茎直立，有黄色粗毛。叶互生，掌状深裂，长圆状披针形、两面有粗毛，边缘有锯牙齿，有长柄。花腋生或枝端生近总状花序，披针形，花形较大，淡黄色，花瓣黄色或白色，是紫心，花冠5瓣。结蒴果椭圆形，有粗毛，子房5室。生长于山坡，荒草地，也有栽培。
性味与功能	味甘，性寒滑。利尿，解毒。
应　　用	小便不利，小便淋沥，泌尿系结石，催生，痈疽肿毒，汤火伤。
用量与用法	3～10克，水煎服或研末服。外用研末用油调抹患处。
注	1. 孕妇忌服用。 2. 本品与上述的秋葵同属一种，秋葵是阐述秋葵果实——洋茄的功用。本品是以花的功用来阐明。

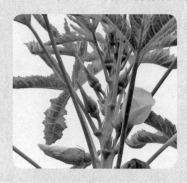
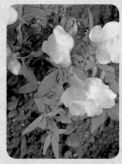

黄蜀葵根

别 名	土黄芪根。
科属与特征	为锦葵科黄蜀葵花的根。特征 同黄蜀葵花。
成 分	黏液质、半乳聚糖、草酸钙、 淀粉、蛋白质等。
性味与功能	味甘苦辛,性微寒。清热解毒, 利水消肿。
应 用	腮腺炎,肺热咳嗽,牙痛,痈 疽,乳汁不通,小便不利,淋 病,水肿。
用量与用法	10～30克,水煎服。外用适量捣敷患处。
注	孕妇忌用。

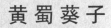

黄蜀葵子

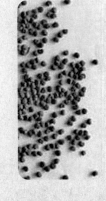

别 名	黄葵子。
科属与特征	为锦葵科黄蜀葵的种子。特征同黄 蜀葵花。
性味与功能	味甘性寒无毒。健脾,利水,消肿。
应 用	消化不良,不思食,小便不利,五淋, 水肿,乳汁不通,难产催生,跌打 损伤,骨折,痈疽。
用量与用法	3～10克,水煎服。外用研末敷患处。
注	孕妇忌用。

黄 细 辛

别　　　名	土细辛。
拉 丁 学 名	*Asarum longiflorum* C. Y. Chenget C. S. Yang.
科属与特征	为马兜铃科长花细辛的根。多年生草本，叶柄长，叶长椭圆状心形，叶底面微色，花腋生暗紫色，结蒴果肉质。根茎短，根须簇拥且细，淡黄色有香气。生长于林下。部分地区有栽培。
性味与功能	味辛性温。有小毒。温经散寒，活血止痛。
应　　　用	外感风寒，腰脚疼痛，牙痛，骨折肿痛。
用量与用法	1 ～ 2 克，水煎服或研末冲服。

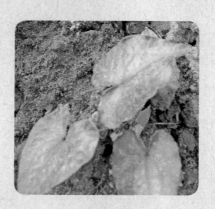

黄 杨 木

别　　　名　瓜子黄杨、黄杨、小黄杨、豆板黄杨、山黄杨、千年矮、万年青、百日红。

拉 丁 学 名　*Buxus sinica* (Rehder & E.H. Wilson) M. Cheng.

科属与特征　为黄杨科，黄杨的枝茎。常绿灌木或小乔木，树皮灰色，枝茎是四棱。叶对生，倒卵形革质，腋生穗状花序，结蒴果圆球形，成熟黑色。各地均有栽培。

性味与功能　味苦，性平无毒。祛风祛湿，理气止痛。

应　　　用　风湿腰腿痛，关节炎，脘腹胀痛，疝气肿痛，牙齿疼痛，红白痢疾，跌打伤痛。

用量与用法　15～30克，水煎服。外用捣烂敷患处。

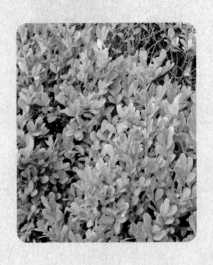

黄杨根

别　　　名 瓜子黄杨、黄杨、小黄杨、细叶黄杨。

科属与特征 为黄杨或细叶黄杨的根。特征同黄杨木。

性味与功能 味苦，性凉。清热，凉血，止痛。

应　　　用 目红赤，眼睛肿痛，吐血，咳嗽出血，音哑，腰腿痛。

用量与用法 15～30克，水煎服。

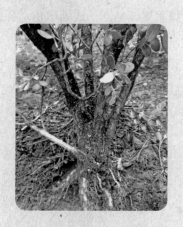

黄杨子

别　　　名 黄杨果。

科属与特征 为黄杨的果实。特征同黄杨木。

性味与功能 味微苦酸，性凉。

应　　　用 中暑，暑热口干，面疮疖。

用量与用法 10～15克，水煎服。外用捣烂敷患处。

黄药子

别　　　名	黄独、黄药、黄药根、木药子、救瘦、狗嗽子、余零子。
拉丁学名	*Dioscoreacea bulbifeva* L.
科属与特征	为薯蓣科黄独的根块。多年生革质缠绕藤本，茎圆柱形，绿色或紫色，光滑无毛。叶腋内有紫棕色的球形或卵形的珠芽。叶互生，叶片广心状，卵形，全缘，叶脉明显。花单性，腋生穗状花序，小花，黄白色。结蒴果下垂，球形或圆锥形，外皮暗黑色，见有黄白色圆点，微突起，切面淡黄色至黄棕色。生长于山谷、田岸、杂林中，也有栽培。各地均有分布。
成　　　分	含蔗糖、淀粉、皂苷、黄独素、鞣质。
炮　　　制	将原药洗净，稍闷透，切片晒干。
性味与功能	味苦性平，无毒。凉血，消瘤，解毒。
应　　　用	瘿瘤，瘰疬，吐血，衄血，喉痹，疮疡，胃痛，癌肿。
用量与用法	10～30克，水煎服。或研末入散、丸剂。外用适量研末调敷。
用　　　方	淋巴结肿大，用黄药子30克水煎服。长期服用，2日1剂。

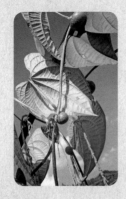
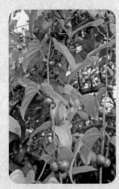
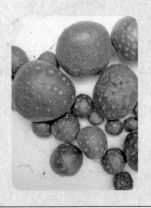

假荔枝

别　　名	山荔枝果、猴欢喜、黄金刺、山荔枝、鸟不踏、老鼠刺、山枳壳。
拉丁学名	*Cudrania cochinchinensis* (Lour.) Kudo et Masam.
科属与特征	为桑科小柘树的果实，灌木。茎表皮略黄色，里皮金黄色，有皱纹，为不规则薄片脱落。枝细长有长刺。叶互生，倒卵形或椭圆形，全缘。叶面深绿色，叶底面淡绿色，光滑无毛，柄短。花小，白色，排列成头状花序。结果为球形，肉质，内种子有薄胚乳。根断面淡黄色，即九重皮。生长于林中、荒山、岩石边涧之地。各地均有少量分布。
性味与功能	味微甘，性温。祛气，利水，消食。
应　　用	脘腹胀痛，食积不化，膀胱疝气，小便不利。
用量与用法	10～20克，水煎服。

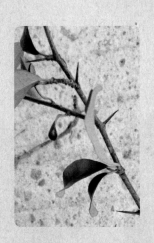
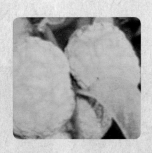

菊 花

别　　　　名	甘菊、杭菊、贡菊、家菊、白菊花、黄菊花。
拉丁学名	*Chrysanthemum morifolium* Ramat.
科属与特征	为菊科菊的花。多年生草本，茎直立，全身被白色绒毛，茎浅绿白色或略带紫红色。幼枝略见棱。叶互生，卵状披针形，边缘羽状深裂，裂片有粗锯齿。叶面及叶底面均被白色茸毛。顶生或腋生头状花序，总苞半球形，苞片绿色。花托小凸出，半球形，花有白、黄、淡红或淡紫色。结瘦果矩圆形。菊花品种多，有浙江产的为杭菊、贡菊；安徽滁县的滁菊；河南产的怀菊；河北产的祁菊；四川产的川菊较为出名。各地均有栽培。
成　　　　分	挥发油、菊苷、氨基酸、黄酮类。
炮　　　　制	拣净杂质、叶梗、花柄，晒干。

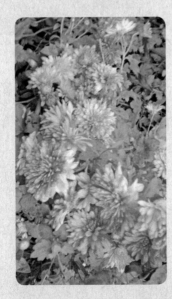
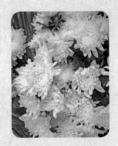
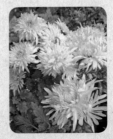

性味与功能　味甘微苦微辛，性凉无毒。清热解毒，平肝明目。

应　　　用　头目眩晕，肝火旺头痛，眼目红赤，心烦昏花，目翳，
痔疮，肿毒。

用量与用法　10～30克，水煎服。

用　　　方　1.疔疮红肿痛，用菊花叶加蜜少许捣烂敷患处。

　　　　　　　2.头目眩晕、目赤，用菊花30克水煎服。

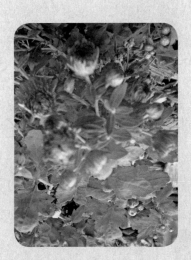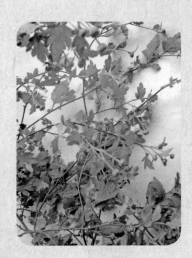

康 乃 馨

拉 丁 学 名 *Dianthus caryophyllus*

科属与特征 为石竹科康乃馨全草。常绿多年生宿根草本。茎直立，质硬有节，灰绿色。叶对生，线形。花大，簇生或聚伞形花序，花萼筒状。花瓣不规则，有单瓣或重瓣，边缘有齿。花有红、黄、白、粉红等多种色。

性味与功能 味苦微辛，性微寒。清热，解毒，止痛。

应　　用 风热感冒，温病发热，热毒血痢，咽喉干燥，心烦，喉痹，头痛，齿痛，痈疽肿痛。

用法与用量 全草 10～15 克，水煎服。

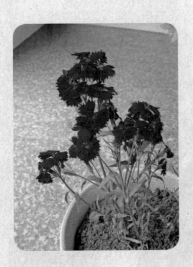
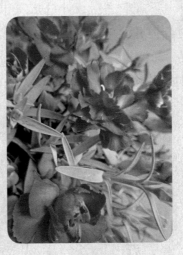

犁　藤

别　　　名　犁桐。

科属与特征　为犁藤树的根。落叶乔木，茎干直立，树干下半部青褐色，上半部和小枝为绿色。单叶互生，掌状2深裂。叶面绿色，底面淡绿色，叶全缘，顶生圆锥花序，花白菜色。结类圆果形或类球形，外皮硬。犁藤树与桐只树相似是乔木，为何称犁藤。因犁藤树的外皮含纤维质很强，当地人，将犁桐的外皮剥下，取皮埋到水田泥巴下，让其腐烂去掉外层皮，剩下的纤维如麻线，搓成绳索，穿在牛鼻孔，牵着牛犁田用而得名。生长于山野。各地均有少量分布。

炮　　　制　根：大小分开，用清水洗净，稍闷，切片晒干。

性味与功能　味淡微甘，性平无毒。益肾强筋，祛湿止痛。

应　　　用　肾虚腰酸腿软：风湿性关节疼痛，头晕，跌打损伤。

用量与用法　20～60克，水煎服。

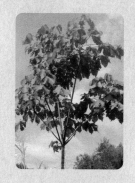
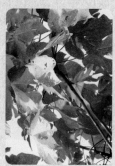
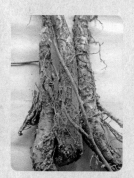

绿　柴

别　　　名	长叶冻绿、鬼头发。
拉 丁 学 名	*Rhamnus crenata* Sieb. et Zucc.
科属与特征	为鼠李科长叶冻绿的根。落叶灌木。小枝与叶幼时有锈色短毛，倒卵状矩圆形或披针矩圆形，边缘有细锯齿，叶面绿色，底面淡绿色，叶脉明显有毛。腋生聚伞状花序，花小，黄绿色，萼片阔三角状，花瓣很小，阔倒卵形。结核果倒卵状球形，熟时由红变黑色。根圆柱形，有根须，坚韧。生长于溪边、路旁。各地均有分布。
炮　　　制	将原药除去茎叶，用清水洗净，入水稍泡取出，待闷透，切片晒干。
性味与功能	根味苦，性平，有小毒。活血，清热。
应　　　用	全身骨节酸痛，腰腿痛。跌打损伤。
用量与用法	根 10 ～ 15 克，水煎服。

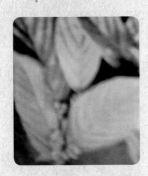

绿 豆

别 名	青小豆。
拉丁学名	*Phaseoluus radiatus* L.
科属与特征	为豆科绿豆的种子。一年生草本。茎直立或微缠绕，被淡褐色硬毛。侧生小叶，阔卵形至棱状卵形。腋生总花序，苞片卵状长椭圆形，有硬毛，花黄绿色，萼斜钟状。结荚果圆柱状，成熟时黑色。种子短炬形，绿色或暗绿色，有光泽，种皮薄；剥离去皮，种仁白色。各地均有分布。
成 分	含蛋白质、脂肪、磷、钙、碳水化合物等。
炮 制	收取成熟豆荚晒干，打出种子晒干。簸去灰屑、碎壳及杂质。
性味与功能	味甘微酸，性凉无毒。清暑，利水，解毒。
应 用	清心除烦，清热止渴，腮腺炎，小便小利，泻痢，痈肿，解诸毒。
用量与用法	10～60克，水煎服。
用 方	能解农药中毒、铅中毒，金、石、丹、火药毒，乌头中毒。

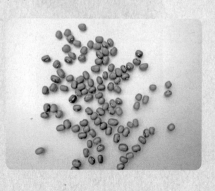

绿　笋

别　　　名	绿竹笋、甜竹、绿仔笋、绿笋干、坭生笋、毛绿竹笋、长枝竹笋。
拉 丁 学 名	*Simoealamus* Oldhami (Munro) Meclure.
科属与特征	为禾本科绿竹生的新笋，绿笋秆绿色或暗绿色，在上半部节有枝条，小枝叶有 12 叶在右，叶片披针形，边缘有小锯齿。稀丛生，单生小穗卵状披针形。竹根 5 ～ 10 间长笋即绿笋。生长在山坡，路旁或房前屋后栽种。各地均有分布。春夏采挖。
成　　　分	主要含茁长素、不饱和脂肪酸等。
性味与功能	味甘性平，清热，养阴，消痰。
应　　　用	口干，心烦，多痰，实喘。
用量与用法	30 ～ 100 克，水煎食。

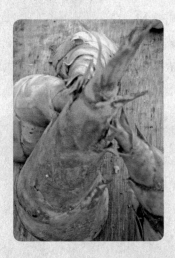

狝猴桃

别　　　名	藤梨、狝猴梨、猴白梨、犬蛋袋、阳桃、大零核、毛叶狝猴桃。
拉丁学名	*Actinidia Chinensis* Planch.
科属与特征	为狝猴桃科狝猴桃的果实。藤本，枝干光滑，褐色，幼枝及叶柄被褐色刺毛。叶互生，阔卵形，边缘有纤毛状细尖。叶面有疏毛，叶底面灰白色，星状绒毛。腋生聚伞花序，花初开时乳白色；逐变橙黄色，花萼外被黄色茸毛，花瓣光滑无毛。结浆果球形或卵状形，外表密生黄色毛，外皮黄褐色，剖开内浅绿色果肉及黑色细小种子。生长于山坡、灌木林中。各地均有栽培和分布。
成　　　分	果实含糖、维生素、有机酸、色素等。
性味与功能	味甘甜微酸，性凉无毒。止咳，通淋。
应　　　用	肝病黄疸，癌肿，水肿，利水，石淋，痔疮。
用量与用法	狝猴桃生食或 10～60 克，水煎服。
用　　　方	牙齿痛，用狝猴桃 1～3 枚生食。

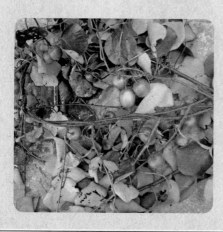
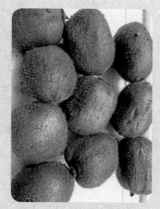

猕猴桃根

别　　名　藤梨根、猕猴梨根。

科属与特征　为猕猴桃科猕猴桃的根。藤本，枝干光滑，褐色，幼枝及叶柄被褐色刺毛。叶互生，阔卵形，边缘有纤毛状细尖。叶面有疏毛，叶底面灰白色，星状绒毛。腋生聚伞花序，花初开时乳白色，逐变橙黄色，花萼外被黄色茸毛，花瓣光滑无毛。结浆果球形或卵状形，外表密生黄色毛，外皮黄褐色，剖开内浅绿色果肉及黑色细小种子。根直曲均有，外表深黄褐色，断面红棕色，有放射状纹。生长于山坡、灌木林中。各地均有栽培和分布。

炮　　制　根大小分开，用清水洗净，稍浸取出盖麻布，待闷透，切斜片晒干。

性味与功能　味微酸甘，性凉，有小毒。清热，活血，消肿。

应　　用　肝病，癌肿，水肿，风湿性关节痛，利水，乳少，带下，淋浊，疮疖，瘰疬，跌打损伤。

用量与用法　根 10～100 克，水煎服。

用　　方　肝炎黄疸，用根 100 克，水煎常服。

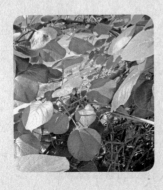
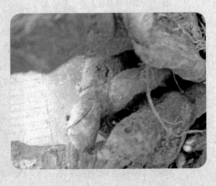

梅 花

别　　　名	白梅花、绿梅花、红梅花、绿萼梅。
拉 丁 学 名	*Prunus mume* (Sieb.) Sieb.et Zucc.
科属与特征	为蔷薇科乌梅树的花蕾。特征同乌梅。花蕾圆球形，基部有梗，苞片3～4层的鳞片状，苞片内有萼片5块，微绿或淡黄色，花瓣白色或淡红色，花冠白色称白梅花，红色称红梅花，较白梅花大。用药以白梅花为主，红梅花可用，但较少。《百草镜》：梅花有红、白、绿萼、千叶、单叶之分，惟单叶绿萼入药尤良，含苞者力胜。
成　　　分	主要含苯甲醛、苯甲酸等。
性味与功能	味微苦酸涩，性平。舒肝解郁，和胃化痰。
应　　　用	脘腹胀痛，梅核气，头目眩晕，食欲不振，痰涎壅滞，瘰疬。
用法与用量	3～10克，水煎服，外用捣敷患处。
用　　　方	气胸咽阻感，用梅花10克，沉香粉3克水泡服。

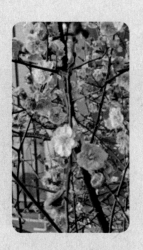
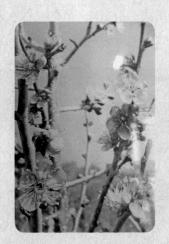

梅　叶

别　　　名　乌梅叶。

科属与特征　为蔷薇科乌梅的叶。特征同梅花。

性味与功能　味酸，性平。

应　　　用　休息痢，霍乱，月经过多。

用量与用法　10～15克，水煎服。

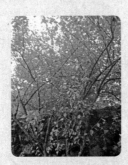
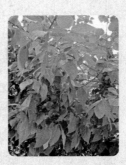

梅　根

别　　　名　乌梅根。

科属与特征　为蔷薇科，特征同梅花。

性味与功能　利胆，调和气血。

应　　　用　胆囊炎，瘰疬，风痹，休息痢。

用量与用法　20～60克，水煎服。

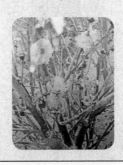

盘龙参

别　　　名	绶草、龙缠柱、鲤鱼草。
拉 丁 学 名	*Radix seu* Spiranthis Lanceae.
科属与特征	为兰科盘龙参的全草。多年生草本，茎直立，茎基部生叶数枚，线形或线状披针形，全缘，茎部微抱基。穗状花序，旋扭转向上。花序密生腺毛，苞片卵状炬圆形，花白而粉红，生长于总轴一侧，花被线状披针形，唇瓣矩圆形，有皱纹。结蒴果椭圆形，有细毛。根茎短有簇毛，肉根含纤维。生长于田岩、园地、湿润草地、荒地。各地均有少量分布。
性味与功能	味甘微苦，性平无毒。清热滋阴，润肺止咳。
应　　　用	阴虚发热，肺虚咳喘，头目眩晕，四肢无力，虚热口燥，遗精白浊，咽喉肿痛，疮疡痈肿。
用量与用法	全草 10 ～ 30 克，水煎服。外用适量捣烂敷患处。
用　　　方	咳嗽口干燥少痰，虚热不退，用盘龙参 30 克水煎加冬蜜调服。

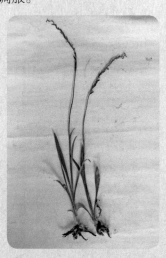

排钱树

别　　　名　金钱草、双金钱、龙鳞草、午时灵、午时合、纸钱剑、猎狸尾草、金钱豹、双排钱、阿婆钱、钱串木、钱排木。

拉丁学名　*Desmodium pulchellum* (L.) Benth.

科属与特征　为豆科排钱树的叶。灌木，茎有棱，枝纤细，有毛。叶复叶三小叶，顶端叶矩圆形，革质，粗糙。叶面绿色，双面有小柔毛。顶生或侧生伞形花序，花冠蝶形，白菜色，花瓣椭圆形。结果生长于圆形苞片内，荚果矩圆，有小柔毛或秃净，有 1 ～ 2 节。生长于山坡、荒地、小树林中。各地均有少量分布。

成　　　分　主要含多种色胺衍生物、禾草碱等。

炮　　　制　将原药用清水洗净，切片晒干。

性味与功能　味微甘，性微温。温中利水，祛湿止痛。

应　　　用　肝脾肿大，水肿臌胀，小便不利，感冒，腰腿痛，关节疼痛，牙痛，跌打损伤。

用量与用法　叶、茎 15 ～ 60 克，水煎服。外用捣烂敷患处。

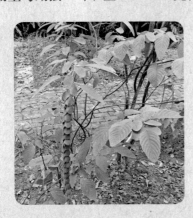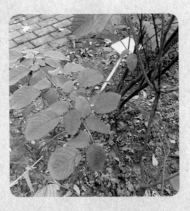

排钱树根

别　　　名	双排钱根。
科属与特征	为豆科，排钱树根。特征同排钱树。
炮　　　制	取根用清水洗净，稍闷软透，切片晒干。
性味与功能	味微甘涩，性微温。活血祛瘀，利湿消肿。
应　　　用	肝硬化，肝脾肿大，腹胀，关节疼痛，月经闭，月经不调，子宫下垂，跌打损伤，痈疽。
用量与用法	20～60克，水煎服。外用适量捣烂敷患处。

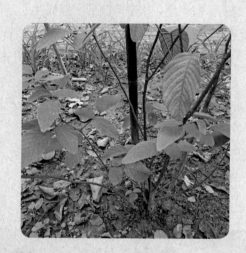

球　兰

别　　　名	爬岩板、白骨花、铁加杯、金雪球、牛舌黄、金丝叶、绣球叶。
拉 丁 学 名	*Hoya carnosa* (L. f.) R. Br.
科属与特征	为萝藦科球兰的叶或藤茎。多年生藤本。茎细，稍肉质，表面灰黄色。叶对生而厚，卵状椭圆形。腋生伞形花序，花肉质，花萼小，淡红色，花冠白色、结蓇果线形，全株有丰富乳汁，常有不定根。生长于山谷阴湿处岩壁上。各地均有少量分布。
成　　　分	主要含球兰苷、脂肪油、谷甾醇等。
炮　　　制	将全草拣净杂质，用清水洗净，切段片晒干。
性味与功能	味苦性平，无毒。清热止咳，祛湿止痛。
应　　　用	肺炎，气管炎，咳唔多痰，风湿性关节痛，睾丸痛，乳房肿痛，产妇乳少，痈肿，跌打损伤。
用量与用法	全草30～60克，水煎服。外用适量捣烂敷患处。

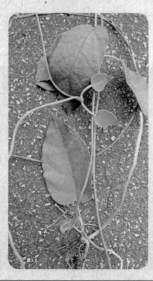

清 风 藤

别　　　名　鸡屎藤、臭藤根、五香藤、牛皮冻。

拉丁学名　*Paederia scandens* (Lour.) Merr.

科属与特征　为茜草科清风藤的根茎。蔓生草本，藤状，叶对生有柄，椭圆形，亦有矩圆形，叶片近膜质。顶生或腋生圆锥状花序，花紫、白色。花冠钟形，花柱丝状。结球形浆果，成熟时至黄绿色。生长于路岩边、溪河边及林木中。各地均有分布。

炮　　　制　将原草用清水洗净，捞起覆盖麻布，待闷透，切段晒干。因多种生物碱不能放水中浸泡，以免有效成分流失影响药效。

性味与功能　味甘酸微辛苦，性平。活血，通络，止痛。

应　　　用　风湿疼痛，腹胀腹痛，气虚水肿，肝脾肿大，头晕耳鸣，腹泻痢疾，瘰疬，跌打损伤。

用量与用法　根藤 10～30 克，水煎服或浸酒。

用　　　方　1. 腹胀痛不适，用清风藤 20 克、枳实 20 克水煎服。
2. 跌打损伤肿痛，用清风藤适量加黄酒液搓患处。

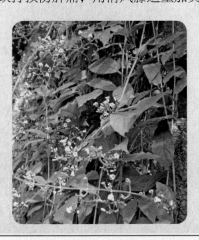

蚯疽草

别　　　名	肉桂草、土鳅菜、山胡椒菊、茯苓菜。
拉丁学名	*Dichrocephala auriculata* (Thunb.) Druce.
科属与特征	为菊科蚯疽草的全草。一年生草本，茎直立，被柔毛或秃净。枝和干有棱角。叶互生，叶膜质，分裂或不分裂，有粗锯齿。头状花序，小球形，总苞片阔椭圆形。花托秃裸，花极小，白色，管状。结瘦果倒卵形，扁平。生长于山野、荒园地。各地均有分布。
性味与功能	味苦辛，性平。消肿，解毒，利尿。
应　　　用	蚯疽，小便不利，咽喉肿痛，挫扭伤肿痛，疔毒红肿痛。
用量与用法	10～30克，水煎服或外用捣烂敷患处。
用　　　方	小儿蚯疽（小儿外生殖器肿胀变形），用蚯疽草捣烂敷患处。亦可用蚯疽草20克水煎服。

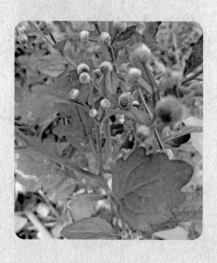

雀　榕

别　　　名	乌榕、漆娘舅、白来叶、漆舅、笔管榕、大叶榕、山榕。
拉 丁 学 名	*Ficus virens* Ait.
科属与特征	为桑科笔管榕的根或叶。木本，茎干外皮红褐色。叶互生，长椭圆形，全缘。花腋生或簇生长于枝干上。结果扁球形，淡红色。生长于山地、溪岸。各地均有少数分布。
性味与功能	味甘微苦性平。祛气，除湿。
应　　　用	脘腹胀满，腰腿酸疼，漆疮，湿疹，乳痈。
用量与用法	根 10 ～ 20 克，水煎服。叶适量煎汤外洗患处，如漆疮、湿疹、乳痈外用。

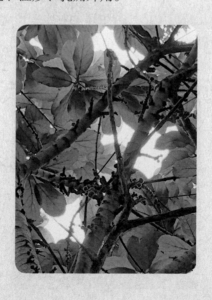

商　陆

别　　　名 当陆、见肿消、山萝卜、金鸡姆、苋陆、红苋菜、苋菜参。

拉 丁 学 名 *Phytolacca acinosa* Roxb.

科属与特征 为商陆科商陆的根。多年生草本，茎直立，多分枝，绿色或紫红色，具纵沟。叶互生，椭圆形或卵状椭圆形，全缘，侧脉羽状。倒生或顶生总状花序，花两性，初白色转至淡红色。结浆果扁球形，从红色至熟时为紫黑色。种子圆形扁平，黑色。根粗壮，肉质，圆锥形，外皮浅黄色，断面灰白色。生长于山坡、路旁、林下、沟旁。各地均有分布。

炮　　　制 用清水洗净入水浸泡，取出盖麻布，等润透，切片晒干。

醋炙商陆：取净商陆片，置锅内加米醋焖尽醋收尽，用文武火炒至黄色，取出晒干（每10千克商陆，用醋 2.5 千克）。

性味与功能 味苦辛微酸，性寒有毒。利水散结。

应　　　用 大小便不通，水肿，黄疸，腹胀，肝硬化，喉痹，脚气，痈肿，疮癣。

用量与用法 10～20克，水煎服。外用捣烂敷患处。

用　　　方 通身肿，大小便不利，用商陆20克、赤小豆60克水煎服。

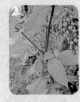 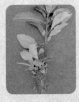 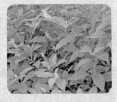

蛇 床 子

别　　　名	蛇床仁、蛇米、蛇床、蛇粟、双肾子、蛇珠、蛇床实、野茴芹、秃子花、马床、思益。
拉丁学名	*Cnidium monnieri* (L.) Cuss.
科属与特征	为伞形科蛇床的果实。一年生的草本，茎直立圆柱形，有纵棱，叶根生，叶片卵形成 3 回羽状分裂，线状披针形，侧生或顶生复伞形花式序，花瓣白色，倒卵形。结双悬果椭圆形。生长于路边、草丛中、水沟旁。各地均有分布。
成　　　分	主要含挥发油中的异龙脑、蒎烯、莰烯、蛇床明素等。
炮　　　制	将蛇床去杂质，泥沙用清水洗净晒干。
性味与功能	辛甘无毒，性温。温肾阳，祛风湿。
应　　　用	肾虚腰痛，阳痿，风湿疼痛，妇人阴寒，阴中肿痛，带下阴寒，宫寒不孕，疥癣，肤痒，湿疹。
用量与用法	6～15 克，水煎服。外用煎熬汤洗患处。
用　　　方	湿疹疮痒，用蛇床子 30 克，扛板归 30 克水煎汤外洗，每日洗 3 次。

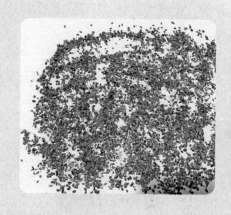
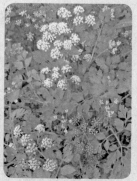

蛇 草

别　　　名	望江南、蛇灭门、野决明、狗屎豆、野扁豆。
拉丁学名	*Cassia occidentalis* Linn.
科属与特征	为豆科蛇灭门的全草。一年生灌木草本。茎直立。叶互生羽状复叶，卵状披针形，边缘有细毛，淡绿色。腋生或顶生伞形总状花序，花黄色。花季全株可散发一种脓郁的气味。结荚果线形，内有种子平扁，多粒灰褐色。有部分地区少数栽培。
性味与功能	味淡微苦涩。祛风解毒，活血行瘀，清肝明目。
应　　　用	蛇咬伤，咳嗽，哮喘，头痛目赤，无名肿毒，胃痛，高血压。
用量与用法	15～30克，水煎药服。外用适量洗或敷蛇咬口周围。
注	据民间蛇医介绍，蛇草对各种蛇咬伤有特殊功效。若在房前屋后，栽种蛇草，能预防蛇出没伤人。

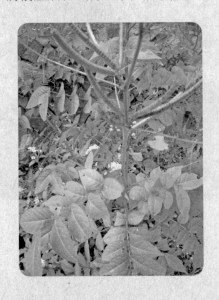

蛇 含

别　　　名　紫背龙牙、蛇衔、威蛇、小龙牙、蛇包五披风、五爪龙。

拉丁学名　*Potentilla kleiniana* Wight et Arn.

科属与特征　为蔷薇科蛇含全草。多年生的草本，茎细长匍匐。有基生叶，叶柄较长，或茎生叶，为掌状复叶，椭圆形，边缘有锯齿。顶生聚伞花序，花小，花瓣黄色。结瘦果。根较短，须根较多。生长于山坡地。各地均有分布。

性味与功能　味辛甘微苦，性凉。清热解毒。

应　　　用　咽喉红痛，高热惊痛，风痰咳嗽，痢疾，丹毒，痈疽，虫蛇狗咬伤。

用量与用法　10～50克，水煎服。外用适量捣烂敷患处。

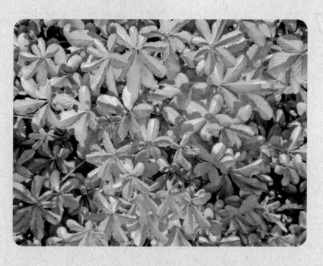

蛇　莓

别　　　名	老蛇莓、蚕莓、蛇泡草、蛇容草、野杨梅、三脚虎、蛇波藤、三点红。
拉丁学名	*Duchesnea indica* (Andr.) Focke.
科属与特征	为蔷薇科蛇莓的全草。多年生草本，根茎粗壮，茎纤细匍匐枝。掌状复叶，有长柄，叶脉明显，边缘有锯齿。叶绿色，叶面秃净，叶底面有疏毛。叶腋生花，花柄一般长于叶柄，柔软有疏长毛，萼片卵形，花瓣黄色，倒卵形。花托球形，鲜红色。集聚有很多红色的小瘦果。
性味与功能	味甘苦，性凉，有小毒。清热解毒。
应　　　用	感冒发热，咽喉肿痛，咳嗽，牙齿痛，痢疾，疔痈，口舌生疮，虫咬伤，汤火烫伤。
用量与用法	全草 10 ～ 20 克，水煎服。外用捣烂敷患处。
用　　　方	咽喉肿痛，用蛇莓 30 克水煎加蜜调服，或徐徐咽下服。

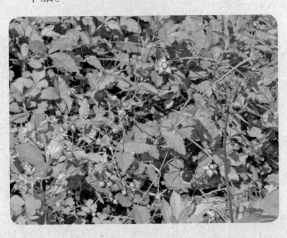

蛇 舌 草

别　　　名　白花蛇舌草、蛇舌癀、蛇总管、鹤舌草、蛇舌仔。

拉 丁 学 名　*Oldenlandia diffusa* (Willd.)

科属与特征　为茜草科白花蛇舌草的全草。一年生草本，茎略方形或圆柱形，软柔，质脆易断。叶对生，叶片线形。花单生长于叶腋，花萼筒状，花冠漏斗形，花白色。蒴果扁球形，种子小细，深黄色。生长于路边、田埂、园地等。各地均有分布。

成　　　分　卅一烷、豆甾醇、齐礅果酸等。

性味与功能　味淡微苦，性寒无毒。清热，解毒，散瘀。

应　　　用　肺热咳喘，肿瘤，咽喉肿红，肝炎，阑尾炎，盆腔炎，尿道炎，痢疾，癌肿，疔疮痈肿，毒蛇咬伤。

用量与用法　全草 10～60 克，水煎服。外用捣烂敷患处。

用　　　方　小儿夜间烦啼不睡，用蛇舌草 20 克水煎调蜜少许服。

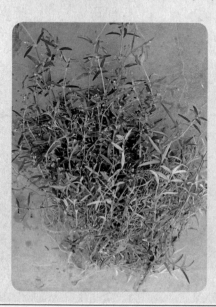

铜锤草

别　　　名	水酸芝、红花酢浆草、一粒雪、隔夜合。
拉丁学名	*Oxalis corymbosa* DC.
科属与特征	为酢浆草科铜锤草的全草。多年生常绿草本，地下部分有鳞茎，白色圆形。叶基出，掌状复叶，小叶 3 枝，阔倒卵形，全缘，两面均有棕色瘤状小腺点。叶柄纤弱，被长柔毛。花茎抽自叶腋，伞房花序，萼片绿色，花瓣淡紫红色。结蒴果短线形，熟时裂开，内种子细小，椭圆形，棕褐色。生长于庭园、山坡、荒地。各地均有分布。
性味与特征	味酸性平。清热解毒，散瘀消肿。
应　　　用	肾病，咽喉红肿，痢疾，淋浊白带，月经不调，跌打损伤，痈疮，烫伤。
用量与用法	全草 10～30 克，水煎服。外用适量捣烂敷患处。
用　　　方	1. 肾炎水肿，用铜锤草 60 克、防杞 30 克水煎服。 2. 汤火烫伤起泡，用铜锤草适量加少许盐捣烂敷患处。

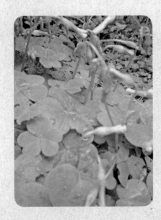
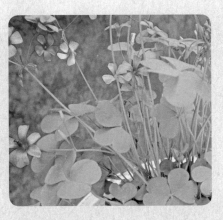

铜锤玉带草

别　　　名	白过路蜈蚣、地茄子草、地扣草、铜锤草。
拉 丁 学 名	*Pratia begouifolia* (Wall.) Lindl.
科属与特征	为桔梗科铜锤玉带草的全草。一年生匍匐草本，茎细软蔓长，绿色带紫，节处生根，肉质。叶互生，叶片心状卵圆形，边缘有锯齿，叶面深绿色，底面淡绿色，花腋生小淡紫色。结浆果椭圆形紫蓝色，内有多种子细小，鲜红色。须根丛多，淡黄色。生长于田边山林阴处。各地均有少量分布。
性味与功能	味微甘辛苦，性平。活血祛湿，清热止痛。
应　　　用	腰腿痛，关节肿痛，咽喉红痛，火热头痛，牙痛，跌打损伤，乳痛，无名肿毒。
用量与用法	10～20克，水煎服。外用捣烂敷患处。
用　　　方	1. 牙痛，用铜锤玉带草60克，鸡蛋2枚。扎8孔，同煮服。 2. 口腔溃疡痛，用铜锤玉带草60克水煎服。

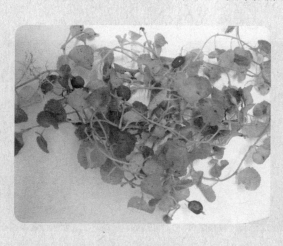

铜线过城门

别 名	十二时辰、铁线过城门、铁线莲、番莲、铁线牡丹、金包银。
拉丁学名	*Clematis florida* Thunb.
科属与特征	为毛茛科番莲的全草或根。攀缘藤本，茎蔓长，质硬。叶对生，三出复叶，全缘，卵状披针形。花腋生或顶生，白色。一般不能结果。根丛多如铜线，淡赤色。野生或栽培。部分低海拔地方有分布。
性味与功能	味微辛涩，性温。活血止痛，祛风祛湿。
应 用	腰腿痛，关节肿痛，牙痛，积聚，卒中，黄疸，高尿酸，跌打损伤，蛇咬伤。
用量与用法	10～20克，水煎服。外用捣烂敷患处。

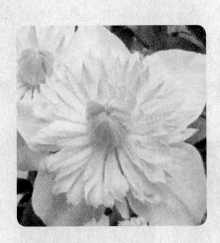
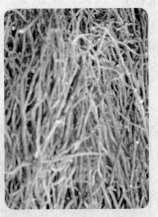

甜 菜 子

别　　　名	土鳅菜、丹草、珍珠菊。
拉 丁 学 名	*Artemisia lactiflora* Wall.
科属与特征	为菊科甜菜子的全草。一年生草本，茎直立，有棱线，折断中有白色海绵状的内囊。叶互生，叶羽状深裂，叶面绿色，底面淡绿色，有香气。顶生或腋生总状花序，小序有 10 多枚，白色圆状花粒，结为管状花序。根部须根较多，白色。生长于旷野，大多为栽培。各地均有分布。
炮　　　制	取原药用清水洗净，切段片晒干。
性味与功能	味辛微苦，性温。祛风，活血，解毒。
应　　　用	外感，鼻塞，头痛，寒热全身痛，妇女闭经，血瘀腹疼，白带，疝气，扭伤肿痛，丹毒，丘疹、过敏，外伤出血，痈疽肿毒。
用量与用法	30 ～ 60 克，水煎服。外用适量捣烂敷患处。
用　　　方	全身红疹块痒或过敏，用甜菜子 60 克水煎加红糖制服。

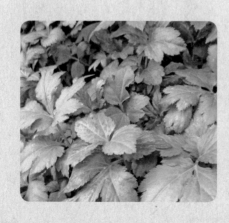

梧 桐 子

别　　　名	白梧桐子、苍桐、耳桐、青梧、梧桐子、春麻、瓢根树。
拉 丁 学 名	*Firmiana simplex* (L.) W. F. Wight.
科属与特征	为梧桐科梧桐的种子。落叶乔木，茎干直立，树色青色或灰白色。单叶互生，掌状深裂。顶生圆锥花序，花单性细小，淡绿色。萼片外密被淡黄色柔毛，无花瓣。结蓇葖果，种子3～5粒，球形或类球形黄棕色，外皮硬，内有淡黄色肥厚的胚乳。生长于林道、路旁、行道有栽培。各地均有分布。
炮　　　制	种子成熟时采下，打落种子，筛去杂质晒干。叶：拣去杂质及枝梗，晒干。根：大小分开，用清水洗净，稍闷，切片晒干。
性味与功能	味甘微苦，性平无毒。
成　　　分	脂肪油、非氮物质、蛋白质、粗纤维、灰分等。
应　　　用	子：和胃顺气，用于胃痛，腹胀，疝气，口疮；叶：祛风除湿，用于高血压，风湿性腰腿疼痛麻木，痔疮；根：用于风湿性关节疼痛，下痢出血，月经不调，跌打损伤。
用量与用法	子3～10克，叶10～20克；根15～30克，水煎服。外用捣烂敷患处。

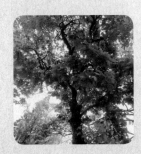 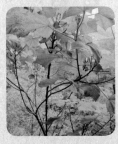 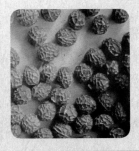

梧 桐 花

别　　　名	白梧桐花、青桐花。
科属与特征	为梧桐科，梧桐的花。特征同前。
炮　　　制	取花拣去杂质，筛去泥沙晒干。
性味与功能	味微甘，性平。清热，解毒，利水。
应　　　用	汤烫伤，火烧伤，癞头，秃疮，水肿。
用量与用法	10～15克，水煎服。外用研末涂患处。

梧 桐 叶

别　　　名	耳桐叶，白梧桐叶、苍桐叶。
科属与特征	为梧桐科，梧桐的叶。特征同上梧桐子。
性味与功能	味苦，性寒。清热解毒，祛风祛湿。
应　　　用	头晕，痔疮，痈疮肿毒，风湿疼痛，肢体麻木，哮喘，刀伤出血。
用量与用法	15～30克，水煎服。外用煎洗或捣烂敷患处。

梧 桐 根

别　　　名	梧桐蔃。
科属与特征	为梧桐科梧桐的根。特征同上。
性味与功能	味微甘，性平无毒。通络，活血，止痛。
应　　　用	风湿性疼痛、下痢出血、月经不调、跌打损伤。
用量与用法	30～60克，水煎服。外用适量捣烂敷患处。

悬钩子

别　　　名	山莓、木莓、吊杆泡、饱头菠、刺红菠。
拉 丁 学 名	*Rubus corchorifolius* L. f.
科属与特征	为蔷薇科悬钩子未成熟的果实。灌木，茎直立单叶互生，心脏卵形，大小不相等。叶为浅裂，有小齿。叶面绿色，底面浅黄绿色，有锈色黄色，叶脉明显。顶生或腋生圆锥花序或总状花序，花白色。结聚合果近球形，肉质，成熟呈鲜红色。生长于山坡、路旁、旷野、灌木林中。各地均有分布。
炮　　　制	悬钩子未成熟时呈绿色，采摘去枝叶，用清水洗净，用沸汤烫 1 分钟左右，取出晒干或烘干。
性味与功能	味甘淡，性平。清热活血。
应　　　用	黄疸性肝病，慢性肝病，乳房肿胀痛，口腔溃疡，血尿，外伤出血。
用量与用法	10～20 克，水煎服。外用捣烂敷患处。
注	本品亦有作覆盘子用。

悬钩子根

别　　　名　山莓根、刺红菠头、木莓根。

拉 丁 学 名　*Rubus corchorifolius* L. f.

科属与特征　为蔷薇科山莓的根头。特征同悬钩子。

炮　　　制　取根茎用清水洗净，待闷软，切片晒干。

性味与功能　味苦微涩，性平，止血，涩精，镇痛。

应　　　用　吐血，鼻血，血崩，痔血，遗精，痢疾，腹痛，跌打
损伤，牙痛。

用法与用量　10～30克，水煎服。

用　　　方　泻痢不止，用山莓根60克煎汤加糖调服。

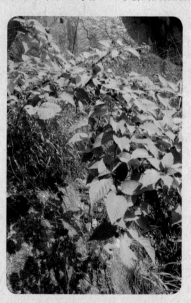

雪里开

别　　　名	单叶铁线莲、蛇松子、拐子药。
拉 丁 学 名	*Clematis henryi* Oliv.
科属与特征	为毛莨科单叶铁线莲的根茎。常绿藤本，茎细，具有棱线，疏生白色短柔毛。单叶对生，长卵状披针形，边缘有浅锯齿，纸质。叶柄较长，叶脉明显。腋生聚伞花序，花梗细长，花开白色，花丝被白色长柔毛。结瘦果扁卵形，被短柔毛。根条状，中间部分膨大呈纺锤块根，外表青褐色，断面白色。生长于山坡林间、岩石林地、溪边。各地均有分布。
炮　　　制	叶花与根块分开，洗净，切片晒干。或整粒根块洗净待用。
性味与功能	味苦微辛，性温无毒。行气活血、定喘化痰。
应　　　用	头痛，四肢关节疼痛，脘腹疼痛，咳嗽气喘，痰多胸闷，跌打损伤。
用量与用法	根 6～15 克，水煎服或磨汁服。外用适量。
用　　　方	小儿咳喘，用雪里开磨开水服。

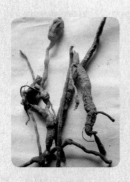 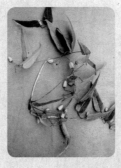 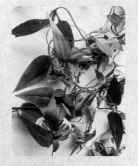

雪 梨

别　　名	蜜父、白梨、沙梨、秋子梨。
拉丁学名	*Pyrus bretschneideri* Rehd.
科属与特征	为蔷薇科沙梨的果实。为乔木，小枝光滑。叶略革质，卵状长椭圆形，边缘有尖状锯齿。伞状花序，有花7～8朵，萼片自基部分裂，三角状卵形。花瓣卵形，白色。结梨果近球形，外皮黄白色、绿褐色或青白色，果内白色。种子卵形稍扁平，黑褐色。
成　　分	柠檬酸、苹果酸、葡萄糖、果糖等。
炮　　制	梨叶、梨皮、梨根，均各洗净，切片晒干，各用。
性味与功能	味甘甜，微酸，性凉无毒。生津降火，润肺化痰。
应　　用	热病口渴，咳嗽痰多，烦热心惊，便燥尿赤，咳血，疝气。
用量与用法	梨肉适量生食或炖服；梨叶10～20克水煎服；梨皮10～30克水煎服；梨根10～60克水煎或外用适量。
用　　方	咳嗽久愈、咽干痰多，用梨肉1枚切片，川贝10克与梨肉炖加蜜少许调服。

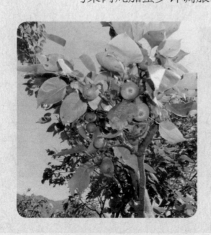

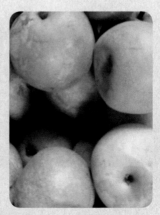

雪莲果

别　　　名　地参果。

拉丁学名　*Smallanthus* sonchifolius.

科属与特征　雪莲果的根块。为一年生草本，茎直立，圆柱形，淡红绿色。茎节有叶对生，叶柄基部苞茎，叶琴状心形，边缘波形，有稀锯齿。叶面绿色，叶底淡绿色。全株叶茎均密被白色柔毛。地下根结数粒肉质块茎，长圆形如甘薯，外薄皮，灰褐色，内乳白色。各地均有栽种。

性味与功能　味甘，性寒。清热，利尿，解毒。

应　　　用　口干喝，大便秘结，尿短赤，面疮，暗疮，解酒。

用法与用量　30～60克，水煎服或生食。

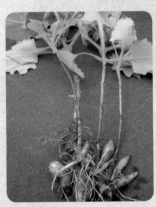
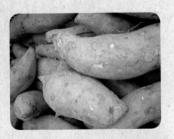
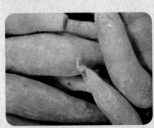
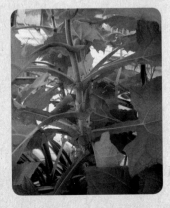

银对重

别　　　名	银对洞。
性味与功能	味苦微涩，性凉。清热化痰，平肝定惊。
应　　　用	肺热咳嗽，多痰气喘，发热惊厥，小儿惊风。
用量与用法	6～15克，水煎药服，取银对重的根，放在砵底用开水磨挫，取磨来的药液温服。

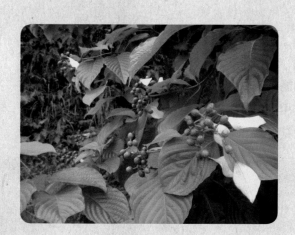

银线草

别　　　名　鬼督邮、四叶金、独摇草、四叶对、四对金、四大天王、鬼都邮、四季香。

拉 丁 学 名　*Chloranthus japonicus* Sieb.

科属与特征　为金粟兰科银线草的全草。多年生草本，茎直立，不分枝。茎节明显，淡紫色。上茎顶4叶对生，广卵形或椭圆形，边缘具有粗锯齿。叶上面暗绿色，叶底面淡绿色。顶生穗状花序，对生小花多数，苞片白色。结核果梨形。银丝草根，根须状，灰白色或土黄色，质脆易断，断面木部黄白色。生长于山林、竹林阴湿处。各地均有少量分布或栽培。

炮　　　制　茎叶与根分开，用清水洗净切片晒干。

性味与功能　味辛苦，性温、有毒。叶茎：散寒，行瘀，解毒；根：祛风，祛湿，活血。

应　　　用　叶茎：风寒咳嗽，妇女经闭，无名肿毒，跌打损伤，皮肤痒。根：风湿性关节炎，脘腹胀痛，外感头痛，闭经，白带，疖肿，跌打损伤。

用量与用法　茎叶3～6克，水煎服，外用适量；根3～10克，水煎服或浸酒服。

注　内服宜慎，孕妇禁服。多服中毒呕吐。忌食糖、玉蜀黍等。

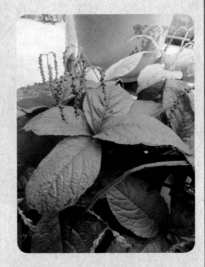

野白菊

别　　　名 白马兰花、野白菊花、山白菊。

拉 丁 学 名 *Aster ageratoides* Turcz.

科属与特征 为菊科全草野白菊的全草。多年生草本。茎直立，叶互生，卵状椭圆形，边缘有锯齿，叶脉明显。顶生头状花序，舌状花白色。生长于路边、水沟边的野草丛中。各地均有分布。

成　　　分 主要含皂苷、黄酮苷、鞣质、氨基酸等。

性味与功能 味苦辛，性凉无毒。清热解毒，祛风止咳，凉血止血。

应　　　用 感冒，气管炎，咳嗽多痰，咽喉肿痛，鼻衄，疔疮肿毒。

用量与用法 10～30克，水煎服。外用适量捣烂敷患处。

用　　　方 疔疮肿毒，用鲜叶捣蜜涂患处。

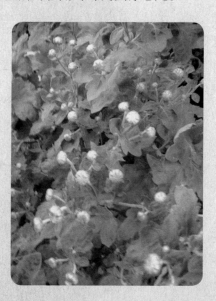

野 半 夏

别　　　名	独角莲、犁头尖、野慈姑（根茎禹白附）。
拉 丁 学 名	*Typhonium giganteum* Engl.
科属与特征	为天南星科野半夏的块茎，多年生草本。块茎卵圆形，外表灰褐色，块根有须。叶由根生，箭形，全缘或有波状。叶柄圆柱形，肉质，绿色，有微紫色斑点。肉穗花序，花微紫色。结浆果。生长于阴湿地。各地均有分布，亦有栽培。
性味与功能	味辛辣麻，性温有大毒，祛瘀止痛。
应　　　用	瘰疬，跌打损伤，毒蛇咬伤。
用量与用法	外用全草捣烂敷患处。
注	本品忌内服。

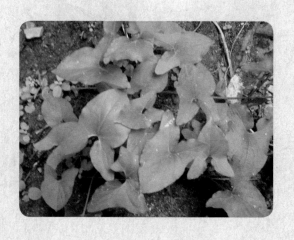

野 慈 姑

别　　　名	剪刀草、燕尾草、水慈姑。
拉 丁 学 名	*Sagittaria agiuashi* Mak.
科属与特征	为泽泻科长叶泽泻全草。多年生的水生草本，茎直立，用手捏之较软。叶在茎顶只一叶如剪刀状或犁头尖形，绿色。总状花序，花小，白色，3朵轮生。结果倒卵形。根丛多须根。生长于水田中。各地均有分布。
性味与功能	味甘微辛，性寒，有小毒。清热，解毒，消肿。
应　　　用	黄疸性肝病，黄疸病，瘰疬，痈疽毒肿，蛇咬伤。
用量与用法	10～30克，水煎服。外用捣烂敷患处。

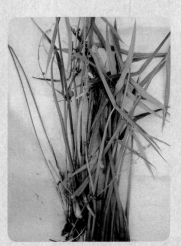
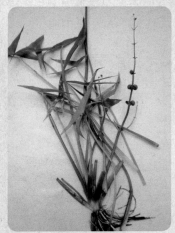

野菰

别　　　名	芊花、官真花、土灵芝草。
拉丁学名	*Aeginetia indica* L.
科属与特征	为列当科野菰的全草。一年生寄生草本，茎直立，类肉质，无叶。茎顶上总状花序，花梗从腋中鳞苞抽出，顶端开侧向花，萼片鞘状，花冠筒形内弯，花淡紫色，较脆。结蒴果卵状，内种子较多。寄生长于比较阴潮的芒茎或苇茎的根上处。各地均有少量分布。
炮　　　制	取全草拣净杂质，稍洗，切段片晒干。
性味与功用	味苦，性凉。有微毒。清热，解毒，止咳。
应　　　用	咽喉肿痛，尿淋沥痛，骨秋，咳嗽，疔疮，蛇咬伤。
用量与用法	10～20克，水煎服。外用适量捣烂敷患处。

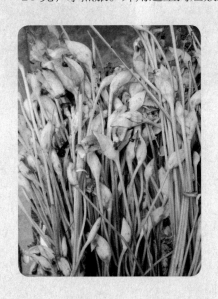

野 花 生

别　　　名　假花生、夜关门、夜合草。

拉 丁 学 名　*Cassia tora* L.

科属与特征　为豆科决明子的叶或全草。特征见决明子。

性味与特征　味微苦，性凉。祛风，清热，明目。

应　　　用　感冒，目红，不眠。

用量与用法　10～30克，水煎服。

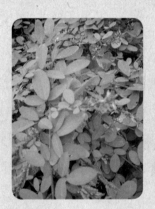
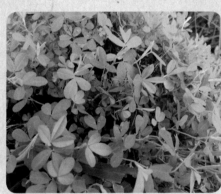

野 菊

别　　　名	路边菊、野菊花、黄菊仔、野黄菊。
拉丁学名	*Chrysanthemum indicum* L.
科属与特征	为菊科野菊的全草。多年生草本，茎直立，顶部的枝有被白色柔毛。叶互生，卵圆形，有羽状深裂片，叶上下底面均有白色短柔毛及腺体。顶生头状花序，数个排成伞房花序状。总苞半球形。舌状花，淡黄色，中央为管状花，深黄色。结瘦果。生长于路边、沟溪边、山坡、荒地。各地均有分布。
炮　　　制	全草拣去杂质，用清水洗净，切段片晒干。
性味与功能	味苦微辛，性寒。清热，解毒。
应　　　用	外感发热头痛，眼目红赤，鼻渊，咽喉肿痛，头晕，昏花干涩，瘰疬，湿疹。
用量与用法	全草 10～30 克，水煎服。外用适量捣烂敷患处。
用　　　方	妇人乳红肿痛，用野菊花叶加红糖捣烂敷患处。

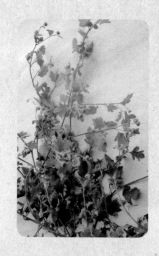
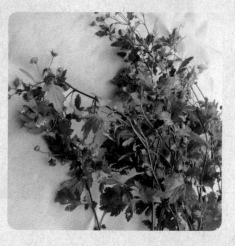

野 牡 丹

别　　　名　山石榴、地茄、猪姆草、野石榴、金石榴、金鸡腿。

拉 丁 学 名　*Melastoma candidum* D. Don.

科属与特征　为野牡丹科野牡丹的全草。常绿灌木，茎密生鳞片状粗毛。叶对生，阔卵形。叶面被有粗毛，叶底面密被长柔毛，紫色。花聚生长于枝梢，紫红色。苞片卵形至披针形，萼密被鳞片状粗毛。结蒴果肉质，长圆形，如壶状，外皮被鳞片粗毛，不规则开裂，有多个种子，黑色。生长于山坡、路旁、旷野。各地均有分布。

炮　　　制　拣去杂质，用清水洗净，稍闷透，切段片晒干。

性味与功能　味甘酸涩，性凉，无毒。祛瘀消肿。

应　　　用　跌打损伤、肠痛，痈肿疔毒，症瘕，吐血，外伤肿痛。

用量与用法　10～20克，水煎服。外用适量捣烂敷患处。

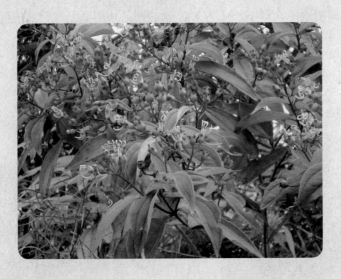

野葡萄

别　　　名　刺葡萄、山葡萄。

拉丁学名　*Vitis romaneti* Roman.

科属与特征　为葡萄科刺葡萄或秋葡萄的根。落叶藤本，枝条粗壮，黄褐色，无毛。老枝淡褐色，幼枝密生粗壮刺。单叶互生，叶片纸质，阔卵状圆形，边缘有微波状锯齿。叶上面绿色，叶底面黄绿色，叶脉隆起。疏生刺状突起圆锥花序，与叶对生。花萼8花瓣顶端连合。结浆果球形，成熟后蓝紫色，内种子淡红色。生长于山坡、山沟、灌木丛中。各地均有少量分布。

性味与功能　味甘，性平无毒。行血，祛瘀，止痛。

应　　　用　吐血，症瘕积块，腰腿酸痛，筋骨伤痛，痔疮，遗精白浊。

用量与用法　根10～30克，水煎服，或炖酒、炖肉服。

用　　　方　腹部胀满、肝脾肿大，用野葡萄根100克水煎服。

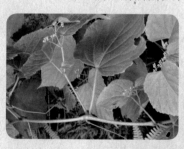
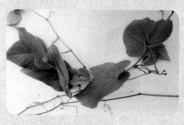
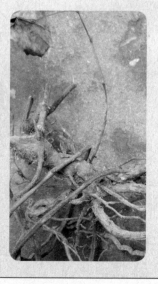

野 漆 柴

别　　　名	漆柴、染山红、山漆。
拉 丁 学 名	*Rhus sylvestris* Sieb.et Zucc.
科属与特征	为漆树科野漆柴的叶或根。落叶乔木或灌木,茎直立,有分枝,外皮黄棕色,茎秆有细小棕褐的细点。叶互生,单数羽状复叶,小叶卵状圆锥形,全缘。叶上下面均有黄柔毛,侧脉明显。侧生圆锥花序,花细小,黄色。结核果偏斜而扁,淡黄棕色,光滑。生长于山坡、灌木林中。各地均有分布。
炮　　　制	漆柴叶与根分开,拣净杂质,洗净,切片晒干。
性味与功能	味辛微涩,性温。叶:通经、杀虫;根:祛瘀强筋。
应　　　用	叶:蛔虫痛,胼胝,创伤出血,咳血,吐血;根:气郁胸闷,脘腹伤痛,咳血,吐血,腰腿疼痛。
用量与用法	叶 10 ~ 15 克;根 10 ~ 30 克,水煎服或外用。
注	漆柴部分人会过敏,尤为其汁勿碰手,过敏按过敏处理。

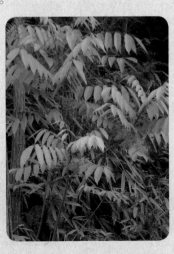

野芹菜

别　　名	水芹菜、鸡屎囊。
拉丁学名	*Oenanthe benghalensis.* (Rosb.)
性味与功能	味甘淡，性寒。清热，利尿，降压。
应　　用	面红目赤，小便不利，水肿，头晕头痛，小便淋沥，尿浊。
用量与用法	20～60克，水煎服。
用　　方	高血压，用野芹菜60克水煎常服。

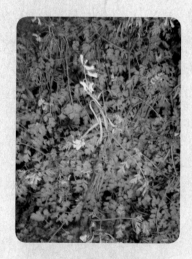

野茼蒿

别　　名 行军菜、红军菜、安南菜、革命菜。

拉丁学名 *Gynura crepidioides* Ben.

科属与特征 为苋科野茼蒿的全草。一年生草本。茎直立，少分枝。叶互生，长椭圆卵形或棱状卵形，边缘或微波锯齿状，叶绿色。腋生头状穗状花序，花长圆形如灯笼状垂挂，苞基部浅绿色，花丝外淡红色，至成松散白色绒毛。结瘦果。生长于山坡、荒地、园地。各地均有分布。

性味与功能 味淡，微苦，性微凉。祛风散寒，清热解毒。

应　　用 风热感冒，咳嗽，鼻塞，头晕，咽喉痛，消化不良，尿少。

用量与用法 10～30克，水煎服。

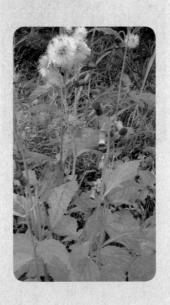

野苋菜

别　　　名	笋苋菜、猪母菜、刺刺草、土苋菜。
拉丁学名	*Amaranthus ascendens* Loisel.
科属与特征	为苋科野苋菜的全草。多年生草本，茎直立，多分枝，茎浅红色或淡绿色。叶互生，卵形或棱状卵形，全缘或微波状，叶绿色或淡红色。腋有坚刺。顶生圆柱形穗状花序，花小，绿白色。结胞果近卵形。生长于山坡、荒地、园地。各地均有分布。
性味与功能	味甘淡，性寒无毒。清热，利水，解毒。
应　　　用	便血，痢疾，胆结石，尿结石，水肿，喉痛，湿疹，瘰疬，痔疮，白带，疔疮，蛇咬伤。
用量与用法	10～30 克，水煎服。外用煎汤洗患处。
用　　　方	1. 胆结石疼痛，用野苋菜 60 克水煎服。
	2. 脚腿湿疹，用野苋菜煎汤外洗。

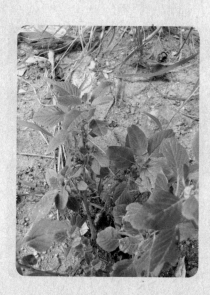
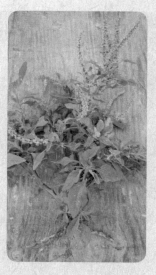

野 芋

别 名	老芋、野芋头。
拉丁学名	*Colocasia antiquorum* Schott.
科属与特征	为天南星科野芋的根块。多年生草本，叶基生，有肉质长柄，叶片大而厚，呈卵状广椭圆形，全缘带波状。肉状花序，花白色。结浆果橙红色，内有种2枚，坚硬。根茎球状，外皮深褐色，剖内白色。生长于沟、溪边及林阴之地。各地均有少量分布。
炮 制	叶洗净切段片晒干或鲜用；根块除去须根，用清水洗净泥沙，切片晒干。
性味与功能	辛涩有毒。解毒，消肿，止痛。
应 用	乳痈，疥癣，痔疮，跌打损伤，蜂蜇伤。
用量与用法	一般为外用，适量捣烂敷患处。
用 方	蜂蜇伤，红肿痛，用野芋根磨醋外涂。

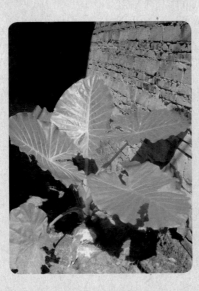
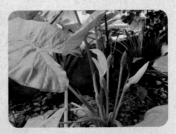
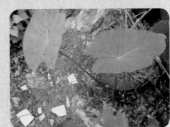

野鸦椿子

别　　　名	鸡肫花、鸡矢柴、秤杆木、野山漆、乌腱花。
拉 丁 学 名	*Euscaphis japonica* (Thunb.) Dipp.
科属与特征	为省沽油科野鸦椿子的果实。落叶小乔木或灌木，平滑无毛，芽具有鳞片，外枝及芽棕红色。叶对生，单数羽状复叶，披针状卵圆形，边缘有锯齿。顶生圆锥花序，花黄白色，萼片卵形，花盘环状。结蓇葖果，果皮软革质，红色，裂开如鸡肫状，内含种子近圆形，黑色。生长于丛林灌木林中、山谷、山坡。各地均有分布。
成　　　分	含脂肪。
炮　　　制	取种子，拣净杂质，簸去灰屑，晒干用。
性味与功能	味苦微甘，性温无毒。理气止痛。
应　　　用	脘腹胀痛，胃痛，寒疝肿痛，睾丸痛，泻痢，子宫下垂，脱肛。
用量与用法	10～20克，水煎服。
用　　　方	睾丸痛，用野鸦椿子30克水煎加红糖调服。

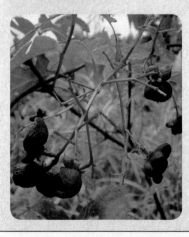

野鸦椿根

拉 丁 学 名 *Euscaphis japonica* (Thunb.) Dipp.

科属与特征 是野鸦椿的根或根皮。

性味与功能 味苦，性微温，无毒。健脾祛湿。

应　　　用 泄泻，痢疾，疝气痛，风湿疼痛，腰脚痛，偏头痛，崩漏，外伤肿痛，跌打损伤。

用量与用法 10～60 克，水煎服。

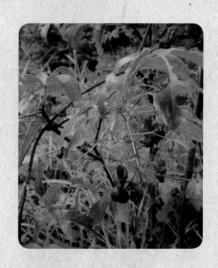

野苎麻

别　　　名　野棏、野苎、白苎。

拉 丁 学 名　*Boehmeria siamensis* Craib.

科属与特征　为荨麻科苎麻的全草。多年生草本，茎直立有棱。叶对生，长圆形，叶面深绿色，底面绿色，叶缘有锯齿，叶柄短淡红色，有白色的毛。腋生花序。结瘦果。根茎淡红色，有根须。生长于山坡，荒地。各地均有分布。

性味与功能　味淡微辛涩，性平。清热，止泻，利湿。

应　　　用　感冒，腹痛，腹泻，湿疹，风疹，皮肤痒。

用量与用法　10～20克，水煎服。

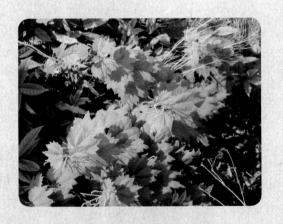

猪笼草

别　　名	猪仔笼、捕虫草。
拉丁学名	*Nepenthes mirabilis* (lour.) druce.
科属与特征	为猪笼草科，猪笼草的全草。食虫草本，叶片椭圆状矩圆形，叶面近无毛，底面被有蛛丝状柔毛。茎生圆筒状食虫囊，如猪笼状，故称猪笼草。总状花序，花红色或紫红色。花瓣不存，结蒴果，熟后开裂 4 瓣果，种子丝状。生长于向阳湿地。部分地区有少量分布。
成　　分	主要含黄酮苷、蒽醌苷、糖类，氨基酸、酚类。
性味功能	味甘微涩，性凉。清肺止咳，消肿止痛。
应　　用	咳嗽，百日咳，口燥，尿红，小便不利，水肿，泌尿系结石，黄疸，胃痛，痢疾，痈肿，虫咬。
用量与用法	全草 10～30 克，水煎服。外用捣烂敷患处。

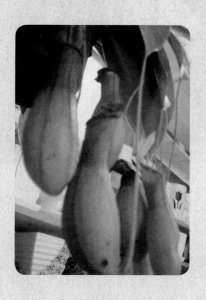

猪姆柴

性味与功能 味酸微苦涩。祛湿，止痛。

应　　用 腰腿痛，关节酸痛，风湿性关节炎。

用量与用法 20～50克，水煎药服。

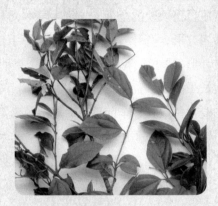

猪笋

性味与功能 味微苦，性凉。清热，止泻。

应　　用 口腔炎，鹅口疮，脾热腹胀，大便溏薄。

用量与用法 10～15克，水煎服。

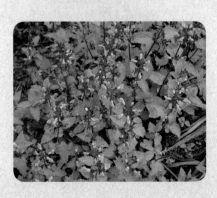

猪 殃 殃

别　　　名	八仙草、猪不食草、拉拉藤。
拉 丁 学 名	*Galium aparine* Linn. var. tenerum (Gren. et Godr.) Rchb.
科属与特征	茜草科猪殃殃的全草。一年生草本，攀缘状或蔓藤状。茎四方形，有分枝，有小刺，能棘手。叶轮生，椭状披针形，绿色。花细小，微紫色。果稍肉质，有白毛。生长于田园、荒地。各地均有分布。
成　　　分	主要含黄酮苷，车前草苷、蒽醌色素等。
炮　　　制	用清水洗净，切段片晒干。
性味与功能	味苦辛，微涩，性寒凉。清热解毒，散瘀消肿。
应　　　用	尿血，淋浊赤白，耳流脓水，痈肿，筋骨疼痛。
用量与用法	全草20～30克，水煎服。
用方与用法	血淋，用猪殃殃30克，凤尾草30克煎服。

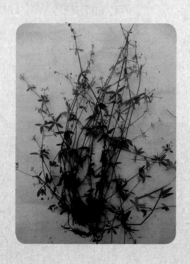

斑叶兰

别　　名　银线盆、银线莲、竹叶青、野洋参。

拉丁学名　*Goodyera schlechtendaliana* Rchb.

科属与特征　为兰科小叶斑兰或大叶斑兰的全草。多年生草本。基部肉质匍匐根茎，叶互生长于茎下部，叶片狭蛋形或卵形，全缘，银绿色，叶有灰白色网络纹。花朵生长于花梗，偏向一侧。花均为白色。结蒴果。生长于山谷、林下。部分地区有少量分布。

性味与功能　味甘微辛，性温无毒。止咳，解毒，祛痛，软坚。

应　　用　咳嗽，小便不利，痛疽，疖肿，痔疮，瘰疬，跌打损伤。

用量与用法　全草10～30克，水煎服。外用适量捣烂用。

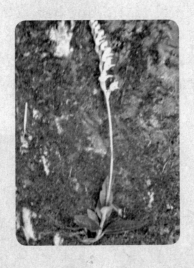

萹 蓄

别　　名　萹竹、扁蓄。

拉丁学名　*Polygonum aviculare* L.

科属与特征　为蓼科萹蓄的全草。一年生草本，茎匍匐或斜上，茎部分枝较多，有明显的节及纵沟纹。叶互生，叶片披针形至椭圆形，全缘，绿色。花朵簇生长于叶腋，花梗短。苞片及小苞片均为白色，透明膜质。花被绿色。结瘦果卵圆形，黑褐色。

成　　分　含萹蓄苷、槲皮苷、草酸、果酸、葡萄糖等。

炮　　制　将萹蓄拣净杂质，用清水洗净，待软闷透，切段片晒干。

性味与功能　味苦，性寒。利尿，清热。

应　　用　小便不利，结石，小便淋沥，黄疸，白带，痔疮，湿疮。

用量与用法　全草 10～20 克，水煎服。外用适量捣烂用。

用　　方　小便淋沥不通，时痛，用萹蓄 20 克，瞿麦 20 克水煎服。

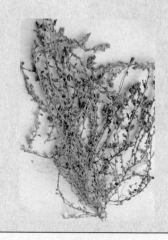
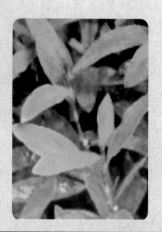

博落回

别　　　名	号筒草、博回、号筒青、山号筒、山麻骨。
拉丁学名	*Macleaya cordata* (Willd.) R. Br.
科属与特征	为罂粟科博落回的全草。多年生的草本。茎秆直立圆柱形中空。叶互生，阔卵形，边缘有波状锯齿，叶浅裂，叶面绿色，底面白色有细毛。圆锥形花序顶生或腋生，花白色。结蒴果长椭圆形，红色。内种子 3～4 枚，棕褐色。生长于路边，山坡，沟边。各地均有少量分布。
成　　　分	主要含血根碱、博落回碱、白屈菜红碱。
性味与功能	味辛苦，性温，有毒。消肿，解毒，杀虫。
应　　　用	浓耳，咽喉痛，下肢溃烂，烫伤，癣。
用量与用法	一般外用。
注	有毒，内服慎用。

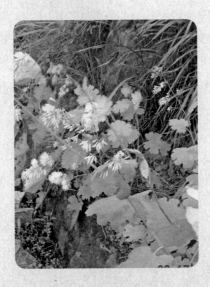

葱 白

别　　名　葱、葱茎白、茇、鹿胎。

拉丁学名　*Allium fistulosmum* L.

科属与特征　为百合科葱的鳞茎或叶。多年生草本，H叶基生，圆柱形，绿色，有纵纹。花茎自叶丛抽出，中央膨大，中空，绿色，亦有纵纹。圆球状伞形花序，总苞膜质，卵状披针形，花白色。结蒴果三棱形，种子黑色。须根丛生，白色。鳞茎圆柱形，先端稍肥大，鳞片成层白色，上具白色的丛纹。各地均有栽培。

炮　　制　取新鲜的葱，去须根及叶，剥去外膜，用清水洗净，一般鲜用。

性味与功能　味辛性温，无毒。发表，解毒。

应　　用　外感鼻塞，头痛，目眩，大小便不通，喉痹不畅，气胀腹痛，脚气，痢疾。

用量与用法　10～15克，水煎服或外用。

用　　方　婴儿外感、鼻塞不服药，用葱白（即用茎与鳞交界白色处）茎半寸长，稍压碎放在婴儿鼻口，即人中处。

注　表虚多汗忌用，忌与常山、地黄同服。

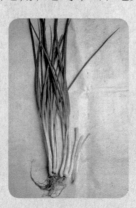

葱 莲

别　　名	肝风草、玉帝。
拉 丁 学 名	*Zephyranthes candida* Herb.
科属与特征	为在蒜科葱莲的全草。多年生的草本，叶基生，线形，绿色，光滑，叶面有凹线。茎顶生花，花白色，亦有桃红色，花被漏斗状。结蒴果近球形，种子黑色微扁。根茎为鳞茎，淡黄色，内乳白色如葱头，多须根。各地均有少量栽培。
成　　分	主要含多花水仙碱、石蒜碱、尼润碱等。
性味与功能	味甘微酸，性平。平肝息风。
应　　用	癫痫，小儿急惊风。
用量与用法	全草 10 ~ 20 克，水煎服。

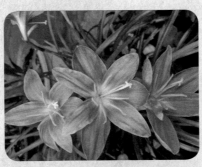

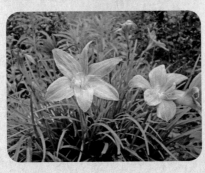

朝 天 罐

别 名	张天刚、朝天瓮、向天葫芦、酒里坛。
拉丁学名	*Osbeckia crinita* Benth. ex C. B. Clarke.
科属与特征	为野牡丹科朝天罐果枝与根。茎与枝密生粗毛，叶对生，长锥圆形。叶面深绿褐色，叶底深绿色，叶脉明显，双面均毛。顶生圆锥花序，花萼筒状，花瓣4裂，淡紫红色，或白色，宽卵形，顶端有较多的刚毛。结蒴果如花式瓶，或瓮状形。内有种子细小。根大，有的如瘤状，较硬。生长于山谷，林下处。各地均有少数分布。
炮 制	取原药去杂质，用清水洗净，切片；根茎大者宜入水浸，闷软，切片晒干。
性味与功能	味酸涩。性微寒，无毒。补益肝肾，祛咳止血。
应 用	腰酸脚软，筋骨拘急，劳伤咳血，咳嗽，痢疾，小便不禁，白浊，妇女白带。
用量与用法	10～20克，水煎服。
用 方	慢性痢疾，用朝天罐30克，鸭掌金星20克水煎服。

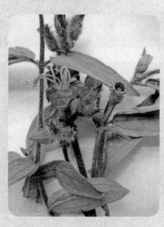

酢浆草

别　　　名	酸芝、酸箕、田字草、酸批子、酸芝草。
拉丁学名	*Oxalis corniculata* L.
科属与特征	为酢浆草科酢浆草的全草。多年生草本，茎葡萄多分枝，节节生根。叶互生，掌状复叶，托叶与叶柄连生一起，小叶倒心脏形。腋生伞状花序，苞片线形，萼片倒卵形，黄色。结蒴果近圆柱形，被柔毛。种子小，褐色，扁卵形。生长于田埂、园地、路旁。各地均有分布。
成　　　分	主要含多量草酸盐、酒石酸、苹果酸、柠檬酸等。
性味与功能	味酸微涩，性寒。清热，凉血，消肿。
应　　　用	咽喉肿痛，痢疾，腹泻，黄疸，吐血，鼻血，尿血，小便淋沥，痔疮，脱肛，疥癣，跌打损伤，汤火伤。
用量与用法	全草 10 ～ 30 克，水煎服。外用适量捣烂敷患处。
用　　　方	腿扭伤，用酸芝捣烂加黄酒少许，盛装隔放在火上，趁热搓肿痛处，或敷患处。

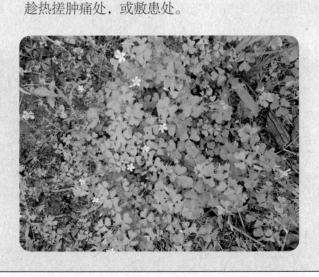

楮 实 子

别　　　名	构树、榖实、楮实、楮树、谷浆树。	
拉 丁 学 名	*Broussonetia papyrifera* (L.) Vent.	
科属与特征	为桑科构树的果实。落叶乔木，嫩枝被有柔毛后脱落。叶互生，叶片卵形，不分裂，亦有深裂，边缘锯齿状，叶面暗绿色，有粗糙毛，叶底面灰绿色，密生柔毛。腋生花序，圆柱球，形状下垂。花柱细长，丝状，紫色。子房筒状，为花萼所包被，呈扁圆形。结聚果内质成球形，橙红色。茎叶根均有乳汁。野生或栽培，各地均有少量分布。	
成　　　分	主要含油脂、皂苷、维生素 B 等。	
炮　　　制	当楮实成熟时呈红色，打下晒干，除去杂质，簸净灰土。或用酒浸一时入蒸笼内蒸透，取出晒干。	
性味与功能	味甘性平，无毒。益肾，养肝，明目。	
应　　　用	腰膝酸痛，头晕目眩，眼目昏花，水气水肿，鼻血。	
用量与用法	10 ～ 30 克，水煎服。	

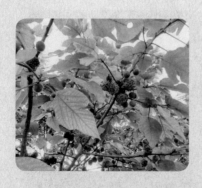
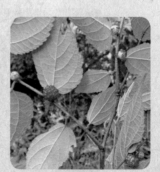

楮 叶

别　　　名	构叶、榖树叶实、谷浆树叶。
拉 丁 学 名	*Broussonetia papyrifera* (L.) Vent.
科属与特征	为桑科构树的叶。落叶乔木，嫩枝被有柔毛后脱落。叶互生，叶片卵形，不分裂，亦有深裂，边缘锯齿状，叶面暗绿色，有粗糙毛，叶底面灰绿色，密生柔毛。腋生花序，圆柱球，形状下垂。花柱细长，丝状，紫色。子房筒状，为花萼所包被，呈扁圆形。结聚果内质成球形，橙红色。茎叶根均有乳汁。野生或栽培。各地均有少量分布。
成　　　分	主要含黄铜苷、有机酸、鞣质、酚类等。
性味与功能	味甘性平，无毒。凉血，利水。
应　　　用	水气水肿，鼻血、吐血、血崩、痢疾、疝气。
用量与用法	6～20克，水煎服。

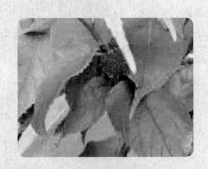

鹅不食草

别　　　名	地胡椒、石胡荽、食胡妥、猪屎草、白珠子草、鹅不食。
拉丁学名	*Centipeda minima* (L.) A. Br. et Aschers.
科属与特征	为菊科石胡荽的全草。一年生匍匐状草本,枝多广展,茎细多分枝,深绿色,断面黄白色,中央有白色的髓或空洞。叶互生,叶如匙形,边缘有疏齿。腋生头状花序,花淡黄色或黄绿色,管状,花冠钟状。结瘦果四棱形。生长于园地、路旁。各地均有分布。
成　　　分	主要含蒲公英赛醇、蒲公英甾醇、三萜成分、豆甾醇、有机酸、挥发油等。
炮　　　制	将原药拣净杂质,用清水洗净,切段片晒干。
性味与功能	味辛微苦,性温无毒。祛风,通窍,去翳。
应　　　用	外感风寒,头痛鼻塞,鼻窦炎,鼻息肉,百日咳,风湿腰痛,痢疾,目翳,疥癣,跌打损伤。
用量与用法	6～20克,水煎服。外用捣汁或研末用。
用　　　方	1. 鼻窦炎,鼻塞不闻香臭,用鲜鹅不食草搓1粒塞鼻腔中。 2. 跌打红肿痛,用鹅不食草捣红糖、姜姆敷患处。

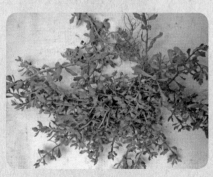

鹅掌楸根

别　　名　凹朴皮根、马褂树根。

拉丁学名　*Liriodendron chinensis* (Hemsl.) Sarg.

科属与特征　为木兰科鹅掌楸的根。落叶乔木。树皮黑褐色，纵裂。叶互生，叶前端微凹或平截形，基部圆形或心形，每侧中部凹人形，边全缘。叶面密深绿色，底面淡绿色。花顶生杯状，外绿色内黄色。结聚合果，黄褐色。卵状锥圆形。生长于山谷林中。部分地区有少数分布，或外地引种作观赏用。

性味与功能　味微苦辛，性温。祛风祛湿，壮骨止痛。

应　　用　腰腿痛，风湿性关节炎，四肢无力，痿症。

用量与用法　15～30克，水煎服。

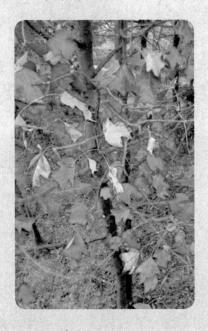

鹅掌金星

别　　　名 鸭掌金星、独脚金鸡、鸭掌星、鸭胶掌、金鸡脚。

拉丁学名 *Phymatopsis hastate* (Thunb.) Kitag.

科属与特征 为水龙骨科金鸡脚的全草。附生草本。根状茎细长，横走，密生鳞片。叶疏生，叶片常3裂，如鸭脚状。叶裂片披针形，边缘软骨质。叶柄稻秆色，叶面绿色，底面灰绿色。每裂片有主脉1条，侧脉近对生。生孢子囊群，圆形。生长于山沟石旁、林下。各地均有分布。

成　　　分 主要含香豆精。

炮　　　制 将原药，拣去杂质及根须泥沙，用清水洗净，切段晒干。

性味与功能 味淡辛微苦，性平无毒。清热，凉血，止痢，解毒。

应　　　用 热病烦渴，扁桃体肿痛，肺热咳嗽，痢疾，大便里急后重，喉痹，慢性肝炎，血淋，便血，筋骨疼痛，小便红赤，痈疽疔疮。

用量与用法 全草10～30克，水煎服。外用捣烂敷患处。

用　　　方 大便泄泻久不愈，里急后重，用鹅掌金星30克、鸡蛋2枚煮服。

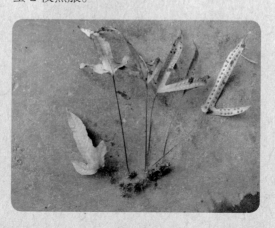

鹅掌藤

别　　　名	小叶鸭脚木、七叶莲。
拉丁学名	*Schefflera arboricola* Hay.
科属与特征	为五加科鹅掌藤的叶。常绿藤状灌木，茎黄绿色，有细纵纹，光滑无毛。掌状复叶，叶互生，小叶通常七片，托叶与叶柄合生，小叶长卵圆形，全缘，革质。叶面绿色有光泽，叶底面淡绿色，网脉明显。顶生伞形花序，花白色。结浆果球形，成熟时黄红色。生长于疏林山谷中。各地均有分布。
炮　　　制	将茎叶拣去杂质，用清水洗净，切段片晒干。
性味与功能	味甘微苦，性温，祛湿止痛。
应　　　用	风湿性腰腿痛，腰挫伤痛，风湿痹痛，胃痛，跌打骨折，外伤出血。
用量与用法	10～50克，水煎服或入丸散服。
用　　　方	胃腹疼痛，用鹅掌藤30克水煎服。

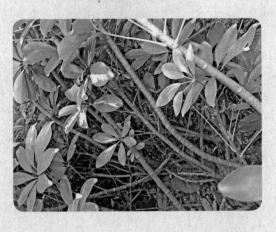

番　薯

别　　　名	甘薯、地瓜、山芋、红薯、番茹、朱薯。
拉 丁 学 名	*Lpomoea batatas* (L.) Lam.
科属与特征	为旋花科番薯的根块。多年生蔓状藤本，有乳汁。叶矩圆状卵形，边全缘有缺。腋生聚伞花序，淡绿色，花冠漏斗形，5短裂，白色或紫红。根为块茎椭圆形、长圆形等各种不规则圆形，有黄、红、白等色，外皮薄。各地均有栽培。
性味与功能	味甘，性平。益气，暖胃，润肠。
应　　　用	腹饥热渴，气短津伤，大便秘，湿热黄疸，疮毒。
用法与用量	适量内服生食或煮、蒸食。

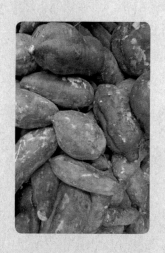

番薯藤

别　　　名　地瓜藤、甘薯藤。

科属与特征　为旋花科，番薯的茎叶。特征同番薯。

性味与功能　味微甘涩，性平无毒。通乳，止血，解毒。

应　　　用　乳汁不通，暑热吐泻，血崩，大便出血，舌肿，疮痈。

用量与用法　10～50克，水煎服。外用适量捣敷患处。

用　　　方　被蜂叮伤，用番薯叶捣红糖敷患处。

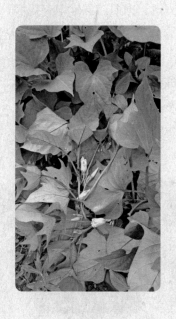

番 茄

别　　名　西红柿、金橘。

拉 丁 学 名　*Lyeoperslcom rsculeulum* Mill.

科属与特征　为茄科番茄的果实。一年生草本，直立多，分枝。叶
　　　　　　　互生，羽状复叶，矩圆形。边缘有不规则的分裂或齿
　　　　　　　缺。侧生伞状花序，花萼线状披针形，花冠黄色。结
　　　　　　　浆果球形或扁圆形，从绿至熟成红色大小不一，外皮
　　　　　　　薄而光滑，肉质。各地均有栽培。

成　　分　主要含柠檬酸、苹果酸、胆碱、番茄碱和多种维生
　　　　　　　素等。

性味与功能　味甘酸性，微寒. 健胃，生津。

应　　用　食欲不振，口干舌燥，抗炎。

用量与用法　适量生食或煮汤服。

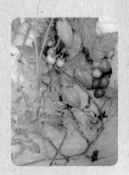 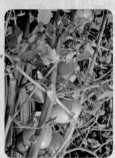 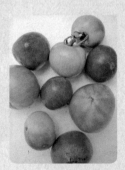

番 石 榴

别　　　名	秋果、鸡矢果、番桃树、百子树。
拉 丁 学 名	*Psidium guajava* L.
科属与特征	为桃金娘科番石榴的果实或皮。落叶乔木，茎光滑，外皮淡黄褐色，小枝方形。单叶互生或有轮生，椭圆形或卵圆形。叶革质，全缘。叶面深绿色，底面淡绿色，密被短毛，叶主脉隆起。腋生花3朵左右，花萼绿色，花瓣白色。结浆果类球形，或卵圆形，外皮绿色或淡黄色，内有白色、黄色、淡红色。种子细小，淡白色，卵圆形。部分地区有分布。
成　　　分	主要含番石榴苷、没食子酸、槲皮素、维生素C、果糖、葡萄糖等。
性味与功能	味甘酸微涩，性温。止泻。
应　　　用	腹泻，痢疾，解巴豆毒。
用量与用法	10～20克，水煎服。

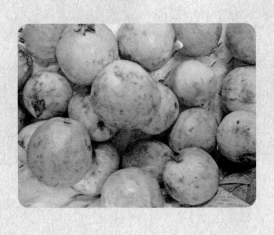

番石榴叶

别 名	秋果叶、番桃树叶、百子树叶。
拉丁学名	*Psidium guajava* L.
科属与特征	为桃金娘科番石榴的嫩叶。落叶乔木，茎光滑，外皮淡黄褐色，小枝方形。单叶互生或有轮生，椭圆形或卵圆形。叶革质，全缘。叶面深绿色，底面淡绿色，密被短毛，叶主脉隆起。腋生花3朵左右，花萼绿色，花瓣白色。部分地区有分布。
成 分	主要含番石榴苷、槲皮素。
性味与功能	味甘微涩，性平。祛痢，止血。
应 用	腹泻，痢疾，湿疹，跌打损伤，刀伤出血。
用量与用法	10～20克，水煎服。

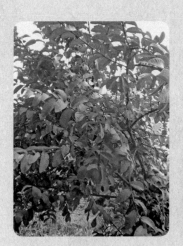
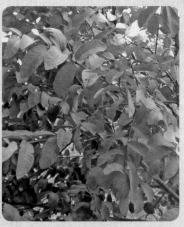

葛　根

别　　　名　干葛、葛藤根、土葛根、蒿条根、甘葛。

拉 丁 学 名　*Puerarir lobata* (Willd.) Ohwi.

科属与特征　为豆科葛的根块。多年生藤本，藤茎全株被黄褐色粗毛。叶互生，具长柄，3出复叶。叶片菱状圆形，亦见波状浅裂，上下两面均被白色的短柔毛。腋生总状花序，花密生。苞片线形，早落小苞片线状披状形。蝶形花蓝紫色或紫色为葛花。结荚果线形，扁平。种子赤褐色，卵圆形而扁。根块肥厚，呈长圆柱形，表面灰褐色，断面灰白色或淡红色，见纤维形成同心性环层，粗糙，质硬。生长于山坡、草丛、路边。各地均有分布。

成　　　分　含葛根素、木糖苷、大豆黄酮苷、淀粉等。

炮　　　制　葛根拣去杂质，用清水洗净，稍浸捞出，覆盖麻布，待润透，切片晒干。新鲜葛根去杂质，用清水洗净，

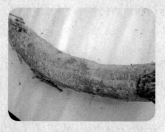

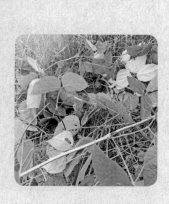

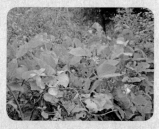

置长凳头上，另在凳头下面放盛清水的容器，用利刀把葛根切斜片，即掉在水中，漂洗后捞起，摊在竹匾上晒干（否则未在水中漂洗，即变成黑片，不白不新鲜）。煨葛根：先将麦麸撒入热锅内，待冒烟，将葛根片倒入麸上，上面再盖上麦麸，煨至下层麦麸焦黄色时，即不断翻炒至葛根深黄色为度，取去麦麸摊晾。每10千克葛根，用麦麸2千克。

性味与功能 味甘微辛，性平无毒。解肌透疹，止泻止渴。

应　　用 恶风，头项强痛，肌背酸痛，斑疹不透发，泄泻，烦热口渴，耳聋，小便短赤，解酒。

用量与用法 6～20克，水煎服。外用适量捣烂敷患处。

用　　方 饮酒过量，呕吐昏醉不醒，用葛根60克水煎服。

葛　花

别　　名 葛条花、葛根花、葛藤花。

科属与特征 为豆科，葛根的花。

炮　　制 将葛花拣净杂质和叶、枝、梗，筛去灰屑。

性味与功能 味甘微苦，性凉。醒酒，止呕，活血。

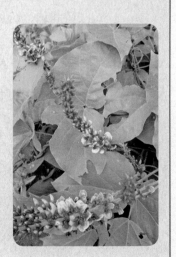

应　　用 伤酒，酒痢，酒毒伤胃，不思食，呕吐，吐血，呕血，便血。

用量与用法 10～20克，水煎药服。

寒毛草

性味与功能　味淡微苦，性凉。清热，利水，止血。

应　　用　咽喉红痛,小儿肝热,小便短赤,尿血,赤白带下,白浊。

用量与用法　10～30克，水煎服。

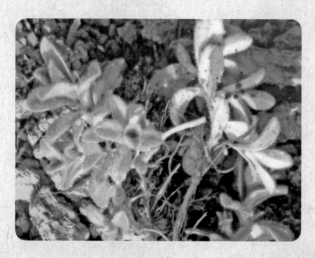

韩 信 草

别 名	耳挖草、大叶半枝莲、虎咬癀、向天盏、金茶匙。
拉 丁 学 名	*Scutellaria indica* L.
科属与特征	为唇形科韩信草的全草。多年生草本，茎直立，四方形，全体被毛，有分枝。叶对生，圆形或卵圆形，边缘有圆锯齿。叶上、下底面均有细毛。顶生总状花序。苞片卵圆形，花萼钟状，具2唇，全缘。花冠紫色。结小坚果，横生，卵圆形，有小瘤状突起。生长于山坡、路边、园地。各地均有分布。
性味与功能	味辛苦，性平。活血，解毒，止痛。
应 用	吐血，咳血，跌打损伤，痛肿，疮疡，喘咳，烦躁，咽喉肿痛，牙痛，蛇咬伤，犬咬伤。
用量与用法	全草10～60克，水煎服。外用适量捣烂敷患处。

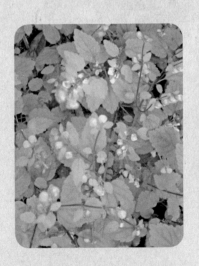
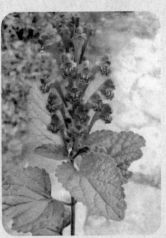

黑豆

别　　名	乌豆、黑大豆。
拉丁学名	*Glycine max* (L.) Merr.
科属与特征	为豆科黑豆的种子。一年生草本，茎直立，多分枝，密生黄色长毛。3叶复叶，托叶小披针形。叶广卵形，全缘或微波状。上下两面均被黄色长硬毛。腋生总状花序，花白色或紫色。花萼绿色，钟状；花冠蝶形，花瓣倒卵形。结荚果，长披针形，黄褐色或绿褐色，密生黄褐色长硬毛。内种子数枚，呈卵圆形或近球形，种皮黑色或深绿色。各地均有栽培。
成　　分	主要含丰富的蛋白质、碳水化合物及脂肪等。
炮　　制	将黑豆全株拔回，晒干，打出或剥取黑豆，拣去豆壳、杂质，晒干，簸去灰屑。
性味与功能	味甘微腥，性平无毒。活血益肾，利水解毒。
应　　用	面目虚浮，黄疸，脚气，腰酸腿软，头目眩晕，水肿，血瘀腹痛，痈肿疮毒，解药毒。
用量与用法	20～60克，水煎服或炖酒服。
用　　方	1.胃冷腹胀，用黑豆60克炖酒服。
	2.妇人产后恶露未尽腹痛，用黑豆60克炖酒服。
注	据《本草纲目》记载：乌豆能解砒石、甘遂、天雄、附子、巴豆、芫青、斑蝥等百药之毒。

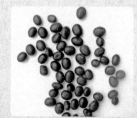
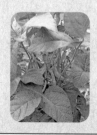

猴棰

别　　　名　猴槌。

性味与功能　味苦涩。清热止痛。

应　　　用　痈疽红肿，无名肿毒，毒虫咬伤。

用量与用法　适量捣烂敷患处。

用　　　方　蜈蚣咬伤，用猴棰适量捣烂敷患处。

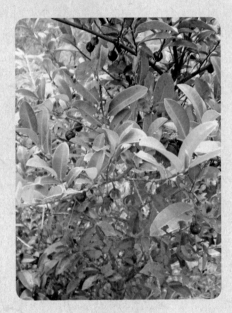

葫 芦 茶

别　　　名	田刀柄、咸鱼草、龙舌癀、麻草、鲮鲤舌。
拉 丁 学 名	*Desmodium triquetrum* (L.) DC.
科属与特征	为豆科植物葫芦茶的全草。半灌木。茎直立，有多枝，枝四棱。单叶互生，卵状披针形，有阔翅。顶生或腋生总状花序。苞片小，多花，淡紫色。萼阔钟形，花冠蝶形。结荚果。生长于山荒地。部分市县有分布。
炮　　　制	取全草，用清水洗净切段片晒干。
性味与功能	味微甘，性凉。清热利湿。
应　　　用	感冒发热，咽喉肿痛，大便稀泄，咳嗽出血，黄疸，痢疾，风湿性关节炎，肾炎水肿，妊娠呕吐，疥疮。
用量与用法	全草 10 ～ 30 克，水煎服或外用。
用　　　方	腰腿酸痛，用葫芦茶全草 60 克与猪瘦肉同煎服。

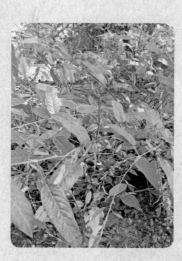
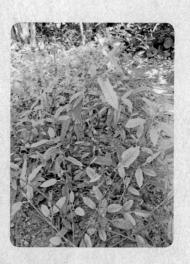

景　天

别　　　名	火母、护火、八宝草、佛指甲、绣球花、跤蹬草、胶稔草、美人草。
拉 丁 学 名	*Sedum erythrostictum* Miq.
科属与特征	为景天科景天的全草。多年生草本，茎直立，不分枝。叶对生，有互生或轮生，矩圆形，边缘有疏锯齿。顶生伞房花序，花密生，萼片披针形，花浅红色或白色。根块胡萝卜状。生长于山坡、沟边，也有栽培。各地均有少量分布。
性味与功能	味苦酸，性寒无毒。清热，止血，解毒。
应　　　用	心烦热，目红赤，口渴，吐血，咯血，风疹，游风丹毒，肿毒，疔疮，外伤出血。
用量与用法	全草 10～30 克，水煎服。外用适量捣烂敷患处。

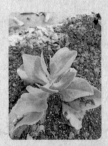
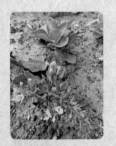
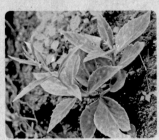

落地荷花

别　　　名	鲤鱼胆、九头青。
拉丁学名	*Gentiana davidii* Franch.
科属与特征	为景天龙胆科五岭龙胆的全草。多年生草本，叶丛生，枝生叶呈莲蓬座，茎生叶，叶片披针形，生，矩圆形，边缘有疏锯齿。顶生花，萼筒 5 裂，线状披针形，花冠钟状浅紫蓝色。结蒴果狭长形。全体光滑，根茎短淡黄色。生长于山坡、路边、林下。各地均有少量分布。
性味与功能	味苦，性寒无毒。清热解毒，明目利尿。
应　　　用	心烦热，目红赤，口渴，尿淋，骨髓炎，疔疮疖痈。
用量与用法	全草 10 ～ 50 克，水煎服。外用适量捣敷患处。

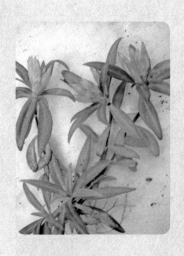
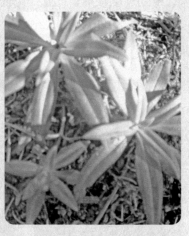

落地生根

别　　名	土三七、叶爆牙、叶生、新娘灯、大还魂、大疔癀、枪刀草、天灯笼。
拉丁学名	*Bryophyllum pinnatum* (L.f).
科属与特征	为景天科落地根生的全草。多年生肉质草本，茎直立有节，茎下部木质化，上部紫红色。单叶对生，或羽状复叶，长椭圆形，边缘有锯齿。叶面灰绿白色，叶稍厚肉质。腋生或顶生，聚伞形花序，花萼管膨大呈筒状纸质，花冠瓮状紫红色。结果多数。各地均有少量栽培。
成　　分	主要含柠檬酸、苹果酸、延胡索酸、维生素 C 等。
性味与功能	味酸，性寒。清热，解毒，凉血，消肿。
应　　用	咽喉痛，胃痛，乳痈，吐血，疮毒，大便出血，斑疹，疔疮，痈疽。
用量与用法	10～30克，水煎服。外用适量捣烂敷患处。

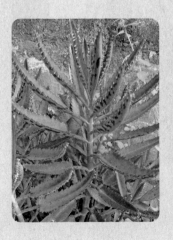
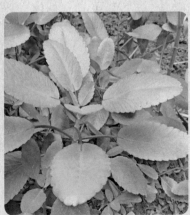

落 葵

别　　名	御菜、燕脂菜、天葵、紫葵、西洋菜、滑藤、藤儿菜、木耳菜。
拉丁学名	*Basella alba* L.
科属与特征	为落葵科落葵的叶或全草。肉质秃净草质藤本。单叶互生，卵形，叶面绿色，底面淡绿色，叶稍厚内质，全缘。腋生穗状花序，花萼片淡红色，基部合生。结浆果圆球形，由深紫色。各地均有栽培。
成　　分	叶主要含黏多糖、葡聚糖等。
性味与功能	味甘微酸，性寒无毒。清热，解毒，凉血，滑肠。
应　　用	热毒，大便结，小便淋痛，痢疾，疮毒，大便出血，斑疹，疔疮。
用量与用法	10～30克，水煎服。外用适量捣烂敷患处。

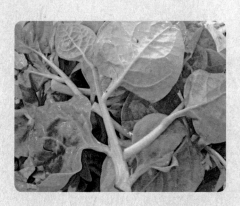
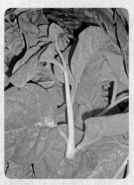

葎草

别　　　名	五爪龙、牛腹迹、葛葎草、葛葎蔓、葛勒子。
拉 丁 学 名	*Humulus scandens* (Lour.) Merr.
科属与特征	为桑科葛葎草的全草。一年生蔓草，长达数米，茎有6条棱线，有小钩刺。叶对生，有长柄，柄上亦有棱条和小钩刺，叶掌状分裂或至7裂，卵状披针形，边缘有锯齿，叶面粗糙，叶脉明显。腋生圆锥形花序，淡黄色，花被披针形，数花序排列略成总状，苞片小，有2托顺，每苞有2花，疏生细毛。结果穗团集，似松球。生长于路旁、园岩地。各地均有分布。
炮　　　制	将全草除去根部，用清水洗净，切段片晒干。
性味与功能	味甘苦性寒。清热利尿，止痢涩精。
应　　　用	虚劳潮热，痢疾，尿红赤，瘀血，遗精白浊，瘰疬，痈肿。
用量与用法	10～20克，水煎服。

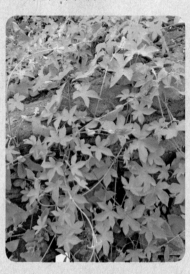

葡　萄

别　　　名	草龙珠、山葫芦、琐琐葡萄、刺葡萄、巨峰葡萄。
拉 丁 学 名	*Vitis vinifera* L.
科属与特征	为葡萄科葡萄的果实。木质藤本，枝条粗壮。叶互生，阔卵形，通常有裂，裂片三角状卵形，有圆大锯齿。叶面暗绿色，底面淡绿色。聚伞形花序，花多数细小，黄绿色。萼片 5 片，花瓣 5 片，长圆形合状排列。结浆果圆球形或肾形，由深蓝变紫黑色。生长于山坡、杂林灌木丛中。各地均有栽种，以低海拔地区分布多。
成　　　分	含柠檬酸、苹果酸、葡萄糖、酒石酸、木糖、草酸等。
性味与功能	味甘微酸，性平无毒。清热利水，祛风祛湿。
应　　　用	黄疸性肝病，慢性肾病，小便淋痛，痫症，风疹，风湿腰腿痛，呕吐，疮毒，外伤出血，烫伤。
用量与用法	10 ～ 30 克，水煎服。外用适量煎汤洗或捣烂敷患处。
用　　　方	咳嗽、咳血或咯血，用根 50 克、扁柏 30 克水煎服。

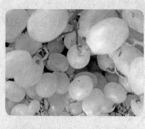
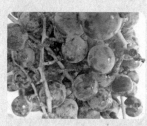
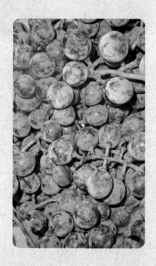

葡萄根

别　　　名　葡萄的根茎。

炮　　　制　取根茎用清水洗净，闷软，切片晒干。

性味与功能　味甘苦，性寒。除湿利尿。

应　　　用　风湿腰腿痛，小便不利，吐血，肿胀。

用量与用法　10～50克，水煎服。

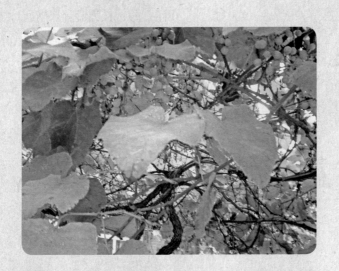

铺 地 黍

别　　　名	硬骨草、台风草、马鞭条、大广草、马鞭节、风占草。
拉 丁 学 名	*Panicum repens* L.
科属与特征	为禾本科铺地黍的全草。多年生草本,秆直立,稍坚挺,有多节。叶互生扁平,线状披针形,叶脉平行,叶面有毛,底面光滑。顶生椭圆花序,小穗有小花。结颖果。生长于山谷,溪旁,旷野。各地均有分布。
炮　　　制	取根茎用清水洗净,切段片晒干。
性味与功能	味微甘苦,性平。清热,平肝,利湿。
应　　　用	鼻塞,头晕,头痛,鼻出血,黄疸,湿热带下,淋浊。
用量与用法	20～60克,水煎服。
用　　　方	流鼻血,用铺地黍60克水煎服。

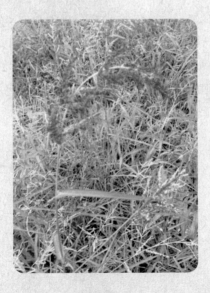

铺地蜈蚣

别　　　　名	筋骨草、小伸筋、土木胶、猫子藤、龙角藤。
拉 丁 学 名	*Lycopodium cernnum* L.
科属与特征	为石松科石松的全草。多年生草本，主茎直立，圆形，淡黄色，断面灰白色，基部有匍匐茎。叶稀疏，螺旋状排列。互生侧枝，全身有黄色柔毛。叶密生，线状，全缘。孢子囊穗生长于小枝顶端，圆柱形。孢子叶如瓦状排列，卵圆形，边缘有睫毛，孢子囊圆形。生长于叶腋。各地均有分布。
成　　　　分	主要含垂石松碱、烟碱等生物碱。
炮　　　　制	全草拣去杂质，用清水洗净，切段片晒干。
性味与功能	味甘微苦涩、性平无毒。祛湿，舒筋，止血，明目。
应　　　　用	风湿痛，筋骨麻木，肝病，目红赤，目昏花，风疹，闭经，吐血，咳血，便血，鼻血，汤火烫伤，跌打损伤。
用量与用法	全草 10～30 克，水煎服。外用煎汤洗患处。
用　　　　方	黄疸性肝炎，用铺地蜈蚣 100 克、乌脚蕨 50 克水煎服 15 天。

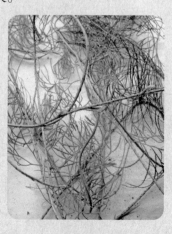

琴 叶 榕

别　　　名	牛奶柴、牛奶仔柴、奶汁树、铁牛入石。
拉 丁 学 名	*Ficus pandurata* Hance.
科属与特征	为琴叶榕的根或叶。灌木，枝茎紫红色。叶互生形如小提琴状。腋生花序。结果类圆形，紫红色。生长于山地灌木林中。各地均有分布。
性味与功能	味甘微辛涩，性平无毒。祛湿，止痛，通乳。
应　　　用	黄疸，风湿病，腰腿酸痛，妇女痛经，乳汁少或不通，跌打损伤。
用量与用法	20 ～ 60 克，水煎服。
用　　　方	腰脚酸痛，或四肢无力，用根 100 克，猪蹄 1 千克煎服。

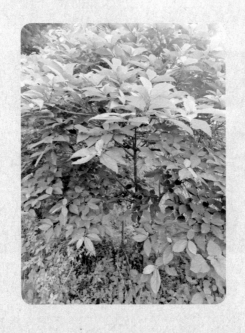

粟　米

别　　　名	小米、粟谷、白粱粟、硬粟、寒粟、黄粟。
拉 丁 学 名	*Setaria italica* (L.) Beauv.
科属与特征	为禾本科粟的种仁。一年生草本，秆直立。叶线状披针形，叶面绿色比较粗糙，底面淡绿色，较光滑。顶生圆状花序，渐成熟后，多小穗聚集成圆柱状大穗而下垂，每小穗有多粒子圆球状、淡黄色的种仁聚合一起，脱去外皮为小米。各地均有栽种。
成　　　分	主要含淀粉、蛋白氨基酸、灰分、脂肪等。
性味与功能	味甘，性平。益肾，健脾，清热。
应　　　用	肾虚腰膝无力，小便不利，脾胃虚热，口干燥，反胃呕吐，腹泻腹疼，痢疾。
用量与用法	适量煮或煎内服。

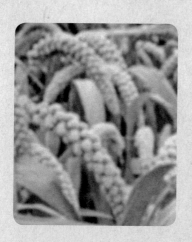

葶苈子

别　　　名　丁力子、大适、白花、丁历、独行菜、羊辣罐、拉拉罐。

拉 丁 学 名　*Lepidium apetalum* Willd.

科属与特征　为十字花科独行菜或播娘菜的种子。一或二年生草本，茎直立，上部多分枝。叶互生，叶线状披针或狭长椭圆形，边缘有深裂，有小锯齿或近缘。顶生总状花序，花小，乳白色。结短角果，平扁圆形，种子小圆扁形，棕黄色。生长于杂草中、山坡地。各地均有少数分布。

成　　　分　主要含芥子苷、蛋白质、脂肪油、糖类等。

炮　　　制　炒葶苈子，将葶苈子入热锅内用文火炒至有香气，整粒微胀大，取出摊晾。

性味与功能　味辛苦微酸，性凉。下气，止喘，利水。

应　　　用　肺气逆喘促，咳嗽多痰，胸中痰阻，小便不利，面目水肿。

用量与用法　6～12克，水煎服。

注　脾虚、肺虚的喘咳，或肿胀忌用。

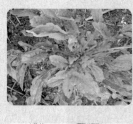
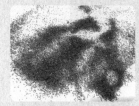
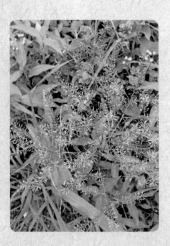

喜 树

别 名	水桐树、千张树、旱莲子、水漠子。
拉丁学名	*Camptotheca Acuminata* Decne.
科属与特征	为珙桐科喜树的果实或根。落叶乔木，茎干树皮灰白色。叶互生，长椭圆形，全缘，纸质，叶面深绿色。花腋生总状球形花序，萼杯状，花瓣淡绿色。结瘦果窄矩圆形，褐色。一般栽培庭院、路边。各地均有少数分布。
成 分	含喜树碱、喜树苷、去氧喜树碱等。
性味与功能	味苦微风涩，性寒。破血，散结，抗癌。
应 用	胃癌，膀胱癌，直肠癌，血癌，银屑病。
用量与用法	果实 3～10 克，根皮 10～15 克，水煎药服。
注	本品虽有抗癌作用，但毒性大，不良反应多，不能轻易使用。

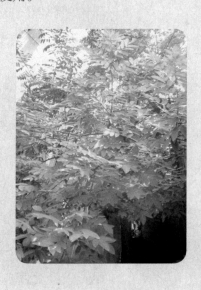

喜树皮

别　　名　千张树皮。

科属与特征　同喜树。

应　　用　牛皮癣，皮疮。

用量与用法　外用磨粉调茶油涂患处。

喜树叶

别　　名　水桐树叶。

科属与特征　同上。

应　　用　疮疽疖肿，疔疮。

用量与用法　外用适量捣烂敷患处。

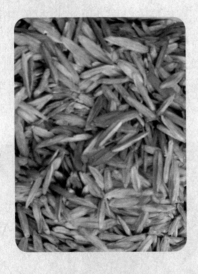

棕 榈

别　　　名	棕皮、棕毛、栟榈、棕衣树皮、百页草。
拉丁学名	*Trachycarpus fortunei* (Hook.f.) H. Wendl.
科属与特征	为棕榈科棕榈的叶鞘纤维。常绿乔木，茎秆圆柱形，不分枝。叶簇生长于秆顶上，圆扇形，革质，有褶皱，掌状，深裂，裂片具主脉，两面均光滑，质坚韧。叶面平坦，叶底面凸起呈棱形，两侧边缘有刺。柄基部有抱茎的叶鞘，分裂成棕褐色纤维状的棕毛。叶鞘脱落后，在茎秆上留下环状痕迹的节。由叶丛中抽出肉穗状花序，花小，淡黄色。结果球、肾形，外皮灰白绿色，去外皮，内有白色而软韧的果肉。各地均有栽培。
成　　　分	棕毛、叶和花主要含鞣质。
炮　　　制	将棕榈皮拣去杂质，用清水洗净，切段片晒干。
性味与功能	味苦涩，性平。止血，涩肠。
应　　　用	吐血，鼻血，便血，咳血，尿血，血崩，下痢，带下，肠炎。
用量与用法	10～30克，水煎服，外用研末。

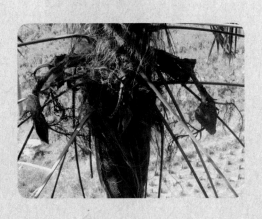

棕榈根

别　　　名	棕根、栟榈根、棕衣树根、百页草根。
科属与特征	特征同棕榈皮。
炮　　　制	将棕榈根拣去杂质，用清水洗净，切片晒干。
性味与功能	味苦涩，性平。止血，祛湿，止痛。
应　　　用	吐血，鼻血，便血，咳血，尿血，血崩，下痢，带下，腰腿痛，跌打损伤。
用量与用法	10～30克，水煎服，外用研末。
用　　　方	小便出血：用棕榈根60克，水煎服。

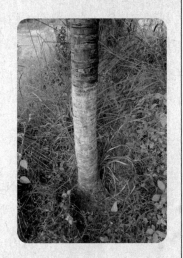

棕榈花

别　　　名	棕花。
科属与特征	为棕榈科棕的花。特征同上。
性味与功能	味涩微苦，性凉。活血，止痢。
应　　　用	崩漏，肠下血，血痢，瘰疬，带下。
用量与用法	10～15克，水煎服。

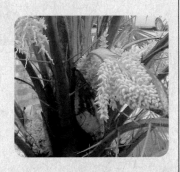

棕榈子

别　　　　名	棕只、败棕子、棕树果。
科属与特征	为棕榈科棕的果实。特征同棕榈。
炮　　　　制	在霜降前后见果皮暗黑色，采摘晒干，去杂质。
性味与功能	味涩微甘苦，性平。活血，止痢。
应　　　　用	崩漏，肠下血，痢疾，梦遗，带下。
用量与用法	10～30克，水煎服。
用　　　　方	遗精白浊，用棕榈子50克加鸡蛋2枚同煮食。

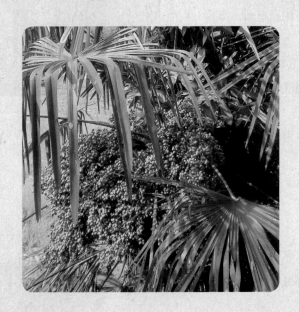

紫 菜

别　　　名	紫英、子菜、索菜。
拉 丁 学 名	*Porphyra tenera* Kiellm.
科属与特征	为红毛菜科甘紫菜的叶体。为藻体，叶平扁形，基部有盘状的固广落蒂。叶由柄上长成广椭圆形。膜质，边缘波状。深紫绿色，生长于沿海地区海湾内岩石上。
成　　　分	主要含蛋白质、水分、脂肪、碳水化合物、粗纤维、钙、铁、胡萝卜素等。
性味与功能	味甘咸，性寒。清热利尿，化痰软坚。
应　　　用	咽喉气塞，心烦不眠，湿性脚气，水肿，瘿瘤，甲状腺肿，淋病。
用量与用法	适量水煎服。

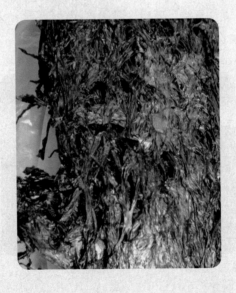

紫杜鹃

别　　名	紫花杜鹃、广东紫花杜鹃。
拉丁学名	*Rhododendron mariae* Hance.
科属与特征	为杜鹃花科紫花杜鹃的花。常年绿色灌木，多分枝，叶互生，椭圆状披针形，全缘，深绿色，底面淡绿色，有柔毛。顶生伞形花序，花多朵，紫色。结蒴果圆柱形，密被淡棕色的柔毛，生长于灌木山地或栽培。各地均有分布。
成　　分	主要含有机酸、黄酮、三帖、酚类、挥发油、鞣质等。
炮　　制	取花拣净杂质，用清水洗净，晒干。幼枝、叶和根分别用清水洗净，切片或丝片晒干。
性味与功能	味微辛酸，性平。止咳，化痰、定喘。
应　　用	慢性气喘，咳嗽，痰涎壅滞，气促。
用量与用法	10～30克，水煎服。

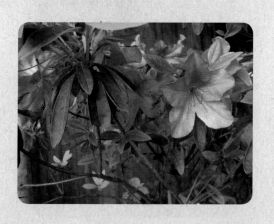

紫金牛

别　　名	平地木、叶下红、矮茶风、矮茶子、老不大、千年不大、地茶。
拉丁学名	*Ardisia japonica* (Horrst) Bl.
科属与特征	为紫金牛科紫金牛的茎叶。常绿灌木,茎直立,圆柱形,表面紫褐色,有细条纹。叶互生,通常3～4叶集于茎稍,轮生状。叶片椭圆形,边缘具细锯齿。叶面绿色,有光泽。叶底面淡紫色。花着生长于茎稍或顶端叶腋,花两性,花萼5裂片三角形,花冠白色或淡红色。结核果球形,熟时红色。地下根茎匍匐状,具有纤细不定的根。生长于山坡、林阴下。各地均有分布。
炮　　制	全草用清水洗净,切片晒干。
性味与功能	味苦微辛,性平。止咳,活血,解毒。
应　　用	咳嗽多痰,气喘胸闷,吐血,咯血,肝胆病,冷气腹痛,肾病,鼻塞,筋骨疼痛,痢疾,月经不调,肿毒。
用量与用法	全草10～40克,水煎服。外用适量捣烂敷患处。
用　　方	1. 跌打损伤,用紫金牛全草30克加酒炖服,余渣液搓患处。 2. 咳嗽多痰、气促,用紫金牛全草30克水煎分2次服。

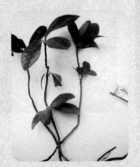 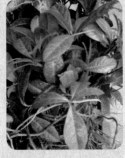

紫茉莉

别　　　名	煮饭花、花粉头、胭脂花、野茉莉、粉团花、长春花、夜晚花。
拉丁学名	*Mirabilis jalapa* L.
科属与特征	为紫茉莉科紫茉莉的根块或全草。多年生草本，茎直立，多分枝，有膨大的节。叶对生，卵状形，全缘，羽状网脉。枝稍生花朵，总苞5裂。花冠呈喇叭形，色白或紫红。结果实狭卵形，黑色。根块纺锤形，肉质，表面棕黑色，断面白色。各地均有栽培。
成　　　分	根主要含氨基酸、有机酸、淀粉等。
炮　　　制	紫茉莉叶，洗净晒干；根去泥沙，用清水洗净，切片晒干。
性味与功能	味甘微苦，性平。清热，利水，活血。
应　　　用	咯血，吐血，小便不利，淋浊，带下，痈疽，关节疼痛，疥癣，创伤。
用量与用法	全草10～20克，水煎服。外用适量捣烂敷患处。
用　　　方	胃郁伤疼痛，用紫茉莉根40克、猪小肚1个煮烂服。

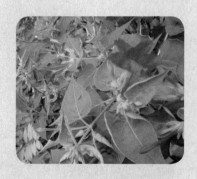
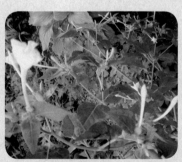

紫苏叶

别　　　名	紫苏、苏叶、赤苏、红紫苏。
拉 丁 学 名	*Perilla frutescens* (L.) Britt.
科属与特征	为唇形科紫苏叶。一年生草本，茎直立，四方形有节，上部多分枝。叶对生、叶面紫色或绿色，底面紫色或紫红色，叶片圆卵形，边缘有锯齿。腋生或顶生总状花序，花苞卵形，花萼钟形，花冠管状分上下2唇。结小坚果，内种子1粒，卵形，褐色。各地均有栽培或野生。
成　　　分	主要含紫苏醛、左旋柠檬烯、薄荷醇等。
性味与功能	味微辛甘，性温。疏风，解表，行气，安胎。
应　　　用	外感风寒，头痛鼻塞，咳嗽气喘，脘腹胀痛，胎动不安，解鱼蟹毒。
用量与用法	6～12克，水煎服。
注	阴虚、表虚慎用。

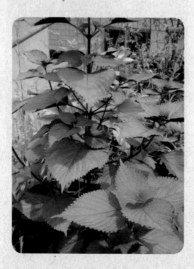

紫 苏 梗

别　　名　苏梗、紫苏茎。

科属与特征　为唇形科，紫苏叶的茎。将紫苏叶与小枝取作苏叶用，茎梗四角，外紫红色，茎内白色如海绵状内髓或中空，质轻。其他同紫苏。

炮　　制　取苏梗用清水洗净，稍闷软，切片晒干。

性味与功能　味甘微辛，性微温。解郁，止痛，安胎。

应　　用　气郁胸闷，心烦不眠，食滞腹痛，噫嗝反胃，胎动不安。

用量与用法　3～10克，水煎服。

用　　方　夜不眠、心烦，用百合30克，紫苏梗6克水煎服。

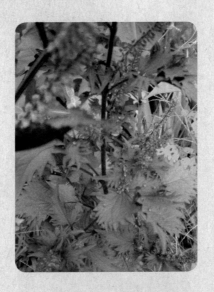

紫 薇

别　　　名	红微花、五里香、百日红、佛相花、怕痒花、满堂红、紫梢、痒痒花、吓结花。
拉 丁 学 名	*Lagerstroemia indica* L.
科属与特征	为千屈菜科紫薇的花。小乔木枝干与枝条有薄外皮，脱落后均光滑。叶互生，柄很短，倒卵形。叶面深绿色，底面淡绿色，叶脉明显。顶生圆锥状花序，花萼顶端有浅裂，花瓣近圆形，紫色，花较大。结蒴果圆球形。各地均有栽培。
性味与功能	味微酸，性寒。止血，解毒。
应　　　用	妇女月经过多，崩漏，产后血崩，症块，白带增多，疥疮。
用量与用法	6～10克，水煎服。外用煎汤洗患处。

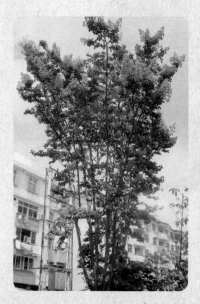
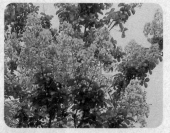
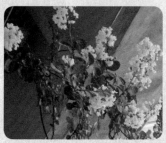

紫玉簪

别　　　名 红玉簪、紫簪花、鸡骨丹、紫鹤、紫萼。

拉丁学名 *Hosta ventricosa* (Salisb.) Stearn.

科属与特征 为百合科紫玉簪的花。多年生草本。叶根生，叶片卵形叶缘波浪状，叶面深绿色或淡绿色，光滑叶脉明显，叶柄纵沟。叶纵中抽出花茎，总状花序花淡紫色，钟形。结蒴果筒形，内种子黑色有光泽。根茎粗壮。各地均有栽培。

性味与功能 味甘微苦，性平。清热，和血，补虚。

应　　　用 扁桃体红肿，咽喉痛，吐血，遗精，白带，妇女虚弱。

用量与用法 花 10 ～ 15 克，水煎服。

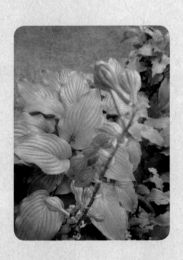

紫云英

别　　　名　红花菜、翘翘花、莲花草。

拉 丁 学 名　*Astragalus sinicus* L.

科属与特征　为豆科紫云英的全草。一年生草本，茎直立或匍匐。羽状复叶，倒卵形或椭圆形。腋生伞状花序，花10余朵，总花梗长，萼钟形，花冠黄白色或紫色。结荚果条状矩形，稍弯曲，黑色。

性味与功能　味甘辛微涩，性微寒。清热解毒，祛风明目。

应　　　用　咳嗽、喉痛、赤眼、痔血、疔疮肿毒、缠身龙、神经痛、外伤出血等。

用量与用法　全草10～30克，水煎服，或外用适量捣烂敷患处。

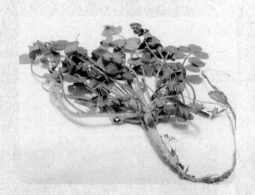

紫珠草

别　　　名	紫珠、紫荆、粗糠仔、白毛柴、白奶雪柴、止血草。
拉丁学名	*Callicarpa macrophylla* Vahl.
科属与特征	为马鞭草科紫珠草的叶。落叶灌木，茎直立，多分枝，小枝被黄褐色星毛。叶对生，卵状椭圆形。叶面有细小粗毛，底面是黄褐色星毛，边缘有锯齿。腋生复聚伞花序，萼短钟形，花冠短筒形，花紫色。结小核果，紫红色。生长于山地、灌木林中。各地均有分布。
成　　　分	主要含黄酮类、缩合鞣质、中性树脂、钙、镁、糖等。
炮　　　制	将紫珠，摘取花与叶，洗净，将叶切段片晒干。
性味与功能	味苦微涩，性平无毒。止血，解毒。
应　　　用	鼻血，咳血，咯血，吐血，便血，崩漏，牙龈出血，创伤出血，痈疽肿毒。
用量与用法	10～20克，水煎服。外用研末或捣烂敷患处。
用　　　方	外伤出血或鼻血，用紫珠草30克水煎服，或研细末敷患处。

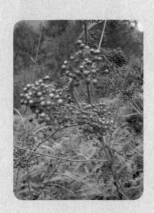
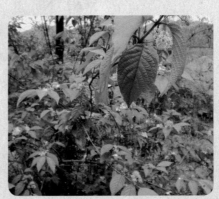

腊梅花

别　　名	黄梅花、腊梅、腊花、金梅花、腊木。
拉丁学名	*Chimonanthus praecox* (L.) Link.
科属与特征	为腊梅科腊梅的花蕾。落叶灌木。茎丛出多枝，叶对生叶片，矩圆状披针形，叶面深绿色，底面淡绿色光滑，花先开放于叶前，花黄色，花被多数，多层相重排列，中层花被较大。花呈倒卵形，结瘦果椭圆形，内种子1枚。
成　　分	主要含挥发油中的苯甲醇、龙脑、芳香醇、松油醇等。
性味与功能	味甘微苦，性辛温。解暑生津，舒肝解郁。
应　　用	热病烦渴，脘腹胀痛，气郁胸闷，百日咳，汤火烫伤。
用法与用量	3～10克，水煎服。外用调油捣敷患处。

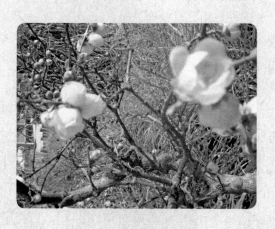

蓖麻子

别　　　名	萆麻子、大麻子、蓖麻仁、红蓖麻、杜麻。
拉丁学名	*Ricinus communis* L.
科属与特征	为大戟科蓖麻的种子。一年生草本，茎直立，多分枝。叶互生，有长柄。叶绿色或淡紫色，叶片盾状圆形，有的掌状分裂，边缘有锯齿。花单性，顶生总状或圆锥花序。苞卵圆形或三角形，花红色。结蒴果球形，有刺，成熟时开裂，种子呈扁卵形，有脐点，外种皮平滑，有光泽，见淡红、棕黑色的斑纹，质坚而脆，去外壳，内种仁乳白色。各地均有少数栽培。
成　　　分	主要含脂肪油、蓖麻毒蛋白、脂肪酶等。
炮　　　制	将采收的果实晒干，去果皮，取种子敲去外壳，拣取内种仁用，忌铁器。
性味与功能	味甘辛苦，性平有小毒。祛毒，泻下。
应　　　用	疮痈疥癣，脚气毒肿，丹瘤，汤火伤，大便秘结，小便不利，水肿腹满，舌胀，喉痹。
用量与用法	2～4克炒熟内服，或研末为丸。外用捣烂敷患处。
用　　　方	手指被竹或柴针扎内而肿痛，用蓖麻仁适量捣烂敷患处。

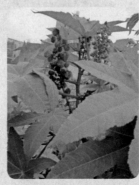

椿 白 皮

别　　名	椿柴、椿、香椿皮、白椿、红椿、春阳树、春菜树、椿芽树、香树。
拉丁学名	*Toona sinensis* (A.Juss.) Roem.
科属与特征	为楝科椿树皮或根皮。乔木，外皮褐色。叶互生为羽状复叶，小叶对生，披针形，叶面深绿色，底面淡绿色，有异气。顶生圆锥花序，花白色。结蒴果卵圆形，种子椭圆形。各地均有栽植。
成　　分	主要含鞣质、川练素、甾醇等。
炮　　制	取椿白皮先用刀刮去外面粗皮，用清水洗净，入水稍浸泡，取出盖布，待软切丝片晒干。麸炒椿白皮。取麦麸入锅内用文火炒至冒烟入椿丝片炒至白皮深黄色，取出去皮，摊晾。每10千克椿白皮，用麦皮1千克。
性味与功能	味苦微甘涩，性微寒。燥湿，涩肠，止血，杀虫。
应　　用	慢性腹泻，痢疾，痔疮出血，崩漏，白带，疳积，蛔虫、疮癣。
用量与用法	10～20克，水煎服。外用研末调敷或煎汤洗患处。

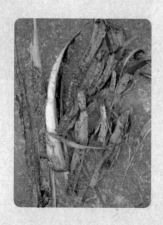 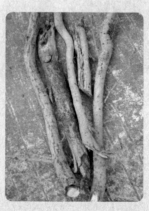

椿　叶

别　　　　名	椿柴叶、椿木叶、椿嫩叶。

别　　　　名　椿柴叶、椿木叶、椿嫩叶。

拉 丁 学 名　*Toona sinensis* (A.Juss.) Roem.

科属与特征　为楝科香椿的叶。特征同椿白皮。

成　　　　分　主要含胡萝卜素、维生素 B、维生素 C。

性味与功能　味甘苦微辛，性平。止泻，解毒，杀虫。

应　　　　用　大便泄泻，痢疾，尿淋，疥疮，漆疮，疔疮。

用量与用法　15～60 克，水煎服。外用适量煎汤洗患处。

用　　　　方　漆过敏，用椿叶 100 或 500 克，杉木皮 300 克水煎
取汤洗患处。

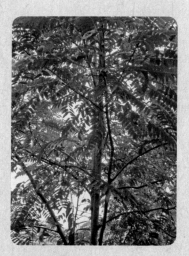
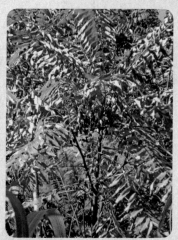

楤　木

别　　　　名	鸟不宿、白刺通、刺通柴、七虎刺、白刺椿。
拉 丁 学 名	*Aralia chinensis* L.
科属与特征	为五加科楤木的嫩叶。茎直立，呈圆柱形，表面棕灰色，有褐色的圆点状皮孔和深灰白的硬刺如鼓钉在皮部，质坚硬，断面淡黄色，有髓白色。生长于荒山、灌木林中或路旁、山坡。各地均有分布。
炮　　　　制	取楤木刮去皮刺，洗净入水稍浸泡，待润透，切片晒干。
性味与功能	味辛微苦，性温。祛湿祛风，散瘀止痛。
应　　　　用	胃痛，腰膝酸痛，肝病，遗精，跌打损伤。
用量与用法	20～60克，水煎服。
用　　　　方	风湿腰腿酸痛，用楤木根茎30克炖猪瘦肉内服。

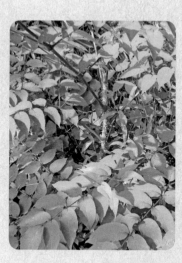
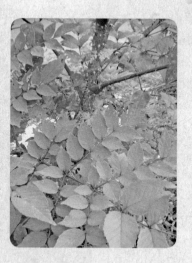

福 参

别　　　名	建人参、土当归、土人参。
拉 丁 学 名	*Angelica grosseserrata* Maxim.
科属与特征	为伞形科大齿当归的根。多年生草本，茎单生，细长，多分枝。茎生叶，叶有分裂，裂片卵形，边缘有缺刻状圆齿，两面有糙毛。复伞形花序，花白色。结双悬果近圆形扁平。根纺锤形，亦有圆锥形，外表淡黄色或灰黄色，有纵沟纹，断面黄白色。生长于林地、山坡草地。各地均有少数分布。
炮　　　制	将原药拣净杂质，去泥沙，刮净粗皮，晒干或置蒸笼内隔水蒸熟，取出晒干。
性味与功能	味甘辛苦，性温。益气，健脾，止咳。
应　　　用	气虚四肢无力，脾胃虚寒泄泻，咳嗽。
用量与用法	10～20克，水煎服。

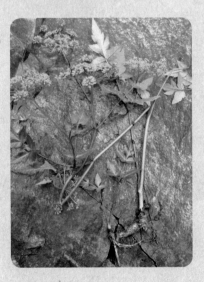

腹水草

别　　名	贼爬拦、两头爬、两头拦、钩鱼竿、悬铃草、爬岩红、翠梅草，叶下红、双头粘、散血丹。
拉丁学名	*Veronicastrum stenostachyum* (Hemsl.) Yamazaki.
科属与特征	为玄参科腹水草的全草。多年生草本，茎匍匐，顶端常离地生根，中部以上密被黄色卷曲短毛。叶互生，叶片卵状披针形，革质，边缘有细锯齿。叶面绿色，叶底面淡绿色，茎叶呈紫红色。腋生穗状花序，花小，白色或有紫色。花冠管状，紫红色，里面被白色长毛。结蒴果卵形，种子小黑褐色。根为须根，密被黄色茸毛。常生长于山谷、溪边、林下。各地均有分布。
炮　　制	将原药拣去杂质，除去根须，用清水洗净，切段片晒干。
性味与功能	味辛苦，性微寒。行水消肿，清热解毒。
应　　用	小便不利，热性水肿，腹水臌胀，肝病，月经不调，跌打损伤，疔疮痈肿疥疮，汤火烫伤。
用量与用法	10～20克，水煎服。外用捣烂敷患处。
注	孕妇禁用。

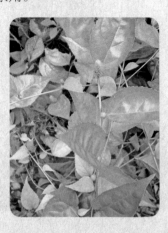

粳 米

别　　　名	硬米、时米、大米。
拉 丁 学 名	*Oryza sativa* L.
科属与特征	为禾本科稻的种仁。一年生草本，茎秆直立，有节，茎中空。叶片平扁线形，叶脉明显粗糙。结圆锥花序，至成熟时垂下。每小穗有众多谷粒子，外皮谷壳粗糙有棱，去壳内米即米粒，白色或淡黄色。稻的种类较多，有粳稻、籼稻、糯稻之分，各地均有栽培。
成　　　分	主要分含淀粉、氨基酸、蛋白质、维生素、脂肪、果糖等。
性味与功能	味甘，性平。补中益气，健脾和胃。
应　　　用	虚损，壮骨，明目，生津，益气，除烦，止泻。
用法与用量	适量煮或煎内服。

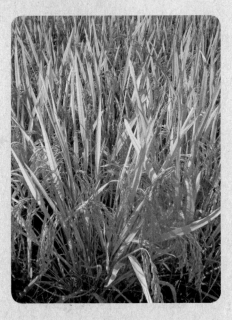

蒟 蒻

别　　名　鬼芋、魔芋、蒻头、稿、黑芋头、鬼头。

拉丁学名　*Amorphophalms rivieri* Durieu.

科属与特征　为天南星科魔芋的块根。多年生草本，茎直立，圆柱形，淡绿色，具暗紫色斑。掌状复叶，小叶又作羽状深裂，小裂片卵状长圆形。叶脉网状，佛焰苞大，广卵形，下部筒状，暗紫色。花序圆柱形，肉穗，淡黄色。伸手佛焰卷外，花小，红紫色。结浆果球形或略扁，成熟黄赤色。地下块茎扁球形，有的巨大，大小不一，外皮棕褐色。有根须痕，断面灰白色。福建闽东各地均有栽培，以周宁产为最。

成　　分　含葡配甘露聚糖。

炮　　制　将原药取母根块，去泥沙，用清水洗净，刮去外皮，切片晒干或磨粉。魔芋制作：把魔芋用清水洗净，刮

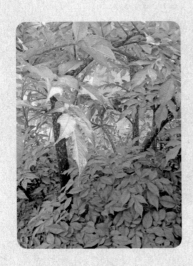
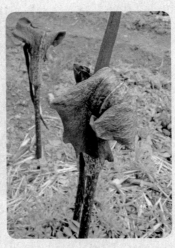

去外皮，粉碎成稀糊状备用。锅内入水加少许碱，用武火烧沸，但不能用竹烧。将备用的魔芋用锅瓢一瓢一瓢入锅内，煮约1.5小时，一团团用手压韧实，即可取出，当菜肴用时调味。

性味与功能 味辛性温，有毒。化痰止咳，祛瘀消肿。

应　　　用 咳嗽多痰，疟疾，积滞，血瘀经闭，疔疮，痈肿，跌打损伤。

用量与用法 10～30克，水煎服，须经水煎约3小时后取汁服，外用适量。

注 《南方主要有毒植物》：魔芋全株有毒，以块茎最毒。误食生品中毒症状：咽喉麻、皮肤麻、烦热、痒痛、舌肿、流涎、恶心、呕吐、腹痛至呼吸麻痹死亡。解救：皮肤中毒可用稀醋清洗；内服中毒，服稀醋、浓茶、蛋清服或用生姜30克、防风60克、甘草15克水煎服。球茎不可生用服，经加工煮熟无毒。

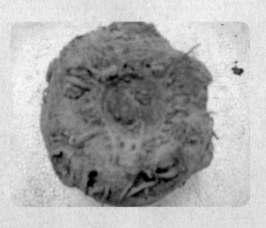

雷公藤

别　　名	黄藤根、断肠草、菜虫药、红紫根、黄药、山砒霜、闹羊花。
拉丁学名	*Tripterygium wilfordii* Hook. f.
科属与特征	为卫矛科雷公藤的花、叶或根。攀缘藤本，藤枝红褐色，有棱角，具有长圆形的小瘤状突起，有锈褐色的绒毛。单叶互生，广卵圆形，边缘有细锯齿。叶面光滑，叶底面淡绿色，叶脉明显，疏生锈褐色短柔毛。腋生或顶生圆锥大型的花序，花小，白色。结翅果，膜质，黄褐色。种子1粒，细长，线形。根圆柱形，外皮黄色，断面黄白色，质坚韧。生长于阴湿的山谷、山坡、溪边、杂木林中。各地均有少量分布。
成　　分	含雷公藤定碱、春碱、扔碱等生物碱。
炮　　制	把雷公藤根洗净泥沙，削去外皮及二重皮，置水中反复换清水浸泡3～5次，每次1小时左右，至无苦辛味即可，取出覆盖麻布，待润透切片晒干。
性味与功能	味苦辛，性温有大毒。消炎，解毒，杀虫，抗癌。
应　　用	肾病，风湿病，腰腿痛，肺痿，皮肤瘙痒，腰疮。
用量与用法	根每次6～15克，水煎服。
用 法 注	原药一定要去外皮。取用二重皮。用根时未经过浸泡，应把生药量如15克可用3天量45克置砂锅内加水1.5千毫升煮3小时左右，取液分3天服。
用　　方	1.慢性肾炎，用雷公藤12克水煎服。 2.类风湿性关节炎，用雷公藤15克水煎服。
注	1.中毒与解毒：摘《中药大辞典》：雷公藤是一种剧毒药物，尤其皮部毒性极大，其毒性，对各种动物

中毒不同。它对人、犬、猪、鱼及昆虫的毒性很大，可以中毒至死亡，但对羊、兔、猫、鼠无毒性。雷公藤对人体的作用有两种，一对胃肠道的刺激作用，如出现胃肠绞痛、呕吐、恶心、腹痛腹胀、肝肾区痛、尿蛋白、血清尿素、肌酐增高；二对中枢神经系统的影响，引起头晕、心悸、无力、至肝心出血坏死至死亡。死亡大都在24小时以内。

解毒急救：出现中毒，可催吐、洗胃、胡萝卜汁或莱菔子250克煎服或用韭菜汁、羊血或用杨梅根或杨梅果500克水煎急服急救。

2. 孕妇及心脏病、肝病忌服。

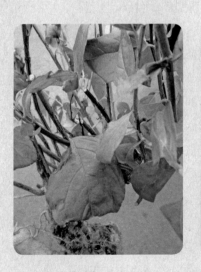
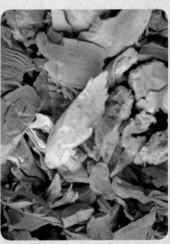

路 路 通

别　　　名　枫实、枫柴蛋、枫球子、梽柴、枫木上球、枫树球、枫果。

拉 丁 学 名　*Liquidambar formosana* Hance.

科属与特征　为金缕梅科枫香的果实。落叶乔木，茎直立，多分枝，外皮灰白色或灰褐色，粗糙。叶互生，叶掌状裂，裂片三角形，边缘有锯齿。腋生总状花序，有锈色细长毛。花单性，雌雄同株，雄蕊多数密生成球，雌花成圆球形的头状花序。结复果球形，表面灰棕色或暗棕色，上有多数针刺，内存多数小蒴果，种子淡褐色，有光泽。生长于路旁、山林，也有栽培，各地均有分布。

炮　　　制　将路路通、拣去杂质，用清水洗净晒干筛去灰屑。

性味与功能　味苦微辛涩，性平无毒。通络止痛，利水除湿。

应　　　用　手足伸屈不利，腰脚疼痛，脘腹胀痛，胃痛，水肿，小便不利，乳汁不通，经闭，皮肤湿疹，痛疽肿毒。

用量与用法　10～15克，水煎服。外用烧灰存性研末用。

用　　　方　1.妇人乳汁不通，用路路通30克水煎服。

　　　　　　　2.大便久泄不止，用路路通60克水煎服。

**　　　注**　孕妇忌用。

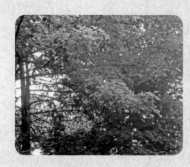 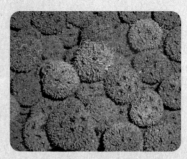

墓 头 回

别　　　　名	异叶败酱、糙叶败酱。

拉丁学名　*Patrinia heterophylla* Bunge.

科属与特征　为败酱科糙叶败酱和异叶败酱的根。多年生草本。茎圆柱形，单叶对生，卵圆形，边缘有钝锯齿，叶面绿色，底面淡绿色。顶生或腋生，聚伞形花序。花小，花黄色或白色。结干果近圆形。生长于山坡、墓地。各地均有少量分布。

炮　　　制　取全草，去杂质，洗净泥沙，切段片晒干。

性味与功能　味苦甘，性寒无毒。清热解毒，利水消肿。

应　　　用　乳痈、疰腮、红眼，咽喉红痛，喘咳，胃痛，胁痛，肝病，尿淋，瘰疬，疔毒。

用量与用法　全草 10～60 克，水煎服。外用适量捣烂敷患处。

用　　　方　乳腺炎红肿痛，用全草加蜜捣烂外敷患处。

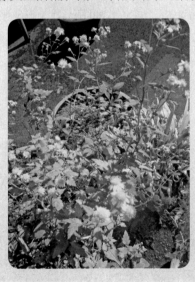

蓬莪术

别　　　名	蓬术、文术、广术、黑心姜、姜七、绿姜、山姜黄。
拉丁学名	*Curcuma zedoaria* (Christm.) Rosc.
科属与特征	为姜科蓬莪术的根茎。多年生宿根草本，叶片长圆状椭圆形，叶脉中部有紫色晕，叶片比叶柄长，花有总梗，圆柱状穗状花序，花萼白色，花冠淡黄色，结蒴果卵状三角形，种子长圆形，有假种皮。根茎卵圆形块茎。纺锤形外皮棕黄色，有环形节，节上有须根痕迹。生长于山间，林下。各地有少量分布或栽培。
成　　　分	主要含挥发油中的倍半萜烯类。
炮　　　制	将原药拣去杂质，用清水洗净，浸泡待软，入蒸笼内煎透，切片晒干。醋蓬莪术：将片入热锅内，用文火炒至深黄色，用醋炙，取出摊凉。
性味与功能	味苦微辛。性温。理气止痛，破血消积。
应　　　用	胃脘胀痛，宿食不化，积聚，疢癖，月经郁闭，跌打损伤。
用量与用法	6～15 克，水煎服。

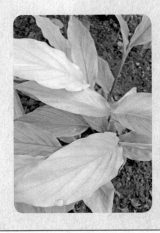 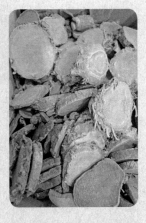

蓬蘽

别　　　名	割田藨、陵蘽、空腹莲、饭包、空腹妙、刺、雅旱。
拉丁学名	*Rubus tephrodes* Hance.
科属与特征	为蔷薇科灰白毛莓的果实。为小灌木。茎有稀疏黄褐色倒刺，被有柔毛。羽状三出复叶，叶长椭圆形，边缘有锯齿，叶面披密绒毛，叶底面无毛。中肋侧脉隆起，淡黄色。托叶与叶柄合生。花五瓣，白色。结果红色。生长于路旁、山坡、林地。各地均有分布。
性味与功能	味酸性平无毒。补肝肾，清热退黄。
应　　　用	头目眩晕，风火头痛，伤暑吐泻，黄疸，多尿。
用量与用法	10～15克，水煎服。
注	《本草拾遗》："蓬蘽，其类有三种，四月熟，甘美如覆盘子者是也，余不堪入药，今人取茅莓当覆盘子误矣。"《本草纲目》："复盘蓬蘽功用大抵相近，虽是二物，其实一类而二种，一早熟，一晚熟，兼用无妨，其补益与桑葚同功。"

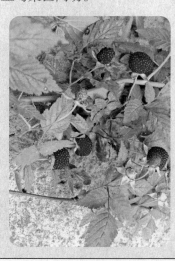

蒲公英

别　　名　蒲公草、仆公英、黄花地丁、奶汁草。

拉丁学名　*Taraxacum mongolicum* Hand.-Mazz.

科属与特征　为菊科蒲公英的全草。多年生草本，叶根生，矩圆状
披针形，边缘有浅裂，裂片齿牙状，全缘或有疏齿，
绿色。顶生头状花序，为舌状的花。总苞钟状多层，
花冠黄色。结瘦果倒卵披针形，有多数刺状突起，着
生冠毛白色。根深长，单一或分枝。全草含白色乳汁。
生长于山坡、路边、园岩。各地均有分布。

成　　分　全草含蒲公英甾醇、胆碱、菊糖、果胶等。

炮　　制　取全草，去杂质，洗净泥沙，切段片晒干。

性味与功能　味苦甘，性寒无毒。清热解毒，利水消肿。

应　　用　乳痈、疔腮、红眼睛、咽喉肿痛、咳嗽、胆肋痛、胃
痛、肝病、尿淋、瘰疬、疔毒。

用量与用法　全草 10～60 克，水煎服。外用适量捣烂敷患处。

用　　方　1. 乳腺炎红肿痛，用全草加蜜捣烂外敷患处。

2. 阑尾炎，用蒲公英、鬼针草煎汤服。

3. 疔疮红肿痛，用鲜蒲公英加盐少许捣敷患处。

4. 结膜炎或流行性红眼，用蒲公英 60～100 克煎服，
痛加牛膝 10 克服。

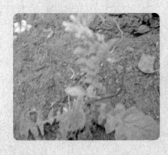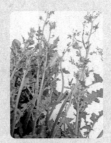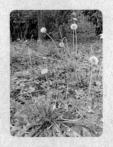

鼠曲草

别　　名	鼠耳草、吹曲、米曲、棉絮头草、菠菠草、黄花曲草、白芒草。
拉丁学名	*Gnaphalium affine* D. Don.
科属与特征	为菊科鼠曲草的草。一年生草本，茎直立，整株被白棉毛，茎部分枝。叶互生，叶线形，全缘，无柄，质柔软，叶面叶底面均白色棉毛。顶生头状花序，总苞球状钟形，黄色。花管状，黄色。结瘦果椭圆形。生长于园岩、山坡、路边、田埂。各地均有分布。
成　　分	全草含黄酮甙、挥发油。叶绿素、脂肪等。
炮　　制	将鲜鼠曲拣净杂质，洗净泥沙，切段片晒干。
性味与功能	味甘微酸，性平无毒。化痰，止咳，益气。
应　　用	肺虚气喘，咳嗽多痰，脘腹疼痛，筋骨疼痛，湿疹，白带，痈疡。
用量与用法	10～20克，水煎服。外用煎液洗患处。
用　　方	咳嗽气喘痰多，用鼠曲草30克、金线吊葫芦15克水煎服。

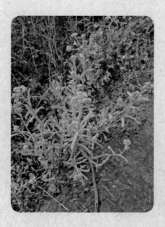
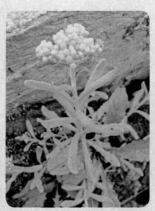

鼠 尾 粟

别　　　名	鼠尾牛顿草、线香草、老鼠尾。
拉 丁 学 名	*Sporobolus poiretii* (Roem.et Schult.) Hitchc.
科属与特征	为禾本科鼠尾粟的全草。多年生草本，秆丛生，直立，平滑无毛。叶狭长线状，披针形，叶鞘裹茎。圆锥花序，分枝直立，密生小穗，灰绿色或略微紫色。结颖果倒卵蛋形或矩圆形。
炮　　　制	将全草，用清水洗净，切段片晒干。
性味与功能	味甘淡，性平。清热，解毒，凉血。
应　　　用	高热惊厥，中暑烦热，流脑，乙脑，黄疸，肝病，痢疾，尿血，淋浊。
用量与用法	全草 30 ～ 60 克，水煎服。

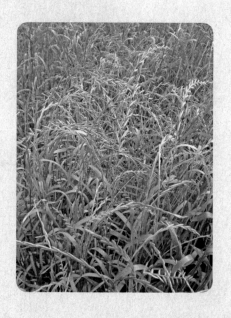

蜀 葵 花

别　　名 蜀葵、胡葵、吴葵、一丈红、棋盘花、蜀其花。

拉丁学名 *Althaea rosea* (L.) Cav.

科属与特征 为锦葵科蜀葵的花朵。二年生草本，茎直立。叶互生，圆卵形，边有 3～7 裂，有不规则的锯齿，叶面和底面有星状毛，叶脉明显。腋生花，花冠，淡红色、白色或紫红色，花瓣边缘有不规则的齿裂。结果实扁球状，种子肾脏形。各地均有栽培。

性味与功能 味微甘，性微寒。止血，通便。

应　　用 咳血，吐血，崩漏，红白痢疾，小便淋沥，大便闭结，带下，风疹。

用量与用法 3～15 克，水煎药服，或研末服。

注 孕妇忌用。

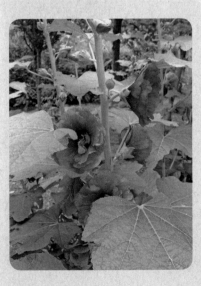

蜀葵根

别　　　名	胡葵根、棋盘花根。
科属与特征	为锦葵科蜀葵的根，特征同上。
性味与功能	味微甘，性微寒滑，无毒。凉血，利尿，解毒。
应　　　用	尿血，咳血，吐血，血崩，尿淋沥，白带，肠痈，疮疽。
用量与用法	30～60克，水煎服。外用适量捣烂敷患处。
用　　　方	小便淋沥短赤不通，用蜀葵根60克，车前子30克水煎服。

碎 米 荠

别　　　名	野芫荽、小号荠尼、美妈菜。
拉 丁 学 名	*Cardamine hirsuta* L.
科属与特征	为十字花科碎米荠的全草。一年生草本，茎直立或斜立，多分枝。叶对生，复叶有小叶，叶片类戟形，掌状脉。顶生头状花序，十字形花，苞细小。结荚果，内种子数枚。生长于田边、园地。各地均有分布。
性味与功能	味淡，性平。清热利湿。
应　　　用	小便淋沥，痢疾，脘腹胃痛，风湿性心脏病，疔疮。
用量与用法	10～50克，水煎服。外用适量捣烂敷患处。

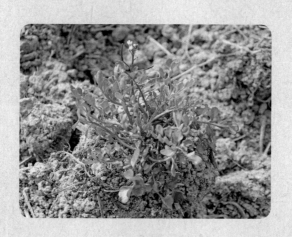

雾 水 葛

别　　　名	墙草、田薯、白猪仔菜、白石茹、石薯、脓见消、地消散、啜脓膏。
拉 丁 学 名	*Pouzolzia zeylanica* (Linn.) Benn.
科属与特征	为荨麻科雾水葛的全草。多年生的草本，茎匍匐状或披散，叶互生，在茎下部有对生，叶卵状披针形，膜质。叶边全缘，叶上下面较粗，有稀毛。腋生花，花小，淡绿色或淡紫色。结瘦广椭圆形，黑色有光泽。生长于田坎石缝隙，路旁，旷地。各地均有分布。
性味与功能	味淡微酸，性凉。清热解毒，排脓利湿。
应　　　用	风火牙痛，小便淋沥，痢疾，肠泻，痈疽疖肿，脓疮，乳痈。
用量与用法	20～30克，水煎服。外用适量捣烂敷患处。

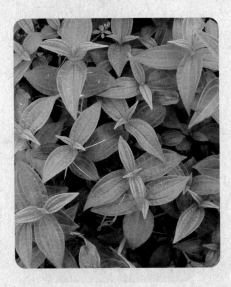

锥 栗

别　　　名	栲栗、刺锥、甜锥。
拉丁学名	*Castanopsis chinensis* Hance.
科属与特征	为壳斗科桂林栲的种子。常绿的乔木。树干外皮灰褐色，叶常年绿色，叶革质，有光泽，边缘有锯齿，叶面深绿色，底面淡绿色或见淡红色，叶长圆状披针形。小枝顶簇生穗状花序，花细小白色。结果类球形，果于总苞内，外面密生鹿角状的锐刺，至已成熟，开裂露出内的坚果1枚，果自行脱落。坚果近卵形，红褐色，去外壳内里的果内淡黄白色。生长于山野、山谷。各地均有少量分布。
性味与功能	味甘，性平，无毒。益肾，滋补，健胃。
应　　　用	肾虚，腰酸头晕，痿弱，消瘦。
用量与用法	20～60克，水煎服，或同肉煮服或炒食。

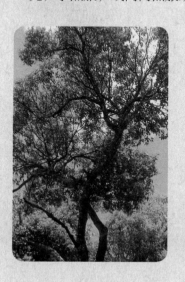

锥栗果壳

别　　　名　栲栗壳、刺锥壳、甜锥壳。

科属与特征　为壳斗科，桂林栲的果实外壳，特征同上。

性味与功能　味苦涩，性平，无毒。利湿止泻。

应　　　用　湿热腹泻。

用量与用法　10～30克，水煎服。

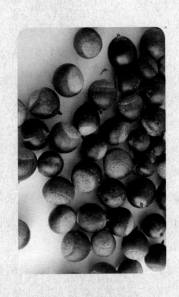

翠 云 草

别　　名	翠羽草、金鸡独立草、翠翎草、地柏叶、回生草、还魂草、龙鳞草、龙爪草、白鸡爪、孔雀花、金鸡凤凰尾。
拉丁学名	*Selaginella uncinata* (Desv.) Spring.
科属与特征	为蕨类卷柏科翠云草的全草。多年生常绿草本。主茎纤细，横走，圆柱状，灰黄色，有浅直槽，节上生根。枝向上伸展，小枝互生，羽状，二叉状分枝。叶2型，侧叶较大，中叶较小，贴于茎枝上。叶异形，叶面碧蓝色，叶底面深绿色，卵状椭圆形，边缘透明，全缘。腋生孢子囊穗，四角近心形。大孢子黄白色，小孢子基部有毛状突起，有小刺。生长于阴湿处，石岩上。各地均有分布。
炮　　制	收原药拣去杂质，用清水洗净，切段片晒干。
性味与功能	味甘淡微苦，性平。清热，利湿，止血。
应　　用	湿热黄疸，风湿性关节痛，湿痰咳嗽，小便不利，水肿，肺热咳嗽，泄泻，吐血，鼻血，咯血，痔漏，外伤出血，汤火烫伤。
用量与用法	10～20克，水煎服。外用研末调敷患处。
用　　方	吐血，用翠云草30克水煎加冰糖调服。

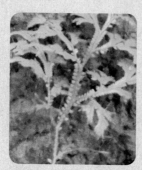
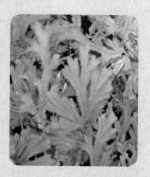

蔊菜

别　　　名　野油菜、山芥菜、独根菜、辣米菜、金丝菜、山萝卜。

拉丁学名　*Rorippa Montana* (Wall.) Small.

科属与特征　为十字花科蔊菜全草或花。多年生草本，茎直立，茎叶长椭圆形，有分裂，亦无分裂，边缘有锯齿。花小排列成点状花序，花瓣黄色。结长角果线形，种子小，卵状，褐色。生长于园田边、路旁、山坡地。各地均有分布。

性味与功能　味辛苦，性凉无毒。清热解毒，利尿活血。

应　　　用　外感发热，肺热咳嗽咳血，咽喉肿痛，麻疹不发，水肿，黄疸，风湿性关节炎，经闭，疔肿。

用量与用法　10～30克，水煎服。外用捣烂敷患处。

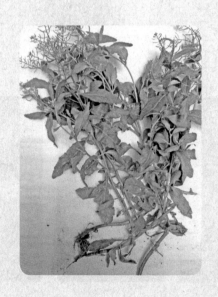

辣　椒

别　　　名	辣茄、番茄、腊茄、秦椒、鸡嘴椒、海椒。
拉丁学名	*Capsicum annuum* L.
科属与特征	为茄科辣椒的果实。一年生草本。茎多枝。叶互生，叶片卵状披针形。腋生白色花，轮状花冠，5 裂片，长圆形。结果长圆锥形，角状形，球形等，形状大小不一。有青、红、黄等色，内有种子多粒，扁圆形，浅黄色。各地均有栽培。
成　　　分	含辣椒碱、高辣椒碱、辣椒红素、胡萝卜素、维生素 C 等。
性味与功能	味辛辣，性热。散寒，开胃。
应　　　用	寒性腹痛，风寒鼻塞，食不知味，呕吐，泻痢，疥疮，冻疮。
用量与用法	6～10 克，水煎服或入丸散。外用煎汤洗患处。
用　　　方	妇女崩漏淋沥不断，用辣椒根茎 30 克炖公鸡服食。

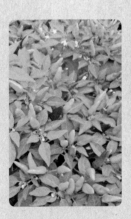
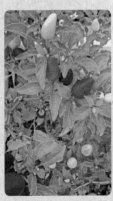
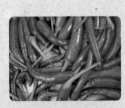
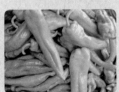

辣蓼

别　　　名	辣蓼草、荭草、八字蓼、丹药头、捣花、大蓼。
拉丁学名	*Polygonum lapathifolium* L.var.*salicifoliwm* Sibth.
科属与特征	为蓼科大蓼或柳叶蓼的全草。为一年生的本草。茎直立，多分枝，茎外表有紫红色的斑点，茎节处稍膨大。叶互生，长圆略同心形或柳叶形，叶全缘或有波状。叶面深绿色底面淡绿色，被有灰白色细毛。大蓼的叶面有带黑色"八"字形迹。柳叶蓼无此"八"字。腋生或顶生圆锥花序，花淡红色，结瘦果卵圆形。生长于路边、田园、沟边处。各地均有分布。
性味与功能	味辛性温。利水消肿，祛湿祛风。
应　　　用	尿不利水肿，风湿脚痛，湿痹，风疹。
用量与用法	6～15克，水煎服。

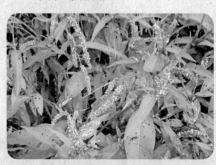

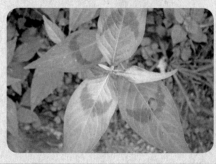

蔓荆子

别　　　名	蔓荆实、蔓青子、荆子、白背木耳、白背草。
拉 丁 学 名	白背草蔓荆 *Vitex trifolia* L.
	单叶蔓荆 *Vitex trifolia* L. var. *simplicifolia* Cham.
科属与特征	为马鞭科，单叶蔓荆或蔓荆的果实。落叶灌木，细枝方形，有柔毛，叶对生叶片倒卵形，叶面绿色，底面乳白色，全缘。顶生圆锥花序，花萼钟形，花冠淡紫色，结浆果球状，表面灰褐色或黑色，内种子4粒，种仁白色。生长于湖畔、海滩。部分地区有少数分布或栽培。
成　　　分	主要含挥发油中的莰烯、蒎烯、生物碱等。
炮　　　制	炒蔓荆：将蔓荆除去杂质和萼片，入热锅内用文火炒至焦黄，取出摊晾。
性味与功能	味苦微辛，性凉。祛风散热，清利头目。
应　　　用	外感风热，头风痛，头目眩晕，偏头痛，脑鸣，齿痛，目赤多泪。
用量与用法	6～12克，水煎服。
注	血虚火旺头痛眩晕和胃虚痛慎服。

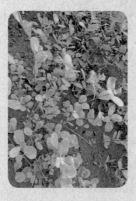
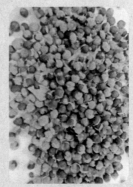

蔓性千斤拔

别　　　名	一条根、金牛尾、千斤隧、千斤拔、金鸡落地、千里马。
拉丁学名	*Flemingia prostrate* Roxb.
科属与特征	为豆科蔓性千斤拔的根。蔓生小灌木。茎细，小枝呈三角形，有毛。叶互生 3 小叶，长圆形。叶底，叶面均有毛，腋生紫红色花。结豆荚长圆形。根长，下细上大，无分根。生长于山坡、路边草丛中。各地均有分布。
炮　　　制	将原药根用清水洗净，切片晒干。
性味与功能	味甘微苦，性平。祛风，除湿，止痛。
应　　　用	咳嗽，腰肌劳损，腰痛，关节风湿痛，咽喉肿痛，慢性肾炎，牙痛。
用量与用法	20 ～ 60 克，水煎服。

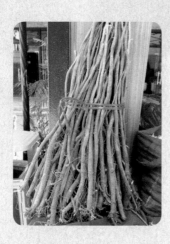 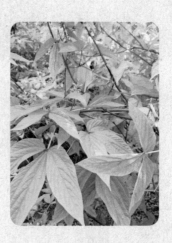

漂 柴 排

别　　　名　漂柴、漂柴齐。

性味与功能　味微苦涩，清热，祛湿，止痛。

应　　　用　湿热，腰脚疼痛，关节红肿痛，四肢麻木，筋骨酸痛。

用量与用法　用根茎或叶 20～60 克，水煎服。

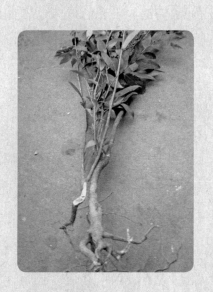

漆 大 姑

别　　名	毛漆、毛果算盘子、八棱橘、八椤橘、万豆子、八瓣橘。
拉 丁 学 名	*Glochidion eriocarpum* Champ.
科属与特征	为大戟科毛果算盘子的枝叶。灌木，茎直立多分枝。叶互生，卵状披针形，叶两面均被粗毛，叶脉上密被黄毛。花单性同株，生长于叶腋。萼片矩圆形，被有粗毛。结蒴果扁球形，如算盘子状。生长于灌木林、山野。各地均有分布。
炮　　制	取叶拣去杂质，用清水洗净，切段片晒干；根用清水洗净泥沙，稍闷透，切片晒干。
性味与功能	味苦微辛涩，有小毒。活血，利湿，止痛。
应　　用	创伤出血，湿疹，痢疾，风湿关节痛，跌打肿痛，腰挫伤痛，食积腹痛，疔疮。
用量与用法	叶6～10克、根10～20克，水煎服。外用捣敷或煎汤外洗。
用　　方	漆柴过敏，用漆大姑适量煎汤外洗。

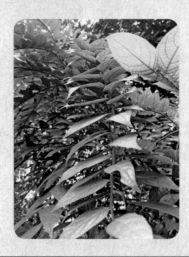

蔷薇花

别　　　名　墙薇、牛棘、山枣、刺红、倒钩刺、和尚头、七姐妹。

拉 丁 学 名　*Rosa multiflora* Thunb.

科属与特征　为蔷薇科蔷薇的花。灌木，茎、枝有刺。叶互生羽状
复叶，卵圆形，边缘有锯齿。花一般枝顶簇生，伞房
花序，花白色，花萼与花瓣均 5 片。结瘦果壶状。生
长于路边、山坡、田旁。各地均有分布。

成　　　分　主要含黄芪苷。

性味与功能　味甘微涩苦，性凉。止血，清暑，和胃。

应　　　用　吐血，咳血，妇人月经过多，暑热口渴，泻痢，外伤
出血。

用量与用法　3 ～ 10 克，水煎服。

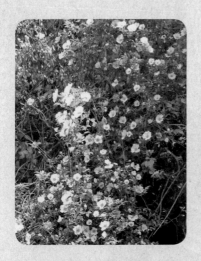

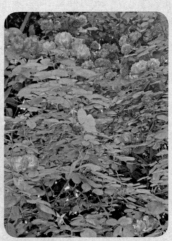

蔷 薇 根

别　　　名　野蔷薇根、王鸡苗根。

科属与特征　为蔷薇科，蔷薇花的根茎。

成　　　分　主要含鞣质、委陵菜酸。

性味与功能　味甘苦涩，性平。清热，祛湿，止血。

应　　　用　肺热咳痰，消渴，关节酸痛，吐血，咳血，鼻血，便血，肠风泻血，月经不调，跌打损伤。

用量与用法　6～15克，水煎服。外用捣烂敷患处。

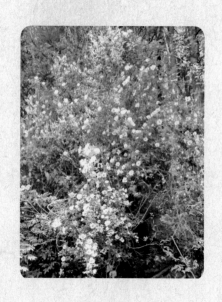

墙　蕨

性味与功能　味辛苦，性寒，清热，解毒，消肿。

应　　　用　乳痈，肠痈，疮疽肿毒，丹毒，无名肿毒。

用量与用法　15～30克，水煎服。外用适量捣烂敷患处。

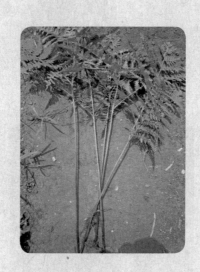

榕　须

别　　　名　薜荔树须、榕树须、半天吊、榕树吊须、吊风根。

拉 丁 学 名　*Ficus microcarpa* L.

科属与特征　为桑科榕树的须。常绿大乔木，茎直立，多分枝，全
缘，光滑无毛，叶脉不明显。腋生隐头花序，倒卵球形，
初为乳白色，至熟时呈淡白色。随着树龄长久，树枝
干长生出须根，悬挂下垂。其气根木质条状，茎部较
粗，末端渐细，有分枝，有的合簇生5～8根，表面红
褐色。生长于村旁、溪边，亦有栽种。各地均有分布。

炮　　　制　将采下的榕须拣去杂质，用清水洗净，扎把切段片晒干。

性味与功能　味苦涩性平，清热疏风，祛湿止痛。

应　　　用　外感咳嗽，流行性感冒，百日咳，咽喉肿痛，眼睛红肿，
腰脚疼痛，痧暑腹痛，疹点不透，疟疾，鼻血、尿血，
疝气，跌打损伤。

用量与用法　10～20克，水煎服。外用捣烂外敷患处。

用　　　方　1. 阴囊湿疹，用榕须60克水煎外洗。

　　　　　　　2. 小便癃闭不通，用榕须30克水煎服。

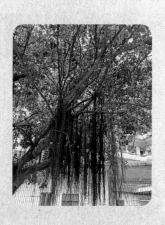

榕 树 叶

别　　　名　薜荔叶、小榕叶、落地金钱、不死树叶、细叶榕叶。

科属与特征　为桑科，榕树叶。特征同榕须。

成　　　分　主要含鞣质、黄酮苷、三帖皂苷、酸性树脂。

性味与功能　味淡微涩酸，性凉。清热，活血，止痛。

应　　　用　咽喉肿痛，咳嗽，百日咳，肠炎，痢疾，筋骨痛，腰腿疼痛，牙痛，跌打损伤。

用量与用法　10～30克，水煎服。

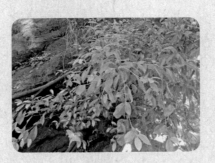

榕 树 皮

别　　　名　正榕皮、官榕木皮、薜荔柴皮。

科属与特征　为桑科，榕树皮。特征同上榕须。

性味与功能　味苦涩，性凉。涩肠，止痒。

应　　　用　痢疾，久泻不止，疥癣，肤痒，痔疮。

用量与用法　20～50克，水煎服。

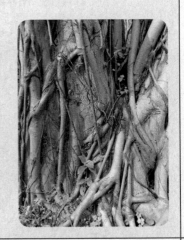

榕 树 胶

别　　　名　薜荔乳。

科属与特征　为桑科，榕树的树脂，树脂乳白色有黏性，特征同上榕树。

性味与功能　味淡微苦涩，性凉。清热、解毒。

应　　　用　目眼红赤，目翳，瘰疬，疔疮，皮癣。

用量与用法　为小丸水吞服。外用涂患处。

算盘子

别　　　名	野南瓜、八瓣橘、山橘子、算盘珠、馒头果、水金瓜、红橘子。
拉丁学名	*Glochidion puberum*（L.）Hutch.
科属与特征	为大戟科算盘子的果实。灌木，多分枝，小枝有灰色或棕色短毛。叶互生，长椭圆形，叶面灰绿色，叶底面灰白色，叶脉密生毛。花小，腋生。结蒴果扁球形，顶上有如算盘子状，内种子黄赤色。根呈灰棕色，栓皮粗糙，质坚韧不易折断，断面浅棕色。生长于山坡、路边、园岩。各地均有分布。
炮　　　制	摘取算子果实，洗净晒干，叶拣去杂质，用清水洗净，切段片晒干。根，用清水洗净泥沙，稍浸待闷透，切片晒干。
性味与功能	子，味苦微涩，性冷，有小毒。清热利湿，活血止痛。
应　　　用	疝气，疟疾，牙痛，风湿疼痛，腰痛，淋浊带下，睾丸肿痛。
用量与用法	子 6～12 克，水煎服。

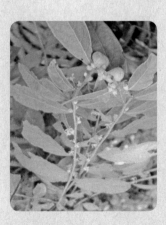
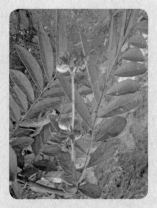

算盘子根

别　　名　八瓣橘根、寿脾子根。

科属与特征　为大戟科。算盘子的根。根茎外皮粗糙，淡棕色质坚硬。

成　　分　含鞣质。

炮　　制　取根茎用清水洗净，润软切片晒干。

性味与功能　味微苦涩，性平。清热，祛湿，止痛。

应　　用　黄疸，痢疾，喉痛，劳咳，风湿性关节炎，腰腿痛，牙痛，跌打损伤。

用量与用法　10～30克，水煎服。

用　　方　妇女白带多有异气，用根50克水煎服。

注　孕妇忌用。

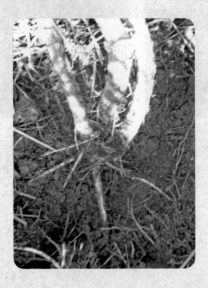

算盘子叶

科属与特征　为大戟科。算盘子的叶。同算盘子。

性味与功能　味苦涩，性凉，有小毒。清热利湿，消肿解毒。

应　　　用　感冒，扁桃体肿痛，黄疸，痢疾，带下，痈疽疔肿，
　　　　　　　漆疮，皮肤痒。

用量与用法　10～20克，水煎服。外用适量煎汤洗患处。

用　　　方　肠炎腹泻里急后重或下痢赤白，用叶30克水煎服。

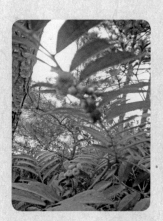
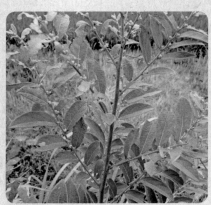

睡　莲

别　　　名	子午莲、瑞莲、茈碧花、睡莲菜。
拉丁学名	*Nymphaea* L.
科属与特征	为睡莲科睡莲的花。多年生水中草本,叶生浮于水面,大圆心形,叶面绿色,底面淡红色,或暗紫色,叶较光滑,叶边全缘,叶柄细长。花在午开子敛,子放午收。花白色,花药黄色,结浆果球形。生长于湖泊、沼池中。部分地有分布。
成　　　分	主要含氨基酸、生物碱等。
性味与功能	味淡微苦,性平。消暑,清肺,安神。
应　　　用	感冒发热、暑热咳嗽,心烦不眠,小儿慢惊。
用量与用法	3～10克,水煎服。

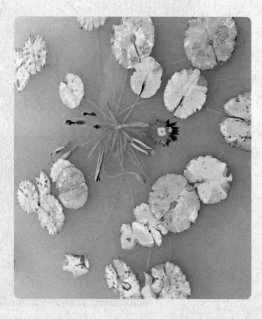
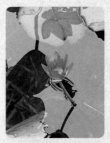
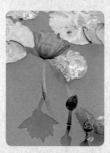

豨莶草

别　　名	豨莶、猪膏草、黄猪母、黄花草、猪母菜、黏糊菜。
拉丁学名	*Siegesbeckia orientalis* L.
科属与特征	为菊科豨莶草的全草地。一年生草本，茎直立，方柱形，有四棱，侧面有纵沟，灰绿色或紫棕色。叶对生，卵状三角形，叶柄有节痕，叶缘有不规则的锯齿，两面均密被柔毛。腋生或顶生头状花序，总花梗密被柔毛或腺毛，能分泌黏液。花朵黄色，边缘为舌状花。结瘦果倒卵形，微弯有棱，黑色。生长于山坡、路边。各地均有分布。
成　　分	豨莶草苦味质、生物碱。
炮　　制	将豨莶草拣去杂质，除去残根及老梗，先摘取叶后，将梗用清水洗净，稍闷透，切片晒干。 制豨莶草：用净片置锅内加黄酒待吸干，用文火炒干或置蒸笼内蒸焖，取出晒干，再晒至黑色为度（每20千克豨莶草，用黄酒2千克）。
性味与功能	味苦微辛，性寒有小毒。强筋祛湿，清热降压。
应　　用	腰酸膝软，四肢麻痹，关节疼痛，痿痹不红，瘫痪无力，口眼歪斜，手足麻木，急慢性肝炎，高血压，白癜风，须眉脱落，疗疮，外伤出血。
用量与用法	10～15克，水煎服。外用捣烂敷患处。

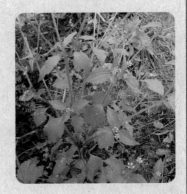

罂　粟

别　　　名	罂子粟、鸦片、御米、象谷、莺粟。
拉 丁 学 名	*Papaver somniferum* L.
成　　　分	种子主要含罂粟碱。
科属与特征	为罂粟科罂粟的种子。一年生或二年生的草本，茎秆直立。叶互生，长卵形，基部近心形，抱茎，边缘有锯齿，或羽裂，淡绿色。花顶生有白色、紫红色或粉红色。结蒴果椭圆形，黄褐色。内种子多数，棕褐色。本植物的果汁是鸦片，属违禁品，经过批准才能种植。
性味与功能	味甘微苦，性平。涩肠止痛。
应　　　用	腹泻，痢疾，脘腹疼痛，吐呕，脱肛。
用量与用法	3～10克，水煎服。

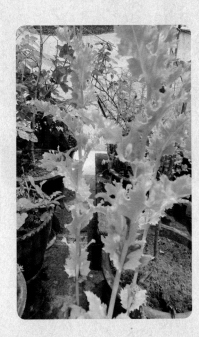
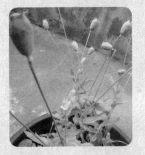
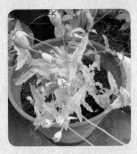

罂粟壳

别　　　名	鸦片壳、粟壳、御米壳。
科属与特征	为罂粟科，罂粟的果壳。
成　　　分	壳主要含吗啡、可待因、罂粟碱等。
性味与功能	味酸微涩，性平。涩肠，镇痛，止咳。
应　　　用	泄泻不止，痢下脱肛，腹痛。胃脘疼痛，癌痛，遗精，咳嗽不止，妇女白带。
用量与用法	6～10克，水煎服。

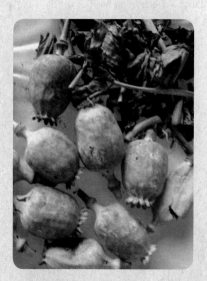
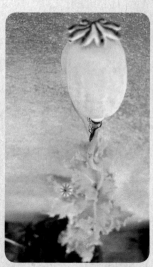

播 田 波

别　　名	田蔗、两头粘、五月红、播田洒、播田刺艳、刺胃、播田刺占、陈刺波、倒摸刺红、藉田波、薅田蔗。
拉 丁 学 名	*Rubus parvifolius* L.
科属与特征	为悬钩子属播田波的根。匍匐状落叶小灌木。茎呈拱形，有短毛及倒生小钩刺。叶互生，有柄，小叶一般为3叶，亦有5叶，倒卵形，边缘有粗锯齿。叶面有稀疏硬毛，叶底面有白色绒毛。顶生圆锥花序，有短毛及刺，花掌绿色，花粉红色。结核果红色，多数集成球形。生长于路边、山坡。各地均有分布。
炮　　制	将根用清水洗净稍闷透切片晒干。
性味与功能	味甘微涩，性温无毒。祛风祛湿，止泻涩精。
应　　用	腰腿酸疼，四肢骨节烦疼，风寒头痛，泄泻，遗精，白浊，月经不调。
用量与用法	10～20克，水煎服。
用　　方	腰酸遗精，用播田波根30克，炖猪腰2枚服用。

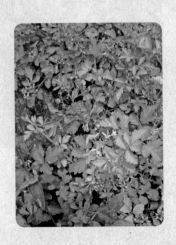
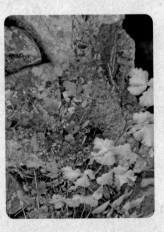

橄 榄

别　　　名	甘榄、青果、橄榄子、青橄榄。
拉丁学名	*Canarium album* (Lour) Raeusch.
科属与特征	为橄榄科橄榄的果实。常绿乔木，树皮淡灰色，平滑。叶互生，单数羽状复叶。小叶对生，矩圆状披针形，全缘。两面网脉明显，叶底网脉有小窝点，略粗糙。顶生或腋生圆锥花序，花白色。结核果呈棱形，两端钝圆或尖，外表黄绿色，平滑有光泽。果肉厚，内面黄白色，有汁。果核呈棱形，有棱线，内种仁白色。各地均有栽种。
成　　　分	主要含蛋白质、脂肪、碳水化合物等。
性味与功能	味甘微涩酸，性平无毒，清肺，利咽，解毒。
应　　　用	咳嗽多痰，咽喉肿痛，咽干口燥，咳吐血，痢疾，癫痫，解酒毒河豚毒。
用量与用法	10～20克，水煎服。

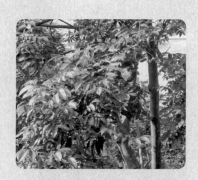
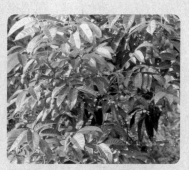

鹤 虱

别 名	北鹤虱、鹄虱、鬼虱。	
拉丁学名	*Carpesium abrotanoides* L.	
科属与特征	为菊科天名精的果实。特征同天名精。果实有多种。果实呈圆柱形，有纵沟，黄褐色。本地使用一般为南鹤虱，果实呈椭圆形，有2瓣裂，果瓣有纵棱沟，有白色勾刺，内乳白色种仁又称野萝卜的果实。	
性味与功能	味微辛苦，性平有小毒。杀虫，止痛。	
应 用	蛔虫、条虫、蛲虫、钩虫虫痛，白带，阴痒。	
用量与用法	10～20克，水煎服。外用适量煎熬汤洗。	

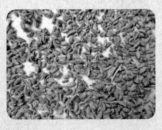
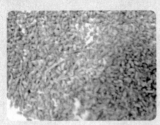
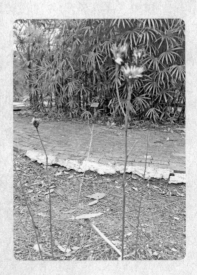

蕨

别　　　名	蕨菜、蕨萁。

拉丁学名　*Pteridium aquilinum* (L) Kuhn var. *latiuscwlwm* (Desv.) Underw.

科属与特征　为凤尾蕨科，蕨的幼嫩叶茎。多年生草本，叶柄直立，黄褐色，叶大披针形，3 回羽状复叶。顶端羽片不分裂，下部羽片均有分裂，小羽片披针形，多密集，叶缘边缘生有孢子囊。根茎匍匐较粗壮，向上刚长的鲜绿幼嫩叶茎即为蕨菜。生长于杂草丛中，林下。各地均有分布。

成　　　分　主要含蕨素 A、蕨素 B、蕨素 C，苯甲酰蕨素 B，又含有致癌物成分。

性味与功能　味甘微苦，性寒而滑。清热，利气，滑肠。

应　　　用　肠风热毒，脘腹气阻，大便秘结，多痰。

用量与用法　10～20 克，水煎服。

注　孟诜："多食令人脚弱不能行，消阳事，缩玉茎，发落，鼻塞，目暗。"

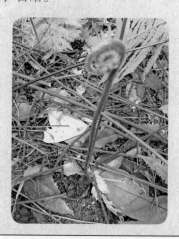

蕨　根

别　　　　名　蕨鸡根、乌角。

科属与特征　为凤尾蕨科，蕨的根茎。特征同蕨。

性味与功能　味甘微苦。性寒。清热，祛湿，利尿。

应　　　　用　扁桃炎，结膜炎，黄疸性肝炎，泻痢，脘腹痛，湿疹，
　　　　　　　　白带。

用量与用法　10～20克，水煎服。

注　不能多用，久服则中毒。

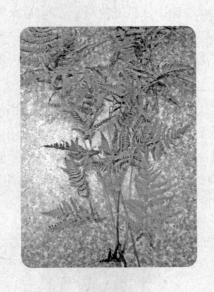

熟 地

别 名	熟地黄、制地黄。
拉丁学名	*Rehmannid glutinosa* (Gaertn.) Libosch.
科属与特征	为玄参科，干地黄的根茎经蒸制而成。特征同干地黄。
炮 制	将生地用清水洗净，入蒸器或蒸笼内，置锅中隔水用文武火蒸 10 小时左右，取出在太阳下晒半干，将原蒸时余下的汁，参入半干品调匀，再入蒸笼内，蒸 10 小时左右，取出晒干。酒制熟地：取大生地，用清水洗净，入蒸笼内同上法蒸 10 小时，取出晒半成干，装容器内加黄酒拌匀，闷一宿，再入蒸笼内同上法蒸 10 小时，再闷一宿，取出稍晒干。每 10 千克生地，用黄酒 2 千克。
性味与功能	味甘微苦，性温。滋阴益肾，补血生精。
应 用	阴虚腰酸，头目眩晕，腰膝无力，阴虚内热，骨蒸劳热，耳聋目暗，遗精，崩漏，月经不调，消渴。
用量与用法	10～60 克，水煎服，或入丸，浸酒服用。
注	腹胀、胃寒、气滞、便溏者忌服。

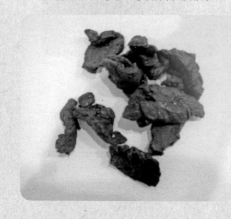

豌 豆

别　　　名	麦豆、麦黄豆，寒豆、毕豆、荜豆。
拉 丁 学 名	*Pisum sativum* L.
科属与特征	为豆科豌豆的种子。一年生攀缘草本。叶互生，椭圆形，全缘。花腋生数朵紫红色或白色，萼钟形，花冠蝶形。结荚果长椭圆形，内种子多枚，球形。各地均有栽培。
成　　　分	种子主要含凝集素、赤霉素等。
性味与功能	味甘，性平，无毒。理脾，利尿，解毒。
应　　　用	吐泻转筋，乳汁不通，小便不畅，脚气，痘疮，痈肿。
用量与用法	适量煎汤服。

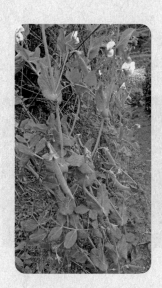 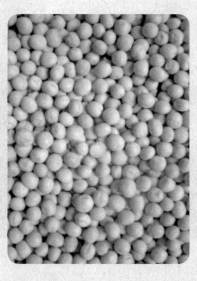

樱　桃

别　　　名	含桃、朱果、樱珠、朱樱、家樱桃。
拉 丁 学 名	*Cerasus pseudocerasus* G.Don.
科属与特征	为蔷薇科，樱桃的果实。落叶小乔木。树皮灰棕色。叶互生，卵状椭圆形，叶缘有锯齿。叶面绿色，叶底淡绿色。腋生圆锥花序，花先开放于叶，花式总状花序，或多朵簇拥一起。花白色，花萼绿色。结核果类球形，熟时鲜红色。部分地区均有栽培。
成　　　分	种子主要含氰苷。
性味与功能	味甘，性温，无毒。调中益气，祛湿止痛。
应　　　用	气虚肢软，腰脚疼痛，四肢不仁，瘫痪，冻疮。
用量与用法	30～100克，水煎服，或浸酒服。外用捣烂敷患处。
注	孟诜："不可多食，过食令人发暗风"或吐。
	《本草图经》：多吃致"虚热咳喘"。

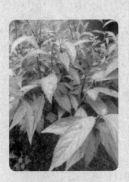 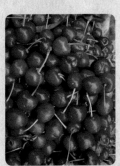 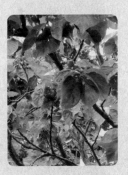

樟　木

别　　　名	樟材、樟柴、香樟、芳樟、乌樟。
拉 丁 学 名	*Cinnamomum camphora* (L.) Presl.
科属与特征	为樟科樟的木材。常绿乔木，树皮黄褐色或灰褐色，小枝淡褐色。叶互生，革质，卵状椭圆形，叶全缘或有附状。叶面深绿色有光泽，叶底灰绿色。腋生圆锥花序，花小，绿白色或淡黄色，椭圆形。结核果球形，熟时紫黑色。根不规则圆柱形，外暗棕色，断面棕褐色，有年轮，质坚硬。各地均有栽培。
成　　　分	含挥发油、樟脑等。
炮　　　制	砍取樟木树干，锯段，劈小片，再切片晒干；根用清水洗净，入水中浸泡，取出盖麻布，中途淋水，闷至软透，切片晒干。
性味与功能	味辛，性温，无毒。行气，祛湿，止痛。
应　　　用	胃腹胀痛，积滞吐酸，腰脚疼痛，痛风，感冒头痛，跌打损伤，疥癣。
用量与用法	10～20克，水煎服，或浸酒。外用煎水洗或研末调敷患处。
用　　　方	疝气少腹痛，用香樟根60克水煎服。
注	孕妇忌服。

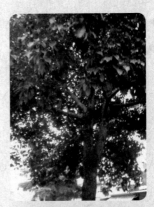

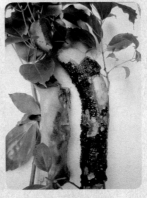

醉 鱼 草

别　　名　鱼尾草、闹鱼花、五霸蔷、阳泡树、红鱼皂、鱼藤草、洋波、鱼泡草、红鱼波、鱼背子花、痒见清。

拉丁学名　*Buddleja lindleyana* Fortune.

科属与特征　为马钱科醉鱼草的全草。落叶灌木，外皮茶褐色，小枝有四棱，稍有翅。叶对生，矩状披针形，纸质，全缘或有小齿。顶生总状花序，总苞披针形，有茸毛，萼钟形。花冠紫白色，有白色闪光的细鳞片，前端膨大，有裂，裂片卵圆形。亦有栽培，各地均有少数分布。

炮　　制　醉鱼草用清水洗净，切段片晒干。

性味与功能　味辛苦，性温有毒。解表止咳，活血止痛。

应　　用　钻研风寒，鼻塞头痛，咳嗽气喘，全身关节疼痛，疟疾，脘腹疼痛，蛔虫痛，跌打损伤，外伤出血，腮腺炎，淋巴结核。

用量与用法　全草 10～20 克，水煎服。外用捣烂调敷。

用　　方　1. 脚扭伤肿痛，用醉鱼草炖酒，内服外搓肿痛处。

　　　　　　2. 眼睛生翳，用鲜醉鱼草叶捣烂加蜜少许敷在内关处，右翳敷左，左翳敷右。

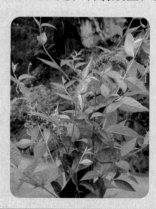
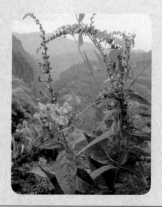

薜 荔

别　　　名 墙脚柱、爬墙虎、风不动、墙爬李、红墙套、凉菜藤。

拉 丁 学 名 *Ficus pumila* Linn.

科属与特征 为桑科薜荔的茎或叶或果，常绿攀缘灌木。圆柱形，
细长而弯曲，茎多分枝，灰褐色。幼枝叶作匍匐状，
节上生根。叶互生，卵形，草质，全缘。叶面无毛，
叶底面有细柔毛。侧脉和网状脉在下面隆起，呈小蜂
窝状。腋生隐头花序，花小，着生肉质花托内。结果，
果膨大如梨状形大小或倒卵形，灰绿色或黑褐色，顶
端截形，中央有一突出小孔，果囊内生极多个红棕色
圆球状瘦果。全株有白色白乳汁。生长于山坡、树林、
石壁或墙壁上。各地均有分布。

成　　　分 含芸香苷、内消旋肌醇、蒲公英赛醇乙酸脂等。

炮　　　制 薜荔藤拣去杂质，用清水洗净，切段晒干。

薜荔果实即名为"木馒头、凉粉果、鬼馒头，牛奶子、

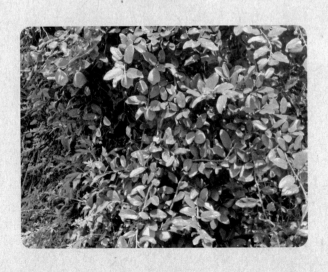

假垂"，用清水洗净切片晒干。

性味与功能 味酸微苦，性平祛湿活血。

应　　用 全草：风湿性关节痛，痢疾，痔疮，便结，血尿，梦遗，跌打损伤。木馒头果：乳汁不通、遗精、淋浊、痢疾、痔疮、便血等。

用量与用法 10～20克，水煎服。外用捣烂敷患处。

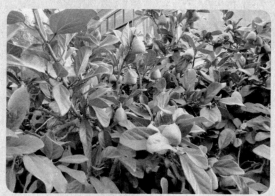

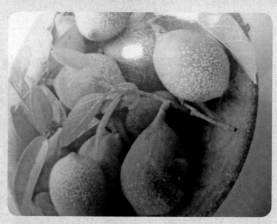

薄 荷

别　　名	南薄荷、薄苛、蕃荷菜、蔢荷。
拉丁学名	*Mentha haplocalyx* Briq.
科属与特征	为唇形科薄荷的叶茎。多年生草本，茎直立，方形，有节，绿色或黄褐色，有分枝，中空，断面类白色。草叶对生，叶片椭圆状披针形，边缘有细锯齿。叶面被白色短柔毛，叶底被柔毛及腺点。腋生轮状伞形花序，苞片绒状披针形，花萼钟形。花冠唇形，淡红色或紫色、白色。结小坚果于宿萼内。生长于路旁、园地、溪坡或栽培。各地均有分布。
成　　分	含挥发油、薄荷醇、树脂等。
炮　　制	将原药拣去杂质及残根，抖摘其叶，枝茎用清水洗净，待闷透，切段片和叶晒干。
性味与功能	味辛性凉。清热，解表祛毒。
应　　用	外感风热，咽喉肿痛，头眩痛，目红赤，目翳，食滞腹胀，吐痰，口疮，牙痛，小儿惊风发热，疹不透发。
用量与用法	6～15克，水煎服或入丸散。外用捣烂敷患处。
用　　方	被蜂咬伤，用薄荷叶捣烂敷患处。

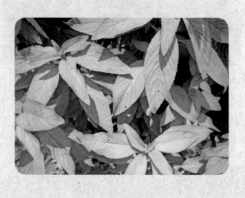

橙　子

别　　　名	橙子、黄橙、金橙、香橙。

拉丁学名　*Citrus funos* Tamaka.

科属与特征　为芸香科香橙的果实。常绿小乔木。枝细长，有长棘。叶互生，卵状椭圆形，叶缘有钝齿或全缘。花单一腋生，萼绿色，花白色。结果实类圆形，果皮粗糙，熟时黄色，外皮较厚，内瓤囊瓣，每瓣如胃形，果肉甘甜带酸，有种子卵状。各地均有栽培，低海拔县市分布较多。

成　　　分　橙皮苷、苹果酸、柠檬酸、琥珀酸、维生素等。

性　　　味　味甘酸，性微凉。止呕，宽胸。

应　　　用　胸腹胀满，呕吐，咳嗽多痰，消瘿，解酒、蟹毒。

用量与用法　20 ～ 40 克，水煎服，或去皮食。

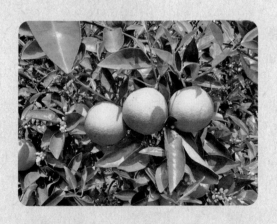

橙子皮

别　　　名　橙皮、香橙皮。

科属与特征　为芸香科香橙的果皮。

炮　　　制　取橙皮用，去内瓤、杂质，用清水洗净，切丝片晒干。

性　　　味　味苦辛微甘，性温。化痰，消食、利嗝。

应　　　用　胸腹胀满，呕吐，消化不良，积滞，多痰，解鱼蟹毒。
　　　　　　　橙子核：治疝气，血淋，腰痛。

用量与用法　橙皮 10 ～ 15 克，水煎服。橙子核 10 ～ 20 克，
　　　　　　　水煎服。

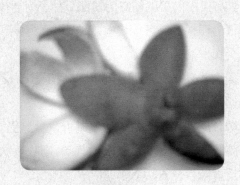

橘　皮

别　　　名	陈皮、桔皮、红皮、福橘皮、黄橘皮，广陈皮，橙皮。	
拉丁学名	*Citrus reticulata* Blanco.	
科属与特征	为芸香科多种橘的皮。小乔木，多分枝，茎深绿色。叶互生，叶片长椭圆形，叶缘有锯齿。花黄白色，丛生或单生。结果实类圆形、扁圆形及球形。果面光亮，从绿到红色，油腺细密，果皮易剥离。瓢囊多瓣如肾形，内种子多枚，外皮卵圆形，灰白色。未成熟的橘皮为青皮，成熟的橘皮称橘皮、陈皮，橘皮去后外皮为橘红，果皮内层的筋络为橘络，种子为橘核，叶为橘叶，根为橘根等。各地均有栽培，以低海拔县市分布较多。	
成　　　分	含挥发油、柠檬烯、维生素等。	
炮　　　制	摘取成熟的果实，剥取果皮晒干，干皮用清水洗净，切丝片晒干。	
性味与功能	味甘酸，性平无毒。理气调胃，燥湿化痰。	
应　　　用	脘腹胀痛，呕逆吐痰，咳嗽气喘，呕吐清水，泄泻，痢疾，反胃吐食。	
用量与用法	6～20克，水煎服。	

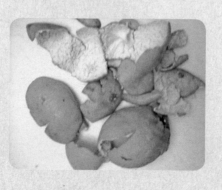

橘　络

别　　　名　橘丝，橘筋。

科属与特征　为芸香科多种橘类的果皮内层的筋络。呈长条形的网络状，多数呈淡白色，陈久则变棕黄色，质轻而柔软。

炮　　　制　将橘瓣每瓣上的筋络撕去筋络，拣去杂质和橘蒂，晒干。

性味与功能　味甘淡，微苦辛。通络理气。

应　　　用　气血不舒，筋脉拘急，经络气滞，脘腹气胀，咳嗽多痰，痰中带血，酒醉。

用量与用法　3～10克，水煎服。

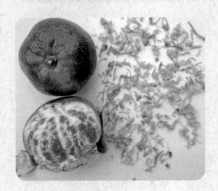

橘　叶

别　　　名　橘叶。

科属与特征　为芸香科，多种橘类的叶，叶呈长椭圆形或椭圆形，表面光滑，绿色或黄绿色，对光照，见有较多的透明小腺点，质厚，硬而脆。

炮　　　制　将橘叶拣净杂质，用清水洗净切段片晒干。

性味与功能　味苦辛，性温无毒。理气解郁，化痰止咳。

应　　　用　脘腹胀痛，两胁郁痛，肺痈，咳嗽多痰，疝气痛，乳
　　　　　　　腺肿痛。

用量与用法　10～30克，水煎服。外用适量捣烂敷或捣汁涂患处。

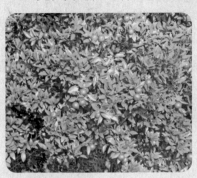

橘　红

别　　　名　芸皮、芸红。

科属与特征　为芸香科，多种橘类的果皮的外层红色的外皮。表面
　　　　　　　黄棕色或橙红色，有光泽，有棕黄色的小点，果皮内
　　　　　　　面黄白色，密布圆点状油宝。

炮　　　制　取鲜橘皮用刀切下外层果皮，拣去杂质，刷净晒干。
　　　　　　　盐制橘红，取橘红用盐开水喷洒匀，使吸干，晒干（每
　　　　　　　10千克橘红、食盐1.5千克）。蜜橘红，将蜂蜜置锅

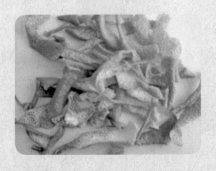

内加少许水，用文火熬入干燥净橘红，不断炒，不黏手为度取出摊晾。

性味与功能 味辛苦，性温。利气化痰。

应　　用 胸胀腹满，吐酸水，咳嗽多痰，痰饮致头目眩晕，乳痛肿痛。

用量与用法 6～10 克，水煎服或入丸散。

橘　核

别　　名 橘仁、橘子。

科属与特征 为芸香科，多种橘类的种子，呈卵圆形。外皮淡黄色或灰白色，一侧有种脊棱线，内种皮膜质，淡灰白色，种仁白色。

炮　　制 橘核拣净杂质，用清水洗净晒干。盐橘核：取净橘子置锅内，文火炒至微黄色，喷洒盐水，再炒至黄色，取出摊凉（每 10 千克橘核，用食盐 1.5 千克）。

性味与功能 味苦微辛，性平无毒。理气止痛。

应　　用 睾丸肿痛，疝气痛，乳房胀痛，腰痛，膀胱胀痛。

用量与用法 6～15 克，水煎服调酒服。

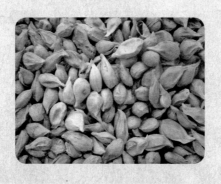

十六画

薯 良

别　　名　薯郎、赭魁、薯莨。

拉丁学名　*Dioscorea cirrhosa* Lour.

科属与特征　为薯蓣科薯莨的根块。多年生缠绕藤本，茎圆柱形，有分枝，茎部有刺。叶互生，单叶草质，呈卵状长圆形，网脉明显。腋生圆锥状花序，花小而多，花蕾椭圆形。结蒴果，内种子有翅。块茎肉质，肥大，长圆形或不规则的圆形，表面褐黑色，粗糙，有疣状突起。多须根，断面红棕色，有红色黏液流出。生长于灌木林中，山谷。各地均有分布。

成　　分　含鞣质、酚类化合物等。

炮　　制　将新鲜的薯良洗净泥沙，切片于水中清洗后捞出，晒干；干薯良，清水洗净，用麻布覆盖，中途淋水，待闷透，切片晒干。

性味与功能　甘酸微苦涩，性平有小毒。活血止血，理气祛痛。

应　　用　咳血，吐血，血崩，外伤出血，月经不调，腹痛，筋骨痛。

用量与用法　10～20克，水煎服。外用研末涂患处。

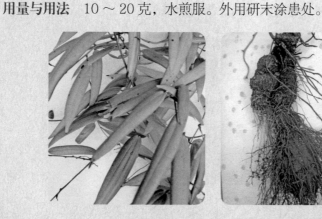
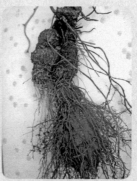

福建高山本草

薤白

别　　名	野蒜、小独蒜、小蒜、薤白头、薤根、荠子、菜芝。
拉丁学名	*Allium macrostemon* Bge.
科属与特征	为百合科薤或小根蒜的鳞茎。多年生草本，茎直立外皮绿色，叶基生，叶片线形，抱茎，花茎由叶丛中抽出，平滑无毛，顶生伞形花序，花多近球形，花梗细，长圆状披针形，花淡紫色亦有粉红色，结细长蒴果，根茎是鳞茎类球形或不规则的卵圆形，外被白色膜质的鳞皮，表面灰白色，断面黄白色，有蒜臭气。生长于园中杂草地。各地均有分布。
炮　　制	将新鲜薤白除去茎叶及须根，洗净入沸水中煮透，取出晒干或置火笼上烘干。炒薤白，将净薤白入热锅内，用文火炒至表面见焦斑为度，取出摊晾。
性味与功能	味苦辛，性温无毒。宽肠，理气，散结。
应　　用	胸闷闭气不舒，脘腹气胀，胸痛心疼，呕吐，肺气不降喘促，肠气冲痛，痢疾，疔疮。
用量与用法	3～15克，水煎服。外用捣烂敷患处。
用　　方	1. 大便里急后重见血，用薤白20克水煎服。 2. 脘腹气胀痛，用薤白30克水煎服。

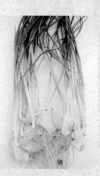
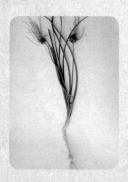

燕　麦

别　　名　野燕麦、野麦草、乌麦、野麦子、鬼麦。

拉丁学名　*Avena fatwa* L.

科属与特征　为禾本科野燕麦的叶和颖果。一年生的草本，秆直立，叶平扁微粗糙，边缘略有柔毛，叶舌较薄，膜质，叶鞘光滑松弛。花序圆锥状，小穗有花2～3朵。结颖果腹部有纵沟，被有淡棕色黄毛。生长于田野或田间。各地均有分布。

性味与功能　味甘淡，性微温。补虚止汗。

应　　用　虚汗，盗汗，自汗，吐血，妇女崩漏。

用量与用法　10～60克，水煎服。

注　燕麦福建省亦有习惯作浮小麦使用。临床应用于止汗，效果比浮小麦好。

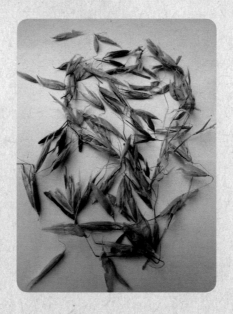

薏苡仁

别　　名　薏米、益米、薏苡、米仁、薏仁、起实、回回米、薏珠子、草珠子、感米、必提珠、菩提子。

拉丁学名　*Coix lacryma-jobi* L. var. *mayuen* (Roman.) Stapf.

科属与特征　为禾本科薏苡的种仁。一年生或多年生草本，秆直立，有节。叶片绒状披针形，边缘粗糙，中脉粗厚，叶鞘光滑。腋生总状花序成束。结蒴果，外苞坚硬的总苞，卵形或卵状球形，外表黄褐色。内种仁呈圆球形或椭圆球形，表面白色或浅黄白色，光滑。各地均有栽培。

成　　分　含蛋白质、脂肪、碳水化合物、氨基酸、薏米素、三萜化合物。

炮　　制　炒薏苡，取净的米仁置锅内，用文火炒至微黄色，取出摊晾或用麦麸撒在热锅内，入净薏苡仁，待麸烟起，用文火翻炒至薏苡仁黄色，取出筛去麦麸摊晾。

性味与功能　味甘淡性微凉。健脾，利湿，补肺。

应　　用　脾虚泄泻，脚气，手足屈伸不利，筋脉拘挛，水肿，湿痹，干湿脚气，肺痈，肺痿，胸痛，淋浊，白带。

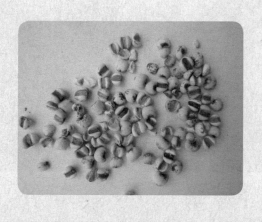

用量与用法 10～60克，水煎服或入丸散，妊娠慎服。

用　　方 1.风湿脚腰疼痛，用薏苡仁60克，苍术20克水煎服。

2.扁平疣，用薏苡仁160克水煎经常服有效。

薏 苡 根

别　　名 薏米根、五谷根、打碗子根。

科属与特征 为禾本科薏苡的根。一年生或多年生草本，秆直立，有节。叶片绒状披针形，边缘粗糙，中脉粗厚，叶鞘光滑。腋生总状花序成束。结蒴果。各地均有栽培。

成　　分 含蛋白质、棕榈酸、薏米素、葡萄糖、氯化钾、淀粉等。

性味与功能 味甘淡性微寒。清热，健脾，利湿。

应　　用 黄疸、肺痈，疝气，水肿，闭经，淋浊，白带。

用量与用法 10～60克，水煎服。

用　　方 1.疝气痛，用薏苡根60克水煎服。

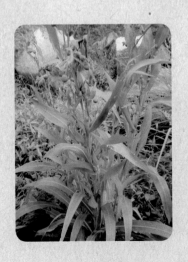
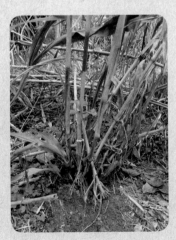

蕹 菜

别　　名	空心菜、瓮菜、藤藤菜、水蕹菜。
拉 丁 学 名	*Ipomoea aquatica* Forssk.
科属与特征	为旋花科蕹菜的叶茎。一年生蔓状草本，茎直立或匐状，中空有节。叶互生，有柄，叶矩圆状卵形或披针形，边缘波状或全缘，绿色或淡绿色。腋生聚伞花序，花萼绿色，花冠白色或粉红色，花喇叭形。结蒴果。根细，乳白色。各地均有栽培。
成　　分	主要含有胰岛素。
性味与功能	味甘淡，性平滑。止血，清毒。
应　　用	鼻血，大便血，淋浊，便秘，痔疮，痈疽，湿毒，解砒毒，葛毒，狗肉中毒，虫咬伤。
用量与用法	60～120克，水煎服。外用捣敷或煎汤洗患处。

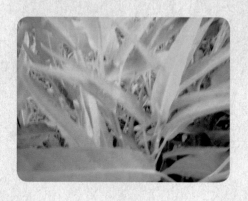

蕹 菜 根

别　　　名　空心菜根。

科属与特征　为旋花科蕹菜的根。特征同蕹菜。

性味与功能　味淡性平。

应　　　用　妇人白带，咳嗽，多汗，齿痛，淋浊。

用量与用法　60～120克，水煎。

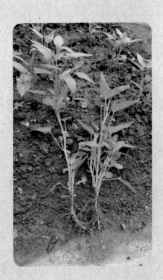
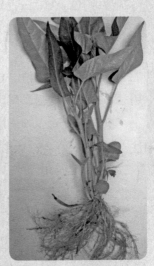

爵　床

别　　名	香苏、蜻蜓草、六角仙草、屈胱仔、麦穗仁、麦穗癀、鼠尾癀。

拉丁学名 *Rostellularia procumbens* (L.) Nees.

科属与特征 为爵床科爵床的全草。一年生匍匐草本，茎四方形，节膨大，绿色表面被白色细柔毛。叶对生，长椭圆形，全缘。叶面暗绿色，底面淡绿色。腋生或顶生穗状花序，花小，萼片线状披针形，边缘呈白色薄膜状，花冠淡红色或带紫红色。结蒴果绒形，茎体呈压扁状，淡棕色，内种子卵圆形微扁，黑褐色。生长于路旁，园地田野。各地均有分布。

炮　　制 将全草拣净杂质，用清水洗净，切段片晒干。

性味与功能 味咸辛，性寒无毒。清热解毒，活血止痛。

应　　用 外感风热，咽喉肿痛，咳嗽，黄疸，肝病，筋骨疼痛，小便不利，目赤肿痛，腰痛，肾炎，淋浊，跌打损伤，痈疽疖肿。

用量与用法 全草10～30克，水煎服。外用捣烂敷患处。

用　　方 1.肾炎水肿，用爵床50克，防杞20克水煎服。

2.口舌溃疡，用爵床30克水煎服。

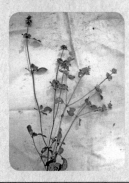

磹竹

别　　　名	钗子股、金钗股、锡朋草、檀香钱。
拉丁学名	*Luisia morsei* Rolfe.
科属与特征	为兰科钗子股的全草。常绿气生植物，茎丛生。叶互生，圆柱形或线状披针形，抱茎，肉质，深绿色。腋生总状花序，花绿色，舌瓣有暗红色的斑纹。结蒴果捧状纺锤形。生长于高山阴湿或老树上。部分地区有分布。
性味与功能	味苦微辛酸，性平。祛风利湿，催吐解毒。
应　　　用	解诸药毒，头晕，疟疾，风湿痛，头风，水肿。
用量与用法	10～30克，水煎服。

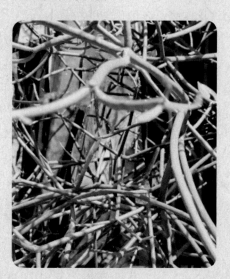

蟋蟀草

别　　　名	千人拔、野鸭姆梯、穿仔越、牛筋草、牛顿草、千人踏。
拉丁学名	*Eleusine indica* (L.) Gaertn.
科属与特征	为禾木科牛顿草的全草。一年生或多年生草本，茎直立。叶长披针形，扁平或卷折，质韧，常丛生，绿色，或淡黄色。顶生穗状花序，呈指状排列，花小，侧向压扁，浅绿色。结蒴果。地下簇生须根。生长于路旁、园地。各地均有分布。
炮　　　制	取全株用清水洗净，切段晒干。
性味与功能	味甘淡，性凉。清热利水。
应　　　用	发热头痛，小儿热厥，小便不利，风热咳嗽，腰部挫伤，石淋，疝气，预防乙脑。
用量与用法	20～100克，水煎服。
用　　　方	腰挫伤疼痛，用蟋蟀草100克水煎服用红糖调服。

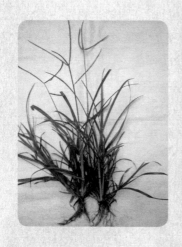
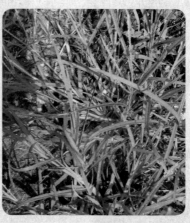

覆 盆 子

别　　　名	覆盘子、播田泡子、小托盘。
拉丁学名	*Rubus Chingii* Hu.
科属与特征	为蔷薇科播田莓或掌叶覆盆子的果实。落叶灌木。枝红棕色，幼枝绿色，有刺。叶簇生，掌状分裂，长椭圆形，裂片边缘有锯齿，叶脉明显有柔毛，叶柄细，有刺。结聚合果近球形，表面灰绿色带灰白色毛茸，有棕褐色总苞。聚合果每个小果具3棱呈半月形，背部密生灰白色毛茸，内有棕色种子1枚。生长于路边、山坡、灌木林中。各地均有分布。
成　　　分	含有机酸、糖类等。
炮　　　制	酒蒸覆盆子，取覆盆子置锅内加黄酒抖均，待吸尽，置蒸笼内蒸2小时左右，稍闷取出晒干，拣去杂质及柄，筛去灰屑晒干。
性味与功能	味甘酸，性平无毒。补肝肾，固精，明目。
应　　　用	肝肾虚，四肢无力，头晕目眩，腰酸脚软，遗精滑泄，尿频不固，阳痿，肾虚咳逆。
用量与用法	6～15克，水煎服或浸酒膏服。
用　　　方	肾虚阳痿，用覆盆子20克，淫羊霍20克水煎服。
注	阴虚火旺，小便淋痛或短赤者慎服。

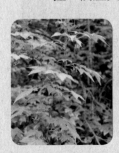
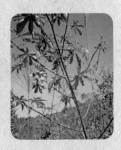
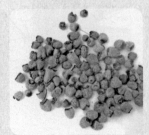

藕

别　　　名　莲蓬根。

拉丁学名　*Nelumbo nucifera* Gartn.

科属与特征　为睡莲科莲的肥大的根。

成　　　分　主要含淀粉、蛋白质、维生素 C、天门冬素。

性味与功能　味甘，生者性寒，清热，凉血，止血；熟者甘温，健脾，益血。

应　　　用　温热心烦口渴，咳血，吐血，鼻血，尿红赤，消化不良，脘腹不舒，大便稀泻，吐血。

用量与用法　适量生食或煮食。

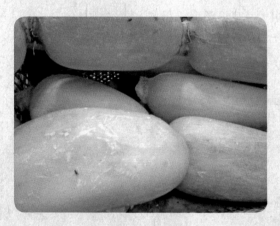

藕 节

别　　　　名	午口、藕节疤。
科属与特征	为睡莲科莲的根茎节。藕节片圆片形，表面淡黄或淡棕色，横切面一般为8个孔，体轻。
成　　　　分	含鞣质、天门冬素等。
炮　　　　制	鲜藕用清水洗净，除剪去根须，切横片晒干。藕节炭，将净藕片入热锅内，用文武火不断炒至外面焦黑，见火星喷洒清水，炒见外焦内微黄，不能炭化，取出摊晾。
性味与功能	味微甘苦涩，性平。止血。
应　　　　用	吐血，咳血，鼻血，尿血，大便血，血崩，痔血，下痢出血。
用量与用法	10～20克，水煎服。

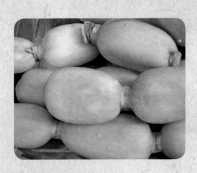
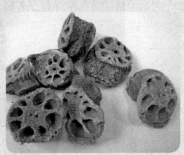

蟛蜞菊

别 名	卤地菊、马兰草、路边菊、黄花草、三点刀、黄花曲草。
拉丁学名	*Wedelia chinensis* (Osb.) Merr.
科属与特征	为菊科，多年生草本。匍匐状较矮小，叶对生，矩圆状披针形，边全缘或有锯齿。腋生或顶生头状花序，总苞处披针形，花黄色。结瘦果扁平。生长于路边、水沟地。各地均有分布。
炮 制	取全株，拣去杂质及残根须，用清水洗净，切段片晒干。
性味与功能	味甘淡，性微寒。清热解毒，消肿。
应 用	咽喉肿痛，外感咳嗽，白喉，烦热不眠，百日咳，牙肿痛，痢疾，痔疮，跌打损伤。
用量与用法	全草 10～30 克，水煎服。外用捣烂敷患处。

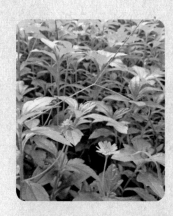
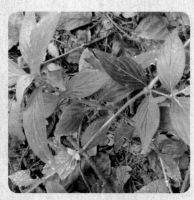

瞿 麦

别　　　名	山瞿麦、野麦、巨句麦、大兰、大菊、剪刀花、十样景、木碟花。
拉丁学名	*Dianthus superbus* L.
科属与特征	为石竹科石竹或瞿麦的花草。多年生草茎本。茎直立，从生，2分枝，节明显。叶对生，线状披针形，叶全缘，两面无毛。茎、叶均淡绿色。一般每枝顶生花1枚，花萼圆形，花瓣5片，扇形，有白色、淡红色、淡紫色、紫红色等多种色。结蒴果长圆形。根只有1条，上大逐小如老鼠尾，乳白色。生长于山坡地。各地均有分布。
成　　　分	主要含水分、粗纤维、蛋白质、维生素A。
炮　　　制	将全草用清水洗净，切段片晒干。
性味与功能	味微甜，性微寒。利水，通经。
应　　　用	小便不利，淋病，结石，水肿，血淋，妇人经闭。
用量与用方	10～50克，水煎服。
用　　　方	泌尿系结石，用瞿麦30克，石橄榄30克水煎服。

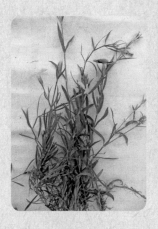
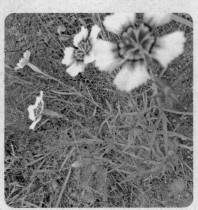

藿 香

别　　　名 野藿香、排香草、枝香、广藿香。

拉丁学名 *Agastache rugosa* (Fisch. et Mey.) O. Ktze.

科属与特征 为唇形科藿香的茎叶。一年生或多年生草本，茎直立，四棱形，略带红色，茎上半部多枝。叶对生，卵状椭圆形，边缘有不整齐圆锯齿。叶上面无毛，底面有柔毛。顶生轮伞形花序，花冠唇形，淡白或紫色。结小坚果光滑，倒卵状三角形。生长于山坡或路边。部分地有分布。

成　　　分 主要含挥发油中甲基胡椒酚。

炮　　　制 将原药去杂质，用清水洗净，切段晒干。

性味与功能 味甘苦微辛，性温。理气，宽中，祛湿。

应　　　用 暑湿头重，头痛，感冒，脘腹胀痛，吐泻，痢疾。

用量与用法 6～15克，水煎服，或入丸散剂。

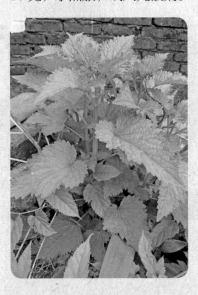

蘑 菇

别　　　名	磨菰、磨菇蕈、肉蕈、鸡足磨菇。
拉 丁 学 名	*Agaricus campestris* L. exFr.
科属与特征	为黑伞科蘑菇的子实体。蘑菇顶盖平展或扁半球形，面光滑，肉厚。菌盖下中有肉质柄，圆柱形。全体乳白色，内部松软而实，略有弹性。各地均有栽培。
成　　　分	主要含水分、蛋白质、脂肪、碳水化合物、灰分、钙、磷、铁等。
性味与功能	味甘性平，无毒。理气，益胃。
应　　　用	腹泻，呕吐，不饥，小便不利。
用量与用法	适量煮、煎服。
注	菇种类繁多有野生或栽培。野生有的中毒甚重，慎服，但栽培蘑菇亦不多食，否则内气有阻，而病多发，蘑菇中毒用生绿豆煎汤解之。

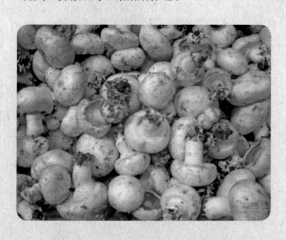

糯米藤

别　　名	糯米菜、糯米团、红石薯、猪仔菜、贯线草、蔓苎麻、捆仙绳。
拉丁学名	*Memorialis hirta* (Bl.) Wedd.
科属与特征	为荨麻科糯米团的全草。多年生草本，茎直立，黄褐色，或斜卧，有刚毛。叶对生，椭圆披针形，叶全缘，暗绿色。叶背网脉明显，粗糙有毛。花小簇生长于叶腋，花黄绿色。结瘦果阔卵形，先端尖，有纵棱突起，光滑，黑色。主根粗肥，肉质，圆锥形，有支根，表面浅红棕色，断面粗糙，呈淡棕黄色。生长于山坑、水沟边，溪谷林下。各地均有少量分布。
性味与功能	味甘苦微辛酸，性凉无毒。凉血，解毒，消肿。
应　　用	吐血，便血痢疾，痈疮脓肿，瘰疬，妇女白带，外伤出血，小儿疳积，对口疮，跌打损伤。
用量与用法	10～60 克，水煎服。外用捣烂敷患处。
用　　方	妇人月经多腹痛，用糯米藤 30 克水煎服。

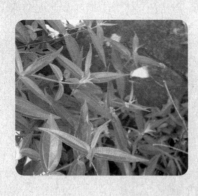
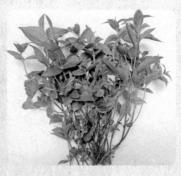

糯 米 根

别　　　名	稻根须、稻米根、江米根、元米根。
拉 丁 学 名	*Oryza sativa* L.
科属与特征	为禾本科稻谷的根，一年生草本。秆直立，丛生，有节，有分蘖。叶具叶鞘，叶鞘无毛。叶舌膜质，较硬，披针形。叶片线形，扁平，粗糙，叶脉明显。圆锥花序。结颖果矩圆形，淡黄色，有短毛茸。种子白色，有线状种脐。根须簇生，根茎呈圆锥形，淡黄棕色，上端留有中空的茎，茎根部 4 回，密生无数的须根，棕黄色，柔软韧曲，断面黄白色。各地均有播种。
炮　　　制	将稻根拣净杂质，用清水洗净，切段片晒干。
性味与功能	味甘微辛，性平无毒。益胃生津。
应　　　用	阴虚发热，咳嗽多痰，自汗，盗汗，食滞不化，胎动不安。
用量与用法	10～30 克，水煎服。
用　　　方	1. 盗汗不止，用糯米根 30 克红枣 10 枚水煎服。 2. 小儿乳糜尿，用糯米根 20 克，山楂 10 克水煎服。

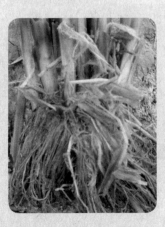

霸王鞭

别　　名　金刚杵、金刚篆、冷水金丹、火殃簕、火巷。

拉 丁 学 名　*Euphorbia royleana* Boiss.

科属与特征　为大戟科霸王鞭茎的汁或茎叶。多年生，肉质灌木，茎基部圆柱形，上部五角形，枝有棱。叶互生，叶倒披针形，肉质，全缘。侧生或顶生杯状花序，聚伞形黄花。结蒴果类球状。生长于山野石缝中，也有栽培。部分地区有分布或栽培。

成　　分　含环械桉烯醇、蒲公英赛醇、大戟脑、粘霉烯醇等。

性味与功能　味苦涩，性平有毒。祛风，解毒。

应　　用　疮毒，皮癣，水肿，血肿。

用量与用法　外用取汁涂患处。

注　忌内服。

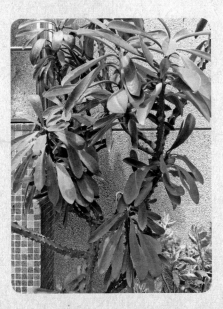

异名索引

皮、地棉麻树

七姐妹： 姐妹花、十姐妹

七粒扣： 龙葵、少花龙葵、天茄子、乌疔草、天泡果、苦菜、苦葵

七里香： 满山香

七叶莲： 拿、拿藤、尾叶野木瓜

人字草： 十二时辰、人字天蓼、莛草、八字蓼、丹药头、红蓼、天蓼

十大功劳： 土黄柏、功劳叶、细叶功劳、阔叶功劳

三画

大浮萍： 水浮莲、浮萍、水浮萍、大漂

大号刺波： 寒梅、肺形草、寒刺泡、寒莓根、水漂沙

大金香炉： 肖野牡丹、石老虎、展毛野牡丹

大蓟： 野刺菜、猪母菜、猪母刺、牛西癀、马蓟、虎蓟、山牛旁、鸡姆刺、鸡脚刺、马刺草、牛不嗅、猪妈菜、六月霜、蚁姆刺、恶鸡婆、野红花

大丽菊： 大丽花、大理菊、天竺牡丹、洋芍药

大力子： 牛蒡子、鼠黏子、恶实、蝙蝠刺、夜叉头、猪耳朵

大麦： 饭麦

大青： 山皇后、土地骨、地骨皮、三冬青、鸡角柴、野地骨、臭根

大蒜： 蒜头、蒜头苗、独头蒜

大叶桉叶： 桉树、大叶桉、蚊仔树

大枣： 红枣、青枣、干枣、良枣、美枣

飞廉： 刺飞廉、飞廉蒿、飞轻、伏兔、天芥、飞雉

飞扬： 大飞扬草、节节花、蜻蜓草、大号乳仔草、奶母草、神仙对坐草、木本乳草、金花草

干姜： 乾姜、生姜、干生姜、姜

广玉兰： 洋玉兰、荷花玉兰

马鞍藤： 二叶红薯、马蹄草、红花马鞍藤

马鞭草： 铁马鞭、狗牙草、田乌草、铁扫手、铁家饭、蜻蜓草

马草： 皱叶狗尾草、烂衣草、泽败、鹿首

马齿苋： 马苋、马齿菜、豆瓣草、长命菜、猪母草、五行草

马兜铃： 马兜苓、独行根、蛤蟆藤、兜苓

马兰： 马兰花、马兰菊、田边菊、马兰青、紫菊、马兰头、田菊、鸡儿肠

马蹄金： 黄疸草、螺丕草、园草仔、螺仔丕、小金钱草

马细辛： 杜衡、土细辛、马蹄细辛、

马辛、马蹄香

马缨花： 大杜鹃、大蛇孝花、密筒花、大杜鹃花

女贞子： 冬青子、女贞实、白蜡树子、女贞、女贞木、蜡树、小叶冻青、水瑞香、大蜡叶

千层塔： 蛇足石松、金不换、充天松、金锁匙、横纹草

干赤吉： 赤戟

千金藤： 金线钓乌龟、白虎藤、蛇姆尾、土番薯、粉防杞

千斤锤： 鬼臼、九臼、独角莲、八角盆、一碗水

千里光： 千里及、九里光、软藤黄花草、山黄花、黄花母、九里明、眼明草

千日红： 百日红、千年红、蜻蜓红、球形鸡冠花、千金红、吕宋菊

三白草： 五叶白、田三白、土玉竹、白黄脚、白水鸡

三叉虎： 三梗苦、三枝枪、斑鸠花、三叶黄、三叶莲、三叉苦

三角草： 山韭菜、土麦冬

三角梅： 三角花、叶子梅、纸花、九重葛、叶子花、贺春红

三尖杉： 花枝杉、桃松、水柏子、榧子、石榧

三楞草： 三轮草、三角草、割鸡刀、

三稔草、见骨草、四方草

山扁豆： 含羞草决明、梦草、望江南、头梳齿、鸡毛箭

山茶花： 茶花、红茶花、山茶

山矾叶： 山矾、黄疸润、芸香、七里香、黄仔柴、土白芷、棕碱叶、黄仔叶根、田螺柴、十里香

山矾根： 黄疸润、黄仔柴根、土白芷

山甘草： 土甘草、玉叶金花、水藤根、蝴蝶藤、白茶

山梗菜： 大号半边莲、野烟根、山苋菜、野烟叶

山海螺： 牛乳子、白河车、地黄、四叶参、通乳草，土党参、羊乳、奶树

山藿香： 皱面神、血见愁、方枝苦草、肺形草

山姜： 高良姜、土良姜、土砂仁

山鸡椒： 臭子柴、臭子、臭子花、理气柴、荜登柴、臭子叶、山苍子、山川臭、姜姆柴、乌樟、臭只樟、岩树

山蒟： 石蒟、石南藤、爬岩香

山苦荬： 小苦荬菜、苦稻、小苦苣、活血草

山木通： 九已陈、九层巴

山莓： 刺葫芦、山刺、高脚波、馒头菠

山枇杷： 野枇杷

山枇杷叶： 野枇杷叶

山稔子：桃金娘子、石恩子、豆稔干、稔子、乌肚子、苏园子、山多乳、岗稔

山稔叶：山稔子叶、石干施叶、桃金娘叶

山蒜：小蒜、野葱

山茵陈：金钟茵陈、土茵陈、铃茵陈、黄花茵陈、阴行草、角茵陈、金花屏、铁雨伞草

山油麻：山脚麻

山芝麻：岗油麻、岗脂麻、田油麻、仙桃草、山油麻、山麻、山野麻、山黄麻

土巴戟：野巴戟

土常山：常山、大叶土常山、痫疬

土党参：奶参、土羊乳、土人参、蔓桔梗、奶浆藤、金钱豹

土大黄：救命王、金不换、广角、铁蒲扇、吐血草、包金莲

土地骨皮：地骨、山皇后根皮、大青根皮、臭根、野地骨、淡婆婆、路边青、大百解、青草心、山尾花

土当归：独活

土杜仲：野杜仲

土茯苓：禹余粮、山猪仔、仙遗根、白葜、白余粮、刺猪苓、硬饭、冷饭头、土苓、过江龙、山归来、毛尾薯

土甘草：野甘草、假甘草、珠子草、节节珠、冰糖草

土荆芥：红泽兰、鹅脚草、臭草、天仙草、狗咬癀

土木香：青木香

土牛膝：杜牛膝、柳叶牛膝、山牛膝、粗毛牛膝、剪刀牛膝

土人参：土高丽参、土东洋、福参、紫参

土砂仁：土砂

土三七

万年松：石松

万年青：千年润叶、状元红叶

万年青根：开口剑、斩蛇剑、万年青、牛尾七、铁扁担、千年润、千年蕴、状元红

万寿菊：金菊、黄菊、臭芙蓉、金花菊

小槐花：三叶仔、三叶青、野豆仔、野豆荚、山鬼豆、金腰带

小茴香：茴香、野茴香、土茴香、谷茴香、香子、小香

小蓟：白蓟菜、白鸡母刺、刺儿采、白刺菜

小麦：麦

小毛毡苔：金花梅、地红花

小石剑：篦梳剑、矛叶蹄盖蕨

四画

长春花：三万花、四时春、雁来红、日日新

长叶紫珠草：牛舌癀、山枇杷、野枇杷

车前草：车前、车前子、羊咩归、七星草、饭匙草、五根草、蛤蟆草

车前子：车前实、凤眼前仁、虾蟆衣子

丹参：赤参、紫丹参、红根、山参、长尾鼠草、奔马草

凤仙：指甲草、凤仙、小桃红、夹竹桃、凤仙草、旱珍珠、透骨草

凤仙花：指甲花、灯盏花、好女儿花、金凤花

凤仙根：指甲花根

凤尾草：井口边草、小金星凤尾、山鸡尾、凤尾草、金鸡爪、井口鸡胶舌

火炭母草：乌炭子、山乔麦草、乌饭藤、水沙柑子、水退瘀、乌白饭草

孔雀尾：地扁柏、小凤尾草、细金鸡尾

六角英：狗肝菜、野青仔、屈胶仔

六棱菊：六角草、六达草、拉达癀、六十瓣、劳毒草、六角草、百草王、六耳铃、四棱锋、四方艾、三面风

毛冬青：细叶冬青、山冬青、六月霜、水火药

毛茛：水茛、毛建草、天灸、毛堇、犬脚迹、老虎脚迹草、野芹菜、千里光、烂肺草

木耳：云耳、黑木耳、树鸡、木蛾、银耳、木檽

木芙蓉花：芙蓉花、七里花、水芙蓉、霜降花、地芙蓉花、木莲、醉酒芙蓉

木瓜：木瓜实、皱皮木瓜

木荷：何树，何柴、木艾树

木贼：挫草、木贼草、犬向荆、擦草、节节草、接骨筒、洗碗草

木槿：槿树的子、藩篱草、白木桑、白带篱、白公牛花、白锦葵花、白和尚花、白篱笆桑花、白饭花、姑婆花、槿皮

木槿子：川槿子、槿树子、朝天子

木槿花：白饭花、白面花、喇叭花、藩篱花、白玉花

木槿根：藩篱草根、白和尚花根、木槿树根

木棉花：斑枝花、攀枝花、古贝、木棉、英雄树、琼枝

木绣球花：绣球花、木球荚迷、紫阳花、八仙花

牛奶仔：牛奶甫、大号牛奶仔、天仙

果、野枇杷、牛乳浆

牛奶根：五爪龙、鸡脚掌、佛掌榕、牛奶木、毛桃树

牛奶树：小号牛奶、奶汁树、猪姆茶、猪奶树、乳汁麻木

牛石菊：牛吹菊

少花鸭舌草：鸭舌草、黑菜、鸭仔菜、合菜、鸭儿嘴、猪耳菜

水薄荷

水丁香：喇叭草、山鼠瓜、丁子蓼、水冬瓜、水油麻

水葫芦：水浮莲、大水萍、凤眼莲

水菊：水菊花

水龙：过塘蛇、水瓮菜、水盖菜、过江龙、水芥菜、水浮藤、水菜岳

水龙骨：石豇豆、石蚕、铁打粗、草石蚕、侧水莲

水辣蓼：泽蓼、川蓼、毛蓼、小天蓼、泽蓼、柳蓼、白辣蓼、红辣蓼

水松：水松柏、软软菜、刺松藻、鼠尾巴、青虫仔、刺海松

水田指甲花：指甲花

水团花：水杨梅、假杨梅、穿鱼柳、溪棉条、溪棉条、水黄凿

水蜈蚣：金钮草、土柴胡、一粒香、水土香、三角草、三箭草

水仙花：水仙、姚女儿、金盏银台、女史花、俪兰、雅蒜、天葱

水仙花根

水杨柳：水柳仔、水杨梅、水柳、水麻、虾公岔树

天冬：天门冬、大当门根、奶薯、万岁藤、天棘、多儿母、白罗杉、婆罗树

天胡荽：鸡肠菜、偏地草、满天星、遍地锦、铺地锦、地钱草、破铜钱、肺风草、明镜草、蔡达草

天花麦：金荞麦、天荞麦、野荞子、金锁银开、苦荞头、铁石子、金荞麦、五毒草、甜麦、花麦、野三角麦、铁花麦

天芥菜：茶匙癀、白苴、白爹

天名精：麦句姜、天门精、葵松、鹤虱草、皱面草、天芜菁、蚵坡草、玉门精、杜牛膝、母猪芥

天水蚁草：白调羹、石曲菇、下白鼠曲草、黄花草

天香炉：大香炉、小金钟、金石榴、葫芦草、野石榴、天吊香、细架金石榴、仰天钟、山牡丹

天竹根：徐长卿、天竹香、观音竹、料刁竹、石下长卿、天竹、溪柳、蛇草、牙蛇消、土细辛

天竺桂：土桂、野桂

太子参：童参、孩儿参

王瓜：杜瓜、花粉、土瓜、山冬瓜、

鸽蛋瓜、水瓜

乌饭果： 南炖子、纯阳子、粘肉枯、乌粘、乌饭子、米饭果

乌饭果根： 土千健、千年矮

乌脚枪： 乌细芒、过坛龙、铁钱草、铁线蕨、鸡骨草

乌脚乳

乌韭： 大叶金花草、雉鸡尾、凤凰尾、土黄连、乌蕨

乌桕树根皮： 乌桕皮、乌桕木根皮、桕柴、乌桕、卷根白皮、卷子根、虹树、蜡子树、琼树

乌桕叶： 名虹叶、桕树叶、桊子叶

乌桕子： 乌茶子、桕树子

乌梅： 熏梅、梅实、春梅

乌药： 旁琪、矮樟、钱柴头、钱柴锤、钱其柴、白叶柴、青竹香

无根藤： 无头根、无根草、无头藤、毛头藤、罗网藤

无花果： 名蜜果、文仙果、品仙果、天生果、映日果

无花果叶

无花果根

无患子： 患子、木患子、油患子、桂圆肥皂、菩提子、卢鬼木、黄目树、栌木、桓、噤娄、无患树

五加皮： 五加、刺五加、文章草、五花、刺通、白刺、五花眉、茨五甲、白芦刺、鸡脚风、南五加皮

五色梅： 大红绣球、马缨丹、绣球、如意花、龙船花、山大丹、五彩花、红花刺、婆姐花

五色梅花： 绣球、如意花、五彩花、龙船花

五味子： 五味、玄及、山花椒

五爪龙： 五叶藤、五叶金龙

五指毛桃根： 土黄芪、土五加皮、五指牛乳根、粗叶榕、三爪龙

瓦莲： 瓦松、向天草、厝莲、瓦花、昨叶何草、石莲花、屋上无根草

瓦韦： 剑丹、七星草

文竹： 蓬莱竹

元宝草： 双合合、宝心草、宝塔草、对莲、对月草、对叶草、叶抱枝、叫叫草

牙刷草： 半边苏、大香薷、去水草、野苏

月季花： 四季花、长春花、月月开、胜春、月月红、斗雪红、月光花、四季春、艳雪红、铜锤子

月见草： 夜来香、待霄草、山芝麻、野芝麻

五画

艾叶： 艾、艾蒿、蕲艾、大艾、艾草、火艾、五月艾、野艾

凹朴皮： 鹅掌秋、双飘树、马褂树

白背叶： 白背桐、白泡树、野桐、天青地白、狗屎团、白桐柴、白面风、白膜叶

白背叶根： 白背桐根、白朴根、野桐根、白膜根

白赤吉： 白赤戟

白杜鹃花： 白花映山红、白蛇孝、白杜鹃

白饭豆： 四季豆、龙爪豆、唐豇、六月鲜、三生豆、龙骨豆、唐豆、粉豆

白果： 银杏、灵眼、佛指柑、鸭掌树、鸭脚、公孙树

白及： 甘根、白芨、白给、白根、紫兰、朱兰、百笠、连及草

白勒花： 三加皮、三叶刺、白刺仔、苦刺、倒钩刺、五花眉、三叶五加、拦路虎、红芦刺

白龙草

白毛桃： 毛冬爪、老鼠雷、云里纳、山蒲桃、毛花洋桃

白毛藤： 胡毛藤、白英、龙毛龟、红麦禾、毛燕仔、羊仔耳、谷菜、白草、排风、望冬红、天龙灯

白毛夏枯草： 雪里清、破血丹、白毛串、白调羹、石灰菜、和胶毒草、金疮小草、筋骨草、散血丹、大力刀欣草、四季春草、白喉草、紫背金盘

白茅根： 茅根、玄草根、寒草根、茅草根

白马骨： 六月雪、满天星、日日春花、白毕蒲花

白木耳： 银耳、木耳

白牛胆： 毛老虎、羊耳茶、毛茶、猪耳风、羊耳菊

白芍药： 白芍、芍药、将离、余容、离草、解仓、可离、没骨花、梨食、婪尾春

白薇： 春草、芒草、白微、骨美、龙胆白微、三百根、山烟、老龙角、大百砂、上天梯

白玉兰： 白花兰、白兰

白鱼尾： 杨波叶、白波越子、溪桃、野桃、驳骨丹

白紫苏： 白苏子、家苏、犬屎薄、犬屎苏、苏叶、玉苏子、南苏、假紫苏

白苏梗： 白苏茎、苏梗

白术： 名术、乞力伽、软术、冬术、山精、山蓟、山连、山姜

半边莲： 急解索、细米草、蛇舌草、金鸡舌、蛇利草、顺风旗

半边旗： 甘草凤尾蕨、半边梳

半春莲： 大叶黄龙缠树、半层莲、小花蜻蜓兰

半夏： 地文、守田、水玉、和姑、羊眼半夏、蝎子草、地雷公、狗芋头

半枝莲： 牙刷草、耳挖草、小韩信草、小号向天盏、虎咬红、狭叶向天盏、小耳挖草

布勒瓜

冬瓜： 白瓜冬、白瓜、东瓜、枕瓜

冬瓜子： 瓜子、白瓜子、冬瓜仁

甘蓝： 甘蓝包、兰菜、包心菜、卷心菜。西土兰、洋白菜、葵花白菜

甘蔗： 干蔗、竿蔗、糖蔗、台湾蔗、薯蔗、接肠草

功劳子： 土黄柏子、细叶功劳子、阔叶功劳子

功劳木： 土黄柏茎、细叶功劳木、阔叶功劳木

瓜木： 八角梧桐、八角将军、一杯醉、八角豆、白金条

瓜子金： 远志草、小远志、土远志、金锁匙、瓜子草、铁钓干、神砂草、山黄连、地藤草

节节花： 白花节节草、蛇癞、虾钳菜、水牛膝、曲节草、耐凉菜、满天星

兰花： 建兰花、秋兰、八月兰、建兰、官兰、燕草

兰花参： 寒草、兰花草、金线吊葫芦、土参、金线草、葫芦草、天蓬草

立地好： 见血清、黑兰、矮胖儿、肉螃蟹

龙船花： 红绣球、山丹、卖了木、映山红、五月花、番海棠、珠桐

龙船花叶： 红绣球叶、山丹叶

龙船花根： 红缨花树根、珠桐根

龙胆草： 龙胆、苦龙胆草、鲤鱼胆、苦草、草龙胆、陵游、胆草

龙须藤： 九龙藤、过江龙、梅花入骨丹、加剪草、羊蹄藤、羊角藤、燕子尾、乌郎藤

鸟不宿： 鸟不停、鸟不踏、老虎草、刺根白皮

平贝： 平贝母、浙贝母、浙贝

生地： 干地、干生地、干地黄、地髓、婆婆奶、山烟、山白菜、地黄

生姜： 姜、姜姆

丝瓜： 天丝瓜、挫瓜、赤罗、布瓜、陈罗、绵瓜、天罗、天吊瓜、天络丝、菜瓜、水瓜

丝瓜络： 丝瓜壳、丝瓜网、丝瓜瓢、丝瓜筋

四匹瓦： 四叶金、四对叶、四大天王、四块瓦、四儿风

石菖蒲： 菖蒲、昌羊、九节菖蒲、水剑草、山菖蒲、粉菖、溪菖、阳春雪、苦菖蒲、菖阳

石胆草： 石莲花、石荷花

石斛： 林兰、杜兰、禁生、石遂、金钗花、千年润、吊兰花、黄草、金钗

石斛、铁皮石斛

石榴皮：石榴壳、酸榴皮

石榴根

石韦：石苇、石兰、石剑、金星草、潭剑、七星剑、金汤匙、石皮、生扯拢

石蒜：老鸦蒜、乌蒜、银锁匙、鬼蒜、九层蒜、龙爪花、野水仙、蒜头草

石仙桃：石橄榄、石莫肉、大吊兰、石莲、马斛兰、石上莲、果上叶

石杨梅

石竹：石菊、绣竹、鹅毛石竹、石柱花、洛阳花

石指甲：垂盆草、鼠牙半支、半枝莲、瓜子草、狗牙草、佛指甲

田基黄：地耳草、七寸金、一条香

田水苋：水田苋

仙鹤草：龙芽草、泻痢草、失力草、黄花仔、脱力草

仙茅：天棕、山棕、独茅根、独脚仙茅、冷饭草、地根棕、仙茅参

仙人掌：观音掌、观音刺、神仙掌、霸王

仙人球：刺球、仙人拳、雪球、翅翅球

叶下珠：珍珠草、老鸦珠，油柑草、日开夜闭、阴阳草、夜合珍珠、小利柑

叶下白：天青地白、白草、锦鸡舌、

细叶鼠曲草、父子草

玉米须：玉麦须、项豆须、包萝须、玉蜀黍蕊

玉蜀黍：玉米、玉高粱、西番麦、包罗、苞芦、包谷、项豆、红须麦、玉黍、薏米苞、包麦米、御米、珍珠芦粟

玉簪花：玉簪、白玉簪、内消花、白鹤仙、白萼、小芭蕉

玉簪叶：白玉簪叶、白鹤仙叶

玉簪花根：玉簪根

玉竹：葳蕤、女萎、王马、节地、丽草、玉术、萎香、山玉竹、地节

六画

百部：嗽药、牛虱鬼、百条根、百奶、九丛根、山百根、九虫根、九十九条根

百香果：西番莲、巴西果、玉蕊花、转心莲、鸡蛋果、爱情果、情人果、热情果、西洋鞠

百合：中庭、中逢花、百合花、喇叭花、夜合花、炖蛋花

百合花：中逢花、喇叭花、夜合花、炖蛋花

百两金：真珠凉伞、八爪龙、状元红、铁雨伞、珍珠伞、山豆根、叶下藏珠

当归: 于归、文无、白蕲、薜、山蕲

灯笼草: 爆朴、吓朴、苦枳、天泡子、打卜草、碧扑草

灯心草: 灯草、灯心、水灯心、洋牌洞、赤须、虎酒草、虎须草、猪矢草、曲屎草、灯芯草、碧玉草、铁灯心

地丁草: 紫花地丁、犁头尖、犁头鳝、犁头标、犁尾尖、犁尾蕨草、箭头草、如意草

地瓜: 凉瓜、土瓜、土萝卜、凉薯、葛瓜、草瓜茄

地锦草: 地锦、奶草、铺地锦、红莲草、软骨莲子草、九龙吐珠草、血风草、扑地锦、铺地红

地棉根: 金腰带、细轴荛花、野棉花、野发麻、地麻棉、南岭荛花、红赤七、流罗带、赤麻根、山六麻、金腰带、红灯笼

地茐: 地茄、短脚埔梨、路茄、土地茄、古柑、山地茐、地茐藤、波罗罂子、埔淡

地桃花: 八挂拦路虎、天下捶、野桃花、野棉花、山棋菜、野桐乔、土杜仲

地涌金莲: 地涌莲、地金莲

吊竹梅: 水竹草、白带草、金瓢羹、红舌草、鸭舌红、红鸭跖草、红竹仔草

防杞: 粉防已、木防杞、汉防杞、石蟾蜍、山乌龟、金线吊乌龟、石解、载君行

伏牛花: 老鼠刺、绣花针、鸟不踹、矮脚刺通、隔虎刺花

过路蜈蚣: 耳草、蜈蚣草、上山旗

红豆杉: 紫杉、赤柏松、紫柏松

红豆: 红豆树

红番苋: 观音苋、血皮菜、木耳菜、红菜、红苋菜、红玉菜、当归菜、水三七、红毛番

红花油茶: 大果红花油茶、宛田红花油茶、多齿红山茶

红花继木: 红志木、红继木花

红辣蓼: 斑蕉草、天蓼、辣蓼草、青蓼

红牛膝: 红牛七

红毛番: 尿筒波、红刺波

红木香: 盘柱南五味、长梗南五味、紫金皮、土木香、紫金藤、广福藤、猢狲饭团、猴儿拳、兰果南五味、内风消、金谷香

合欢皮: 合欢、夜合、合欢木皮、肯堂、夜合槐、萌葛、宜男、绒树、合昏皮

合欢花: 夜合花

合掌瓜: 佛手瓜、天地瓜、安南瓜、

合手瓜、洋丝瓜、福寿瓜、土儿瓜、拳头瓜、香芋瓜、寿瓜

决明子： 草决明、羊角、马蹄决明、还瞳子、狗屎豆、假绿豆、猪骨明、羊尾豆

吉祥草： 洋吉祥草、广东万年青、松寿兰、竹叶草、佛顶珠、紫袍玉带草

夹竹桃： 枸那夷、柳叶桃、水甘草、叫出冬

扛板归： 拦路虎、老虎利、刺梨头、鸡眼睛草、有刺鸠饭草、贯叶蓼、羊不食、犁头草、犁头尖

刘寄奴： 苦莲婆、金寄奴、奇蒿、六月雪、九里光

老人须： 老君须、马尾须、老人头、棱子藤、百条根、正骨草、婆婆衣、婆婆针线包

买麻藤： 小叶买麻藤、驳骨藤、乌骨风、脱节藤、大节藤、接骨藤、山花生、乌目藤

米长藤： 米糠藤

芒茎： 芒、杜荣、苞芒、茅、度芸、苫房、白尖草、创高草、五节芒、芒秆、石芒

芒根： 芭茅根

芒其： 芒其骨、草芒、山芒、细芒、虱槟草、乌其

西瓜： 天生白虎汤、寒瓜

西瓜皮： 西瓜翠衣、西瓜青、西瓜翠

向日葵： 迎阳花、向阳花、太阳花、葵花、日头花

寻骨风： 清骨风、猫耳、白面风、兔子耳

血藤筋： 大血藤、血藤、牛鼻藤、红血藤

羊角藤： 穿骨虫、牛的藤、放筋藤

羊角拗： 打破碗、打破碗花、羊角扭、武靴藤、羊角藤、鲤鱼橄榄

羊蹄： 牛嘴舌、犬嘴舌、牛舌菜、土大黄、鬼目、羊蹄大黄

阳桃： 杨桃、五棱子、羊桃、三帘

阳桃根： 五棱子根

阳桃叶： 杨桃叶

芋头： 乌蛋、芋魁、芋根、芋艿

阴石蕨： 下线蜈蚣、老鼠尾、土知母、墙蛇、石蚯蚓、飞蜈蚣、白毛骨碎补

芝麻： 黑芝麻、白脂麻、脂麻、乌麻

朱砂根： 真珠龙伞、平地木、山豆根、凤凰肠、散血丹、浪伞根、高脚罗伞

竹笋： 毛竹笋毛笋、冬笋、春笋

竹根

竹茹： 淡竹皮菇、青竹茹、竹皮、淡竹如、竹二青

竹叶菜： 饭包草、千日晒、大号兰花

竹仔草、竹竹菜、竹菜、竹仔菜

七画

阿利藤：过山香、瓜子金、瓜子藤、山红木、七里香、春根藤

芭蕉：蕉、香蕉、巴蕉、巴蕉头、巴且、天叶巴蕉、甘露树

芭蕉叶

芭蕉花：芭蕉心

驳骨丹：接骨草、四季花、小还魂

苍耳子：苍耳、羊负来、粘粘葵、刺儿颗、地葵、菓耳

赤车：坑兰、拔血红、岩下青、小铁木、冷坑青、吊血丹、阴蒙藤、凤阳草

赤苓柴：称管柴

赤小豆：赤豆、红豆、红小豆、朱赤豆

陈蕨根：藤蕨

杜鹃花：满山红、蛇孝花、踯躅、艳山红、艳山花

杜仲：丝连皮、思仲、思仙、檰、石思仙、丝连皮

佛甲草：铁指甲、火烧草、佛指甲、万年草、午时花、小叶刀焮草、半支莲、狗牙半支

佛手：香橼、佛手柑、福寿相

饭团藤：酒饭团、黑老虎、过山风、冷饭团、风沙藤、十八症、过山龙藤

扶桑花：朱槿、赤槿、桑槿、扶桑、佛桑、花上花、土红花、福桑、大红花

扶桑叶茎：朱槿叶、桑槿叶、佛桑叶、福桑叶

扶桑根：朱槿根、佛桑根、福桑根

岗梅根：岗梅、白点称、假青梅、假甘草、称杆根、称杆仔、万点根

谷精珠：谷精草、珍珠草、戴星草、谷精珠草

谷芽：稻芽、谷蘖

花椒：蜀椒、大椒、秦椒、南椒、巴椒、汉椒、川椒、点椒、陆拔

花生：落地花生、土豆、番豆、及地果、番果、落花参、地豆、长生果

含笑：笑梅、含笑美、唐黄心树、白兰花、香蕉花

含羞草：知羞草、吓结草、怕羞草

旱莲草：墨旱莲、墨菜、跳鱼草、火炭草、节节乌、绕莲花、金陵草、墨烟草、莲子草

何首乌：地精、首乌、马肝石、陈知白、红内消、夜交陈

鸡冠花：鸡公花、鸡髻花、鸡筒抢、鸡角冠

鸡冠苗：鸡冠花叶

鸡血藤：血藤、牛马藤、过山龙、油

麻血藤

鸡眼草：公母草、掐不齐、人字草、炸古基、红骨丹、小号苍蝇翼、白扁蓄、花生草

鸡爪兰

鸡仔柴

伽蓝菜：青背天葵

李子：李实、嘉应子、嘉庆子、普李、李

李根

李白皮

李仁

两面针：鸟不踏、山胡椒、叶下穿针、猫公刺

连翘：大翘子、连召、旱连子、空壳、异翘、兰华、大翘、黄寿丹、黄花条、黄花瓣

良枝草：阴地蕨、蛇不见、小春花

灵芝：三秀、木芝、针菰、紫芝、赤芝

芦荟：卢会、象胆、劳伟、奴会

芦根：芦竹、芦荻头、芦竹、芦苇根、苇根、芦菇根、顺江龙、芦苇、水芦竹、芦、禾杂竹、蒲苇

芦茎：苇茎、嫩芦梗

芦花：芦苇花、芦蓬茸、葭花、蓬茸

芦竹根：芦竹、芦荻头、荻芦竹、绿竹

卤地菊：黄花龙舌花、三尖刀、龙舌草、黄花草、黄花冬菊

麦冬：麦门冬、马韭、羊荠、不死药、阶前草、书带草、家边草、沿阶草麦冬、竹叶麦冬、韭叶麦冬、大叶麦冬、寸冬

麦秆：饭干草、野芒秆

麦斛：石豆、石黄、羊叶石枣、果上叶、一挂鱼

麦芽：大麦芽、大麦蘖、麦蘖

杧果：芒果、檬果、庵罗果、香盖、莽果、沙果梨

牡丹皮：丹皮、木芍药、花王、牡丹根皮、洛阳花

牡丹花

牡蒿：碗头青、油艾、臭艾、荠头蒿、水辣菜、布菜、蔚、土柴胡

牡荆子：牡荆实、荆条子、土柴胡、午时草、野牛膝、蚊香草、铺香柴

牡荆叶：梦子叶

芹菜：旱芹菜、香芹、蒲芹、药芹、野芹

忍冬藤：千金藤、忍冬草、金银花藤、双花藤

沙氏鹿茸草：白细芒、白山艾、白龙骨、白山笠、千层楼

杉木：杉柴、杉材、杉、沙木、正杉、刺杉、泡杉、广叶杉

903

杉木根： 杉柴根、杉树根

伸筋草： 猫儿藤、金腰带、过山龙、火炭葛、石松、宽筋藤，狮子毛草

苏铁： 凤尾蕉叶、番蕉、铁树、避火蕉、凤尾松、大凤尾

苏铁花： 凤尾蕉花、铁树花、梭罗花

苏叶： 紫苏叶、红紫苏、紫苏

苏子： 紫苏子、白苏子、黑苏子

苋菜： 苋、红苋菜、白苋、人苋

苋根： 地筋、苋菜头、苋菜根

杏香兔耳风： 朴地金钟、马蹄香、兔仔耳、地苦背、耳龟草、月金香、金边兔耳草、银茶匙、月下红

杏子： 杏实、山杏、甜梅、咸仔

杏仁： 杏子、杏核仁、苦杏仁、木落子、杏、甜梅

辛夷花： 辛夷、木笔花、木兰、林兰、桂兰、紫玉兰

杨梅： 机子、朱红、白杨梅、红杨梅、哈莓杨梅、白蒂梅、圣生梅

杨梅根

芸苔： 油菜、寒菜、红油菜、胡菜、青菜、苔菜

芸苔子： 油菜子

芸香草： 诸葛草、香草、臭草、芸香、韭叶芸香草

苎麻： 苎根、野苎麻、无名精、白苎麻、红苎麻

八画

板蓝根： 靛青根、大青根、兰靛根、靛根、菘兰、大兰

败酱草： 败酱、鹿肠、苦爷、苦苴、苦菜、野苦菜

抱树莲： 飞连草、抱石莲

抱石莲： 鱼鳖金星、瓜子金、山豆片草、镜面草、风不动

苞蔷薇根： 铁门闩、猴局根、金柿根、七姐妹、猴绿先生、櫋仙长春花、坤嫩、毛刺头、糖球子

侧柏叶： 扁柏、侧柏、柏、丛柏叶、柏叶、香柏、黄心柏、片松、喜柏

刺菠： 托盘、空腹莲、饭包菠、饭消扭、泼盘、空腹妙

刺秋： 刺桐、茨楸、刺枫树、辣枫树、辣楸、云楸、乌不落、上山虎、丁木树

刺桐叶： 海桐叶、丁桐叶、钉桐叶

单枝白叶： 蜘蛛抱蛋、一叶飞天蜈蚣、土里蜈蚣、狸角叶、单枝竹

钓兰： 金边吊兰、八叶兰

枫杨： 枫柳皮、枫柳、柜柳、榉柳、溪杨、麻柳、元宝树、鱼虱子树、元宝柴

枫香树： 枫树、槟柴、枫木、香枫、枫仔树、三角枫、大叶枫、槟树

枫香树根： 杜东根、枫果根

枫香树皮： 枫皮、槟柴皮、枫香皮

枫叶： 枫香树叶，槟柴叶

构： 造纸树、绞板草、棉藤

狗脊： 百枝、金毛狗脊、金毛狮子、猴毛头、扶筋、金毛猴、金丝毛、苟脊

狗尾草： 莠、犬尾草、犬尾曲、犬尾露

贯众[1]： 紫萁贯众、贯中、贯钟、高脚贯众、水骨菜、老虎牙

贯众[2]： 狗脊贯众、大叶贯众、贯中、贯中

秆心： 芒竿心

虎耳草： 老虎耳、铜盖杯、耳聋草、猪耳草、耳朵草

虎杖： 苦杖、斑杖、土大黄、甘露苋、大虫杖、酸杖、土地榆、斑龙紫

金扁柏： 兖州卷柏、金不换、凤尾草、六月干、凤凰尾、鸡胶裂

金边龙舌兰： 龙舌兰、金边莲

金刚藤： 菝葜、金刚刺、金刚根、刺藤头、红刺鹅头

金刚纂： 手树、八手、八角金盘

金桔： 山橘、牛奶橘、寿星橘、甘橘、金豆

金楝子： 苦楝子、川楝子、楝实、金铃子

金锦香： 金石榴、细架金石榴、金牛草、石榴草、葫芦草、金香炉

金钱草： 连钱草、铜钱草、肉骨茜、肺风草、肉骨消、篃地香、十八缺、透骨风、过墙风、遍地金钱、九里香、铜钱草、金钱薄荷、透骨消

金锁匙： 鹅脚板、苦爹菜、白花仔、异叶茴芹

金丝草： 笔仔草、黄毛草、猫仔草、牛尾草、猴毛草、胡毛草、笔毛草、眉毛草

金线屈腰： 虎头蕉、金线兰、金线虎头椒、金线莲、鸟人参、金不换、金蚕、金石松、什鸡单、金线蕨龙、金线郁消

金线藤： 竹园荽、鸡胶莽、海金沙草、虾蟆藤、纺车藤、见根藤、藤吊丝、蔓蔓藤、金金藤

金银花： 忍冬花、银花、双花、两宝花、苏花、鹭鸶花

金樱子： 刺榆子、刺辣子、刺梨子、糖果、山石榴、金罂子、山鸡头子、灯笼子、糖莺子、糖球、黄刺果

金樱子根： 金樱强、脱骨丹、刺辣子根

金腰袋： 梦花、结香花、打结花、雪花树、喜花

金腰袋根： 结香花根、喜花根

卷柏：回阳草、不死草、长生草、石莲花、铁拳头、岩松、万年松

昆布：黑昆布、海昆布、纶布、面其菜、鹅掌菜

苦丁茶：大叶茶、波罗树、枸骨叶

苦地胆：天芥菜、土柴胡、披地挂、地枇杷、铁扫帚、铁丁镜、一刺针

苦瓜：锦荔枝、癞瓜

苦壶卢：白匏、苦匏、蒲卢、药壶卢、苦瓠、金葫芦

苦楝皮：苦楝、楝树、楝柴、楝枣树、翠树

苦荬菜：苦菜、青菜、野苦马、苦荬、苦苣、天香菜

苦荬菜：荬菜、野苦菜，盘儿草

苦参：苦骨、水槐、地槐、白茎、地槐、禄白、野槐、白萼、野槐子

苦参子：苦参实、鸭胆子、苦豆

苦槠：苦椎、苦槠栲、苦粟子、苦锥

空心苋：水雍菜、空心蕹藤菜、空心莲子草、水花生、喜旱莲子草

罗汉果：拉汉果

罗裙带：文兰树、秦琼剑、千层喜、万年青、扁担叶、郁蕉、海蕉

茅膏菜：虎尿、捕虫草、食虫草、柔鱼草

玫瑰花：红玫瑰、刺玫瑰、徘徊花

茉莉花：茉莉、没利、末丽、木梨花、小南强、柰花

闹羊花：羊踯躅、踯躅花、惊羊花、黄蛇豹花、黄杜鹃花、羊不食草、黄花映山红、搜山虎、黄株标

爬墙虎：三角枫、三角尖、土鼓藤尖角枫、山葡萄、狗尾蛇、常春藤

枇杷叶：杷叶

枇杷根：枇杷树根

苹：田字草、田山芝、大萍、四叶草、四蝶草、水浮钱、四面金钱草

泡桐皮：桐皮、白桐皮、水桐树皮、紫花桐、泡桐、白桐、白花桐、花桐

泡桐根：白桐根、紫花桐根、白花桐根

泡桐花：白桐花，紫花桐花、白花桐花

泡桐果

苘麻：白麻、野苎麻、孔麻、六麻、青麻

茄子：茄、东方草、落苏、昆仑瓜

茄根：茄茎、茄头、茄母

青蒿：蒿、白染良、草蒿、香蒿、三庚、野兰蒿

青木香：马兜铃根、土青木香、独行根、蛤蟆藤、白一条根

青皮：青橘皮、四开、青柑皮、花青皮、个青皮

青葙： 草蒿、昆仑草、鸡冠苋、牛尾苋、犬尾鸡冠花、野鸡冠花

青葙子： 青相子、牛尾花子、犬尾鸡冠花子

松节： 油松节、松郎头、松柴节、松名

松根： 马尾松根

松球： 松实、松柴蛋、松元

松花粉： 松柴花粉

昙花： 金钩莲、琼花、凤花

细帮花： 赤孟瓜

细辛： 小辛、细草、北细辛、烟袋、锅花、细参

线叶金鸡菊： 除虫菊

鱼腥草： 臭摄、臭蕺、红橘朝、蕺菜、猪母耳、臭菜

夜交藤： 首乌藤

夜关门： 马帚、马鞭草、苍蝇翼、夜合草、光门竹、南山草、千里及、截叶铁扫帚、白关门草

油茶根皮： 茶子树、茶油树、楂、梣树、山油茶

油茶籽： 茶子心、茶油子、茶籽

油茶油： 山茶油、楂油、梣树子油

油草： 油麻

油杉： 罗柴、杜松、松罗、唐杉、水松

油桐： 油桐柴，桐柴，桐只，油桐根

油桐花： 油桐花、桐子花、桐柴花

郁金： 玉金、黄郁金

郁金香： 郁香、紫述香、红兰花

斩龙草： 羽叶千里光、阿贡千里光

泽兰： 虎兰、小泽兰、红梗草、地瓜儿苗、虎蒲、风药、蛇王菊、接古草

九画

扁豆： 南扁豆、蛾眉豆、藤豆、白扁豆、羊眼豆

扁豆花： 白扁豆花、南豆花

扁秆头

柏子仁： 柏子、柏仁、柏实、侧柏子

茶叶： 苦茶、茶、茶、槚、茗、蔎、腊茶、芽茶、细茶、酪奴、名茶

茶根： 茶树根、老茶根

穿根藤： 白墙托、匍匐九节、爬墙虎、白花风不动、白乒抛

穿破石： 破石、柘根、九层皮、黄蛇、假荔枝、奴柘、老鼠刺

穿山龙： 南蛇藤、金银柳、金红树、蔓性落霜红、过山风、香龙草、红穿山龙、果山藤

草海桐： 海桐草、羊角树

草石蚕： 地蚕、土蛹、土虫草、甘露儿、宝塔菜

春林菊： 泽兰、花骨草、祥瑞草、天

907

柴杖

独活：大活、独摇草、独滑、毛当归、土当归

独角芋：红芋头、红水芋、红半夏

独角莲：犁头尖、野慈姑、野半夏、玉如意、剪刀草

独脚金：独脚柑、疳积草、金锁匙

茯苓：茯灵、茯神、伏苓，云苓、松苓、茯兔

茯神：木神

茯苓皮：苓皮

费菜：养心草、回生草、倒山黑豆、七叶草、血草

枸杞：甘枸、红青椒、杞子、甜菜子、苟起子、血杞子、杞子豆

枸骨根：猫儿刺、老鼠刺、功劳根、木蜜、十大功劳、枢木

枸骨叶：枸骨刺、八角茶、散血丹、猫儿刺、老鼠刺

枸骨子：枸骨刺子

骨节草：犬问荆、洗碗草、接骨筒、笔杆草、木贼草

骨碎补：猴姜、石毛姜、猴里姜、石岩姜、过山龙、石良姜、崖姜、飞来凤

钩陈：双钩藤、钩藤、吊藤、钓钩藤

挂兰：匍匐兰、吊兰、树蕉瓜、折鹤兰

挂菜草：芥菜草

孩儿掬伞

厚朴：赤朴、川朴、筒朴

厚朴花：朴花、调羹花、川朴花

胡椒：玉椒、浮椒、白胡椒、黑胡椒

胡萝卜：红萝卜、黄萝卜、红芦服、丁香罗菔

胡毛蕨

胡荽：香菜、目虱菜、香荽、胡荽菜

胡荽子：芫荽子、香菜子、目虱菜子

胡颓子：牛奶子、咸匏头、瓶匏、田蒲、咸匏、半含春、甜棒捶、灯蒲、王婆奶

胡颓子根：咸匏根

胡枝子：荆条、鹿鸣花、野花生、假花生、夜含草

急性子：凤仙子、金凤花子

韭菜：韭、草钟乳、起阳草、长生韭、壮阳草

绞股蓝：七叶胆、五叶参、甘茶蔓、遍地生根

茭白：绿节、菰芽、菰首、茭粑、甘笋、菰蒋草、茭芛、茭草

姜黄：黄姜

荔枝：荔支、丽枝、勒枝、荔枝壳、荔枝核

荔枝壳

荔枝核

络石藤：络石、石龙藤、石薜荔、合掌藤、钳壁藤、风石

柳枝：柳条、垂柳、杨柳

柳根：杨柳须、红龙须、杨柳根

柳杉：天柴、长叶柳杉、孔雀杉

柳叶白前：白前、石兰、嗽药、水柳、溪柳、鹅管白前

闾山竹：离山竹

美人蕉根：美人蕉、小芭蕉头、观音姜、兰蕉、红蕉、虎头蕉、凤尾蕉

南瓜：金匏、金瓜

南天竹：南方竹、白天竹、观音竹、天竹仔、杨桐、犬椿、兰田竹、阑天竹

南天竹子：天烛子、小铁树子、红杷子、红枸子

南天竹叶：南方竹叶、南竹叶、天竹叶

南星：天南星、老蛇杖，虎掌南星

柠檬：黎檬子、宜母子、里木子、梦子、宜母子

柠檬叶：梦子叶、母子叶、檬叶

荠菜：荠、鸡心菜、荠只菜、蒲蝇花、上已菜、护生草、净肠草、假水菜

前胡：水前胡、姨妈菜、白花前胡、野芹菜、岩川芎

荞麦：乌麦、花荞、甜荞、荞子

秋海棠：八月春、断肠花、断肠草、相思草

秋海棠叶：海棠叶

秋海棠根：一口血、大红袍、秋海棠根

秋葵：黄秋葵、洋茄、毛茄、羊豆角、黄蜀葵、咖啡黄葵

牵牛子：牵牛花、黑丑、白丑、黑牵牛、白牵牛、打碗花、喇叭花

茜草：茜草根、血见愁、活血丹、土丹参、四方红根仔、染蛋藤、鸭蛋藤

砂仁：缩砂、缩砂仁、缩砂密、阳春砂、壳砂

胜红蓟：路遇香、白花草、咸虾花、臭草、胜红药

柿蒂：柿丁、柿子蒂，柿蒂

柿根

柿子

茼蒿：艾蒿菜、义菜、鹅菜、同蒿菜、蓬莱菜、蒿菜、菊花菜、同蒿

威灵仙：灵仙、铁脚灵仙、嗒嗒藤、九里火、九草阶、风车、老虎须

香附：莎草、香附米、香附子、莎头、雀头香、苦姜头、雷公头、三棱草根

香蒲：蒲、甘蒲、蒲黄草、板枝、蒲包草、芦烛、芦油烛、金簪草

香薷：香菜、香茸、香戎、蜜蜂草、

海州香薷、紫花香菜

香蕈: 香菇、香菰、香信

香橼: 香圆、枸橼、香橼柑、枸橼子、香泡树

香芋: 团芋

香樟: 樟木、樟柴、樟木树、黄樟

香樟根: 樟柴根、樟木根、土沉香

星宿菜: 红根草、红筋仔、水柯、矮荷子、杜二娘、定经草

茵陈: 茵陈蒿、绵茵陈、绒蒿、马先、茵陈

柚: 柚子、老苞、脬、抛

柚叶

柚根

柚皮: 气柑皮、老苞皮、柚子皮、橙子皮

洋葱: 玉葱、番葱

洋金花: 曼陀罗花、山茄花、颠茄、胡笳花、大闹阳花、南洋金花

洋芋: 马铃薯、土豆、洋乌蛋、阳芋、山药蛋、洋番薯

枳椇子: 树蜜、木蜜、白石木子、背洪子、拐枣、还阳藤、木珊瑚、鸡爪子、龙爪、枳枣、万寿果

枳椇根

枳壳: 绿衣、江枳壳、川枳壳

枳实: 香圆枳实、绿衣枳实、酸橙枳实

栀子: 支子、黄支、黄栀子

栀子根: 栀子花根、黄支根、山支根、黄栀根、枝子根

柞树皮: 橡碗、蒙栎、脱头储、青刚标、小叶斛树

柞树叶: 柞柴叶

蚤休: 七叶一枝花、重楼、重楼金钱、草河车、七层塔、重台草、八角盘、孩儿掬伞、三层草

十画

桉叶: 灰叶桉、桉树叶、兰桉叶、玉树、灰杨柳、兰油木

笔筒草: 木贼草、锉草、土木贼、节节菜、接骨草、通气草、土木贼

荸荠: 水芋、乌芋、乌茨、荸脐、地粟、马蹄、母梨、时薛、马薯

臭牡丹: 臭梧桐、臭灯桐、假真珠梧桐、梧桐仔、小梧桐、野梧桐、臭八宝、臭枫桐、臭珠桐、大红袍

蚕豆: 茶豆、胡豆、佛豆、南豆、马齿豆、仙豆、寒豆、湾豆、竖豆

倒挂金钟: 吊钟海棠、灯笼海棠、灯笼花

倒扣草: 土牛膝、牛舌大黄、白基牛膝、鸡骨草、虎鞭草、鸭脚节、黏身草

浮萍: 紫背浮萍、萍、水萍、田萍、

藻、田山芝、水花、萍子草、水白、九子萍、小萍子

浮小麦： 浮麦、浮水麦

高良姜： 良姜、小良姜、膏凉姜、佛手根、蜜姜、花叶良姜

高粱： 芦穄、芦粟、粟秫、蜀黍、荻粱

高粱根： 蜀黍根、瓜龙、芦粟根

桂花： 木犀花、桂、九里香、岩桂

桂圆： 龙眼肉、龙眼干、宝丸、圆眼

栝蒌根： 天花粉、括蒌根、山金匏根、瓜蒌、括蒌

栝蒌实： 瓜蒌、蒌瓜、山金匏、地楼、天瓜、泽姑、柿瓜

栝蒌仁： 栝蒌子、栝楼仁、瓜蒌仁

鬼针草： 盲肠草、跳虱草、黏花草、咸丰草、三叶鬼针草

鬼羽箭： 克草、黑草

海带： 海草、海马蔺、大叶藻、海带草

海金沙： 金线藤、海金沙草、铁丝草、竹园荽、鸡胶莽、铁线藤

海桐皮： 刺桐皮、丁皮、钉桐皮、海桐、空桐树、山芙蓉、鼓桐皮

海芋： 观音莲、狼毒头、天荷、隔河仙、尖尾野芋头、独脚莲、野芋、木芋头、广东万年青

海藻： 乌菜、海带花、落首、羊栖菜、玉海草

荷叶： 莲蓬叶

荷花： 莲花、水花

荷叶蒂： 荷蒂、荷鼻、莲蒂

桧叶： 柏桧柴、圆柏、桧、真珠柏、红心柏、刺柏

继花： 薛丁花、清明花、纸末花、铁柴、继木、硬柴花、铁树子、刀烟木

继花根： 薛丁花根、继木根、硬柴花根

继花叶： 清明花叶、薛丁花叶、硬柴花叶

积雪草： 连钱草、马蹄草、崩土碗、乞食碗、老鸦碗、蚶壳草

豇豆： 长豆、角豆、饭豆、腰豆、羊角、八月豇、六月豇

豇豆根： 长豆根、角豆根

莱菔： 芦菔、荞根、芦肥、萝卜、罗服、紫松、土酥

莱菔子： 罗服子、萝卜子

莲子： 荷、芙渠、水芝、莲蓬子

莲房： 莲蓬壳、莲壳

莲须： 莲蓬须、石莲须、莲蕊须

莲心： 莲子心、莲薏

狼把草： 乌杷、乌阶、郎耶草、田边菊

狼毒： 川狼毒、续毒、山丹花、断肠草、打碗花、闷头花、一把香

凌霄花： 藤萝花、随胎花、紫葳、瞿陵、陵苕、凌霄、藤萝草、上树蜈蚣、倒挂金钟

栗子： 板栗、栗果、针锥、撰子、毛栗、毛板栗

栗树根

栗壳

凉粉草： 仙人冻、冻菜、仙人草、仙草

桑白： 桑白皮、桑树根、桑皮

桑寄生： 桑树寄生、寄生树、寄生草、冰粉树

桑叶： 桑、家桑、桑树叶、桑葚树、蚕叶

桑葚： 桑实、乌葚、黑葚、桑葚子

桑枝： 桑条

射干： 乌扇、夜干、鬼扇、乌火、凤翼、金咬剪、蝴蝶花根

桃仁： 白桃、山桃、蜜桃、苦桃、毛桃、桃仁

桃根： 桃树根

桃花： 桃树花

桃金娘根： 山稔、岗稔、山多奶根、山稔子、山稔根、岗稔根、石恩、石干司

铁包金： 黄鳝藤、熊柳、土黄芪、答把、水朴陈、花眉跳架、鼻朴子、老鼠塔、光叶纹、厝箕藤、勾儿茶、铜身铁骨

铁冬青： 救必应、四季青、冬青柴、九层皮、过山风

铁海棠： 麒麟花、海棠、万年刺、刺海棠

铁龙骨

通经草： 银粉背蕨、金丝草、止惊草、铜丝草、铜丝芒

蚊母树： 蚊子树、米心树、中华蚊母、墓漂柴、漂柴

莴苣： 莴菜、莴苣菜、千金菜、莴笋

夏枯草： 麦夏枯、铁色草、棒头柱、棒柱头花、燕面、铁线夏枯草、六月干

鸭掌柴皮： 鸭脚木皮、西加皮、鸭脚皮、鸭母爪、五指通

鸭脚木叶： 鸭母爪、鸭母树叶

鸭脚木根： 鸭母爪、鸭母树根

鸭跖草： 鸡舌草、竹叶草、鸭仔草、回头舅、竹仔菜、兰花草、淡竹叶菜、碧蝉花、耳环草、水竹节草

鸭嘴癀： 调经草、旱田草

烟草： 土烟草、相思草、返魂草、八角草、穿墙草、延命草、仁草

盐肤木根： 猴盐根、铺林盐根、泡木根、耳八蜈蚣、五倍根、文蛤根、盐麸木根

盐肤子： 铺林盐子、假五味、盐梅

子、泡木树、五倍子树子、肤木、盐
麸子、木附子、猴盐柴、天盐

益母草： 益母、茺蔚、红花艾、益
母蒿

益智仁： 益智、益智子、摘丁

圆羊齿： 凤凰蛋，金鸡蛋，飞天蜈
蚣，肾厥，石黄皮，石上丸、金鸡
尾、神仙对坐

十一画

菝葜： 金刚骨、金刚藤、山梨儿、铁
菱角、普贴、沟谷刺、硬饭头

萆薢： 百枝、白菝葜、粉萆草、硬饭
团、山田薯、赤节、竹木

菠萝： 凤梨、梨菠萝、地菠萝、草菠
萝、番梨

常山： 鸡骨常山、恒山、黄常山、甜
柴、流痰柴、七叶、翻胃草

粗叶悬钩子： 大叶刺波、寒梅、八月
泡、九月泡、老虎泡、大破布刺

粗叶榕： 粗叶牛乳、空腹牛乳仔、大
毛树、大牛乳

淡竹叶[1]： 麦冬竹叶、林下竹、土麦
冬、淡竹米、山鸡米、竹叶麦冬

淡竹叶[2]： 竹叶、水竹叶、甘竹叶、
钓鱼竹

断肠草： 句吻、钩吻、野葛、毒根、
胡蔓藤、大茶药、梭葛草、大泡叶

梵天花： 三角枫、犬跤迹、野茄、虱
麻头、五龙会、粘花衣、假棉花

梵天花根： 犬跤迹根、假棉花根

焊头菊： 焊头锡、通棰草、桔并草

铧头草： 白花地丁草、犁头草、地黄
瓜、宝剑草

淮山： 山药、淮山药、鸡骨淮、薯
蓣、山蓣

黄豆： 豆、黄大豆

黄弹叶

黄瓜： 刺瓜，王瓜、胡瓜

黄果茄： 刺茄、黄水茄

黄花菜： 金针、金针菜、真金花、
萱草

黄花稔： 土黄芪、黄花仔、乏力草

黄花远志： 黄花鸡骨、小荷苞、鸡肚
子果、黄金卵

黄精： 山姜、救荒草、山姜姆、黄
芝、鹿竹、野生姜、黄精姜

黄连： 王连、支连、土黄连、鸡爪连

黄皮果： 黄弹、黄皮子、黄弹子、黄
段、黄冒

黄皮根

黄蜀葵花： 野芙蓉、野甲花、土黄
芪、三胶破、棉花葵、溪麻、夜合、
野甲花、胡毛核、金花捷报、黄葵、
秋葵、黄蜀葵、小棉花、棉花葵、侧
金盏

黄蜀葵根：土黄芪根

黄蜀葵子：黄葵子

黄细辛：土细辛

黄杨木：瓜子黄杨、黄杨、小黄杨、豆板黄杨、山黄杨、千年矮、万年青、百日红

黄杨根：瓜子黄杨、黄杨、小黄杨、细叶黄杨

黄杨子：黄杨果

黄药子：黄独、黄药、黄药根、木药子、教瘦、狗嗽子、余零子

假荔枝：山荔枝果、猴欢喜、黄金刺、山荔枝、鸟不踏、老鼠刺、山枳壳

菊花：甘菊、杭菊、贡菊、家菊、白菊花、黄菊花

康乃馨

犁藤：犁桐

绿柴：长叶冻绿、鬼头发

绿豆：青小豆

绿笋：绿竹笋、甜仔、绿仔笋、绿笋干、坭生笋、毛绿竹笋、长枝竹笋

猕猴桃：藤梨、猕猴梨、猴白梨、犬蛋袋、阳桃、大零核、毛叶猕猴桃

猕猴桃根：藤梨根、猕猴梨根

梅花：白梅花、绿梅花、红梅花、绿萼梅

梅叶：乌梅叶

梅根：乌梅根

盘龙参：绶草、龙缠柱、鲤鱼草

排钱树：金钱草、双金钱、龙鳞草、午时灵、午时合、纸钱剑、猎狸尾草、金钱豹、双排钱、阿婆钱、钱串木、钱排木

排钱树根：双排钱根

球兰：爬岩板、白骨花、铁加杯、金雪球、牛舌黄、金丝叶、绣球叶

清风藤：鸡屎藤、臭藤根、五香藤、牛皮冻

蚯疽草：肉桂草、土鳅菜、山胡椒菊、茯苓菜

雀榕：乌榕、漆娘舅、白来叶、漆舅、笔管榕、大叶榕、山榕

商陆：当陆、见肿消、山萝卜、金鸡姆、苋陆、红苋菜、苋菜参

铁苋

蛇床子：蛇床仁、蛇米、蛇床、蛇粟、双肾子、蛇珠、蛇床实、野茴芹、秃子花、马床、思益

蛇草：望江南、蛇灭门、野决明、狗屎豆、野扁豆

蛇含：紫背龙牙、蛇衔、威蛇、小龙牙、蛇包五披风、五爪龙

蛇莓：老蛇莓、蚕莓、蛇泡草、蛇容草、野杨梅、三脚虎、蛇波藤、三点红

蛇舌草：白花蛇舌草、蛇舌癀、蛇总管、鹤舌草、蛇舌仔

铜锤草：水酸芝、红花酢浆草、一粒雪、隔夜合

铜锤玉带草：白过路蜈蚣，地茄子草、地扣草、铜锤草

铜线过城门：十二时辰、铁线过城门、铁线莲、番莲、铁线牡丹、金包银

甜菜子：土鳅菜、丹草、珍珠菊

梧桐子：白梧桐子、苍桐、耳桐、青梧、梧桐子、春麻、瓢根树

梧桐花：白梧桐花、青桐花

梧桐叶：耳桐叶，白梧桐叶、苍桐叶

梧桐根：梧桐蕻

悬钩子：山莓、木莓、吊杆泡、饱头菠、刺红菠

悬钩子根：山莓根、刺红菠头、木莓根

雪里开：单叶铁线莲、蛇松子、拐子药

雪梨：蜜父、白梨、沙梨、秋子梨

雪莲果：地参果

银对重

银线草：鬼督邮、四叶金、独摇草、四叶对、四对金、四大天王、鬼都邮、四季香

野白菊：白马兰花、野白菊花、山白菊

野半夏：独角莲、犁头尖、野慈姑（根茎禹白附）

野慈姑：剪刀草、燕尾草、水慈姑

野菰：芋花、官真花、土灵芝草

野花生：假花生、夜关门、夜合草

野菊：路边菊、野菊花、黄菊仔、野黄菊

野牡丹：山石榴、地茄、猪姆草、野石榴、金石榴、金鸡腿

野葡萄：刺葡萄、山葡萄

野漆柴：漆柴、染山红、山漆

野芹菜：水芹菜、鸡屎囊

野茼蒿：行军菜、红军菜、安南菜、革命菜

野苋菜：芴苋菜、猪母菜、刺刺草、土苋菜

野芋：老芋、野芋头

野鸦椿子：鸡肫花、鸡矢柴、秤杆木、野山漆、鸟腱花

野鸦椿根

野苎麻：野枲、野苎、白苎

猪笼草：猪仔笼、捕虫草

猪姆柴

猪笋

猪殃殃：八仙草、猪不食草、拉拉藤

十二画

斑叶兰：银线盆、银线莲、竹叶青、野洋参

萹蓄：萹竹、扁蓄

博落回：号筒草、博回、号筒青、山号筒、山麻骨

葱白：葱、葱茎白、茪、鹿胎

葱莲：肝风草、玉帘

朝天罐：张天刚、朝天瓮、向天葫芦、酒里坛

酢浆草：酸芝、酸箕、田字草、酸批子、酸芝草

楮实子：构树、榖实、楮实、楮树、谷浆树

楮叶：构叶、榖树叶实、谷浆树叶

鹅不食草：地胡椒、石胡荽、食胡妥、猪屎草、白珠子草、鹅不食

鹅掌楸根：凹朴皮根、马褂树根

鹅掌金星：鸭掌金星、独脚金鸡、鸭掌星、鸭股掌、金鸡脚

鹅掌藤：小叶鸭脚木、七叶莲

番薯：甘薯、地瓜、山芋、红薯、番茹、朱薯

番薯藤：地瓜藤、甘薯藤

番茄：西红柿、金橘

番石榴：秋果、鸡矢果、番桃树、百子树

番石榴叶：秋果叶、番桃树叶、百子树叶

葛根：干葛、葛藤根、土葛根、蒿条根、甘葛

葛花：葛条花、葛根花、葛藤花

寒毛草

韩信草：耳挖草、大叶半枝莲、虎咬癀、向天盏、金茶匙

黑豆：乌豆、黑大豆

猴棰：猴槌

葫芦茶：田刀柄、咸鱼草、龙舌癀、麻草、鲮鲤舌

景天：火母、护火、八宝草、佛指甲、绣球花、跤蹬草、胶稔草、美人草

腊梅花：黄梅花、腊梅、腊花、金梅花、腊木

落地荷花：鲤鱼胆、九头青

落地生根：土三七、叶爆牙、叶生、新娘灯、大还魂、大疔癀、枪刀草、天灯笼

落葵：御菜、燕脂菜、天葵、紫葵、西洋菜、滑藤、藤儿菜、木耳菜

葎草：五爪龙、牛腹迹、葛葎草、葛葎曼、葛勒子

葡萄：草龙珠、山葫芦、琐琐葡萄、刺葡萄、巨峰葡萄

葡萄根

铺地黍：硬骨草、台风草、马鞭条、大广草、马鞭节、风占草

铺地蜈蚣：筋骨草、小伸筋、土木胶、猫子藤、龙角藤

琴叶榕：牛奶柴、牛奶仔柴、奶汁树、铁牛入石

粟米：小米、粟谷、白粱粟、硬粟、寒粟、黄粟

葶苈子：丁力子、大适、白花、丁历、独行菜、羊辣罐、拉拉罐

喜树：水桐树、千张树、旱莲子、水漠子

喜树皮：千张树皮

喜树叶：水桐树叶

棕榈：棕皮、棕毛、栟榈、棕衣树皮、百页草

棕榈根：棕根、栟榈根、棕衣树根、百页草根

棕榈花：棕花

棕榈子：棕只、败棕子、棕树果

紫菜：紫英、子菜、索菜

紫杜鹃：紫花杜鹃、广东紫花杜鹃

紫金牛：平地木、叶下红、矮茶风、矮茶子、老不大、千年不大、地茶

紫茉莉：煮饭花、花粉头、胭脂花、野茉莉、粉团花、长春花、夜晚花

紫苏叶：紫苏、苏叶、赤苏、红紫苏

紫苏梗：苏梗、紫苏茎

紫薇：红微花、五里香、百日红、佛相花、怕痒花、满堂红、紫梢、痒痒花、吓结花

紫玉簪：红玉簪、紫簪花、鸡骨丹、紫鹤、紫萼

紫云英：红花菜、翘翘花、莲花草

紫珠草：紫珠、紫荆、粗糠仔、白毛柴、白奶雪柴、止血草

十三画

蓖麻子：草麻子、大麻子、蓖麻仁、红蓖麻、杜麻

椿白皮：椿柴、椿、香椿皮、白椿、红椿、春阳树、春菜树、椿芽树、香树

椿叶：椿柴叶、椿木叶、椿嫩叶

楤木：鸟不宿、白刺通、刺通柴、七虎刺、白刺椿

福参：建人参，土当归，土人参

腹水草：贼爬拦、两头爬、两头拦、钩鱼竿、悬铃草、爬岩红、翠梅草，叶下红、双头粘、散血丹

粳米：硬米、时米、大米

蒟蒻：鬼芋、魔芋、蒻头、稿、黑芋头、鬼头

雷公藤：黄藤根、断肠草、菜虫药、红紫根、黄药、山砒霜、闹羊花

路路通：枫实、枫柴蛋、枫球子、栀

917

柴、枫木上球、枫树球、枫果

墓头回：异叶败酱、糙叶败酱

蓬莪术：蓬术、蓬莪述、文术、广术、黑心姜、姜七、绿姜、山姜黄

蓬蘽：割田藨、陵藁、空腹莲、饭包、空腹妙、刺、雅旱

蒲公英：蒲公草、仆公英、黄花地丁、奶汁草

鼠曲草：鼠耳草、吹曲、米曲、棉絮头草、菠菠草、黄花曲草、白芒草

鼠尾粟：鼠尾牛顿草、线香草、老鼠尾

蜀葵花：蜀葵、胡葵、吴葵、一丈红、棋盘花、蜀其花

蜀葵根：胡葵根、棋盘花根

碎米荠：野芫荽、小号荠尼、美妈菜

雾水葛：墙草、田薯、白猪仔菜、白石茹、石薯、脓见消、地消散、啜脓膏

锥栗：栲栗、刺锥、甜锥

锥栗果壳：栲栗壳、刺锥壳、甜锥壳

十四画

翠云草：翠羽草、金鸡独立草、翠翎草、地柏叶、回生草、还魂草、龙鳞草、龙爪草、白鸡爪、孔雀花、金鸡凤凰尾

蔊菜：野油菜、山芥菜、独根菜、辣

米菜、金丝菜、山萝卜

辣椒：辣茄、番茄、腊茄、秦椒、鸡嘴椒、海椒

辣蓼：辣蓼草、荭草、八字蓼、丹药头、捣花、大蓼

蔓荆子：蔓荆实、蔓青子、荆子、蔓荆子、白背木耳、白背草

蔓性千斤拔：一条根、金牛尾、千斤隧、千斤拔、金鸡落地、千里马

漂柴排：漂柴、漂柴齐

漆大姑：毛漆、毛果算盘子、八棱橘、八椤橘、万豆子、八瓣橘

蔷薇花：墙薇、牛棘、山枣、刺红、倒钩刺、和尚头、七姐妹

蔷薇根：野蔷薇根、王鸡苗根

墙蕨

榕须：薜荔树须、榕树须、半天吊、榕树吊须、吊风根

榕树叶：薜荔叶、小榕叶、落地金钱、不死树叶、细叶榕叶

榕树皮：正榕皮、官榕木皮、薜荔柴皮

榕树胶：薜荔乳

算盘子：野南瓜、八瓣橘、山橘子、算盘珠、馒头果、水金瓜、红橘子

算盘子根：八瓣橘根、寿脾子根

算盘子叶

睡莲：子午莲、瑞莲、茈碧花、睡

莲菜

豨莶草：豨莶、猪膏草、黄猪母、黄花草、猪母菜、黏糊菜

罂粟：罂子粟、鸦片、御米、象谷、莺粟。

罂粟壳：鸦片壳、粟壳、御米壳

十五画

播田波：田蔗、两头粘、五月红、播田洒、播田刺艳、刺胃、播田刺占、陈刺波、倒摸刺红、藉田波、薅田蔗

橄榄：甘榄、青果、橄榄子、青橄榄

鹤虱：北鹤虱、鹄虱、鬼虱

蕨：蕨菜、蕨萁

蕨根：蕨鸡根、乌角

熟地：熟地黄、制地黄

豌豆：麦豆、麦黄豆，寒豆、毕豆、豍豆

樱桃：含桃、朱果、樱珠、朱樱、家樱桃

樟木：樟材、樟柴、香樟、芳樟、乌樟

醉鱼草：鱼尾草、闹鱼花、五霸蔷、阳泡树、红鱼皂、鱼藤草、洋波、鱼泡草、红鱼波、鱼背子花、痒见清

十六画

薜荔：墙脚柱、爬墙虎、风不动、墙爬李、红墙套、凉菜藤

薄荷：南薄荷、薄苛、蕃荷菜、菝荷

橙子：橙子、黄橙、金橙、香橙

橙子皮：橙皮、香橙皮

橘皮：陈皮、桔皮、红皮、福橘皮、黄橘皮、广陈皮、橙皮

橘络：桔丝、橘筋

橘叶：桔叶

橘红：芸皮、芸红

橘核：桔仁、桔子

薯良：薯郎、赭魁、薯莨

薤白：野蒜、小独蒜、小蒜、薤白头、薤根、荞子、菜芝

燕麦：野燕麦、野麦草、乌麦、野麦子、鬼麦

薏苡仁：薏米、益米、薏苡、米仁、薏仁、起实、回回米、薏珠子、草珠子、感米、必提珠、菩提子

薏苡根：薏米根、五谷根、打碗子根

蕹菜：空心菜、瓮菜、藤藤菜、水蕹菜

蕹菜根：空心菜根

十七画

爵床：香苏、蜻蜓草、六角仙草、屈胱仔、麦穗仁、麦穗癀、鼠尾癀

磘竹：钗子股、金钗股、锡朋草、檀香钱

蟋蟀草： 千人拔、野鸭姆梯、穿仔越、牛筋草、牛顿草、千人踏

蘑菇： 磨菰、磨菇蕈、肉蕈、鸡足磨菇

十八画

覆盆子： 覆盘子、播田泡子、小托盘

藕： 莲蓬根

藕节： 午口、藕节疤

蟛蜞菊： 卤地菊、马兰草、路边菊、黄花草、三点刀、黄花曲草

瞿麦： 山瞿麦、野麦、巨句麦、大兰、大菊、剪刀花、十样景、木碟花

十九画

藿香： 野藿香、排香草、枝香、广藿香

二十画

糯米藤： 糯米菜、糯米团、红石薯、猪仔菜、贯线草、蔓苎麻、捆仙绳

糯米根： 稻根须、稻米根、江米根、元米根

二十一画

霸王鞭： 金刚杵、金刚纂、冷水金丹、火殃簕、火巷

后 记

《福建高山本草》在福建省卫生厅阮诗玮副厅长的关心鼓励下，在亲友、同道的齐心协力下，大概把福建高山本草粗略地做了个概括。

笔者出生长于医学世家，髫龄之年即跟从大伯父雪邨公学习望闻问切之道，追随伯父行医闽东都邑乡曲，耳闻目染伯父的医术仁心，他在临床应用草药和针灸是何等高妙，得到他无私的传授。又笔者对中医中草药酷爱，并在长期的行医生涯中，临床总结一些体会和民间单验方，让民众用药起些参考作用。如今，目睹本草资源的不断萎缩甚至某些种类濒临灭绝之境，本人虽达耄耋之年，想做些工作，把福建省部分地域草药资源，作粗略调查。对于一些濒危稀少物种，引起注意，加以保护。使福建省的中草药资源为经济发展做些贡献。这就是我编著《福建高山本草》的目的所在。

三年间，我奔波于福建省部分地区山水之间，调查家乡的本草资源。令我感动的是，这三年间李顺琦、汤万涛和陈万周等人经常跟随我，几乎每到周末就到山上采挖、拍摄草药标本。迎风雨，晒烈日，登峻岭，涉溪涧，忍饥渴，挨虫叮，此中辛苦真不足为外人道也。

李顺琦医生，中草药临床治病经验比较丰富，不但帮我做了很多中草药辨别工作，而且自己经营着一家中草药店，仍经常与我上山采集标本。有一回，我与李顺琦到龙溪水坝外侧找草药，此处深壑峭壁，极为险绝，却生长着中草药物种如红岩豆、一粒珠、大小蓟、四季开、银线莲等，但见高高的铁栏杆外，万丈深渊，杂草丛生，我只能望溪兴叹。顺琦自告奋勇，翻越栏杆下去找药材，我在上面等了一会儿，唤了几声，无有应答。我此时心里七上八下，站立不安，等了好久，正着急难熬时，看到他的头露出，心里一块大石头才落了地，又看到他手捧着中草药，我高兴地话都说不出。

一次，我与大弟汤万涛为了寻找枳实和八月扎，早上7点半他驾驶摩托车载我，到了周宁县上洋村岔口处，车不能行，只得弃车徒步到麻岭村。当地人告知在后面高山中有一棵枳实。我俩翻山越岭约1小时，方才到达彼处，见一座断垣残壁的废墟后面，果真有一颗很茂盛的枳实，果实累累，大喜过望，早已把方才的辛苦都忘记，当即拍下几张照片，就启程另一座山岗，在此林草淹没，棘刺丛交的山野里，终于找到了八月扎。虽然不虚此行，却在回程中迷了路，二人只好凭感觉走。走了多时见到一辆挖掘机，在新建往深山林场路，终于见到有人和大路。正高兴间，忽而天空乌云密布，雷声大作，只见对面山头雷雨倾盆，还好天公恩赐，我们这边只是零星散雨。此时脚早已酸痛，又饥又渴，又担心大雨淋袭。拖着疲惫不堪的步伐又约走大半公里左右，一辆车子从后面驶来，我们急切招手拦车。司机见到我们狼狈不堪的样子，很是同情，就让我们挤在驾驶室，把我们送到停摩托车的地方，车子掉头往回开。

又一次与万涛弟上山，山上一条必经之路荒草藤蔓榛莽遍布。大弟在前为开路，我们双手抱遮头面，虽踩踏而过，但见万涛弟的眼皮、脸及鼻尖处鲜血直流。我因为在后面，仅小指被割破出血，其他尚好。又一次与他下山，我因后脚被茶树枝绊倒，头朝下撞跌翻滚至约2米深的茶园，涛弟见状大惊，赶紧拉我起身，在地上躺着休息一会儿。良久，才缓过神来。此时见到我摔倒的左边

50 厘米处，就是一座 5 米深的水泥大墓坪，可谓惊险万状，不禁打个寒战。

又一回，与顺琦、万涛、汤益平去寻找红豆杉，益平为我自驾私车到玛坑沈洋，和我们一起爬了诸多山冈，下午 2 点才吃午餐。我自己返家走小路，需要过一条小水沟，我拖着疲惫的双腿跳过去，却摔倒在又臭又黑的沟里，满脸满嘴都是黑泥臭水，双脚皮肤被刮破，鲜血直流。

我听说福安市有一棵几百年的阳桃树，经多方了解，树位于该市的上潭头村。我与福安赛岐医院的主治医师陈万周，雇了一部三轮车子到达此地。爬到山上，确有几株，就摄取几张照片，步行回去。一路上过溪流走田埂，爬峻岭下陡坡。时值盛夏，骄阳如烤。两人汗流浃背，口渴咽燥，汗珠淌进眼睛，涩痛难忍，但最难受的是沿着一道水利堤坝走 3 公里左右，坝深三四米，面宽约 80 米。我越走步伐越慢，头晕眩，视线被汗水模糊，生怕摔到水坝底下。走了一多半路，见到多株桃树下挂满蜜桃，真想摘一颗解渴润喉，却又不敢。这时刚好桃树主人到了，见我们热渴，叫我们自己动手摘一颗，就在此边吃边休息，才恢复了部分体力。就这样强撑着，终于走完这漫长的堤坝。接着来到一个少数民族聚居的村落，见有西瓜，万周买了一个解渴，我们狼吞虎咽约食一半，适才那位招待我们 2 颗桃的女主人刚巧路经此处，万周即将剩余的一半西瓜递给她，算是作个答谢。又走了几公里，已经是下午 3 点 20 分，在穆阳吃饭后，各自买车票回家，结束这一天艰辛的行程。

而要找到三尖杉也同样极为不易，因其物种十分稀少。经了解周宁县原林业局肖端瑞副局长比较熟悉，与他联系后，他很爽快地答应帮忙，并且告诉我们整个县域只有 2 棵三尖杉。第二天他亲自出马，驾驶自己的私车带领我们到前坪、陈凤，可惜因多年前被雷打了，虽然以后从中再长出一棵，但是很小。肖副局长直呼遗憾，对围观的村民说："这是一棵很珍贵的树，你们一定要保护好。"启程回家的路上，他一边开车，一边告诉我们许多种林木的科属特性，我从中学到一些知识。他还为了让我多拍到一些物种，又从闽东水电站一直开到九龙漈，我因此拍摄到了厚朴、红花油茶等植物，回到县城，我要还他油钱，他拒绝了，还说："下次有需要我就去，热情为你服务。"又一次，他在老婆脚骨折很需要照看时，到酷热的咸村山冈里为我找草药标本。第2天继续自驾私车与万涛奔走多处山冈，二天来拍摄到我所要的连翘、薄洛回、地涌金莲等多种难得品种。为了一种枳椇草药，周宁县经贸委主任科员叶德源周末在百忙中，亲自出马到30公里的禾溪为我采集标本，由于季节性之因，树叶，果子早已凋谢，虽然拍摄不到，但他不放弃，在地上终于找到枳椇的果实回来。时隔一年他又回到原地去，专项拍摄几张茂盛的枳椇草药回来。

蔓荆、砂仁、益智等品种的标本较难取拍到，得到柘荣县城郊卫生院的吴安中、县卫局的游光华，两位主治医师的大力支持和热情帮助，他们放下自己繁忙的工作，雇一部出租车跑到乡下，带我爬山越岭，参观中草药基地。既辛苦，又花时间、花钱，而且我获得十多种中草药标本。

我很需要采到断肠草和雷公藤剧毒中草药标本，与县中医院原院长许华副主任医师讲。因他曾与另位医生在20世纪70年代，研究用断肠草治胃癌，有一定的疗效，经常上此大山采挖，对此药比较熟悉，至今40多年了，地点在朦胧的记忆中。他即在百忙中带李顺琦、郑华盛和我出发，半路遭到大暴雨，还好又遇朋友的指点不但躲过暴雨袭击，而且顺利采到断肠草。时过几天许华自己特意从老家的大山里，为我采到雷公藤和枳椇的标本。

还有周宁县的李成忠虽然年轻，但对草药的标本、性能比较熟悉，而且对那种草药生长在何处都比较了解，我需要的品种难得到，他放下自己30多亩草药基地的除草、栽植宝贵时间，自己驾车到福安、政和、屏南等地一星期寻找拍摄到20多种所需要的草药相片，我打算还工费他不但不要，且车油钱一分拒收，白白为我劳苦多天。

胃病专科医生何立棉，多次与我上山采集标本，自己手脚不灵活还到建瓯、武夷山、松溪，政和一带为我提供中草药标本。

青草医生彭国树，经营青草店很忙，还挤时间到大山里寻找假荔枝、茅高菜等，为我采集到多种中草药标本。

某日，我用过晚餐后，见夏天的太阳尚西斜，就独自爬到一座山上，见草丛有几棵野石榴，花朵娇艳，正采摘时，忽觉脚扎痛了一下，当下以为是荆棘所刺，没加理会，此时见余晖已谢幕，便返家在电脑前工作了个把小时，发觉脚愈发痛起来，拉开裤脚一看痛处有红肿，简单地用清凉油涂抹一下，因极疲倦就上床休息，下半夜却更痛了，到天亮时仔细一看，肿处有一针孔大小的小洞。这才知道被轻微有毒的蛇咬伤，后用蛇药洗敷，一星期后始消肿，半月方愈。

在寻觅草药的过程中，我曾多次跌伤扭伤，至今尚未痊愈。为了弄清药味，口尝药品致嘴、咽喉麻辣、麻痹，呕吐多次。一次采标本回，第二天开始手脚见稀红疹点痒，日渐多至全身奇痒，用许多抗过敏药，一月多还未全消，但都没有严重的中毒。有几次被暴雨淋湿如落汤鸡。今年严冬之际，在一溪涧岩边见一棵胡毛蕨，因见草尾长，用力一拖，谁知草根很松，我用力过猛，一下子就从水中站立的石头上跌落，水冰冷彻骨，还好尚浅，仅湿透裤脚和鞋袜，狼狈而归。类似这些插曲实在数不胜数，以上只列举数例而已。

与我一起翻山越岭、四处找药的人员还有张国文、蔡学明、魏秀喜等人。自己上山采药拍摄，为我提供标本的有：连江县卫生局副主任医师郑孝书、福州市曾朝卿、罗源市曾朝晖，及王丽平、张玉华、陈仲平、陈启为、张清华、阙朝玉、吕杰英、柴思恩等20人。82岁高龄的书法家陈炳东老先生，亲自出马，到山上为我拍中草药标本。连江县中医院主治医师余枢，为中草药别名增加福州地区的常用名做很多工作。以上的同道和亲朋好友们对我提供了无私的支持，为了本书做了很多艰辛的工作，在此一并致谢。

本书的几个副主编，经常昼夜加班，查资料、打电脑、编辑文字和图像标本制作。可以说没有他们的积极参与，这本书是不可能完成的。

福建省卫生厅的阮诗玮副厅长对我的帮助尤其大。在本书构思之初，他就勉励我说："闽东地区中草药资源非常丰富。你是否做些收编工作，而且要做好。"书稿写成后，他又在百忙之中为我作序。上海中医药大学崔亚君教授在百忙中还给我提出宝贵的修改意见。浙江中医药大学的李范珠教授和熊耀康教授认真审阅了本书，并为本书的出版写了推荐意见书。在此谨向以上领导、专家深表谢忱。

我的家人对本书的写作、出版也出了不少力。我的二弟宁德市卫生局纪检长汤万淮，我的三弟宁德蕉城区人大主任汤万泽一再鼓励编著出版此书，我的儿媳陈晓红教会我电脑打字和照片处理的方法；我的女婿浙江省社联副主席陈先春，女儿浙江省社科院研究员汤敏在书稿的构思和文字的润色上给了许多帮助。对家人的支持和帮助，我铭感于心。

本书能够顺利出版，全赖上海世界图书出版公司章怡经理的努力。对此我不胜感激之至。感谢芮晴舟编辑，对本书的文字、图片提出许多修改意见，使书本更加完整。

虽然，为本书的编著，大家付出了诸多的心血，但缺憾还是十分明显。三年来我一共拍摄本草标本图片 3863 张，但是经过去粗存精之后，真正可用的只有一千多张，将要付梓之际又被出版社，因不符合要求退回 197 张，又要经过爬山拍摄取样。虽然如此，在拍摄过程中，由于设备、技术原因，导致一些图像还有模糊或不清，文字方面也可能存在一些错误，希求同道的批评与谅解。

汤 万 团

2015年6月2日于福建周宁

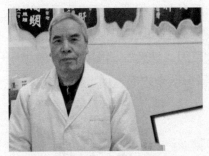

汤万团，福建周宁人，1942年出生长于中医世家。主任中医师，从医56年。

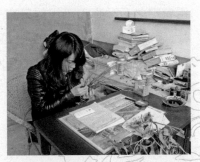

叶洛冰在作草药辨别

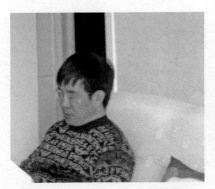

汤圭在审稿

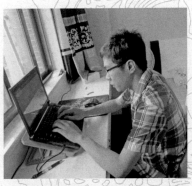

汤沐东在图文制作

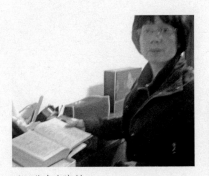

汤双慈在查资料

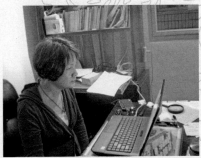

汤晓在编辑

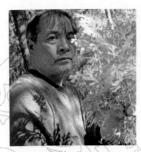

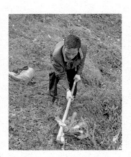

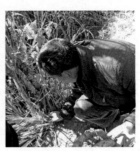

汤万涛在采草药标本　　　　李顺琦在挖采草药标本　　　　汤万椒在挖草根作标本

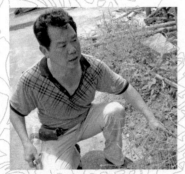

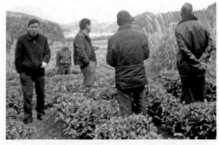

陈万周发现稀有的草药　　　　汤万涛、汤万淮、汤万泽、汤万椒和郑华盛周末一同上山采集草药标本